Maimonides *Medical Aphorisms*

The Medical Works of Moses Maimonides

Series Editor

Gerrit Bos (*Cologne*)

VOLUME 15

Maimonides
Medical Aphorisms

Hebrew Translation by Nathan ha-Me'ati

By

Gerrit Bos

BRILL

LEIDEN | BOSTON

Cover illustration: MS Paris, BN, héb. 1103, fol. 45ᵇ, the beginning of Maimonides' *Talkhīṣ K. Ḥīlat al-burʾ* (*Summary of Galen's "De Methodo Medendi"*). The illumination hails from the workshop of Ferrer and Arnau Bassa in Barcelona. Cf. M. Garel, *D'une main forte: Manuscrits hébreux des collections françaises*, Paris 1991, no. 48. The cover design is a copy of the original design by Brigham Young University Press.

The Library of Congress Cataloging-in-Publication Data is available online at http://catalog.loc.gov
LC record available at http://lccn.loc.gov/2020007113

Typeface for the Latin, Greek, and Cyrillic scripts: "Brill". See and download: brill.com/brill-typeface.

ISSN 2589-6946
ISBN 978-90-04-42816-4 (hardback)
ISBN 978-90-04-42817-1 (e-book)

Contents

Preface

It is my pleasure to offer to the reader this edition of the Hebrew translation of Maimonides' *Medical Aphorisms* by Nathan ben Eliezer ha-Me'ati, who was active as a translator of scientific, mainly medical works from Arabic into Hebrew in the city of Rome in the late thirteenth century. Nathan is above all known for his translation of Ibn Sīnā's *K. al-Qānūn fī al-ṭibb*, which he completed in 1279. While we do not know exactly when he translated Maimonides' *Medical Aphorisms*, it was probably shortly after the translation prepared by his colleague and fellow citizen Zeraḥyah ben Isaac ben She'altiel Ḥen, who finished his translation in 1277. Nathan possibly considered Zeraḥyah's translation to be of inferior quality and hard to consult for the general reader, as it was primarily intended for an Italian public with its close adherence to the Arabic and many Italian and/or Latin loanwords. It seems that history proved Nathan to be right, as Zeraḥyah's translation survives in seventeen MSS and was only copied in non-Sephardic scripts, ten of which were done in Italian script. This means that his translation was mostly distributed in Italy. Nathan's translation, on the other hand, survives in not less than twenty-one MSS, seventeen of them written in Sephardic or Provençal script, which means that they were mostly distributed in Spain and Southern France. The variant readings preserved in some of these MSS suggest that at a certain moment (possibly when he had access to better Arabic MSS), Nathan prepared a revision of the earlier translation. Nathan's translation has been edited in the past, for the first time in Lemberg in 1834, which was reprinted in Vilna in 1888. However, this edition is—as stated by Suessmann Muntner—corrupt and defective beyond recognition. Muntner himself undertook a new edition which he based on MS Paris, BN, héb. 1173. Unfortunately, however, this manuscript suffers from many mistakes and corruptions as I showed in the supplements to the editions of the Arabic text of the *Medical Aphorisms*.

This new edition is part of a project to critically edit Maimonides' medical works that have not been edited at all or have been edited in unreliable editions. The project started in 1995 at the University College London with the support of the Wellcome Trust and was continued at the University of Cologne with the support of the Deutsche Forschungsgemeinschaft. It resulted in the publication of critical editions of Maimonides' *On Asthma* (2 vols.), *Medical Aphorisms* (5 vols.), *On Poisons and the Protection against Lethal Drugs*, *On Hemorrhoids*, *On Rules Regarding the Practical Part of the Medical Art*, *On Coitus*, *On the Regimen of Health*, *On the Elucidation of Some Symptoms and the Response to Them*, and *Commentary on Hippocrates'* Aphorisms (2 vols.). The first ten volumes in the series were published by the Middle Eastern Texts Initiative at Brigham Young's Neal A. Maxwell Institute for Religious Scholarship. From *On Coitus* on, the publication is continued by E.J. Brill, Leiden. I thank Felix Hedderich for copy editing and proofreading the text.

Introduction[1]

Nathan ben Eliezer ha-Me'ati was active as a translator of scientific and, especially, of medical works from Arabic into Hebrew in the city of Rome in the last decades of the thirteenth century.[2] The surname "ha-Me'ati" indicates that his family hailed from the city of Cento, close to Ferrara.[3] Nathan probably acquired his knowledge of Arabic before settling in Rome during his years of wandering, some of which he described in the rhymed preface to his translation of Ibn Sīnā's *K. al-Qānūn fī al-ṭibb*. There he remarks about his eventful life:

> Says Nathan[4] of Cento Ba Gad, son of Eliezer, may God protect him: I am the man who has seen peregrination, a stranger to my brethren, bereft of comrade and friend. From my youth my heart has never been still and has found no rest; it has gone from one misfortune to another. My eyes have wandered to the end, my feet have almost failed me at the corners of the world. My fate has hurled me like a ball; with a mighty toss I have been displaced. So now I am become weary; it (fate) has made me to migrate amongst various nations and tribes, and among various languages it has made me roam. I have learned the tongues of these foreign nations among which I have dwelt. Until now I have lingered; till I have acquired distinct speech and the tongue of the learned, lovely and pleasant, Hebrew and Arabic joined together. I have kept them in my heart and they have become united in my hand.[5]

Nathan probably settled in Rome with the support of Gaio, the physician of Pope Nicolaus IV.[6] It is reasonable to suppose that his friend Gaio encouraged and supported him in his translation activity.[7] With regard to his motivation to

---

1 I thank my friend Eric Pellow for proofreading the introduction.
2 For his bio- and bibliographical data, see Bos, "Medical Terminology in the Hebrew Tradition," pp. 306–308, and idem, *Novel Medical Terminology*, vol. 2, pp. 21–25.
3 Carmoly, *Histoire des médecins juifs*, p. 84, relates his name to the city of Hamat in Syria (following Zunz, "Analekten," p. 190 n. 6); but his supposition was refuted by Steinschneider, *Hebräische Übersetzungen des Mittelalters*, p. 679: "gewiss nicht aus Hamat in Syrien."
4 For the name "Nathan of Cento Ba Gad," cf. Bos, *Novel Medical Terminology*, vol. 2, pp. 21–25 n. 1.
5 Cf. Leibowitz, *Preface by Nathan ha-Meati*, pp. 4–5 (Hebrew); I–II (English).
6 Cf. Vogelstein/Rieger, *Geschichte der Juden in Rom*, vol. 1, p. 399.
7 Cf. Rabin, *Toledot Targum ha-Qanun le-ʿIvrit*, p. 133.

translate medical works, Nathan declares in the aforementioned preface that he wanted to silence the mockery of the Christians, who said that the Jews had no medical literature. Nathan argued that, in fact the Jews had possessed such literature even at the time of Solomon, but that it had subsequently been lost.[8]

As a translator, Nathan followed in the footsteps of the Tibbonides, a family of Jewish rabbis and translators that lived principally in Provence in the twelfth and thirteenth centuries. For the translation of technical terms and plant names Nathan used the novel terminology coined by the Tibbonides as far as possible. However, especially in the case of his translation of Ibn Sīnā's *K. al-Qānūn*, he was forced to create technical terms de novo (להוציא לשונות חדשים) because of the peculiar and difficult terminology. For the convenience of the reader, Nathan added a list of difficult Arabic and Hebrew terms and names of drugs to his translation of the *K. al-Qānūn*.[9]

As stated above, Nathan was above all a translator of medical works from Arabic into Hebrew. Thus he translated Maimonides' *Medical Aphorisms*, to be discussed below; Ibn Sīnā's *K. al-Qānūn*,[10] which he completed in 1279; and some works from the Hippocratic corpus, namely *On Acute Diseases* (Hebr. *Hanhagat ha-Ḥolaʾim ha-Ḥaddim*) in the year 1280; *On Airs, Waters, Winds* (Hebr. *Sefer ha-Avirim we-ha-Zemannim we-ha-Memot we-ha-Araṣot*); *Aphorisms* (with Galen's commentary) in 1283;[11] and possibly *Prognosis* (Hebr. *Haqdamat ha-Yediʿah*), also with Galen's commentary.[12] He also translated a book on the treatment of eye diseases, entitled *K. al-Muntakhab fī ʿilāǧ al-ʿain*, by Abū l-Qāsim ʿAmmār ibn ʿAlī al-Mauṣilī;[13] Ibn al-Jazzār's *Risāla fī al-nisyān*

---

8   Cf. Bos, *Novel Medical Terminology*, vol. 2, pp. 97–98.

9   For an edition of the list, cf. ibid., pp. 95–164.

10   For this translation, see Rabin, *Toledot Targum ha-Qanun le-ʿIvrit*; Richler, "Manuscripts of Avicenna's *Kanon*," pp. 145–168; Ferre, "Avicena Hebraico," pp. 163–182, esp. 170–173.

11   These three translations are, amongst others, preserved in MS Leiden, Universiteitsbibliotheek, Cod. Or. 4719 (Scal. 2), cf. Steinschneider, *Catalogus Lugduno-Batavae*, pp. 322–324, 327, 338–339.

12   Cf. Steinschneider, *Hebräische Übersetzungen des Mittelalters*, p. 662. The text is preserved, for instance, in the Leiden MS mentioned in the previous footnote, cat. Steinschneider, pp. 324–327, and also, without Galen's commentary, in MS Parma, Biblioteca Palatina, Cod. Parm. 2471 (De Rossi 565), but note that Richler, the compiler of the catalogue of the Hebrew MSS in Parma, considered the translator to be anonymous (cf. Richler, *Hebrew Manuscripts in the Bibliotheca Palatina*, p. 452).

13   On the author, cf. Ullmann, *Medizin im Islam*, pp. 209–210. For the Hebrew translation as extant in MSS Parma, Biblioteca Palatina, Cod. Parm. 3590 and 3047, see Richler, *Hebrew Manuscripts in the Bibliotheca Palatina*, p. 442.

wa-ʿilājihi (*On Forgetfulness and its Treatment*);[14] and a treatise by al-Rāzī on the question of why most people turn to charlatans for medical treatment, which only survives in Nathan's Hebrew translation.[15] Another translation, which may be the work of Nathan, is the *K. al-aghdhiya* (*On Foodstuff*) of Ibn Zuhr, where the translator's name features as: [Natha]n ben Elʿazar, called "ha-Meʾah Liṭrin."[16] Nathan also translated an astronomical treatise, *K. al-tabṣira fī ʿilm al-hayʾa* by Abū Bakr Muḥammad al-Khiraqī, under the title *Ḥizzayon le-Khiraqī.*[17]

Nathan's Translation of Maimonides' *Medical Aphorisms*

We do not know exactly when Nathan translated the *Medical Aphorisms* from Arabic into Hebrew.[18] According to Steinschneider, it was shortly after his colleague and fellow citizen, Zeraḥyah ben Isaac ben Sheʾaltiel Ḥen, finished his translation of the same work in 1277.[19] Why did Nathan, who undoubtedly knew about Zeraḥyah's translation, decide to prepare a new translation of this extensive work? A probable answer is that Nathan considered Zeraḥyah's translation awkward for prospective readers, especially those unfamiliar with Italian, because of its close adherence to the Arabic original, and its many Italian and/or Latin loanwords.[20] It seems that history proved Nathan correct, as Zeraḥyah's translation, which survives in seventeen manuscripts, was only copied in non-Sephardic scripts, primarily (ten of sixteen manuscripts) in Italian script. This means that his translation was distributed primarily

---

14   Cf. Ibn al-Jazzār, *On Forgetfulness and its Treatment*, ed. and trans. Bos.

15   The translation survives in MSS Munich, Bayerische Staatsbibliothek, Cod. hebr. 43 and 280, and Parma, Biblioteca Palatina, Cod. Parm. 2283. A German translation of the text by Steinschneider is titled "Wissenschaft und Charlatanerie bei den Arabern." See also Pormann, "Physician and the Other."

16   The translation is extant in one MS, Munich, Bayerische Staatsbibliothek, Cod. hebr. 220, fols. 2–33; cf. Steinschneider, *Hebräische Übersetzungen des Mittelalters*, p. 749.

17   For the translation extant in MS Vatican, ebr. 389, cf. Richler, *Hebrew Manuscripts in the Vatican Library*, p. 336.

18   For a critical edition of the Arabic text, see Maimonides, *Medical Aphorisms*, ed. Bos.

19   Cf. Steinschneider, *Hebräische Übersetzungen des Mittelalters*, p. 766. For the critical edition of this translation, see Maimonides, *Medical Aphorisms: Hebrew Translation by Zeraḥyah ben Isaac ben Sheʾaltiel Ḥen*, ed. Bos.

20   For an analysis of his translation technique regarding both syntax and vocabulary, see Aristotle, *De anima: Translated into Hebrew by Zeraḥyah ben Isaac ben Sheʾaltiel Ḥen*, ed. Bos, pp. 23–43; see also Bos, ed., introduction to Maimonides, *Medical Aphorisms: Hebrew Translation by Zeraḥyah ben Isaac ben Sheʾaltiel Ḥen*, pp. 5–7.

in Italy.[21] Nathan's translation, on the other hand, survives in not less than twenty-one manuscripts, seventeen of them written in Sephardic or Provençal script,[22] which means that they were mostly distributed in Spain and Southern France.[23]

Nathan's translation has been edited previously, initially in Lemberg in 1834[24] (reprinted in Vilna in 1888). However, as Muntner remarked, this edition is corrupt and defective beyond recognition.[25] Muntner himself undertook a new edition which he based on MS Paris, BN, héb. 1173. He also consulted other MSS, including, for the most difficult passage, Arabic MS Gotha 1937.[26] Unfortunately, however, the basic MS consulted by Muntner, i.e., Paris 1173, suffers from many mistakes and corruptions, as I have demonstrated in the supplements to the editions of the Arabic text of the *Medical Aphorisms*.

For my edition of Nathan's translation I consulted the following MSS:[27]

1) Bologna, Biblioteca Universitaria, 3574b (ל); 84 fols.; copied in the year 1306 in a Sephardic script.[28] The first folio contains two inventories of books, one of them a list of medical books in the possession of Levi NWMYQW (Nomico), a physician who probably lived in Candia in the fifteenth century.[29] Among the books listed are Maimonides, *On the Reg-*

---

21 Cf. Richler, "Manuscripts of Moses Ben Maimon's *Pirke Moshe*," pp. 352–354. To the fifteen manuscripts listed here, one should add the translation in MS Munich, Bayerische Staatsbibliothek, Cod. heb. 19, and MS New York, Jewish Theological Seminary, Mic. 2767, fols. 1ᵃ–83, which Richler wrongly identified as produced by Nathan.

22 Cf. ibid., pp. 349–352. Richler lists twenty-three manuscripts, however, the translation in the two MSS mentioned in the footnote above is not by Nathan but by Zeraḥyah.

23 Cf. ibid., pp. 345–349; Bos, ed., introduction to Maimonides, *Medical Aphorisms*, vol. 1, p. xxv.

24 Cf. Muntner, ed., introduction to Maimonides, *Pirqei Mosheh*, p. IX (English). See also Steinschneider, *Catalogus Bodleiana*, cols. 1926–1932, esp. 1926. According to Steinschneider, the original date in the edition itself, namely, 1804, should be corrected as 1834–1835.

25 Cf. Muntner, ed., introduction to Maimonides, *Pirqei Mosheh*, p. IX (English). In his harsh verdict of this edition, Muntner followed Steinschneider, *Catalogus Lugduno-Batavae*, col. 1926, who concluded: "Ed. pravissima et omnino non integra."

26 Muntner, ed., introduction to Maimonides, *Pirqei Mosheh*, p. X (English).

27 For a complete list of MSS, see Richler, "Manuscripts of Moses Ben Maimon's *Pirke Moshe*," pp. 349–352, and the data provided by the Institute of Microfilmed Hebrew Manuscripts (IMHM) at the National Library of Israel. As noted above, the translations in MSS Munich, Bayerische Staatsbibliothek, Cod. heb. 19 and New York, Jewish Theological Seminary, Mic. 2767, fols. 1ᵃ–83, are not by Nathan but by Zeraḥyah.

28 Cf. Modona, *Catalogo dei codici ebraici*, pp. 350–351.

29 Cf. idem, "Deux inventaires," pp. 117–135.

imen of Health and *Commentary on Hippcrates'* Aphorisms, translated by Moses ibn Tibbon.[30] The manuscript is basically a medical miscellany. In addition to the *Medical Aphorisms* (fols. 1^{b}–84^{a}), it contains four more treatises composed by Maimonides: *On Poisons* (fols. 85^{b}–93^{b}),[31] and *On the Regimen of Health* (fols. 94^{a}–104^{a}),[32] translated by Moses ibn Tibbon; *On Hemorrhoids* (fols. 104^{b}–106^{b}),[33] in an anonymous translation; and *On Asthma* (fols. 106^{b}–128^{a}),[34] translated by Samuel Benveniste. The text of the *Medical Aphorisms* has marginal and intralinear corrections and/or additions, which are at times difficult to read. Although this is the oldest preserved manuscript, it suffers from many scribal omissions and mistakes. According to the colophon on fol. 84^{a}, the text of the *Medical Aphorisms* was copied by Samuel ben Abraham for Abraham ben Mordecai and completed on Tammuz 24, in the year 5066 (= 1306).

2) Florence, Biblioteca Nazional Centrale, Magl. CL III 138 (ה); 180 fols.; copied in a Sephardic script in the fifteenth century.[35] The text of this MS, which only contains the *Medical Aphorisms*, has many marginal notes; unfortunately, parts of the text cannot be read at all or are difficult to read due to fading ink. An example is 25.72: ינקב אחד משני חללי החזה until the end. The twelfth treatise has several interlineal glosses in Latin and/or Italian[36] and in Hebrew in a fine hand. Similar Hebrew glosses feature in aphorisms 17.1–4.[37] It has some unique correct readings such as 1.25: כשישלח, and 4.13: לא ימצא, and 6.57: הגבנונית, and 6.75: שהוא, and 9.70: כשתערב. It also has a unique translation of aphorisms 2.22, and 8.28–29. The MS has a censor's notation: "1555 die decembris. Revisus per D. Jac. Geraldini commissarium apostolicum. Caesar Belliosus Curiae episcopalis Bonon. etc."

---

30 Ibid., p. 127, nos. 5 and 15. Note that the book mentioned under no. 7, i.e., ספר עיון (sic!) הגוף יטרי, should be read as: ספר צורי הגוף, i.e., the medical compendium composed by Nathan b. Jo'el Falaquera (cf. Bos/Fontaine, "Medico-philosophical Controversies in Nathan b. Jo'el Falaquera's *Sefer Ṣori ha-Guf*," pp. 27–60).

31 Cf. Maimonides, *On Poisons and the Protection against Lethal Drugs*, ed. Bos.

32 Cf. idem, *On the Regimen of Health*, ed. Bos.

33 Cf. idem, *On Hemorrhoids*, ed. Bos.

34 Cf. idem, *On Asthma*, vol. 2, ed. Bos.

35 Cf. Cassuto, "Nuovi manoscritti ebraici," p. 276, no. 26.

36 For instance, שלשול חלקלקות is glossed as 'diaria,' and the faulty כאב הראש, for Arab. الصرع, is glossed as 'epilensia.'

37 For instance, in 17.1, Hebrew הוא עוד באשר is glossed as: יהיה זריז להשגיח שלא.

3) Munich, Bayerische Staatsbibliothek, Cod. hebr. 253 (ז); 266 fols.; copied
    in the fourteenth century in a Sephardic script.[38] In addition to the *Med-
    ical Aphorisms* (fols. 1–260ᵃ), the manuscript contains Ibn al-Jazzār's *On
    Forgetfulness and its Treatment* (fols. 260ᵇ–265), also translated by Nathan
    ha-Me'ati.[39] The text of the *Medical Aphorisms* lacks the section from
    15.40: המחותך until 15.53: שיקשה, and from 25.72: והוא האמת until the end.
    The MS suffers from many scribal corruptions and mistakes.

4) Munich, Bayerische Staatsbibliothek, Cod. hebr. 287 (ק);[40] 144 fols.; copied
    in 1316 in a Sephardic script. In addition to the *Medical Aphorisms* (fols. 1ᵃ–
    140ᵇ), the manuscript contains Ibn al-Jazzār's treatise *On Forgetfulness
    and its Treatment* (fols. 140ᵇ–143ᵃ), also translated by Nathan ha-Me'ati.
    The treatise has an initial title on a separate, subsequently added folio:
    ספר פרקי משה ברפואות מן רבינו בן מימון זצ״ל הועתק ע״י נתן המאירי (!) מלשון הגרי
    ללשון עברי. The manuscript has occasional marginal corrections, addi-
    tions, and explanations.

5) Paris, BN, héb. 1173 (ג); 137 fols.; copied in the fourteenth century in a
    Sephardic script.[41] The manuscript bears the title: ספר הפרקים מהרב רבינו
    משה זצ״ל. It is a medical miscellany and contains, in addition to the
    Medical Aphorisms (fols. 1ᵇ–92ᵃ), four more treatises composed by Mai-
    monides: *On Asthma* (fols. 92ᵇ–112ᵃ), translated by Samuel Benveniste; *On
    Hemorrhoids* (fols. 112ᵃ–115ᵇ) in an anonymous translation; *On Poisons and
    the Protection against Lethal Drugs* (fols. 115ᵇ–124ᵇ), translated by Moses
    ibn Tibbon; and *On Coitus* (fols. 135ᵃ–137ᵇ) in an anonymous translation.[42]
    It is one of the basic MSS used by Muntner for his edition,[43] yet it suffers
    from many mistakes and corruptions. It has a unique correct reading in
    6.6: פנימי. The colophon on fol. 92ᵃ reads: נשלם בעזרת ייל״ו ספר הפרקים חבור
    לרבינו משה אבן מימון ינוח על משכבו ויהי ייל״ו עמנו כאשר היה עם אבותינו.

6) Paris, BN, héb. 1174 (ס); 149 fols.; copied in the fifteenth century in a
    Sephardic script.[44] An initial title was added by Eljakim Carmoly: ספר פרקי
    משה בן מימון ז״ל בחכמת הרפואה על דרך אבוקרט פרקי אלסוסי ופרקי אבן מאסויה
    וחלק אותם לכ״ה מאמרים כוללים. נעתק מלשון ערבי לעברי ע״י המעתיק הנאמן
    נתן המאתי. The text of this manuscript, which only contains the *Medical*

38   Cf. Steinschneider, *Hebräische Handschriften München*.
39   Cf. Ibn al-Jazzār, *On Forgetfulness and its Treatment*, ed. Bos.
40   Cf. Steinschneider, *Hebräische Handschriften München*.
41   Cf. Zotenberg, ed., *Catalogues des manuscrits hébreux*.
42   Cf. Maimonides, *On Coitus*, ed. Bos.
43   Idem, *Pirqei Mosheh*, ed. Muntner.
44   Cf. Zotenberg, ed., *Catalogues des manuscrits hébreux*.

Aphorisms, suffers from fading ink and is thus at times difficult to read. It has many marginal and interlineal glosses, both corrections and explanations. Many of the corrections seem to derive from the unique readings found in the MS family represented by שת (cf. 1.21, 31, 40), while some of the marginal explanations also feature in ה (cf. 8.1). Part of the introduction until המפורסם cannot be read due to severe staining. The MS lacks the sections 6.83: יצא until 6.95: מקום, and 8.27: ומפסיד until 8.50: מקבסא, and from 25.24: בתוך העורקים until the end.

7) Modena, Biblioteca Estense e Universitaria, a.R.8.8 (מ), fols. 20ᵃ–128ᵃ; Palermo 1487; lacuna from the middle of 25.30–25.40.[45] The MS is a medical miscellany and contains, in addition to the *Medical Aphorisms*, a section of bk. 1 of Ibn Sīnā's *K. al-Qānūn* (fols. 1–18) and Ibn al-Jazzār's *On Forgetfulness and its Treatment* (fols. 128–136), both also translated by Nathan ha-Me'ati. From fol. 20 on, the MS was copied by David ben Isaac Garsi (גארסי) for the physician Jacob Grechi (אגריקי).[46]

8) Moscow, Russian State Library, Guenzburg 115 (ר); fols. 4ᵃ–132ᵇ.[47] The MS was copied in a Sephardic cursive script in the fifteenth century. It is a medical miscellany and contains, in addition to the *Medical Aphorisms*, Ibn al-Jazzār's *On Forgetfulness and its Treatment* (fols. 132ᵇ–135ᵇ),[48] also translated by Nathan ha-Me'ati; *Seder Hanhagah Aheret*[49] (fols. 136ᵃ–139ᵇ); *Sammim Melakhutiyim (On Non-natural Drugs)* (fols. 141ᵃ–168ᵃ); Johannes DMDW'R, *Sefer ha-Haqqazah (On Bleeding)* (fols. 168ᵃ–173ᵃ); ʿAlī ibn Riḍwān, *Commentary on Galen's* Ars Parva, possibly translated by Samuel ibn Tibbon and entitled *Perush Melakhah Qetannah* (fols. 175ᵃ–184ᵃ). From 10.52 on, the text of the MS has some correct readings that correspond to those of the family שת, but also has some unique correct readings that do not occur in any other MSS.[50] These unique readings obviously reflect interference in the text by a learned copyist, possibly consulting another translation of the text. And from 15.37 onwards, the text has readings that differ considerably from those in all the other MSS and give the impression of being the work of a different translator. A few examples of these deviant readings are:

---

45 Cf. Bernheimer, *Catalogo dei manoscritti orientali*, pp. 42–43, no. 36.
46 Cf. ibid., p. 43.
47 The IMHM online catalogue has fols. 4ᵃ–135ᵇ.
48 The IMHM online catalogue has fols. 1ᵃ–3ᵇ.
49 The text deals with the so-called *sex res non naturales*.
50 Examples of such unique correct readings are 16.12: ויכריחהו, and 16.15: על השדרה, and 16.20: ויאמת, and 21.7: ריקות גוף, and 25.59: מותר.

	Arabic text	Nathan ha-Me'ati	MS Guenzburg 115 (ד)
15.44	إذا كان الناصور قد جرت العادة مدّة طويلة أن يسيل منه شيء، ثمّ احتقن ما كان يسيل منه	כשיהיה נאצור כבר עבר מנהג הזמן שיזול ממנו דבר ואחר יעצר	כשיהיה נאצור שהרגיל בזמן ארוך שנוזל ממנו דבר ואז יעצר מה שיהיה
16.2	والمشكطرامشيغ إمّا طبيخ أحدها أو جرمه. وأفضل أوقات أخذ هذه الأدوية المدرّة للدم عند الخروج من الحمّام والمرأة بعد تتنشّف. وكذلك شرب الإيارج في هذا الوقت يدرّ الطمث	ואלמשך טראמשיר אם יבושלו לבדם או גרמם בעצמם. והיותר מעולה שבעתים ללקיחת אלו הרפואות המגירות הדם בעת יציאת האשה מן המרחץ אחר הנגוב. וכן שתית גירא בזה העת יוסיף הנדות	ופולייג אם בשול אחד מהם או גרמם. והמשובח שבעתים לקחת אלו המגירים הדם בעת היציאה האשה מן המרחץ אחר שתתנגב. וכן שתית ג׳ירה בעת ההיא מגיר הנדות
16.21	كثيرا ما يبرز الرحم في كثير من النساء الحوامل فيقع خارجا إذا كان الطلق شديدا جدّا	רוב מה שיצא הרחם ברוב הנשים ההרות אז תפול לחוץ אם יהיה הלידה חזקה מאד	פעמים רבות יצא הרחם בנשים רבות ההרות ונופל לחוץ כשיהיה ההמלט חזק מאד
16.22	الورم المعروف بالسرطان أكثر ما يحدث في الثديين من النساء إذا لم تنقّ أبدانهم بالطمث. وإذا كانت تلك التنقية على ما ينبغي فإنّ المرأة تبقى على صحّتها دائما من غير أن ينالها شيء من الأمراض أصلا	המורסא הידועה בסרטן רוב מה שיתחדש בשדי הנשים אם לא ינקה גופותיהם בנדות. ואם תהיה זאת ההגרה הנדותית כפי מה שראוי הנה האשה תשאר על בריאותה תמיד מבלי שישיגה מחליים כלל	המורסה הידועה בשם סרטן ברוב תולד בשדי הנשים כשלא יתנקה גופן בנדות. ואם יהיה הענין ההוא על ענינו תשאר האשה על בריאותו תמיד מבלי שיגיעה דבר מהחלאים כלל

These variant readings have not been used for establishing a correct edition of the text and have not been referred to systematically in the critical apparatus.

9) New York, Jewish Theological Seminary, 2713 (ש), fols. 57^{a}–121^{b}; copied in the sixteenth century in a Sephardic script. In addition to Nathan's translation of Maimonides' *Medical Aphorisms*, it contains Hippocrates' *Aphorisms* in the Hebrew translation by Jacob ben Joseph ibn Zabara (fols. 1^{b}–56^{b}).[51] Nathan's translation starts at 1.1: ראש אותו העצל. The MS

51 For his translation, Zabara extensively used Moses ibn Tibbon's translation; cf. Bos, *Novel Medical Terminology*, vol. 3, p. 11.

has many correct readings, often shared with ת.[52] Many of these correct readings feature as marginal glosses in ט. The section from 19.7 until 21.87 is missing. The colophon on fol. 121ᵇ reads: נשלמו הפרקים לרבינו משה ז״ל שבח ותהלה למי שהנחילנו תורת משה.

10) New York, Jewish Theological Seminary, 2742 (נ), fols. 74ᵇ–123ᵇ.[53] The MS is a medical miscellany and was copied in an Italian script in Viterbo in 1436. In addition to the *Medical Aphorisms*, it contains bk. 1 of Ibn Sīnā's *K. al-Qānūn* in an anonymous Hebrew translation (fols. 2ᵃ–73ᵃ);[54] Bernard de Gordon's *Lilium Medicinae*, translated into Hebrew by Jekuthiel ben Solomon of Narbonne under the title *Shoshan ha-Refu'ah* (fols. 124ᵃ–151ᵇ). The MS is incomplete and in disorder; the scribe states that he copied only those chapters that were useful to him or that he liked.[55] Thus the text runs from 6.95 until 8.48 (fols. 74ᵇ–80ᵇ), from 8.60 until 8.69 (fol. 81ᵃ), from 8.49 until 8.59 (fol. 81ᵇ), from 9.101 until 9.120 (fols. 82ᵃ–82ᵇ), from 6.2 until 6.46 (fols. 83ᵃ–83ᵇ), from 8.69 until 9.16 (fols. 84ᵃ–84ᵇ), from 9.40 until 9.55 (fols. 85ᵃ–85ᵇ), from 9.120 until 13.22 (fol. 86ᵃ–94ᵇ), from 15.4 until 15.24 (fols. 95ᵃ–95ᵇ), from 4.26 until 6.2 (fols. 96ᵃ–97ᵇ), from 15.25 until 15.56 (fols. 98ᵃ–99ᵇ), from 15.60 until 22.7 (fols. 99ᵇ–112ᵇ), from 22.40 until 24.0 (fols. 113ᵃ–118ᵇ); from 24.4 until 24.7 (fol. 118ᵇ); from 24.22 until 24.23 (fol. 118ᵇ); from 24.25 until 24.28 (fol. 118ᵇ); 24.34 (fol. 118ᵇ); from 24.47 until 24.48 (fols. 118ᵇ–119ᵃ); from 24.52 until 24.53 (fol. 119ᵃ); from 25.55 until 24.56 (fol. 119ᵃ); from 24.59 until 25.2 (fols. 119ᵃ–119ᵇ); 25.11 (119ᵇ); 25.31 (fol. 119ᵇ); 25.51 (fol. 119ᵇ–120ᵃ); from 25.56 until 25.72 (the end) (fols. 120ᵃ–123ᵇ). The MS has supralinear and marginal corrections and explanations. The colophon on fol. 123ᵇ reads: נשלם המאמר חמש ועשרים ונשלם הספר תל״ח בז׳ בתשרי שנת קצ״ז פה בעיר וויטירנו קרוב למעיין הנחמד מאלצא פאני השם ברחמיו יזכינו להגות בו בשמחה ובכל שאר כתבי החכמות אשר בלבות חכמי הדור צפונות ויראנו בניין הבית וההר אל ובא לציון גואל אמן.

11) Oxford, Bodleian Library, Poc. 405; cat. Neubauer 2116[56] (ת); fols. 1ᵃ–184ᵃ; copied in the sixteenth century in a Sephardic script. In addition to the *Medical Aphorisms*, the MS contains: ספר המדרגות לגרדון; i.e., the Hebrew translation of Bernhard de Gordon's treatise *De Medicamentum Graduum*,

52 See Appendix 2.

53 The IMHM online catalogue has fols. 72ᵃ–123ᵇ, following the mistaken title on fol. 71ᵃ: פרקי משה. The treatise in fact begins only on fol. 74ᵇ.

54 The IMHM online catalogue has fols. 2ᵃ–70ᵇ.

55 Cf. 25.2, where the scribe states that he will only copy a few (lit., two or three) of the other 'doubts,' since he does not like them (כי אין לי בהם חפץ).

56 Cf. Neubauer, *Catalogue of Hebrew Manuscripts*.

7 chs., beginning missing (fols. 184ᵃ–201ᵇ); Hippocrates' *Aphorisms* with Maimonides' commentary in the Hebrew translation of Moses ibn Tibbon (fols. 202ᵃ–240ᵃ). The MS has many correct readings, which it shares with ש; in some cases, these corrections are unique.[57] Many of these correct readings feature as marginal glosses in ס. There are two significant lacunae: from 2.26: לספר until 3.11 השתן; and from 21.7: יעבירם until 21.36. Several aphorisms are difficult or impossible to read due to staining. In one case, 3.55, this MS has a correct reading (in accordance with the original text of Galen), which is missing in all the other Hebrew and Arabic MSS. The MS ends at 25.72: אז הוא.

The following MS has not been used for the critical edition:

Berlin, Staatsbibliothek Preußischer Kulturbesitz, Or. Qu. 836 (cat. Steinschneider 232). The MS was copied in 1482 in a Sephardic script.[58] It shows many adaptations, abbreviations, and deviations from the original text, and many aphorisms are missing entirely.[59] In a few cases it has unique correct versions: in 4.41: ויתקררו instead of ויתפזרו; in 7.14: כללי סבות העלוף המיניות instead of כלל הסבות המיניות; in 8.5: לכחות instead of לחי; in 12.26: אל המחומם instead of בעל הארס; and in 21.80: הראש instead of הרחם.[60] In other cases it has correct readings which it shares with ש and/or ת.[61] However, in several cases its correct readings are different from those found in all the other MSS. It is clear that they go back to a different version of the text, or to emendations of a learned scribe. A few examples of such deviant readings are:

	MS Berlin 232	Other MSS
3.95	מפני מורסות לא נתך מהם דבר	או מפני מורסות לא יתכו
4.39	ובגליי רוב הלחות	ובדפק הגליי הפלגת הלחות

---

57   Cf. Appendix 2.

58   Cf. Steinschneider, *Verzeichniss der hebräischen Handschriften*, vol. 2, p. 83.

59   For instance: 1.18, 21, 31, 48, 55; 2.22; 4.21, 36; 7.5, 6, 38–42, 48, 49, 51, 55, 59, 63, 68; 8.16, 28–30, 36, 57; 9.30, 104, 105, 113–115; 10.32; 11.15; 15.6, 45; 16.1; 19.11, 18; 20.15, 26, 30, 42, 50; 21.28, 69–92; 22.60; 23.27–33, 35–37, etc. In several cases the missing aphorisms have been added in the margins.

60   In one case, such a unique correct reading features as a marginal gloss; cf. 10.23: זאת היא מן הדם ובהיותה נושכת ועוקצת.

61   For a list of these readings, see Appendix 2.

(*cont.*)

	MS Berlin 232	Other MSS
7.10	ולפעמים יהיה סבת זה המקרה ר״ל העלוף מפני שנוי האברים השרשיים או מפני שנוי הרוחות או מפני שנוי הליחות באיכותם וכמותם	ולפעמים יהיה סבת זה מפני שנוי הליחות באיכותם וכמותם
8.28	כשיהיה מהאנשים שיגיע יגיעה חזקה עד שירבה היגיעות	אם יתעמל האדם עמל חזק עד שתגיע היגיעה
8.29	השינה הרע אל הדברים ולליחות הקרות מאד ולזה יארע עתות הקד׳ וכ״כ יארע אל האיברים הפנימיים כשיהיה בהם מורסא	השינה מהדברים היותר מזיקים לליחות הקרות מאד ולזה תזיק בהתחלת הקפי הקדחות ותזיק לקרבים בעלי מורסא

The MSS numbered 1–11 above, which were consulted for this edition of Nathan's translation, may be divided into three distinct families. The first, consisting of **זמקר**, may be further divided into two sub-families, **זמק** and **ר**. The MSS in this family are characterized by translations of the Arabic that are too egregious to be attributed to a translator as accomplished as Nathan ha-Me'ati, unless one supposes that at the time, Nathan only had access to corrupt Arabic MSS. However, in addition to these faulty translations, the text of these MSS also suffers from later scribal revision, which is particularly striking in aphorisms 15.36–39.

The second family consists of **גהלנס**, which may be divided into two sub-families, **ס** and **גהלנ**. Although this family has generally better readings than the previous family, it shares the faulty translations so uncharacteristic of Nathan.[62] **ס** stands out because of the many marginal and interlineal corrections, in the same hand, of these faulty translations. These corrections are part of the basic text in the MSS that belong to the third family; i.e., **שת**.

The third family, consisting of **ש** and **ת**, has many correct readings instead of the faulty translations of the previous families (listed in Appendix 2). These readings do not stem from a later revision on the basis of Zeraḥyah's translation, since the latter employed a distinctive terminology. There is also no evidence that the correct readings in **שת**, which are consistent with Nathan's charac-

62 For a list of the typical terminology featuring in both families, cf. Appendix 1.

teristic style of translation, are the emendations of some learned copyist. A comparison of גהלנס, on the one hand, and שת, on the other hand, with the Arabic MSS of the *Medical Aphorisms* suggests that the family שת may represent Nathan's own revision of the text in accordance with superior manuscripts that reached him after he had completed his initial translation. Evidence of such a thoroughgoing revision may be found, for example, in aphorism 1.34, where all the MSS, with the exception of שת, follow the faulty reading لأَجل of the Arabic MS L, which (together with Arabic MS E) underlies much of Nathan's translation. By contrast, שת alone have a coherent translation (ולא התיר) based upon the reading ولا حلّ in the better Arabic MSS. And in aphorism 16.36, all MSS, except for ת, follow the faulty reading لا يجذب of the Arabic MSS **ELOU**, which they translate as לא ימשוך. MS ת, on the other hand, translates לא ימשוך הדם, following the reading in the better Arabic MSS: لا يجذب الدم.[63] Unfortunately, however, while both MSS generally share these unique correct readings, they suffer from so many mistakes, corruptions, omissions, and additions that they cannot be considered as reliable witnesses to Nathan's revised translation. In the process of transmission the text apparently revised by Nathan was corrupted by inadvertent mistakes and by the deliberate interference of ignorant, if well-meaning copyists.

The current state of the surviving MS families is such that none of them can be used as the basis for the critical edition on its own. In view of these facts, I decided to provide a critical edition based on the family גהלנס, primarily on ס. In the case of mistakes and/or omissions, I consulted one of the other MSS belonging to this family. The faulty translations featuring in all MSS of the families זמקר and גהלנס (listed in Appendix 2) have been corrected on the basis of family שת.[64] Significant variant readings from the manuscript families זמקר and גהלנ have been included in the critical apparatus. Minor errors and variations of spelling (such as defective or plene) have not been included to avoid overwhelming the critical apparatus and vitiating its usefulness.[65] Nathan's translation has been compared throughout with the critical editions of the Arabic text mentioned above; deviations from this text feature in the apparatus.

---

63   Without further explicit evidence, the possibility that the revision was not done by Nathan himself but by a learned scribe cannot be ruled out completely.

64   In some instances (cf. 16.12, 15), I have relied upon the unique correct readings in ר, as they are consistent with Nathan's style of translation and/or terminology.

65   An exception has been made for the materia medica; especially the names of plants and drugs in Romance. In this case even minor variations between the MSS have been noted since they may reflect different Romance dialects according to the different place of origin of these MSS.

Many of the MSS listed above and consulted for the edition exhibit marginalia. Although these marginalia—whether aphorisms missing in the body of the text or annotations by copyists and readers—are valuable for our knowledge of the transmission and reception of these translations in the Jewish world, they are only infrequently transcribed in the critical apparatus. The condition of the MSS, the damage due to binding and trimming, and the difficulty of reading the cramped marginalia in the images at hand, all conspired to render the inclusion of the marginal annotations impractical.

Sigla and Abbreviations

Hebrew Manuscripts

ג	Paris, BN, héb. 1173
ה	Florence, Biblioteca Nazional Centrale, Magl. CL III 138
ז	Munich, Bayerische Staatsbibliothek, Cod. hebr. 253
ל	Bologna, Biblioteca Universitaria, 3574b
מ	Modena, Biblioteca Estense e Universitaria, a.R.8.8
נ	New York, Jewish Theological Seminary, 2742
ס	Paris, BN, héb. 1174
ק	Munich, Bayerische Staatsbibliothek, Cod. hebr. 287
ר	Moscow, Russian State Library, Guenzburg 115
ש	New York, Jewish Theological Seminary, 2713
ת	Oxford, Bodleian Library, Poc. 405 (cat. Neubauer 2116)

A superscripted 1 after a siglum indicates a note in the margin of that manuscript.
A superscripted 2 indicates a note above the line.

Arabic Manuscripts

B	Oxford, Bodleian Library, Uri 412, Poc. 319 (cat. Neubauer 2113)
E	Escorial, Real Bibliotheca de El Escorial, 868
G	Gotha, orient. 1937
L	Leiden, Bibliotheek der Rijksuniversiteit, 1344 Or. 128.1
O	Oxford, Bodleian Library, Hunt. Donat 33, Uri 423 (cat. Neubauer 2114)
P	Paris, BN, héb. 1210
S	Escorial, Real Bibliotheca de El Escorial, 869
U	Oxford, Bodleian Library, Hunt. 356, Uri 426 (cat. Neubauer 2115)

Editions

a	Maimonides, *Medical Aphorisms*, Arabic text, 5 vols., ed. Bos, Provo/UT 2004–2017.
z	Maimonides, *Medical Aphorisms*, Hebrew translation by Zeraḥyah, ed. Bos, Leiden 2020.

© KONINKLIJKE BRILL NV, LEIDEN, 2020 | DOI:10.1163/9789004428171_003

Other

FEW   Wartburg, *Französisches Etymologisches Wörterbuch*, Bonn 1922–1987.
SHS1   *Medical Synonym Lists from Medieval Provence: Shem Tov Ben Isaac of Tortosa*, Sefer ha-Shimmush, *Book 29—Part 1: Edition and Commentary of List 1 (Hebrew–Arabic–Romance/Latin)*, eds. Bos/Hussein/Mensching/Savelsberg, Leiden 2011.

Abbreviations and Symbols

add.   added
conj.   editorial conjecture or correction
corr.   corrected
inv.   inverted
om.   omitted

Lat.   Latin
O. Cat.   Old Catalan
O. Occ.   Old Occitan

[...]   words or letters illegible in the original
(?)   doubtful reading
)...(to be deleted
⟨...⟩   to be added

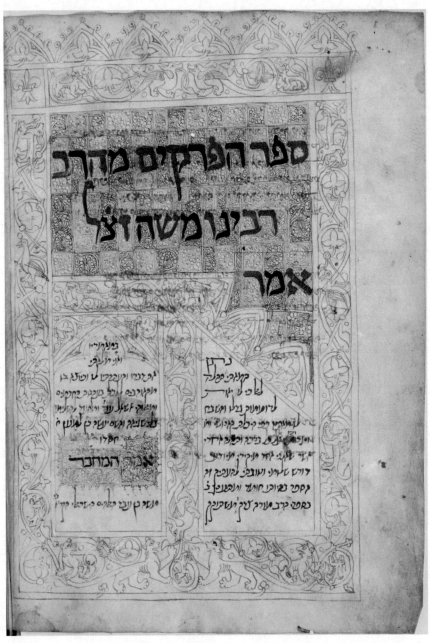

FIGURE 1   The illustrated folio features in MS Paris, BN, héb 1173, fol. 1ᵇ, and is the preface
and beginning of Nathan's translation.

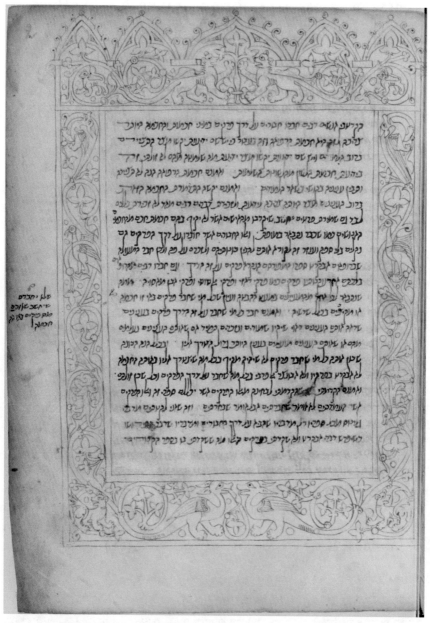

FIGURE 2   The illustrated folio features in MS Paris, BN, héb 1173, fol. 2ᵃ, and is the continuation of Nathan's translation.

Medical Aphorisms: Hebrew Translation (Nathan ha-Me'ati)

אמר נתן המאתי: ת״ל כי לו יאות לרוממות גדלו והשבח לו מאתנו כפי היכולת האנושי ומרומם על כל ברכה ותהלה. אחר אשר שאלני אחד מיקירי מיודעי דורשים שלומי וטובתי להעתיק הספר הזה בהיותו חומד ומתענג בספרי הרב מורה צדק משתוקק במאמריו אני מלאתי דברו והעתקתיו לו ולכיוצא בו מהאוהבים ללכת בעקבות החכמים ומאלהי אשאל עזר ומסעד להשלימו בלי שגיאה והשם יעשה כן למען חסדו.

ספר הפרקים שחבר הרב מורה צדק מרנא ורבנא משה בן עבד האלהים אמר המחבר אמר משה בן עבד האלהים הישראלי הקרטבי: אנשים רבים חברו חבורים על דרך פרקים במיני החכמות והחכמה היותר צריכה לזה היא חכמת הרפואה וזה בעבור כי יש שם ידיעות יקשו מצד התציירם כרוב הלמודים ויש שם ידיעות יקשו מצד שמירת מה שלמטה מהם לא זולת זה כידיעת חכמת הלשון מהלשונות השלמות. ואמנם חכמת הרפואה לא תציירה ותבין עניניה בקושי כשאר הלמודים. ואמנם יקשה התמדת החכמה הזאת ברב הענינים מצד היותה צריכה לזכירה ולידיעת דברים רבים מאד לא זכירת כללים לבד אבל גם שמירת פרטים יחשב שיקרבו מהאישים אשר לא יקיף בהם חכמת חכם מהחכמים האנושיים כמו שכבר התבאר במופת.

ואלו החבורים אשר חוברו על דרך הפרקים הם נקלים בלי ספק ועוזר זה לקורא אותם להבין כונותיהם ולזכרם על פה. ולכן חבר המעולה שברופאים אבוקרט ספרו המפורסם הנקרא פרקים על זה הדרך. וגם חברו רבים מהרופאים בלכתם אחר עקבותיו פרקים כגון פרקי ראזי ופרקי אל סוסי ופרקי אבן מאסויה.

וממה שנתבאר לכל אחד מן המעיינים במעט הבטה ועיון שכל מי שחבר פרקים באיזו חכמה שלא יחברם שיחשב אותם הפרקים מספיקים באותה חכמה או מקיפים בכלל שרשיה. ואמנם חבר כל מי שחבר על זה הדרך פרקים בענינים שראה שאותם הענינים ראוי שיהיו שמורים ונזכרים תמיד או שאותם העניינים נעלמים מהם או שאותם הענינים מועילים בענין היותר גדול הצורך אליו. ובכלל הנה הכוונה שכוון אותה כל מי שחבר פרקים לא שיהיה מקיף בכל מה שיצטרך אליו באותה החכמה לא אבקרט בפרקיו ולא אבונצר אל פראבי בכל מה שחבר על דרך פרקים וכל שכן זולתם.

1 ת״ל: **זק** .om 4 ולכיוצא: וכיוצא **ת** 6 ספר הפרקים שחבר הרב מורה צדק מרנא ורבנא משה בן עבד האלהים: אמר המחבר אמר משה בן עבד האלהים **זלמסקר** 9 שמירת: ידיעת גל ⟨...⟩ **הס** ‖ מה שלמטה מהם: ما دوّن فيها a 11 התמדת: مرام a 12 לזכירה ולידיעת דברים: לידיעה ולשמירת דברים **זמקר** ‖ זכירת: שמירת **זמקר** 17 מאסויה: וזולתם **ק**[2] .add (= وغيره a) 20–21 ראוי שיהיו שמורים ונזכרים תמיד או שאותם העניינים נעלמים מהם או שאותם הענינים: **ס** .om 21 נעלמים מהם: مغفولا عنها a

 | DOI:10.1163/9789004428171_004

ואמנם הקדמתי מה שהקדמתיו לבחינה מאלו הפרקים אשר יכללם ספרי זה. ואלו הפרקים אשר העמדתים לא אומר שחברתים אבל אומר שבחרתים. וזה שאני לקטתים מדברי גאלינוס מכל ספריו ר״ל מדבריו שהביא על דרך החבורים ומדבריו שדבר בפירושיו כשפירש דברי אבקראט. ולא שקדתי בפרקים האלו מה ששקדתי בו בספר הקצורים בהיותי מביא בו דברי גאלינוס בלשונו או דברו ודבר אבוקראט בהתערב דבר שניהם בפירושי גאלינוס בפרשו ספרי אבקראט. וקצת הפרקים יהיו קצתם דברי גאלינוס בלשונו וקצתם הם דברי וקצת פרקים מהם הם מדברי היותם חוקרים אותו הענין שזכרו גאלינוס. ומה שהכריחני לזה היות ענין אותו הפרק בלתי מבואר אלא אם יתבאר ממקומות מפוזרים בתוך דברים רבים לגאלינוס. ולקטתי כוונת כלל אותו הפרק וחקרתי אותו בבחינה ודקדוק. ובהיותי יודע שהמקבלים בקבלה מהאנשים הם רבים מהמעיינים בעיון טוב והרעים רבים מהטובים ראיתי שאזכיר באחרית כל פרק אביא בו המאמר מספרי גאלינוס אשר יבאר בו אותו הפרק. ואם יפקפק אחד בלשון גאלינוס באותו פרק או בכונתו ישוב אל המאמר ההוא בנקלה בספר גאלי׳ עצמו וימצא אותו הפרק וימצא לשון גאלי׳ או רובו או ימצא אותו הענין בלי חסרון ובלי תוספת בדברי גאלינוס באותו המאמר ואם תתחלף הבחינה אז יסולק הספק.

ואין לאדם אחד בעולם שיוכיחני בהיותי מודיע שזה הפרק זכרו גאלי׳ במאמרו פלוני כאשר כבר זכר ענין אותו הפרק גם כן במאמר אחר או ששנה אותו לזכרו במקומות רבים כי אני אלו סמכתיו והנחתיו באותם המקומות אז גם כן תתחייב ההוכחה והתפישה וזכרון המקומות כולם הוא מותר בלי תועלת כלל אבל הוא רוב דברים. ואני הטבתי לבחון אותו ענין שנכפל זכרונו הרבה בדבריו במקום מאותם המקומות וקיימתיו במקומו. ולא אתחייב הוכחה ותפישה גם כן שיאמר אדם איך הנחת פרק בענין כך ולא הנחת פרק בענין פלני ופלני בעבור כי כונת כל מחבר פרקים כמו שזכרתי אין זה בתכלית. ואם יעיין מעיין לפרק מהפרקים ויתפוש ויאמר מה היתה הכונה בהזכיר זה הפרק בלעדי זולתו אם אהיה מזכירו להיותו זכור ונשמר כי זה מפורסם מאוד וידוע אצל בעלי המלאכה הזאת לא יצטרך לכפלו לזכרו. וכן יאמר בפרק אחר אשר חשבתיו זר איננו אצלו זר וכן יאמר בפרק אחר שזכרתיו בהיותו ממה שיוסכל כי לא יסכל בזה רופא. אז נשיבהו לתפישה הזאת שהאדם לא יבחר לזולתו ואמנם יבחר לנפשו ולעצמו.

ואלו הפרקים אמנם בחרתים לעצמי כמזכרת וכן יקבל תועלת בו כל מי שהוא כמוני או פחות ממני בידיעה. ולא בחרתים שיקבל תועלת בהם מי שהוא במדרגת גאלי׳ או קרוב ממנו. והנה

---

1 לבחינה: (= اعتبارا) اعتذارا a 4 שקדתי: التزم a ‖ בספר הקצורים: في المختصرات a 5 בלשונו: كما اشترطت في صدر المختصرات بل هذه الفصول التي اخترتها أكثرها هو نصّ كلام جالينوس add. a (except for B) 6 דברי: דבר ס 8 אלא אם יתבאר ממקומות: إلا من مواضع a 9 וחקרתי אותו בבחינה ודקדוק: وعبّرت عنه بعبارة وجيزة a 12 בספר גאלי׳ עצמו: om. a 13 וימצא: إمّا أن يجده a ‖ הענין: הפרק ס 14 הבחינה: המליצה ק¹ 16 לזכרו: om. a 17 סמכתיו והנחתיו: أحلته a ‖ כן: שיאמר אדם ק add. ‖ ההוכחה: תוכחה המר ההוכחה והתפישה: الاعتراض بعينه a 18 הטבתי לבחון: استحسنت عبارته a 19–20 ולא אתחייב הוכחה ותפישה גם כן: فلا يلزمني أيضا اعتراض a 19 הוכחה: תוכחה המר 21 בתכלית: الحصر a לכלול הכל ק¹ 25 לתפישה הזאת: هذا الاعتراض a 27 ממנו: בידיעה add. ת

אין ספק אצלי שפרקים רבים מאלו הפרקים הם אצל זולתי בקביעות ידיעה כל כך שאינם צריכים להזכר ולהשמר על פה. וכן איני חושב שמה שיהיה אצלי זר שיהיה אצל זולתי בלתי זר ולא אחשוב שאני פעמים רבות אסכל דבר מה וזולתי לא יסכלהו. וכל מה שראיתי שאני סלקתי בו ספקות מה אם לקיים ענינים ואמתם או ביאור הוראות שמות שזולתי לא יפלו לו אותם הספקות בשום פנים בהיותו שלם במלאכה.

והנה הבאתי באלו הפרקים בענינים לקצת החכמים האחרונים איחס אותם לאומריהם. והנה חלקתי הפרקים האלה למספר מאמרים כדי שתיקל זכירתם או להתגלות בזה מה שאני רוצה לגלותו. והם חמשה ועשרים מאמרים.

המאמר הראשון כולל פרקים תלויים בנושאי המלאכה ר״ל צורת אברי גוף האדם ופעולותיהם וכחותיהם.

השני כולל פרקים תלוים בליחות.

השלישי כולל פרקים תלוים בעניני המלאכה ועקרים כוללים.

הרביעי כולל פרקים תלוים בדפק וקבלת מופת ממנו.

החמישי פרקים כוללים בהוראה בשתן.

הששי בשאר ההוראות.

השביעי פרקים כוללים בנתינת סבות רבות מוסכלות נעלמות או שיתערבב המאמר בהם.

השמיני פרקים כוללים בהנהגת הבראת החליים על דרך הכלל.

התשיעי פרקים כוללים בחליים מיוחדים.

העשירי פרקים כוללים בקדחות.

האחד עשר פרקים כוללים בעתות החליים וגבוליהם הנקראים בחראנים.

1 בקביעות ידיעה כל כך: من البيان في حيّز a   4 לקיים ענינים ואמתם: تحرير معان a   6 בענינים (= بمعاني L): بأقاويل a   لي لخّستها فأذكرها باسمي وكذلك أتيت بفصول add. a (except for L)   11 כולל: על זק add.   14 החמישי: تشتمل على add. a ‖ כוללים: تتعلّق a   15 הששי: تشتمل على فصول تتعلّق add. a   16 השביעי: تشتمل على add. a ‖ כוללים: تتعلّق a   17 השמיני: تشتمل على add. a ‖ כוללים: تتعلّق a   18 התשיעי: تشتمل على add. a ‖ כוללים: تتعلّق a   19 העשירי: تشتمل على add. a ‖ כוללים: تتعلّق a   20 האחד עשר: تشتمل على add. a ‖ כוללים: تتعلّق a

השנים עשר פרקים כוללים בהרקת יציאת הדם.

השלשה עשר פרקים כוללים בהרקה ברפואות משלשלות והחוקן.

הארבעה עשר פרקים כוללים בקיא.

החמשה עשר פרקים כוללים במלאכת היד.

הששה עשר פרקים כוללים בנשים.

השבעה עשר פרקים כוללים בהנהגת הבריאות על דרך הכלל.

השמנה עשר פרקים כוללים בהתעמלות.

התשעה עשר פרקים כוללים במרחץ.

העשרים פרקים כוללים במזונות והמימות.

האחד ועשרים פרקים כוללים בסמנים.

השנים ועשרים פרקים כוללים בסגולות.

השלשה ועשרים פרקים כוללים משימים הפרש בין חלאים או מקרים מפורסמים שמותיהם וביאור ענינים משמות מפורסמים אצל הרופאים מוסכלים כונותיהם על דרך האמת.

הארבעה ועשרים פרקים כוללים בדברים מופלאים באים לעתים רחוקים שהורגשו וסופרו בספרי הרפואה ועל ענינים זרים מעטים הם שימצאו.

החמשה ועשרים על ספקות נתחדשו לי במקומות רבים בדברי גאלינוס.

---

1 השנים עשר: تشتمل على add. a ‖ כוללים: تتعلّق a ‖ בהרקת יציאת הדם: بالاستفراغ بإخراج الدم a 2 השלשה עשר: تشتمل على add. a ‖ כוללים: تتعلّق a ‖ בהרקה: בהוראה ס 3 הארבעה עשר: تشتمل على add. a ‖ כוללים: تتعلق a 4 החמשה עשר: تشتمل على add. a ‖ כוללים: تتعلّق a 5 הששה עשר: تشتمل على add. a ‖ כוללים: تتعلق a 6 השבעה עשר: تشتمل على add. a ‖ כוללים: تتعلّق a 7 השמנה עשר: تشتمل على add. a ‖ כוללים: تتعلّق a 8 התשעה עשר: تشتمل على add. a ‖ כוללים: تتعلّق a 9 העשרים: تشتمل على add. a ‖ כוללים: تتعلّق a 10 האחד ועשרים: تشتمل على add. a ‖ כוללים: تتعلّق a 11 השנים ועשרים: تشتمل على add. a ‖ כוללים: تتعلّق a 12 השלשה ועשרים: تشتمل على add. a 13 על דרך האמת: على التحرير a 14 פרקים כוללים בדברים מופלאים באים לעתים רחוקים: تشتمل على نوادر a ‖ שהורגשו: שנתרגשו **זמקר** 16 החמשה ועשרים: تشتمل على add. a

המאמר הראשון כולל פרקים תלוים בנושאי המלאכה ר״ל צורת איברי גוף האדם ופעולותיהם וכוחותיהם

[1] העצב אשר יבא לעצל בכח החוש והתנועה מן המוח וחוט השדרה מתחבר בכל עצל אם בתחלתו אם במה שבין התחלתו ואמצעיתו ויהיה המקום האמצעי הוא ראש אותו העצל. בשביעי בתועלות האברים.

[2] העצל הנקרא אלחגאב והוא הטרפשא ראשו באמצעיתו והוא המקום העצבי מהטרפשות אשר בו יתחברו חלקי העצבים וקצוותיהם הוא הקו המקיף בסובבות הטרפשא. שלשה עשר בתועלת.

[3] העורקים הדופקים ובלתי דופקים בכל הגוף מתחברים באיברים אשר יתחברו בהם והם שוקעות בהם. ולפעמים יגיע בהם הקרוב שיגע העורק הבלתי דופק לדופק ותמצא העורק הבלתי דופק לעולם מונח על העורק הדופק לבד במוח לבדו כי העורקים הדופקים עולים אליו מלמטה בשביל קלות תנועת הרוח למעלה והעורקים הבלתי דופקים יורדים אל המוח מעליוני הראש כדי שתקל הזלת המזון אל המוח. תשיעי בתועלות.

[4] האברים כלם יבואום העורקים הדופקים ובלתי דופקים מן היותר קרוב שבמקומות מהם. והנה נתיחד לאשכים ולשדיים זולתי כל שאר האברים שמה שיבואום מהעורקים לא יבואום מהעורקים הקרובים מהם אבל מהרחוקים מהם כדי שיארך התעכבות הדם שם עד שיתבשל הזרע והחלב תכלית הבשול. שבעה עשר בתועלות.

[5] יבואו לעצמות עורקים בלתי דופקים נסתרים מהראות ולא תמצא בגוף דבר מן העצלים שיהיה ריק מעורקים דופקים ובלתי דופקים ולא ימצא עורק דופק במקום מן המקומות אלא והנה עמו יש עורק בלתי דופק. ואמנם העורקים בלתי דופקים הנה מעט מהם מתחלק ולא ימצא עמו עורק דופק וזה קרוב מן העור בחיצוני הגוף בידים וברגלים והצואר. שבעה עשר בתועלות.

[6] שריגי העורקים הדופקים ושריגי העצבים הפרטיים מתערבים קצתם בקצת ולכן כשימתח גשם העצב משתתפים בו העורקים הדופקים בכאב. בעשירי בדפק.

[7] הקשורים ⟨ו⟩העגולים והמיתרים יחשוב מי שאין לו ראות ועיון בנתוח שהוא עצב. וגם אנחנו לא היינו יודעים אחד מהם לולא עסק הנתוח שהתעסקנו בו. שביעי בתחבולה.

1 המלאכה: הרפואה **גסקר** 6 העצל: העצב **שת** 7 העצבים: העצל שת הנשען **ת** add. 9 יתחברו: **שת** om. 10 שוקעות בהם: שקועות בהם **הזלמסקר** متجاورة a ‖ שיגע: עד שיפגש **ס**[2] 13 הראש: המוח **גהזלמסקר** 16 שם: **שת** om. 17 שבעה עשר: سادسة عشر a 23 הפרטיים: **ז**[1]**קי** החלקיים **זקר** 24 גשם (= جسم B[1]EL): جنس a ‖ בכאב (= **שת**): **גהזלמסקר** om. 25 ⟨ו⟩העגולים: המתוחים **גהזלמסקרש** ‖ ראות ועיון: ראות העין **ת**

[8] העצב לא יתחבר דבר ממנו בשחוס ולא בקשור ולא בחלב ולא בעצם אלא בשנים לבדם מכל עצמי הגוף כי מתחבר בשרשיהם עצב רך. וכן לא יתחבר העצב בדבר מן הגדדים הם גרנדולש שעומדים במקום מלוי הפנאי ומשענת. אמנם הגדדים הצריכים להולדת הלחות הצריכה הנה מתחבר בהם בפליאה מעט עצבים כמו שימצא בהם גם כן עורקים דופקים ובלתי דופקים. שבעה עשר בתועלות.

[9] המיתר הוא יותר רך מן הקשורים ויותר קשה מן העצבים ושעור גרם גודל המיתר הוא השעור שיהיה מהקשור והעצב מחוברים. ובמקומות רבים מן העצלים תמצא המיתר עשרה פעמים בשעור העצב המתחבר באותו עצל מראשו. וכל עצב הוא מרגיש והקשור הוא בלתי מרגיש וכל מיתר הנה הרגשו פחות מהרגש העצב כפי מה שמתערב בו מן הקשור. בראשון מתנועות העצלים.

[10] יש בגוף שלשה כלים קרוב ענינם בצורת גרמיהם. אחד מהם העצב והאחר הקשור והשלישי המיתר. והמיתר הוא אחד משתי קצוות העצל והוא עצביי והולדו יהיה מן העצב והקשור. וכל עצב הוא עגול בעגול גמור ואיננו כן המיתר אבל יש ממנו עגול ויש ממנו שטוח מעט. ואמנם הקשורים יש רבים מהם שיתרחבו עד שיהיו דומים לקרום. בראשון מסברת אבוקרט ואפלאטון.

[11] הקרומות כלם הם בתכלית הרקיקות והרכות. ואמנם הקשורים הם ברב הענינים קשים וגסים וקצת הקשורים הם בין טבע העצב והשחוס. ואין שם קרום ולא עצב ולא מיתר שיהיה במקום מהמקומות בקושי הקשורים וכן היותר קשה שבעצבים אינו מגיע לקושי המיתר. באותו המאמר עצמו.

[12] אלו השלשה כלים והם העצב והמיתר והקשור כלם הם לבנים ומקשים בלתי חלולים נעדרי הדם וכשתתיכם ימוחו וישובו פתילים וליפים הולכים באורך לבד מה שיהיה מן הקשורים קשה מאד שהוא אי אפשר שימוח ויתך עד שישוב ליפים ופתילים. באותו המאמר עצמו.

[13] העצל הוא כלי לתנועה לבד ואינו כלי לחוש ולהרגיש כי כל תנועה רצונית לא תהיה אלא בעצל. וגם ירגיש מה שאינו עצל כי כל מה שיתחבר בו עצב מרגיש ואע״פ שאין לו תנועה רצונית. באותו המאמר עצמו.

---

1 בשנים: **ק[1]ל[1]ס[2]** באדם **זקלמס** בשנים באדם **ר** באבר האמה **ג** ‖ לבדם: **ק[1]ס[2]** לבדו **זקמס** לבד **ל** לבדם **ל** corr. 2 מכל עצמי הגוף: **גהזלמסקרש** .om ‖ הגדדים: הגדרים הלמרשת الغدد a 3 גרנדולש: גרגלדוש **ר** ‖ מלוי הפנאי: הדבר הממלא המקום הפנוי **ז[1]מק[1]** ‖ הגדדים: הגדרים **הלמרשת** الغدد a 4 הצריכה: **שת** .om ‖ בפליאה: في الندرة a 6 גרם גודל: عظم جرم a 7 מחוברים: مجموعين a 14 הקשורים: ברוב **ת** .add ‖ שיתרחבו: שיתחברו **זמ** 22–23 באותו המאמר עצמו: בראשון מסברת אבוקרט ואפלטון **זמקר** 24 העצל: **ק[1]ר[1]** העצב **מקר**

[14] הקשורים אשר יתקשרו בהם העצלים בעצמות הם מולידים הקרומות החופים העצלים ומשתלח שריג מהם בתוך בשר העצלים. באותו המאמר עצמו.

[15] כל מיתר הנה הוא מתחבר בעצם ברב הענינים ולא כל עצל מגיע עד המיתר כי העצלים המניעים הלשון והמניעים השפתים לא ימצא אפילו לאחד מהם מיתר כי הם לא יניעו עצם. ורוב אברי הפנים מתנועעים ברצון והעצמות הם נחים ואינם צריכים למיתרים. באותו המאמר עצמו.

[16] אותו שימהר אליו סתימה בכבדו הוא שיהיו צרים קצוות העורקים אשר יעלה בהם המזון מהצד המקוער מן הכבד אל הצד המגובן. בשלישי מהמזונות.

[17] תכונת הגופים שהם בעלי מדוים בתכלית אמנם הם שהם מורכבים מאברים מתנגדים המזג וזה שתהיה האסטו׳ על דרך משל חמה בתכלית החום והמוח קר וכן רבים שיהיה הריאה שלהם וכלל החזה קרים והאסטו׳ חמה ופעמים רבות שיהיה הענין בהפך זה. ופעמים רבות שיהיו שאר האברים קרים ויהיה הכבד יותר חם ותחשוב זה הדבר בעצמו בשאר האברים. בשלישי במזונות.

[18] כל מקום מהגוף יצטרך שילך עצב או מיתר בקצה עצם גדול ואי אפשר מבלי אחת משלשה מדות: אם שיקיף בעצם או שיקוב או שילפף ויכרך עליו העצב או המיתר ואינו הולך על גבנונית העצם והוא מגולה כלל. וכל העצבים והמיתרים והעורקים המונחים במקומות המוקפים מן העצמות לשמירה מכוסים ונסתרים בקרומות חזקים. בשני בתועלות.

[19] בעורקים הדופקים ובלתי דופקים הדם והרוח שני חלקים אלא שמה שיש בעורקים הדופקים מן הדם הוא מעט ודק קרוב מטבע האיד ואותו שהוא בעורקים בלתי דופקים מן הרוח מעט ענניי. והעורקים הדופקים בכל הגוף הם מפולשים אל העורקים בלתי דופקים לוקחים קצתם מקצת דם ורוח ממעברים מפולשים נעלמים מהראות וצרים. בששי בתועלות.

[20] ואמר במאמר לו בתועלת הדפק שהעורקים הדופקים מחזירים אל הלב דבר מועט בעת התקבצם. היותר דק שבגוף והיותר קל הוא הרוח ואחריו שני לו האיד ואחריהם שלישי להם הדם המבושל לגמרי הדק. בשלישי בכחות.

2–1 הקשורים ... עצמו: **ז׳קי[1] מ** .om 3 הוא: **ס** .om 4 השפתים: والعينين add. a ‖ אפילו: om. a 9 תכונת: **גהזלמסקר** .om 10 קר: בתכלית הקור **ת** .add 12 יותר: **גהזלמסקרת** .om 14 בקצה: בקצת **שת** 15 שיקיף: أن يحزّ a ‖ עליו: **ס**[2] עליה **גלהס** 16 גבנונית: תנועת **גהזמלסקר** 17 המוקפים: المحزوزة a ‖ לשמירה: **גהזלמסקר** .om 18 בעורקים: עורקים **ג** ‖ הדם והרוח: **גהזלמסקר** .om 21 בששי: בשני **זק מ** .om 23 מחזירים: מורידים **ת** יורדים **גהזלמסקר** 24 קל: נסתר **גהזלמסקר** ‖ להם: לו **זמקר**

[21] האברים שיחשב בהם שהם נפרדים בגוף באמת הם זוג כמו המוח והלשון והלחי והריאה והחזה והרחם וכיוצא בהם. ואמנם בצד הימין מכל אחד מהם בהם יש מספר מהחלקים שוה למה שיש בצד השמאלי מהם. וכן אותם החלקים שוים בשעוריהם ועביים ורקיקותם ומראיהם וכל טבעם אינו מתחלף כלל. וכן גשם העורקים הדופקים ובלתי דופקים והעצבים הבאים לכל צד מהם כמו אותם הבאים בצד האחר. במאמרו בהשגחת הברואים.

[22] הלשון ואע״פ שמתראה שהיא אחת בנראה לחוץ הנה היא באמת שתים כי כל חצי ממנה לארכה מתחבר בה לבדו עורקים דופקים ובלתי דופקים ועצבים מיוחדים. וכל עצלי החצי הזה ממנה הם זולתי עצלי החצי האחר ממנה ואינו עובר בו עצל ולא עורק דופק ובלתי דופק ולא עצב מן הצד הימין אל השמאל ולא מן השמאלי אל הימין. באחד עשר בתועלות.

[23] כשיצטרך שילך עצב קטן מהלך רחוק בתנועת עצל חזק התנועה נתחזק אותו העצב הקטן ונסמך בגרם יותר עב מגרם העצב והוא דומה לעצם העצב. ואתה אם תראה אותו תחשבהו עצב עגול ותחשבהו מדובק באותו העצב כרוך עמו ואינו מדובק עם העצב ולא מחובר בו וכשיתעבה העצב באותו העצם תראה העצב אשר יתפשט אחריו גדול העגול. בששה עשר בתועלות.

[24] כל מיני תנועות העצלים ארבעה וזה שהם אם שיתקבצו ואם שיתפשטו או יתעקמו או שישארו מתוחים ונמשכים כמיתר. והנה המין הראשון והרביעי הוא המיוחד בכל העצלים. בראשון מתנועת העצלים.

[25] אמר משה: מה שנרמז ממאמרו באמרו בזה ארבעה תנועות והוא שהרצון כשישלח בכח הנפשיי בעצב לצד עצל מן העצלים וירצה שיכפוף בו אותו האבר יתכווץ אותו העצל לצד התחלתו ויכפף האבר. וכן אם ירצה להשאר האבר מתוח ונשוא למעלה ימתח הרצון אותו העצל עם העצל המקביל לו וימתחו יחד. וכשיבטל הרצון פעלו בכלל ולא ישלח לעצל כח כלל ישאר העצל דומה לשאר הקפיאות ויבקש בכבדותו הטבעי עם אותו העצם אשר הוא מיוחס בו לצד מטה כאבר המת. וזו תנועה תיוחס לעצלים לא שהיא מפעולת העצלים ולכן לא תחשב במנין התנועות הרצוניות. ואמנם תנועת ההתפשטות הנה היא רצונית והיא תנועה לעצל במקרה. וזה שהרצון כשירצה שיתפשט האבר הכפוף יבטל הכח הנפשיי מן העצל אשר

1 זוג כמו: שנים כמו **ת** **גהזלמסקר** om. בעלי זוג כמו **ס²**   4 גשם (= جسم EL): جنس a   5 מהם: הם **זמקר** add.   6 שמתראה: שמרצה **ק** שמראה **זמ**   7 מיוחדים: עבים **גהזלמסקר** עבים **שת** add. ‖ וכל: وكذلك a   8 זולתי: בלתי **זקל²סר** **גה** om.   9 השמאלי: השמאל **גהמ**   10 רחוק: أو توكّل add. a ‖ בתנועת: לתנועת **שת**   15 שיתקבצו: יתקבצו **זלמקס** ‖ שיתפשטו: יתפשטו **זלמקס**   16 והנה: והיה **ש** ולזה **ת** ‖ הוא: فعل add. a   17 בראשון מתנועת העצלים: בראשון בספר תנועת העצלים **זמר** ששה עשר בתועלות **ק**   18 שנרמז: تلخّص a ‖ והוא: וזה **שת** ‖ כשישלח: כשישתלח **זלמסקר**   19 בו אותו: **שת** om. ‖ יתכווץ אותו: יכפף זה **שת**   22 העצם: emendation editor העצב **ש** הגודל **הזלמסקרת** (= العظَم) العَظْم a   23 וזו תנועה: וזה מתנועות אשר **ש**   24 רצונית: תנועה רצונית **זמק**   25 במקרה (= بالعَرض a): بالغرض conj. ‖ שיתפשט: שיתדבק **גהזלמסקר**

כפף וכווץ ומשתלח הכח הזה לעצל המקביל ויתקבץ אותו המקביל ויתפשט הראשון אשר כפף האבר אם לא ישאר בהם כח מונע. וכשנרצה ההתפשטות בתכלית יעשה הכח הנפשיי ויפשט העצל בתכלית.

[26] כל עצל יפשוט אבר מה אמנם יפשטהו כשיהיה כפוף וכן כל עצל יכפפהו אמנם יכפפהו כשיהיה פשוט והאבר יכפף בעצל הנכנס לפנים ומתפשט בעצל החיצון ולכן כשיחתך אחד מהם יבטלו שתי התנועות יחד ר״ל שלא יתקבץ ולא יתפשט אבל ישאר על הנחה אחת כפי העצל הבריא אשר יפעל אותה הנטיה. באותו המאמר עצמו.

[27] התכונות אשר בין התכונה אשר בתכלית ובין התכונה האמצעית הם תכונות איברינו בהיותנו ישנים ואין פועל העצלים בהם אז בטל. אמנם מי שישן ויש בו שכרות או יגיעה חזקה או חולשה הנה הוא מרפה כל אברי גופו בתכלית הרפיון וישובו העצלים באמצעיות ויהיו נחים מנוחה שלמה אצל השינה. בשמיני מתנועות העצלים.

[28] העצלים אשר בטבעת ואשר במקוה ואשר בטרפשה כל אחד מאלו עגולים אם במקוה וסביבות הטבעת ולא נבראו לדחית המותרות כאשר חשבו רבים אבל נבראו לעצרם והם עוצרים מונעים הזלת המותרים בזולת עתם. וכשיתירם הרצון ויפטרו מהעצור והמניעה ידחה אז המותרים הכח הדוחה הטבעי ועוזר אותו פועל העצלים אשר על הבטן ומתיחת הטרפשא. באותו מאמר.

[29] כשתמתח הטרפשא המתיחה אשר לה פועל כל העצלים ר״ל כויצתה והתקבצותה תכנס הנשימה בה בנקלה. וכשתתפשט מאותה הכויצה וזה בעת שיתכווצו עצלי הבטן לבדם או בעת שיתכווצו העצלים אשר בקרב הצלעות לבדם תצא הנשימה בנקלה. באותו המאמר.

[30] הטרפשא לבדה פועלת הכנסת הנשימה ויציאתה בנקלה. ואמנם יציאת הנשימה בקושי וכניסתה בקושי הנה העצלים אשר בין הצלעות והעצלים אשר יבאו לחזה ולכתפים או לצואר יעשו אותם כן. באותו מאמר.

---

1 וכווץ: וקווץ **זק** 7 הנטיה: وضع a 9 התכונות: الأشكال a ‖ אשר: היא **שת** add. 10 אמנם: אם **גהזלמסקר** 11 אברי: **גלסשת** om. האברים **ר** ⟨...⟩ **ה** 12 בשמיני: في الثانية a 14 העצלים: העצל **זקל[1]מסר** ‖ אם: وأمّا a 15 כאשר חשבו: **ס[2]** כמו שחשבו **זלמסקר** למי(?) שחשבו **ס** 16 ויפטרו: ויעזבו **ת** ‖ מהעצור: מהעוצר **גזלמסקר** 17 ומתיחת: ותמשך **גהזלמסקר** ותמתח(?) **ס[1]** 19 כויצתה: מתיחותה **ת** 20 תכנס: תבא **ת** ‖ בה: **זמקר** om. 21 בקרב: בין **מק ז** om. 23 ויציאתה: בה **שת** add. 23–24 ואמנם יציאת הנשימה בקושי וכניסתה בקושי: ואמנם הכנסת הנשימה בקושי ויציאת הנשימה בקושי **זקמ** ואמנם הכנסת הנשימה בקושי ויציאת הנשימה בקושי **ר** או כניסתה בקושי **ס[1]** 24 ולכתפים: من الكتفين BLP بين الكتفين a

[31] כל אחד מהעצלים יסבול העצם המתדבק עמו כמו שיסבלו האבנים ואם יתמיד חזק הנה הוא אין יגיעה בו ורוב זה לא יחוש בכבדו ולא החוש המועט. וכשיחלש הנה הוא אז יחוש בכבדותו ויכבד עליו משאו וכאלו הוא אוהב לדחותו ממנו וישתוקק להעתיקו מתכונה אל תכונה. בזאת העלה אז יהיו החולים משנים תכונת אבריהם בכל עת ולא יסבלו שאת להיות על תכונה אחת. בראשון מתנועות העצלים.

[32] פעולות העצלים כולם בעת השינה ישקטו ופעולת העצלים המניעים החזה לבדם יהיו נשארים על ענינהם. בחמישי בהודעה.

[33] לא תפלא מהיות רוב הישנים פועלים רוב הפעולות הרצוניות כדבור וצעקה והליכה והתהפכות מצד אל צד כי גם האדם הער יפעל פעולות והוא שוגג בהם עד שהוא ילך בדרך מה כאלו הוא מכוין למקום וילך והוא שוגג וטועה ולא ידע אנה ילך עד שיכלה הדרך כלו. בב׳ מתנועת העצלים.

[34] אמר משה: אלו הפעולות הרצוניות אשר יפעל אותם הישן והטועה בעודו ער כבר האריך גאלינוס בהתאמתות זה במאמר הזה בספורו במה שראה ולא יתן סבה לזה ולא התיר הספק אשר נרצה לגלותו והוא אמרנו: איך יבטל הרצון מן הישן והטועה בעודו ער והנה הוא מתנועע התנועות הרצוניות והנה הודה גאלינוס במבוכה והספק באלו התנועות ואמר: ואע״פ שאין אנו יודעים סבות זה הנה לא נכזב במה שראינו ונתן הסבות בזה בקצור אחר ההערה על אלו ההקדמות.

[35] ההקדמה הראשונה: התנועות הרצוניות לפעמים יהיו נמשכות למחשבה ומחזה כתנועותינו למרוצת ככב מהכוכבים. ולפעמים יהיו נמשכות למדמה לבד כמי שמקשה בראותו אשה נאה ולפעמים יהיו נמשכות לטבע ר״ל להרגש ולחוש ככפיפת וקביצת רגלי האדם אם יעקצהו הפרעוש.

[36] ההקדמה השניה: כל תנועות רצוניות משאר בעלי חיים בלתי מדברים אמנם הם נמשכות לדמיון או מפני החושים.

---

1 העצם: **ס**[2] העצב **ש** הגודל **גהזלמסקר** ‖ המתדבק עמו (= **ס**[1]): emendation editor המתפרק עמו **ש** המתדפק עמו **ת** ההתלחמות בו **גהזלמסקר** ‖ כמו שיסבלו האבנים: כמו שהם יסבלו האבנים **ס**[1] כאלו הוא סובל אבן **גהזלמסקר** 4 בזאת: וזאת **זמק** זאת **גהלס** وهذه هي a ‖ אז יהיו: ואז יהיו **גהזלמסקרת** في كون a 9 שוגג: ساه a 10 שוגג וטועה: ساه a ‖ בב׳: בראשון **גהזלמסקרת** 12 והטועה: والساهي a ‖ בעודו: בהיותו **ת** 13 ולא התיר: ובשביל **גהזלמסקר** (لأجل E) ولا حلّ a 14 והטועה בעודו ער: والساهي a 18 ומחזה (= ورؤية): ומעשה **שת** وروية a 19 למרוצת: לתקון מרוצת **ש** לתקון **ת** لرصد a 20–19 למדמה לבד כמי שמקשה בראותו אשה נאה ולפעמים יהיו נמשכות: **גהזלמסקר** om. 22 נמשכות: נמשכים **שת**

[37] ההקדמה השלישית: כבר ידעת שהכח המדמה פועל פעלו על השלמות ועל המלאת בעת השינה. וכן הצורה הדמיונית אשר בדמיון הטועה והשוגג ואע״פ שיהיה חושב בדבר אחר.

[38] ההקדמה הרביעית: ידוע הוא שהחוש בב״ח בעת שנתו לא יבטל כמו שבאר גאלי׳ במאמר הזה אך הוא חסר והוא דומה לכח מי שינוח מעמל חזק ורפיון.

ואחר אלו ההקדמות יתבאר לך שכל מה שזכר גאלי׳ מפעולות השינה הוא נמשך אם למחדש הדמיון או לטבע החוש כי הישן כשיקרב האור מעיניו או שישמע קול גדול או עקיצת מחט או שיגבר על גשמו חום חזק או קור חזק או צמא או רעב יעור משנתו. וכן אם יכאב האדם צדו יתהפך לצד אחר ואלו כלם הם תנועות נמשכות אחר הטבע. ולא יכבד עליך היות השכור ובעל השתוק לא יתעורר בשום דבר מזה כי אלו כולם הם חולים ולא בריאים. ואותו שידד שנתו לגמרי הם הפעולות הנמשכות אחר המחשבה הבריאה. והליכת הישן והטועה אמנם הוא נמשכת אחר הצורה הדמיונית המגיעה תחלה בענין היקיצה יותר מאותו שהוא עתה ישן או בבעלי הכונה מאותו שהוא טועה ושוגג.

[39] הפעולות והמאמרים אשר נעשה אותם בכונה בעת הבריאות והשלום אנחנו נזכור אותם מעצמנו או אם יזכירנו זולתנו ואמנם פעולות השכורים ומבולבלי הדעת בלבול גדול הנה הם לא יזכרו דבר מהם כאשר ירפאו ואפילו נזכירם להם. בב׳ מתנועות העצלים.

[40] אמר משה: הסבה בזה שהכח השומר והוא הזוכר אמנם שומר מה שיופקד אליו בכונה ורצון מהכח המחשב הבריא. ואמנם יחוזק אצלך זה היות הדברים אשר נכוין ונרצה לשמרם ולזכרם כונה חזקה תתקיים בכח השומר יותר מהדברים אשר תהיה כונתינו בשמירתם וזכירתם פחות.

אותם שישמרו בידיהם דבר בעודם ישנים יורה הוראה מבוארת שתנועת המתיחה נשארת בעצליהם וגם נשארים אצבעותיהם קובצים ואוחזים על גשם קטן וקבוץ הלחיים גם כן בעת השינה לבריאים הוראה אמיתית על פעולת המתיחה בעת השינה וכן העצל המונח בהוצאת המותרים שתפעל פעלה בכח חזק בשינה. בשני מתנועת העצלים.

2 הטועה והשוגג: الساهي a 6 למחדש: لمجرّد a 7 הדמיון: לדמיון **זק** ‖ האור מעיניו: לו אדם **שת** ‖ מעיניו: **ש** .om ‖ גדול: או שיראה אור מעיניו או יעקצהו פרעוש **ש** .add או שיראה מעיניו או יעקצהו פרעוש **ת** .add ‖ עקיצת מחט: نُخِسَ بإ برة a 10 כולם: **זמקר** om. a 11–10 ואותו שידד שנתו: والتي تُعطّل من النائم a 11 והטועה: الساهي a 12 יותר מאותו שהוא עתה ישן: من الذي هو الآن نائم a 13 טועה ושוגג: ساه a 16 כאשר ירפאו: כשיגמרו אותם **גהזלמסקר** ‖ להם: בהם **זלמסקר** ‖ בב׳: בראשון **גהזלמסקר** 19 תתקיים: **ס**[2] לקיים **גהזלמסקר** 24–23 בעת השינה וכן העצל המונח בהוצאת המותרים: **ס**[1] בעת השינה וכן קבוץ העצלים סביב מהם יציאת המותרות הוראה אמתית שתפעל פעולה **ת גהזלמסקר** .om 24 בשינה: בעודם ישנים **ז** في النيام a

[41] המוח יש לו תמיד תנועת התקבצות והתפשטות הולך בדרך הדפק במשקל תנועת העורקים הדופקים והלב. וזה מבואר בנערים הקטנים ובמי שנתגלה עצם מראשו וכשיצעק בעל חיים ינפח המוח כלו ונוסף. וחושב אני שהסבה בזה שבעת הזעקה החזקה ירבה יתרון החום ועוד שהליחות יתלחצו ויטו למעלה. ובהתפשטות המוח ימשוך האויר מהנחירים ובהתקבצותו יעסה מה שיש בו ממותר עשני וזולתו מהמותרים ויוציאם ממנו וישאר חומו לעולם שמור ושלם בשלום. במאמרו בכלי הריח.

[42] קרום המוח הדק דבק במוח והקרום הגס נפרד מהקרום הדק ואין בינו ובינו חבור אלא במה שיעברו בו מן העורקים. והקרום הקשה נקוב נקב ישר כמו המסננת ואותו הנקב מנקה בשני חלקי ההתנשמות בשניהם נקוי תמידי בהכנסת האויר ויציאתו. ואמנם העצם אשר שומר המוח מצד הפנים והחך הנה הוא חלול ובעלי הנתוח יקראוהו מסננת ואין נקבו נקב ישר כנקב המסננת כי נקבו מתחלף המעברים כמו הספוג כדי שאם יהיה האויר מופלג הקור ואחר ישאף לא יהיה הכנסתו לבטני המוח על יושר. בשמיני בתועלת.

[43] בין עצם עליוני החך ובין קרום המוח הקשה יש סבכה ארוגה מעורקים דופקים והיא מחפה תחת המוח כלו לבד המעט ממנו ולשבכה הזאת יש עורות רבים כמו שאלו חשבת בלבבך שבכות רבות משבכות הציידים שטוחות קצתם על קצתם כדי שיעמד מקום הדם עד שיתבשל ויתדקדק ויצא לבטני המוח. בתשיעי בתועלות.

[44] חוט השדרה הנקרא בערבי נכאע ר״ל הגרם הרך היוצא מן המוח בחוליות השדרה כולם מקיפים בו אותם שני הקרומות בעצמם המקיפים המוח ואחד הקרומות דבק באחר ומקיף בשניהם דוק כרוך עליהם בחיצונם בדמיון קרום שלישי חזק וקשה מסוג העצבים לשמרו בשביל חוזק תנועתו וחזקו וקשיו. בשלשה עשר בתועלות.

[45] חוש הטעם וחוש המשוש בלשון הוא מעצב אחד בעצמו והוא אותו שהוא מן הזוג השלישי מעצבי המוח. ואמנם יקרה פעמים רבות שיעויין חוש הטעם ולא יבלבל חוש משוש הלשון משל אותו התנגדות מצד שחוש הטעם יצטרך להכרה וידיעה יותר חזקת התכלית לגמרי. ברביעי בהודעה.

1 תמיד: **זמק** om. ‖ במשקל תנועת: נמשך לתנועת **גהלסת** 3 ינפח: יפתח **שת** 5 יעסה: יעשה **שת** ‖ מה שיש בו: **ס**[2] ממה שנכנס בו **ש** מה שבו **ת** 7 הגס: الثخين الصلب a 8 שיעברו בו: שיעברום **ש** ‖ כמו: כגון **זמקר** 10 הפנים: הפנימית **גהל** 11 כי: אבל **שת** ‖ כמו: כגון **זמקר** 15 מחפה: تستبطن a ‖ עורות: طبقات a 16 רבות משבכות: **שת** om. ‖ כדי שיעמד: كي يطول a 18 הנקרא: **ש** om. 20 העצבים: העצב **שת** 20–21 לשמרו בשביל חוזק תנועתו וחזקו וקשיו: יען יחזקנו לתוקף תנועתו וכחו **שת** 23 מעצבי המוח: מן העצבים שבמוח **זמקר** ‖ שיעויין (= أن ينظر): שיבולבל **ל** שיוזק **ס**[2] أن ينضرّ a ‖ יבלבל: يختلّ a 24 משל: בדמיון **ס**[2] ‖ התנגדות: المضرّة a ‖ התכלית (= استقصاء): استقصاء a 25 בהודעה: בהודעות **גה**

[46] כל מה שיהיה מחלקי חוט השדרה יותר גבוה במקום הנה הוא יותר נכבד ויותר גדול הסכנה ממה שיהיה יותר שפל. ברביעי בהודעה.

[47] היותר נכבד שבכלי הדבור הוא הלשון והיותר נכבד שבכלי הקול הוא השפוי כובע והעצל המניע אותו והעצב המוביל אל אותו העצל הכח מן המוח. ברביעי בהודעה.

[48] פנימי הכתנת הענביית שבעין יש לו שעירות רך ורטוב כדי שיהיה קולט הלחות הקרחיית כמו קליטת הספוג והושמה לחות רקיקה והיא הביצית שטוחה על הלחות הקרחיית והכתנת העכבשיית היא לוהטת ובהירה כמראה מלובשת על מה שהוא מן הלחות הקרחיית מחוץ יוצאת בבוא מהלחות הזכוכיית. בעשירי בתועלות.

[49] כשיחותכו הקרומות המקיפים במוח וכן אם אתה חתכת מגרם המוח עצמו לא יזיק זה בבעל חיים בדבר. ואמנם כשיגיע החתך עד פנימו הנה זה יאבד בעל החיים מיד כל התנועות הרצוניות. בב׳ בנתוח החיים.

התנועות אשר ישיגם החוש מתנועות גופות בעלי חיים הם שני מינים: התנועות הרצוניות ותנועת הלב והעורקים הדופקים ויש הנה מין שלישי ממיני התנועות יהיה בעורקים בלתי דופקים לא ישיגהו החוש ואין לי בזכרון המין הזה בזה המקום צורך. במאמרו.

[50] אמר משה: התנועה הזאת השלישית אשר רמז אותה פה היא אותה אשר באר אותה במאמר השלישי מספר הכחות הטבעיות והיא שהעורקים בלתי דופקים פעם יתנועעו למשיכת המזון ופעם יתנועעו להפך זאת התנועה לדחות דבר ממה שיש בהם באותם העורקים בעצמם והנה האריך שם בביאור זה.

[51] אחרי אשר מצאנו הרחם והאסטו׳ והמררה כלם מושכים ודוחים בצואר אחד בעצמו אם כן אינו מן הפלא אם הטבע פעמים רבות ידחה אל האסטו׳ בעורקים מותרי הגוף ויותר מזה שהאסטו׳ אפשר שימשך אליה המזון מן הכבד בעורקים אשר נשאו ממנה המזון אל הכבד ויהיה זה בעת הצום הארוך וזה כי העורקים שהם אמצעיים בין הכבד ושאר צדדי האסטו׳ כשיהיה באסטו׳ ומה שיתחבר בה מזון רב יעבירוהו אותם העורקים אל הכבד וכשתורק האסטו׳ ותצטרך למזון תמשכהו מן הכבד לעצמה שנית באותם העורקים בעצמם. בשלישי בכחות.

---

2 בהודעה: בהודעות **גה**   4 בהודעה: בהודעות **גה**   5 שעירות: שעריות **זק** שערות **מר** ‖ רך ורטוב: רך וטוב **זמקר**   6 כמו: כגון **זקמר** ‖ שטוחה: مصبوبة **a** ‖ הקרחיית: لتحجب بين ما يوازي من القرنية ثقب العنبية وبين الجليدية (add. **a** (except for L ‖ והכתנת: והלחות **זמק** והכתנת העכבשיית: כמו קליטת הספוג והכתנת הענבית **ש**   7 היא לוהטת ובהירה כמראה: وهي الصقيلة **a**   8 יוצאת בבוא: יבואה **גהזמסקר** יבא **ל** ناتئا **a**   11 הרצוניות: في ثانية تشريح الأحياء add. **a** ‖ בב׳ בנתוח החיים: om. **גהזמסקר**   14 במאמרו: **גהזמסקר** .om في مقالته في الرعدة والاختلاج **a**   16 הכחות: בכחות **זקר מ**   17–18 .om באותם העורקים: في تلك الطريق **a**   19 בעצמו: **גהזלמסקר** .om   20 הפלא: הפליאה **זמקר**   24 לעצמה: om. **a**

[52] ההלוך ישלם בקיום וההעמדה וההעתק וכפות הרגלים הם כלי ההעמדה והשוקים והירכים הם כלי ההלוך והתנועה. בשלישי בתועלות.

[53] החלל הימין משני חללי הלב אמנם נברא למקום הריאה והריאה היא כלי לנשימה ולקול וכל בעל חיים לא ישאף האויר ⟩אלא⟨ בנחיריו ופיו הנה הוא נעדר הריאה ונעדר ממנו החלל הימין משני חללי הלב. בעשירי בתועלות.

[54] תבנית האסטו׳ שהיא ארוכה ועגולה והיא ממה שהוא מול השדרה שטוחה. ותחתיתה באדם יותר רחב מעליונה והכבד מקיף עליה ודבק בה ביותרותיה כמו שיאחז האדם הדבר באצבעות ונוגע בה הטחול מן הצד השמאלי. ושפל האסטו׳ נוטה אל הצד הימין ומאחוריה השדרה והעצלים המתוחים עליה. ומלפניה קרום החלב המכסה והוא כרוך על האסטו׳ כולה כדי לחממה. ברביעי בתוועלות.

[55] החלב המכסה הוא מחובר משני עורות גסים אחד מהם דבוק באחר ומעורקים דופקים ובלתי דופקים ושומן שאינו מועט ואינו נמצא בגוף בעל החיים יותר עב ויותר נגוב מן הקרום. ברביעי בתועלות.

[56] יש על האסטו׳ קרום מקיף בעורותיה הבשריים החיצונים וזה הקרום קושר אותה עם השדרה. ומזה הקרום יצמח החלב המכסה וממנו יצמח הקרום המכסה הכבד ונקשר בה ומקיף בה והוא אליה כעור לשמרה וממנו גם כן צומחים קרומות הטחול והכליות והמעים. ברביעי בתועלות.

האסטו׳ והמעיים יזונו בשני דברים: אחד מהם המזון אשר יעבור בהם ויתבשל בהם והאחר מה שימשכוהו מן הכבד. ברביעי בתועלות.

[57] האסטו׳ אחר שתתמלא מן המזון בשעור מספיק ותקבץ לעורותיה היותר טוב שבו ונוסף עליה שדוחה מה שנשאר אחר זה ממנה כמו שמרים יוצאים בשעוריהם מטבעם וכן יפעל כל אחד מהמעיים. בשלישי בכחות.

[58] חלק בלבבך הנהגת המזון בשלשה עתים נחשבים במחשבה העת הראשון מתעכב באסטו׳ שיקבל הבשול ויוסיף בגרם האסטו׳ עד שתשבע בפעם אחת ובעת הזאת גם כן יעלה ממנה דבר אל הכבד. והעת השני בעת שיעבור אל המעיים ומוסיף בעורותיהם ובגרם הכבד והולך ממנה בעת הזאת מעט בגוף כלו. ותחשב בלבבך בעת הזאת שהדבר שהוסיף בגרם

---

1 בקיום וההעמדה: بالثبات a   3 למקום: ס[2] לתועלת גהלסק[1]ית   5 הלב: ק[2]ל[1]ס[2] הכבד זלמסקר ‖ בעשירי: سادسة a   7 ביותרותיה: באונותיה ז[1]מק[1] ‖ האדם: זמקר om. a   11 גסים: رقيقتين add. a   12 ויותר נגוב: وأخفّ a   15 יצמח: מתכסה גהזלמסקרת   18–19 האסטו׳ ... ברביעי בתועלות: ס[2] גהזמסקר om.   18 ויתבשל בהם: ס[2] om.   21 שדוחה: תדחה ס[2]ש   23 נחשבים (= متوهّمة EL): توهّمه a ‖ העת (= الوقت EL): في الوقت a   24 בפעם אחת: ק[1] בפעם הזאת זמ[1]ק בפעם ראשונה ר منه a

האסטו׳ בעת הראשון כבר נדבק ונתחבר בגרמה. והעת השלישי מן הזמן שתחשב שהאסטו׳ בו נזונת ושכבר נתדמה בגרמה מה שכבר נתדבק בעת השני. ואמנם המעיים והכבד בעת הזאת יתחבר ויתדבק מה שכבר נוסף בגרמם ויעבור הנשאר אל כל הגוף ומוסיף בו. בשלישי בכחות.

[59] העכול שיהיה באסטו׳ הוא מין ממיני ההשתנות והעכול שיהיה בעורקים הוא גם כן מין ממיני ההשתנות וכן גם כן ההשתנות אשר בכל אחד מהאברים. ואחר זה ההשתנות השלישי יש השתנות אחר רביעי יאמר לו ההדמות ושם ההדמות הוא בלתי שם ההזנה וענינם אחד. בששי בעלות ובמקרים.

[60] החלב הוא מן האברים אשר אינם הכרחיים במציאות בעלי חיים ותועלתו בגוף מעוטה אך במה שנתארג בו מעורקים דופקים ובלתי דופקים לכן אנחנו נזהרים מלחתוך דבר ממנו. אם יצא ממחנק הדם ויקשר מלמעלה ואז יחתך מה שיצא לחוץ. בששי בתחבולה.

[61] גרם הטחול רפה ומחולחל ורך דומה לספוג ויש בו עורקים דופקים רבים גדולים כדי לחממו עד שיתעכל הליחה העבה שמושך ושיתנקה ממנו המותר העשני המתילד בו לרוע הליחה אשר תלך בו ועביה. ברביעי בתועלות.

[62] הכוליא הימנית יותר גבוהה עד שבקצת בעלי חיים נוגעת לכבד והכוליא השמאלית יותר שפלה כדי שלא תציק האחת לאחרת ממשוך כאלו היו שתיהן במקום אחד שוה כאחת. ברביעי בתועלות.

[63] המקוה וכיס המרה יבאו אליהם עורקים יזונו אותם לבד שני העורקים אשר מושכים בהם המותר כי המותר יבא אליהם והוא מזוקק גמור שלא יתערב בו דבר ויבא לצואר המרה כאלו הוא עורק דופק ועורק בלתי דופק ועצב ולא יסור כל אחד מהם מהיותו מתחלק בגרם המרה בכללו וכן המקוה. בחמישי בתועלות.

[64] הרחם הוא מטבע העצבים והוא קשה והושם לאשה שני רחמים שהם כלים להתחלה אחת והוא צואר הרחם. ומחפה גרם הרחם קרום מחפהו מלמעלה מחוץ שמחבר שני הרחמים אל מקום אחד ומדבק מה שבין שניהם ויקשרם. והושם לאשה שני שדיים כל שד הוא כמשרת לרחם אשר מצדו. ומהדברים הנפלאים ביצירה שווי מספר חללי הרחם למספר השדיים, בשאר בעלי חיים שווי השדיים למספר ילדיו. בששה עשר בתועלות.

---

2 ושכבר: بأن a   8 בעלות ובמקרים: בתועלות **זמ**   11 ממחנק: من انبثاق a   13 ורך: سخيف a   17 במקום אחד שוה כאחת: على سمت واحد a   20 דבר: ר״ל דבר מזוני **ס**[1]   21 כאלו הוא: ר״ל כמו שהוא **ס**[1] خاصّة a   27 בשאר: שבשאר **גס**[2]**ש** ובשאר **ת** ‖ שווי: ושווי **זלמקר**   27–28 בששה עשר בתועלות: في رابع عشر المنافع a

[65] המקוה והרחם אין הפרש בין שניהם במקום אך המקוה יותר קשה ויותר קרובה ממין העצלים ולכן יהיו מורסותיה יותר חזקות להקשות הדפק ממורסות הרחם. בששה עשר בתועלות.

[66] ארבעה איברים אשר הם בעלי שני עורות והם הושט והאסטו׳ והמעים כלם והעורקים הדופקים כלם אלא מה שיהיה מהם בריאה לבד. וארבעה איברים הם שהם בעלי עור אחד והם כיס המרה והמקוה והרחם והעורקים בלתי דופקים כלם אלא מה שיהיה מהם בריאה בלבד. בראשון ובשלישי מהכחות ובששי מתועלות האיברים.

[67] צמיחת האמה היא מעצם גב הערוה היא אלעאנה וממעל העצם הזה הוא קשור בעצלים כשאר הקשורים ויוחד למטה מהקשורים בחלל כדי שיתמלא מהר ויורק מהר ומתקשה ונמתח ואחר מתרפה ומצטמק. וזה העצב החלול אם תרצה תקראהו עצב או בשם אחר ר״ל אמה. והוא תקוע רחוק מן הטבעת ומעבר הזרע הוא בו מול הצד השפל מתוח באורך באמצעיתו. בחמישה עשר בתועלות.

[68] בקרום שתי הכליות יש עצב כמו עצב הטחול והכבד והמרה כי כל אלו האברים אמנם יבאו אליהם עצבים קטנים מחוברים כלם בקרומות המכסים אותם מחוץ. ואמנם המקוה יבא אליה עצב גדול כדי שיהיה החוש שלה יותר דק ויותר נמרץ וכל אלו האיברים מסותרים בקרומות צומחים מן הקרום המתוח על הבטן. בחמישי בתועלות.

[69] הלחויות אשר יתדבקו ויסתתמו בגשמים אשר הם יותר חזקי קבוץ החלקים יחדשו מן הכאב יותר חזק ממה שיחדשוהו באברים שהם הפך אלו האברים כי אותם ימתחו יותר ונמשך אחר המתיחה גודל כאב ולכן יהיו כאיבי המקוה יותר חזקים מכאיבי הרחם ואע״פ שהעצבים הם נמצאים בשני אלו האברים בשוה. בששה עשר בתועלות.

[70] העצלים אשר בידים וברגלים והפנים כשימתחו יבלטו בשביל קושי האברים אשר תחתיהם בעת שיתקבצו לאמצעיתם. וכשיתרפו ויתפשטו ישפלו ויתרחבו. ואמנם עצלי החזה והבטן הם הפך לעצלי הידים והרגלים וזה שהם כשימתחו ישפלו באשר ימצאו תחתיהם גשמים רכים ישפל תחתיהם בעת המתחם ויסתר אז הגבנינות במקומות הנטמנים והנשפלים וכשיתרפו יתגבנו כי אז יתראה בליטתם ויגבהו. בראשון בספר תנועות העצלים.

---

6 המרה: המררה **זמקר** 7 מהכחות: الطبيعية add. a 8 הוא קשור בעצלים: om. a 9 ויוחד: ויורד **גהלססת** ויוחד **ל** .corr ויוחד **ל**^{1} 17 קבוץ החלקים: تلزّزا a 22 האברים (= الأعضاء EL): العظام a 23 תחתיהם: ينتأوا (except for EL) add. a ‖ ואמנם עצלי: وعرض لعضل a 24 הם הפך (= فمضادّ EL): شيء مضادّ a ‖ ישפלו: لطي a 25 ישפל: וישפל **ס** 26 תנועות: תועלות **זמק**

[71] לתנועות כל העצלים יש צד אחד והוא הקויצה וההתקבצות להתחלתם. ואמנם יתחדשו התנועות המתחלפות כתנועות היד והראש בעצלים רבים. כל תנועה מאותם התנועות תשלם בזולת האחר. באותו המאמר.

[72] הכח אשר בזרע ⟨ו⟩אשר ימצא מן הדם חומר יתכן להתהוות עצמות וחמר יתכן להתהוות עצבים וכן שאר חמרי האברים המתדמים החלקים והוא הנקרא הכח המוליד כי הוא מוליד וממציא חומר שלא היה כבר נמצא קודם לכן ונקרא גם כן הכח המשנה והכח אשר יתן תבנית ותכונה לאותו החומר עד שמשים אותו העצם בשעור כך ובצורה כך וכן בשאר האיברים המתדמים החלקים הוא הנקרא הכח המצייר והוא אותו שיש לו התחלה אחרת שכלית זולת ההתחלות הטבעיות. והכח אשר יגדיל אותו העצם הקטן והעצב הקטן עד שיגדל ויכבד הוא הנקרא הכח המגדל. והכח הזן האבר עד שיגדל או יחליף עליו מה שנתך ממנו הוא הכח הזן וישלם בארבע כחות מושך מחזיק דוחה משנה. ואותו הכח המשנה והוא הנקרא הכח המעכל לא ישלם תכליתו אלא בכח מדביק ובכח מדמה. בראשון מהכחות הטבעיות.

[73] כל עוד שיהיה העובר ברחם יהיה הכח המוליד והמצייר הם הגוברים ויהיו הכח הזן והמגדל כשני משרתים עובדים אותם. ואחר הלידה יבטל הכח המצייר ועד תכלית הבחרות גובר הכח המגדל ויהיה הכח הזן והכח המשנה והוא המוליד כעוזרים להם וכמשרתים ועובדים. ואחר תכלית הבחרות יבטל המגדל והמשנה וישאר הזן עד אחרית הימים. בראשון מהכחות.

[74] הפתילים שבכל אחד מהמעים עגולים ונכרכים ברחב בשני עורותיהם יחד כי המעים אמנם מקיפים על מה שיש בהם לבד ואוחזים אותו ואינם מושכים דבר מן הדברים. ואמנם האסטו׳ הנה קצת הפתילים אשר בהם ימתחו בארך בסבת המשיכה וקצתם נמתחים ברחב בסבת העשוי. נשלם המאמר הראשון והוא שבעים פרקים.

המאמר השני כולל פרקים תלויים בליחות

[1] הדם הוא דבר מורכב מכל הליחות כפי החלוקה הטבעית ונקרא בשם הדם לתגבורת הדם ומשלו על הליחות האחרות וזהו אותו שיוצא בהקזה וקרני המציצה. וכאשר נאמר בגוף יש ארבע ליחות הדם והלבנה והמרה האדומה והשחורה אין רצוננו אז לומר באמרנו הדם הדבר המורכב מארבע הליחות אך רצוננו לומר הדבר הלקוח במחשבה בלתי מעורב בדבר זולתי מן הליחות. ברביעי בפירוש לספר אפידמיא.

[2] כמו שימצא בחלב לחות מימיית כאלו הוא רחיצת החלק העב אשר בו כן ימצא בכל הליחות לחות מימיית רקיקה ומתחלפת כפי טבע הליחה אשר היא מימיותה. והיותר

3 בזולת: بعضلة غير a 4 יתכן: تصلح a ‖ יתכן: تصلح a 17 הימים: צבא האדם **זלמקס** 20 לבד: فقط add a

מגונה שבהם מימיות המרה השחורה והפחות מגונה שבהם מימיות המרה האדומה ופחות מזה מימיות הלבנה והיותר חם שבהם והיותר טוב שבהם הדם וחלודתו. בשני לפירוש לאיפדמיא.

[3] המרה האדומה מצובעת בצבע או בלתי מצובעת וכן אם יפליג עליה החום עד שתשוב כחלמון ביצה ⟩ו⟨נולדת בעורקים ובשריינים. ואמנם הבטן תולד בו לפעמים מרה ירוקה כמראה הכרתי וירקות הזנגאר ומראה נילנגי ⟩ו⟨רקיקה. במאמרו במרה השחורה.

[4] המררות העבות האדומות הצהובות והוא אותו שיקראוהו קצת האנשים הדומה לחלמון ביצה ולפעמים ראיתיה יותר רטובה ופחות אדומה והיא הנקראת ביחוד המרה האדומה הכרכומית. ולפעמים ראיתיה שנתערב בה ליחה לבנה דקה או ליחות מימיית. וגם יולד מין אחר מן המרירה מראהו מראה הכרתי וזה יולד באסטו׳ הרבה בסבת מאכלים לא יקבלו הבשול כגון הסלקא והבצל והכרתי. ולפעמים יולד בעורקים מחום חוץ מהטבע ואחר ישפך אל האסטו׳ או אל המעים. ולפעמים תולד זאת המרירה בעורקים מבלתי אלו המאכלים בסבת חלי מן החלאים. בפירו׳ לשני הקדמת הידיעה.

[5] לפעמים יצאו בקיא מררות אדומות כמראה הזרניך האדום ונקרא המרה הזרניכיית ולפעמים יצאו בשתן שמרים מהם כיוצא בזה גם כן. בראשון מפי׳ לאיפדימיא.

[6] כל ליחה קרה רטובה תהיה בגוף אנחנו נקרא אותה בלגם ויש לליחה הזאת מינים רבים כי יש מין ממנו קר מאד מחדש כאבים בתכלית החוזק ודומה לזכוכית הנמסה ולכן יאמר לה הזכוכיתית ויש בה מעט מטעם חמוץ. ומין אחר שפעמים רבות יקיאוהו ויפלטוהו האנשים וימצאו בו מתיקות נרגשת ואיננה קרה גמורה מפני מתיקותה. ומין שלישי ירגיש בו מי שיקיאהו חמיצות והוא פחות קר מהזכוכיתית ויותר קר מן המתוק. ומין אחר מלוח וזה יהיה מפני עפושו או מפני לחות מימיית מלוחה נתערבה בו. בשני בקדחות.

[7] כשיבושל המזון בכבד הנה המותר הדומה לקצף הצף על פני תירוש הענבים הוא המרה הכרכומית הטבעית ואותו שישקע שדומה לדורדי הוא כמו השחורה. זה יהיה כשיהיה הענין הולך על הענין הטבעי כי המרה הכרכומית תשוב דומה לחלמון ביצה במראה ועובי כשיקרה

---

4 מצובעת בצבע או בלתי מצובעת: مشبعة كانت أو غير مشبعة a 5 ובשריינים: ובשריגים **זמק** 6 נילנגי: ילְנְי **ג** גלני **ה** גלנגי **מק** גלניגי **ז** גלנג״י **ר** נלנגי **ל** נלגי **ס** אינדי **ס**^{2} נארנג״י **ת** ونيلنجيه a 7 הצהובות: الناصع a 8 המרה: הממרה **זקר** ‖ האדומה: **ז**^{2} **זקמ** om. 9 וגם: وقد a 10 מאכלים: ממיני הירקות **גלהשת** add. 12 המעים: ולפעמים תולד זאת המרירה בעורקים מבלתי אלו המאכלים בסבת חלי מן החלאים **ס**^{1} add. 14 הזרניכיית: הזרנכית **ש** 15 בזה: בהם **גהס** בזה **ס** corr. ‖ לאיפדימיא: لسادسة ابيذيميا a 17–18 ולכן יאמר לה הזכוכיתית ויש בה: وهذا الصنف الزجاجي معه a 20 מהזכוכיתית: מהזכוכית **זק** 21 מלוחה נתערבה בו: אמר משה בזה חלק בן סינא ואמר שזה האומר ראוי להאת (= לזאת) וזהו דברו מפני עפוש ומפני ליחות מלוחה נתערבה בו **ר** 23 שישקע: **ק**^{2}**ס**^{2} **הזלמק** om. 24 הטבעי: אמנם אם תהיה יוצא חוץ מהטבע **ס**^{1} add. أمّا إذا كان خارجا عن الطبع a add.

בעת מן העתים שישרפו אלו המרות ויחרכו מן החום הטבעי. ואמנם שאר מיני המרות הנה הם ממוצעים בין שניהם. בשני מהכחות הטבעיות.

[8] מה שזכר גאלי׳ באחרית המאמר השני׳ מהכחות הטבעיות שהלבנה הטבעית לא שם לה הטבע כלי מיוחד לנקותה מן הדם. אמר ואמנם המותר היורד מן הראש אין מן הנכון שיקרא לבנה אך נקרא ניע. ובזה השם יקרא. וגם השתדל הטבע בנקוי הגוף ממנו כמו שנבאר זה בתועלת האברים ואבאר התחבולה אשר הערים הטבע בהרקת הלבנה במהרה מן האסטו׳ והמעים וזה שהוא בהפך אשר יעבור בעורקים כי אותו אשר יעבור בעורקים יקבל בו הגוף תועלת ולכן אין צורך בטבע להריקו. אמר וראוי שתבין ממאמרי באמרי בלתי מבושל בלבנה אשר בעורקים אשר הכינה הטבע להיות דם תהיה ⟩ה⟨בלתי מה שיובן מאמרי בלתי מב⟨ו⟩של בלבנה אשר תהיה באסטו׳ והמעים כי זה אינו מעותד להתהוות ממנו דם כלל.

[9] הטחול והמררה מנקים הדם ומושכים כל אחד משניהם מן המרה והשחורה השיעור בכמות ואיכות אותו שאלו יעבור אל כל הגוף יזיק בו ועוזבים הנשאר בו. וזה שמה שיהיה חזק העובי והעפריות ובכלל מה שחסר הכבד לשנותו ימשכהו הטחול אליו ומה שנשאר ממנו אחר זה ממה שהוא שוה בעובי ובשול יעבור אל כל הגוף וזה שהדם יצטרך באברים רבים אל מה שיהיה בו עובי. וכן הענין באדומה. באותו המאמר.

[10] כמו ששתי המרות קצתם מועילות לבעלי חיים בטבע וקצתם חוץ מן הטבע לא יקבל תועלת בו כן גם כן הלבנה מה שיהיה ממנה מתוקה היא מועילה לבעל חיים כי היא טבעית. ומה שיהיה ממנה חמוצה או מלוחה הנה החמוצה אינה מקבלת דבר מהבשול השני שיהיה בכבד. ואמנם המלוחה היא עפוש. ואמנם כל מה שלא יתבשל בשול ראשון אשר יהיה באסטו׳ איננו ליחה מהליחות. באותו המאמר.

[11] האסטו׳ לפעמים יתקבצו בה כימוס בלגמי או מרה. והלבנה לפעמים תתחלף כי יש ממנה חמוצה ומלוחה ומתוקה ומה שאין לה טעם שיורגש. ויש ממנה גם כן שהיא רטובה ורקיקה ויש ממנה עבה וממנה דבקה ויש ממנה שהיא נקלה להתך ולהתפרק. כן המרה יש ממנה אדומה וממנה כרכומית. וכל אחד משני המינים נחסר ונוסף באודם וכרכמות וזהו זולתי מיני המרה הנולדת בגופים החולים. בראשון במזונות.

1 המרות: המתרות ג המותרות **זמקר** ‖ הטבעי: הנכרי **ס2** النارية a ‖ המרות: המררות **זמק** 3–11 מה ... כלל: om. a 4 הנכון: הדין **הש** 8 צורך: צריך **זמק** ‖ אמר: ואמר **זמק** 9–10 אשר בעורקים אשר הכינה הטבע להיות דם תהיה ⟩ה⟨בלתי מה שיובן מאמרי בלתי מב⟨ו⟩של בלבנה: **גהזלמסקרת** om. בלבנה אשר בעורקים אשר הכינה הטבע להיות דם ⟨...⟩ מה שתבין באמרי בלתי מבושל **ס2** אשר בגידים אשר הכינו הטבע לעשות ממנו דם בלתי מה שיובן ממאמרי בלתי מבושל בליחה הלבנה z 12 מן: الدم من add. a 13 שאלו: שלא **זמק** שאלו **ז1ק2** 15 אל: לא **ס** אלא **זמסק** אל **ק1ס2** אל ז corr. 16 מה: **ס2זלמק** om. a 17 המרות: המאמרות **ס** המררות **ס2** ‖ מועילות: מועילים **ס** 21 המאמר: בעצמו **זמקר** add. 22 בלגמי: بلغمي a 24 נקלה להתך ולהתפרק: נקלה להתך **ה** נקלה להתפרק **גל**

[12] המרה הכרכומית כחה חם ויבש והמרה השחורה כחה קרה ויבשה והדם חם ולח והלבנה קרה ולחה וכל אחת מן הליחות פעמים רבות מה שישפך אל האברים מזוקקת גמורה שלא יתערב בה דבר ולפעמים תשפך מעורבת קצתם בקצתם. בשני בעלות והמקרים.

אלו הליחות מתערבים קצתם בקצת ולא יחשב שתמצא אחת מהן מזוקקת גמורה שאינו מתערב בה זולתה אלא בפליאה. בראשון בעלות והמקרים.

[13] באמרנו ליחות בלגמיות אנחנו רוצים בה כל הליחות אשר יגבר על מזגם הקור והלחות. ובאמרנו ליחות שחוריות נרצה בה הליחות שיגבר על מזגם הקור והיובש. והליחות הלבניות והשחוריות יש מינים וחלקים ייוחד כל אחד מהם לבדו. בשלישי בהודעה.

[14] ההפרש בין המרה השחורה ושאר הכמוסים השחוריים שיצאו מן הגוף פעמים בקיא ובשלשול הוא שהמרה השחורה יורגש ממנה בטעם ובריח בחמיצות נראית או עפיצות נראית או בשני הדברים יחד ולא יקרבו אליה זבובים. ואם יפול ממנה דבר על הארץ יקרה ממנה כמו מה שיקרה מן החומץ החזק ויהיה בעצמיותו עובי והיא נולדת בגופות החולים ביחוד. ואמנם שאר הכימוסים השחורים הנה לא יורגש מהם דבר בטעם ולא יברחו ממנו הזבובים ולא יתבעבע על הארץ. ואע״פ שאנחנו נקרא השחורה אותה שנולדת בגופות הבריאים בקצת העתים מרה שחורה ואינה אותה שקדם תארה. במאמרו במרה השחורה.

[15] מה שיהיה מהשחורה דומה לעכירות הדם ושמריו והוא עב בתכלית העובי כמו דורדי ושמרי היין כשישרף בקדחת שורפת הנה הוא יחדש בארץ אבעבועות ויהיה עם זה מעט החמיצות מאד או לא יהיה חמוץ כלל. ומנהגי הוא שאקראהו ליחה שחורית או דם שחורי כי מה שיהיה בגדר הזה לא יאות שיקרא מרה שחורה. בשלישי בהודעה.

[16] החלאים המתחדשים מהשחורה כמו הסרטן והגדמות והגרב והעלה שמתקלף בה העור וקדחת רביעית ובלבול ועובי הטחול. בשלישי בתועלות.

[17] הכימוס אשר יאמר לו אלכאם כלומר הנאה הוא כמו מה שיראה שוקע בשתן מי שיוקדח מפני רוב הקבסא וישקע גם כן בשתן מי שייגע מן הבריאים ויקח מזונות קשים להתעכל והוא דומה למוגלא וההפרש בין שניהם שהנה אלכאם כלומר הנאה הנה אינה מוסרחת ולא דבקה והיא כמוה במראה ועצם. בראשון מהמזונות.

5 בפליאה: في الندرة a 6 בה: בהם **סש** 7 ליחות שחוריות: השחורה **זלמסקר** ‖ נרצה בה: ר״צ **גה** אנחנו רוצים בה **זמקר** ‖ על מזגם: עליה **זמקר** 8 מינים וחלקים: فصولا وأصناف عظيمة a 10 יורגש: יוחש **ג** 11 ממנה: עבור **גשת** .add 12 כמו: כגון **זקר מ** .om ‖ שיקרה: זה **זקר** .add ‖ החזק: **מק** .om 14 על: منه a 16 כמו: כגון **זמקר** 17–16 דורדי ושמרי: دردي a 20 כמו: כגון **זמקר** 22 אלכאם: الخام a ‖ כמו: כגון **זמקר** ‖ שיוקדח: שיקדח **ס**[2] שירגיש **גזהלמסקר** 23 הקבסא (= التخم): النخم a ‖ בשתן: **ס**[2] וישתין **גזהלמסקר** 24 הנאה: הנה **גה** ‖ ולא: אלא **גהזלמקשת**

[18] אסטו׳ גוף הנער אינה מסתפקת בעכול מה שיצטרך אליו מן הגדול וההזנה ולכן מושך גוף הנערים המזון מאסטומכתם קודם שיגמר בשולו בה וירבה מותר נא בהם. בראשון בספר בחראן.

[19] מדרך ליחת המרה האדומה שמנגבת כמו מה שמנגבין המים המלוחים ומי הים ובסבה הזאת ישים קרומות עורקי בעל הירקון יותר נגובים ואע״פ שיהיה בלי קדחת ישוב דפקו יותר קשה וקטן. בשני עשר בדפק.

[20] הליחה העוקצת אשר תהיה באסטו׳ ממין המרה האדומה הנה בסבת מה שיש לה מן הקלות עולה לצד פי האסטו׳ וכשתהיה זאת הליחה העוקצת כרתית או חמוצה או מלוחה הנה היא שוקעת בחללי קמטי האסטו׳ ולא תעלה ולא תצוף בפיה. בשני במאמר אלמיאמיר.

[21] הנה יורד לצד האחור ליחה מן הליחות החדות ויעצרה האדם לו וימאס לו וימנע מהיציאה ותשוב הליחה ועולה שנית ומתחדשת באסטו׳ עקיצה וממלאה הראש מהאידים אשר יעלו אליו וכפי זה המשל יתחדש פעמים רבות כשיעצור הרוח הרוצה לצאת מלמטה כי הוא חוזר ועולה למעלה. בשני בעלות והמקרים.

[22] אם ישפך המותר מאבר אל אבר יתעפש שם ויוסיף גנאי ורוע ויפסיד מה שיבא מן המזון אל האבר אחר זה ואע״פ שיהיה טוב בעצמו ומועיל. בשני בעלות והמקרים.

[23] המותרים אשר יתעכבו בגוף פעם ארוך איזה מהם יתעפש עפוש מבואר קצתו בזמן מועט וקצתו בזמן ארוך וכשיגיע בענין הזה יעקצו ויזיקו לאברים אשר בהם הם נעצרים. ולא יקרה זה לכיס המררה למיעוט מה שיש בה מן העצבים ולכן כשיכבד עליו המרה בשביל רבויה או שישתנה איכותה תשוב עוקצת וחריפה תשתוקק אז לדחותה. ולפעמים דוחה המררה אל הכבד בצואר שיש ביניהם אשר בו נמשך המותר. בג׳ בכחות.

[24] הקבסא הרצופה זו אחר זו היא גדולת הכח להוליד הכימוסים הרעים ולהוליד החלאים בין שתהיה הקבסא ממאכלים טובי הכימוס ובין שתהיה מרעי הכימוס ואע״פ שהיא רעה מזולתה מאד. במאמרו בכימוס הטוב והרע.

---

5 ואע״פ שיהיה: **ס**[2] וכשיהיה **גזלמסקר** ‖ ישוב: ישיב **הזלמסקר** 7 שיש לה: שהיה לה **ג** שהיה ⟨...⟩ **ה** 9 תצוף בפיה: תצוף פיה **ש** תשקע בפיה **גהזלמסקר** 11 הנה: قد a ‖ וימאס לו וימנע: ويستكرهه على منعه a 12 יעלו: يدفعه a 16–15 אם ... והמקרים: **ס**[1] **גזמסלקר** om. 15 מאבר אל אבר: מאד אל אבר **ה** לאבר מן האברים **ס**[1] ‖ גנאי ורוע: ⟨...⟩ **ה** גנאי וריח **שת** הפסד ורוע **ס**[1] ‖ המזון: אל האבר **ס**[1] add. العضاء a add. 17 פעם: مدّة a 42.15–17 איזה ... אחריו (3.23): **ר** om. 18 בענין: בזמן **זמק** בענין **ק**[2] 19 המררה: המרה **גהל** ‖ ולכן: ولكنّ a ‖ כשיכבד: כשיגבר **למ** ‖ המרה: המררה **זמק** 21 שיש ביניהם: بعينها a ‖ המותר (= الفضل EL): om. a ‖ בג׳ בכחות: במאמרו בכימוס הטוב והרע **זק** 24–22 הקבסא ... והרע: **ז**[1](?)**ק**[1]

[25] בהיות המאכלים הרעים הכימוס שני מינים דקים וגסים והנה מה שיהיה מהכימוס הרע דק מחדש חלאים רעים וחדים וקדחות מגונות וכשיגיע אל אבר יחדש מורסא הנקר׳ חמרא והמורסא המתרחבת וכאבים זולתם. ומה שיהיה מהם עב מחדש כאב הפרקים והנקרס וכאב הכליות והגניחה הנק׳ רבו וקשי הטחול והכבד. ומה שיהיה עם עביו בעל מרה שחורה הנה הוא מחדש כמו הסרטנים והתקלפות העור והחכוך וקדחות רביעיות ומלאנכוניא וכתמי הפנים ושחרותו והטחורים. באותו מאמר.

[26] לפעמים תקרה הלבנה עם חום הגוף מפני שהאסטו׳ תשוב בחוזק החום שלא תעכל מה שיש בה מהמאכל וירבה בה הלבנה. בפיר׳ לספר כאב הנשים.

[27] הכימוסים הגוברים בכמותם או באיכותם חמשה: הבלגם והוא הלבנה והמרה האדומה והמרה השחורה והדם ומימיות הדם. בפיר׳ הראשון מהפרקים.

[28] הלבנה לבדה בלעדי שאר הליחות לא תולד ממנה מרה שחורה ואע״פ שיקיף בה חום נוסף וחזק ושורף. בפיר׳ השני מהאוירים.

[29] המותר השחורי הוא הפחות שבמותרים כלם והמותר האדומיי יותר רב מהשחוריי והמותר המימיי יותר רב משניהם בכפלי כפלים הרבה. בחמישי בתועלות האיברים.

[30] הליחה השחורית מה שלא יתחדש ממנה כשתשפך על הארץ אבעבועות ונפיחות הנה היא טבעית. ומה שנעתק ממנה אל זה הענין הנה הוא יוצא מן הטבע כי כבר קנתה חדות בסבת שריפתה מן החום שהוא חוץ מן הטבע ויתחדש זה בעת עפוש הליחה השחורית הטבעית. בשני בכחות. מספר הפרקים שלשים.

המאמר השלישי פרקים תלוים בשרשי המלאכה ועקרים כוללים

[1] שני האנשים הבוגרים הוא המשובח שבמזגים והשוה שבהם. בפירושו לטבע האדם.

[2] השנים אשר בין ארבע עשרה שנה ובין חמש ועשרים שנה הם שני צמיחת השער על גב הערוה. בפירו׳ לחמישי בפרקים.

[3] מזג שני הזקנים והישישים קר ויבש וההפרש המבואר המבדיל בין שני הזקנים והישישים הוא תגבורת המותרים הרטובים עם התבארות חולשת כל פעולות הגוף. במאמרו בצמוק.

2 רעים וחדים: حادّة a ‖ חמרא: الحمرة a 3 והנקרס: والنقرس a 5 כמו: כגון **זמק** 5–6 וכתמי הפנים ושחרותו: وسماجة الوجه a 6 באותו מאמר: במאמרו בכימוס הטוב והרע **זמק** 9 בכמותם: ר״ל בהיותם טבעיים **ס**[1] ‖ באיכותם: ר״ל בהיותם בלתי טבעיים **ס**[1] 11 בלעדי: من بين a 18 בכחות: נשלם המאמר השני ג .add ‖ מספר הפרקים שלשים: ה .om 21 גב: גבי(?) **ס**

[4] גוף האיש יתנפש נפישה טובה והוא נקי ונמנע מהמותרים ומהחליצה. וגוף האשה הוא בהפך זה. וזה שהמקומות אשר בין העורקים בהן צר במה שמטריד הפנאי הבשר הרך והשומן והמותרים הלבניים והעור מהן סתום ומקובץ החלקים וקשה שיתך מהם דבר. בי״א בדפק.

[5] מהירות התכת גופות הנערים תועלת גדולה להם אינה מעוטת הטוב לתקן מה שיתחדש בגופם מחולי ותקון מזגיהם המתחלף ותקון רוב ליחותיהם ועבים. בארבעה עשר בדפק.

[6] הגשמים הרפים והרכים ימהר אליהם החלאים אשר סבותיהם מחוץ וימעט בהם הולד החלאים אשר סבותיהם ממותרות הליחות. ואמנם הגופים הקשים הנה הענין בהם בהפך זה. במאמרו ביותר משובחת שבתכונות.

[7] הגופים שנקביהם פתוחים ורפים יותר חלושים ובריאותם יותר תמידית וכשיחלו תקל ארוכתם. והגופים שנקביהם סתומים הם בהפך בענינים האלה. בפירושו לשלישי במזון.

[8] כשיהיו קצת האברים חלושים הם היותר מרגישים שבאדם כובד ואע״פ שיהיה מה שנשפך אליהם מעט. ופעמים רבות תתחדש המורסא החמה בסבת חולשת האבר מבלי שיהיה הגוף מלא. במאמרו בהקזה.

[9] כשיהיה נוסף הבשר והשומן והכימוסים בגוף אחד על השעור אשר היה ונשאר הכח על ענינו הראשון אז אין ספק שבהכרח תחלשנה התנועות כי המניע נשאר על ענינו הראשון וכבר נוספו הדברים המתנועעים על השעור הראשון. במאמרו ברבוי.

[10] החזק שבגופים להיות מעותד לקבל הקויצה הוא גופות הנערים לחולשת גוף העצבים בהם ולכן תמהר אליהם העלה הזאת בפחותה שבסבות והוא בהם פחות מסוכנת. בשני מפירושו לשלישי מאפידמיא.

[11] אי אפשר שיהיה כח מי שהוא משני הזקנה כח חזק וכבר חשבו רבים מהרופאים גם כן שהנערים אין להם חוזק מן הכח וכבר טעו במשפט הזה.

האנשים היותר ארוכי הימים כפי מה שחייבהו המזג הם אותם שהם היותר רטובים במזג שבהם. ואלו הם יותר נכונים מזולתם להשאר על בריאותם ויהיו יותר חזקי הגוף עד אחרית ימיהם מאוחרים מתשות כוחם מזולתם מאותם שהם באותם השנים עצמם. ובתנאי שנכוין להגיר המותרות מגופם בהתעמלות ובהכנסת המרחץ קודם המאכל ובהגרת השתן ובהוצאת

1 ונמנע: معرّى a ‖ ומהחליצה: ومن الضغط a 2 שמטריד הפנאי: يشغلها a 6 בגופם: בגופותיהם **זק** 7 הרפים והרכים: المتخلخلة a 18 גוף: גשם **זמק** 22 הזה: في مقالته في الفصد add. a 24 יותר נכונים: أولى a 25 מאוחרים מתשות כוחם: om. a ‖ שנכוין: أن يعني a 26 מגופם: מגופותיהם **זמק**

הפרש והשלשול בעתו ולנקות הראש בערעורים ובלעיסות בקצת עתים כי בעלי המזג הזה והמזג החם והלח יולדו המותרים בגופם. בששי בהנהגת הבריאות.

[12] היותר רע שבמזגים כלם הוא המזג היבש וזהו ראוי מפני שמה שיקרה לזקנים בארך הזמן הנה הוא נמצא בהם מעת תחלת הענין. והמשגל הוא מהדברים היותר מזיקים ומנגד הבריאות לכל מי שמזגו נוטה אל היובש. באותו המאמר.

[13] ראוי לך שתדע ידיעה ברורה שמה שיהיה מהגופים מלא או שיהיו בו ליחות רעות או שיהיה זך החוש או שיהיה כולל לאלו המדות כלם הנה כשימצאהו כאב באיזה אבר שיהיה אז אין ספק שעל כל פנים יתחדש בו מורסא ולכן ראוי שלא תדבק מקום השחין ושתניח עליו הדברים הרכים המחממים הרחוקים מהכאיב כדי שלא תתחדש מורסא. בששי בתחבולה.

[14] כשייבש גרם הלב יובש מעט הנה הוא יתש כחו מהרה אך הוא על ענינו יחיה שנים רבות. ואמנם מי שנגמר יובש גרם לבו אז הנה ענינו פונה להצטמק ולכחש במהרה וימות מהרה. ואחר זה הצמוק המתחדש מיובש הכבד ואחריו הצמוק אשר יהיה התחלתו מן האסטו׳ כשתתנגב ואחריו הצמוק שמתחיל מאברים אחרים זולתי אלו. בששי בתחבולה.

[15] ראוי שתדע שיובש האברים השרשיים כשיארך זמנו ימשך אחריו בלי ספק קור כי האברים נזונים מכימוס חם והוא הדם וכשיתיבשו האברים יחסר מזונם ויתנגבו וימשך לזה הקור. בשביעי בתחבולה.

[16] מותרי הגוף בסתיו מעטים כי הקור מקפיאם. ובקיץ הם רבים כי החום ממיס אותם וימעט שימצא מהאנשים שיקבץ רוב המאכל ורוב המשתה. בפי׳ בספר האוירים.

[17]

[18] עלית הככב הנקרא אלתריא והוא כימה הוא תחלת הקיץ ושקיעתו הוא תחלת הסתו ועלית אלסמאך הוא חורף ושקיעתו הוא תחלת האביב. בפירו׳ האוירים.

[19] העורקים כבר ראו רבים שנולדו בשחינים הגדולים כמו שראינום אנחנו בראש ובאברים אחרים שנולדו בהם עורקים נכונים בעצם ובגדדים ולא יולד זה בעם רב אך בנפרדים אחר

2 בגופם: בגופותיהם **זמק** 5 באותו המאמר: בששי בהנהגת הבריאות **זמק** 7 כאב (= وجع B): وجبة a 9 המחממים (= المسخنة): المسكنة a 14 בששי: سابعة a 16 מכימוס חם: מכימוסיהם **ס** ‖ יחסר: انحسم a 17 הקור: כי הלחות הוא מזון החום ובו יתקיים **ק**[1] add. 20 [17]: المني والدم يكونان في الشتاء على مزاج وفي الصيف على مزاج فلذلك تختلف الأجنّة في هذه الأزمنة لأنّ حرارة الصيف تسخن المنّي وتجفّفه وبرد الشتاء يبرده ويرطبه. في شرحه الثالثة للأهوية a 24 נכונים: صالحة a ‖ ובגדדים (= وفي الغدد): ובגדרים **גמש** وفي العدد a

נפרדים ובפליאה. אמנם השיריינים והעצבים הנה לא ראה אדם זה מעולם שנולדו באחד ואפילו בפליאה. בראשון בספר הזרע.

[20] המקומות הרקים אשר בקרב האברים השרשיים הם מלאים לחות והלחות הזה הוא המזון המיוחד לאברים המתדמים החלקים אשר יזון בהם בשכונה לא מן העורקים. במלאכה קטנה.

[21] בין חוליות הגב כשיתרחקו קצתם מקצת יש לחות לבנה דביקה דומה ללחות הנשפכת בשאר הפרקים. ועל חוט השדרה גם כן יש לחות דביקה שפוכה כמו הלחות השפוכה על הקשורים הנקשרים בהם חוליות הגב ובפרקים כלם והלשון והשפוי כובע וכל האברים אשר יצטרכו שיתנועעו תנועות רצופות. בשלשה עשר בתועלות.

[22] המיתר הוא כלי ראשון לתנועה והעצל נברא להתהוות ממנו המיתר ויהיה עם זה מועיל תועלת הבשר וקצתו יתחבר בחבור הידים והרגלים בחלקיו הבשריים. בשנים עשר בתועלות.

[23] אין בגוף אבר אחד מוטבע שיתפשט ויתרחב הרחבה רבה ואחר ישוב להתקבץ למקום מועט לבד הרחם ובהיותו קשור בקשורים עם השדרה מן שני הצדדים אז אי אפשר מבלי שאלו הקשורים ימתחו גם כן וישובו למקומם עם הרחם וימשכו אחריו עם סורו ושובו ולכן יבטחו בזה מלהנתק ובטחון הרחם. בארבעה עשר בתועלות.

[24] מזג העצבים יותר קר ממזג זולתו ולכן הקור עושה בו רושם מהרה ויגיע מה שיגיעהו ממנו אל המוח ואין ראוי שיקרב אל העצב ושלא יגיעהו דבר קר וכל שכן במורסות הנקראות יציאות. בששי בתחבולה.

[25] הרעה שבמדינות היא אותה שתהיה מסותרת מהרוחות המזרחיות ושינשבו בו הרוחות החדות והקרות. בפירו׳ בספר האוירים.

[26] רוע המזג מזיק לכח בעצמיותו המיוחד בו וכשיהיה רוע המזג מופלג הנה הוא בכח הזה באיזה כח שיהיה. בששי בעלות והמקרים.

---

1 ובפליאה: ولو في الندرة a ‖ מעולם: לעולם **זק** 4 יזון בהם (= تغتذي به B): تجتذبه a 7 כמו: כגון **זמק** 11 הבשר: הבשרי **ס**[1] المركّب (except for EGLPS) add. a ‖ בחבור: بأوصال a 12 בתועלות: المنخران أوّل آلات النفس وأقدمها مرتبة فأمّا الفم فهما سلّم به الحيوان من الآفات والعاهات التي تضطرّه وترهقه فليس هو من آلات التنفّس. حادثة عشر المنافع add. a 13 להתקבץ: שיתקבץ **זמק** 14 מן: ומן **למס** 15–16 ולכן יבטחו: فتسلم a 16 ובטחון: فتسلم a 18 העצב: موضع العصب a 21 החדות (= الحادّة): החמות **ס**[2] الحارّة a 22 בכח הזה (= بهذه القوة GS): יזיק הרבה בכח **ס**[2]**ת** يذهب بالقوة a

[27] רוע המזג המתחלף לפעמים יהיה בגוף כלו כשקוי הבשרי ובקדחות כלם לבד קדחת דקה ולפעמים יהיה באבר אחד כמו התפיחה שהיא מורסא לבניית או המורסא החמה כי כל מורסא מזה המין יש בו רוע מזג מתחלף. במאמרו ברוע המזג המתחלף.

[28] התעורה היא שתי מינים: אותה שהיא מטרדת האדם בדבר מהמעשים לא יגיע ממנה היזק מבואר ואותה שתתחדש מבלי סבה מחוץ מחלישה הכח ומחלישה תאות המאכל והעכול והפעולות הטבעיות. ברביעי בפירו׳ לששי מאפידימיא.

[29] כל רוע מזג גדול שיתחדש בלב על איזה פנים שיהיה התחדשותו אם חדוש ראשוני או בסבת אבר אחר מן הקרבים הנה הוא מתיש הכח החיוני ומפילו. וכפי זה המשל נמשך אחר רוע מזג המוח הגדול חולשת הכח הנפשי. אמנם מחנקו נמשך למלוי בטני המוח ולסתימה ההווה בדרכים העוברים באותם הבטנים. בששה עשר בדפק.

[30] ענין הכח ענין מסוכן מאד והוא מפני זה מה שראוי שיזהר בו וקיום עצם הכח והתמדתו הוא בהתחבר שלשה דברים והוא עצם הרוח ועצם האברים השרשיים ועצם הבשר. וישמר כל אחד מהם במה שדומה לו. אמנם הרוח הנה הוא בנשימה ההוה בחזה ובכלל נקבי הגוף כשינהג זה על מנהגו הטבעי וכן האד המתילד בגוף כשיהיה טוב. ואמנם עצם האברים השרשיים הנה ישמר במזון הקשה החזק. ואמנם עצם הבשר ישמר במזון הממוצע בין הרך והקשה. באחד עשר בתחבולה.

[31] השתנות הדם הטוב הוא הזנת האברים בו והשתנות הדם הרע הוא כשיתעפש עפוש שיש עמו באשה והשתנות הממוצע בין טוב ורע הוא עד שישוב מוגלא וזה כי הולד המוגלא יהיה מחום יוצא חוץ מן הטבע ומן היסוד יחד. בפירו׳ בשני לפרקים.

[32] ואע״פ שיהיה כל אבר מאברי הגוף מושך המזון לעצמו הנה אינם כולם שוים בכח המשיכה ולכן יהיה רזונם בעת חסרון הדם אינו מתדמה. וכח המשיכה בלב בתכלית החוזק ואחריו הכבד ולכן הלב לא יעדר מזונו לעולם ואע״פ שיהיו שאר אברי הגוף לתכלית חסרון הדם. ולכן אין ראוי לנו שנחשוב כשנראה הגוף כבר נתך מפני אורך חולי שיש בו שיהיה ענין הלב והכבד ברזון כענין שאר אברי הגוף. במאמרו בצמוק.

3 רוע מזג (= سوء مزاج a): ס[2] מזג **גהזלמסקר** 4 מינים: והנה **זמקר** .add || האדם בדבר: **ס[1]** || יגיע: القوة a .add 5 מבואר: ב״י לפי שסבתה טבעית **ס[1]** 6 והפעולות: وسائر الأفعال a 7 פנים: .om **זמקר** 9 אמנם: אם **גהזלמסק** || נמשך: ונמשך **גהזלמסק** 12 מפני (= من أجل) זה מה: أجلّ ما a || והתמדתו: והעמדתו **זלמסקר** 14 הנה: הוא **זמק** .add 16 הרך: **ל[2]ס[2]** הבשר **גזלמסק** الرطب a 18 עפוש: גדול **זמק** .add 19 הוא עד שישוב: עד שישוב **גהזלסקר** שישוב **מ** هو أن يصير a 20 הטבע ומן: **זיק[2]** || היסוד: היסודי **לק** 23 ואע״פ: دون a

[33] הענין הטבעי הכולל באנשים ובשאר בעלי חיים שהלב מושך מה שיועילהו ודוחה ממנו מה שינגדהו ביותר חוזק ואומץ ממשיכת הכבד ודחיתו ומשיכת הכבד יותר חזקה ואמיצה ממשיכת המעים והאסטו׳ ושהעורקים הדופקים יפעלו זה בחוזק מן העורקים בלתי דופקים. וכשיהיה הכבד מלא ומתוח ותהיה האסטו׳ ריקה ושוקקה למשוך יעתק הכח המושך אל האסטו׳ ומושכת אז מן הכבד. בשלישי באברים.

[34] סנון המאכל המגיע מן האסטו׳ אל הכבד ירתח ויתבשל בגרם הכבד ומשתנה דם ושם מתבררים שני המותרים האדומה והשחורה ומושכים אותם כיס המרירה והטחול. ועובר הדם והוא רקיק העצם בעורק הגדול הצומח מגבנינות הכבד ויזון שני פאתי הגוף חלק עליון ושפל וכל עוד שהדם בעורק הזה הנה הוא מעורב בלחות רבה רקיקה מימיית וצריך אליה כדי שיקל עברו בעורקים אשר בכבד כי הם רבים וצרים. וכשיגיע הדם אל העורק העובר מפולש הקרוב מן הצד הימין מן הלב אז שם יתברר המותר הזה וימוצו אותה הכליות ומשלחים אותה אל המקוה. ברביעי בתועלות.

[35] הכבד נזון בדם אדום עב והטחול נזון בדם דק שחור והריאה בדם שכבר נתבשל בתכלית הבשול אדום מצהיב דק קרוב מטבע הרוח. ברביעי בתועלות.

[36] המעים כלם כרוכים הם מוקפים בעורקים לא יספרו מרוב עוברים פיותיהם לחלל המעים כדי שיחטפו הדבר הטוב מן המזון והעורקים הדופקים העוברים אל המעים לוקחים מן המזון חלק מועט. ברביעי בתועלות.

[37] שתי הכליות נזונים במה שימשכו ממימיות הדם והנשאר הוא המותר המימיי שדוחה אותו המקוה ולא יצטרכו שתי הכליות לעורק שלישי שיבואם לזונם כמו שיבא לכיס המררה והמקוה. בחמישי בתועלות.

[38] אין בגוף אבר שיגיע אליו הדם שכבר נגמר בשולו לגמרי בעורקים הדופקים ובלתי דופקים יותר מגמר בשול הדם המגיע אל השדיים. וזה שהדם הזה עובר בלב מדי עלותו ופוגש אותו מדי רדתו ויתנועע תמיד בתנועת החזה ויתחמם באורך לכתו ושובו ובאורך התאחרו ברוחק המהלך. ברביעי בתועלות.

[39] האברים הנזונים בדם הנקי והם האברים אשר בצד הימין הם יותר חמים מהאברים אשר בצד השמאל. ואין לך להפלא מיתרון חום הביצה הימנית מהזכרים והרחם הימני מן הביצה

---

2 ביותר חוזק ואומץ ממשיכת הכבד ודחיתו: ס² **גזלמק** .om ומשיכתו יותר חזקה ואמיצה ממשיכת הכבד ודחייתו **גה** ‖ ומשיכת הכבד: ומשיכתו **גזלמסק** 2–3 יותר חזקה ואמיצה ממשיכת המעים והאסטו׳: أشدّ وأقوى من اجتذاب الكبد ودفعها وأنّ الكبد تفعل ذلك أشدّ وأقوى من الأمعاء والمعدة a
5 באברים: القوى a 8 ויזון: ويجري a 10 העורק העובר מפולש: العرق الواسع a 14 דק: om. a
15 כרוכים: ס² בסובבם **ל** בסובם **זקס** בתוכם **גר** 19 המקוה: للمثانة a 24 ברביעי: سابعة a

השמאלית והרחם השמאלי ואין לנכר שהולד הזכרים בצד הימין והנקבות בצד השמאלי. בארבעה עשר בתועלות.

[40] בהיות השדיים והרחם אמנם נבראו למעשה אחד נשתתפו ביניהם עורקים דופקים ובלתי דופקים והיו אלו העורקים המשותפים התחלתם נבדלת להתחלות שאר העורקים. וזה שקצתם מתחילים מעל הטרפשות ויורדים למטה וקצתם מתחילים למטה מהם וקצתם מתחילים מלמטה ועולים למעלה כדי שיהיה מה שהוא באותם העורקים כלם הולך אל הרחם בעת ההריון ואחר הולך כולו אל השדים בעת היניקה. בארבעה עשר בתועלות.

[41] יש הנה חמש תנועות נלוות קצתם לקצתם על סדר ומדרגה. הראשונה שבהם ההרקה והשנית התאוה הטבעית אשר באברים המורקים והשלישית מציצת העורקים לאסטו׳ והרבעית הרגש האסטו׳ במציצה הזאת והחמישית תאותה הנפשיית והיא האחרונה שבהם והוא הרעב. ברביעי בעלות והמקרים.

[42] יש הנה חמש פעלות נלוות קצתן לקצתן והוא יציאת האויר בנשימה ונפיחה אשר אין הלימה עמה והנפיחה שיש עמה הלימה והקול והדבור וכל עוד שיגיע הפועל האחד מאלו החמשה היזק עיין כל מה שאחריו ואל תבט אל מה שלפניו. ברביעי בהודעה.

[43] הוצאת הנשימה בהתנשמות יפעלוה עצלי החזה והנפיחה החזקה יפעלוה העצלים אשר בקרב הצלעות. והנפיחה אשר אין עמה הלימה יפעלוה עצלי הגרון והקול יפעלהו השפוי כובע ועצליו והדבור ישלם בלשון ויעזרוהו השנים והשפתים ונקב הנחירים ועליוני החך והלהאה. ברביעי בהודעה.

[44] הדבר אשר יקצר יד הטבע מעשות בו מן המזון בעת השתנותו הוא הדבר שישקע בשתן ואינו משתנה וישוב דם ואינו במדרגת המרה אשר יפעלה הענין הטבעי והענין היוצא חוץ מן הטהע. בפירו׳ לראשון מהקדמת הידיעה.

[45] אמר משה: הנראה לי ומה שגוזר ההקש הוא שמה שיחסר הטבע מהמזון מלשנותו דם בכבד הוא השוקע בקצת השתנים. ואשר יחסר הטבע מלשנותו דם המגיע אל האברים מלזון אותם האברים הוא השקיעה המתראה בשתני החולים וקצת הבריאים.

[46] הדם אמנם לא יהיה ממנו הזנת האברים לבד אבל ו⟩ב⟨שמירת החום הטבעי ולכן כשישתנה כמות הדם שירבה מאד או ימעט מאד או ישתנה איכותו שיחם מאד או שיחסר חומו חסרון רב יפסד החום הטבעי. כשיהיה זה בלב יהיה יותר כולל הפסדו הגוף כלו וכשיהיה

---

1 ואין לנכר: فليس بالمنكر a   5 וקצתם מתחילים למטה מהם: ס .om. a del   6 מלמטה: מהם גה .add
15 עיין (= انظر): ס² עיון ס إنضرّ a ‖ תבט אל (= تنظر): إنضرّ a   18 והלהאה: اللهاة a   21 המרה: المدّة a   23 ומה: وهو a   24 השוקע: الخام الذي يظهر a   28 יותר: .om. a

באבר רחוק מן הלב יהיה זה הפסד בחום אותו אבר לבד אלא אם יעבור מן האבר אל אבר עד שיגיע אל הלב. במאמרו בהקזה.

[47] העורקים בלתי דופקים אשר יבאו אל המוח יפלטו מה שיש בהם מן המותר אל בטני המוח ונעצר במה שיש בהם מן הדם וישמר בו. בתשיעי בתועלות.

[48] הענין הטבעי הוא שיהיה העור בלתי מתוח ובין העור והבשר ריק. וכן יש מקומות ריקים בבשר עצמו כלם וביחוד המקומות אשר סביב השריינים בהתפשטם בהם. אם במורסות החדות ויתמלאו המקומות האלה כלם וימתח העור. וכשיארך זמן המורסא יתפשט מן החומר והמוגלא בקרומות ובעורות ובעורקים עד העצם אשר תחת המורסא. ובכלל אין מן האברים אבר שישאר על ענינו הטבעי באבר המתחדש בו המורסא החמה כשיארך זמנה. במאמרו במורסות.

[49] יש בגוף שני חומים אחד מהם טבעי ועצמיותו בדם והאחר חריף עוקץ ונכנס בסוג הזה הקדחת וזה נקרא חום נכרי ונקרא יוצא חוץ מן הטבע ונקרא גם כן חום קנוי. ברביעי לפירו׳ לאפידמיא.

[50] העורקים אשר בהם ישתלח המזון מן הגוף אל כל האברים בהם בעצמם ישפכו מותרים רבים מכל הגוף אל הבטן והמעים בעת שלשול הרפואות המשלשלות ובעת הבחראנים הם ימי הגבולים. ופעמים יקרה לבריאים בעת הרעב החזק ישפך אל האסטו׳ דם מזוקק לזון אותה. והלבנה הנולדת באסטו׳ עולה למעלה בכבד עם מה שיעלה מן המזון. במאמרו במרה השחורה.

[51] הרוח לפעמים יהיה התקבצותו תחת העור ופעם תחת הקרומות המכסים העצמות והמכסים העצלים או תחת הקרום המכסה אחד מן האברים הפנימיים. באחרית התחבולה.

[52] הלחות הגלדיית והביציית והזכוכיית וכן הכתונת הקרניית אין עורקים בהם כלל בשום פנים. ואמנם נזונת הלחות הגלדיית בדיות הלחות הזכוכיית והזכוכיית במה שיגיעה מן הכתונת השבכיית אשר הוא רב העורקים הדופקים ובלתי דופקים. וכן הקרניית נזונת במה שמתדיית אליו מן הכתונת הענביית כי הענביי גם כן רבים העורקים שבה. בי׳ התועלות.

5 ריק: ריקות ס[1] 7 החדות: الحارّة a 16 ופעמים: وكثيرا ما a 17 בכבד: إلى الكبد a ‖ שיעלה: إليها add. a 21 הכתונת הקרניית: העור הקרני **זמקר** 23 הכתונת השבביית: העור השכבי **זמקר** ‖ השבכיית: الشبكية a ‖ הקרניית נזונת: הקרניי נזון **זמקר** 24 הכתונת הענביית: העור הענביי **זמקר** ‖ בי׳ התועלות: **גהזלמסק** .om يدخل إلى النخاع من مخارج العصب عروق ضاربة وغير ضاربة لتقوم لها بما تقوم لسائر الأعضاء. ثالثة عشر المنافع. الأعضاء التي تحتاج لحسّ لطيف وصل بها عصب ليّن والأعضاء المحتاجة إلى الحركة الإرادية وصل بها عصب صلب. ووصل بالأعضاء التي تحتاج إلى الأمرين جميعا عصب صلب وعصب لين. والعضو المحتاج لحسّ كثير وصل به عصب كثير أو كبير وما لا يحتاج ألى حسّ لم يوصل به عصب. سادسة عشر المنافع add. a

לא הושם לעור עצבים יבאוהו נפרדים לו ביחוד ואמנם יבואוהו מן האברים שהם בתוכו חלקים דקים מחלקי העצבים אשר יבא אל האברים ההם כדי שיהיה קשירה לעור במה שבתוכו מן האברים ויעמדו לו במקום שיחוש וירגיש בהם. בששה עשר בתועלות.

[53] כמו שיכלול החוש העור אע״פ שלא יבאוהו עצבים מיוחדים אליו כי יקנה כח חוש מהעצבים לבד לא כח התנועה ולא יתנועע כן יחושו גם כן הקרומים והעורות והעורקים הדופקים ובלתי דופקים והרחם והמעים והמקוה והאסטו׳ וכל הקרבים ואע״פ שבעצב הם שני הכחות יחד וכלי התנועה הם העצלים. בששה עשר בתועלות.

[54] אין מן הפלא כשהעור אשר על העצל יתבטל חושו ולא יתבטל תנועת העצל כי העצב אשר צומח ומתפזר בעצל אין היזק בו ומה שמתפזר וצומח ממנו בעור יגיעהו היזק. שאם יופשט העור מן העצל אז אי אפשר שיתנועע אותו העצל ולא יחוש אך מן האפשר הוא שיחוש ולא יתנועע וזה שאותו העצל קרה לו היזק גדול עד שמגיע שאמנם מקבל מן הכח הנפשי שעור שמספיק שיחוש בהפעלות ולא בשעור שיתנועע כי התנועה הוא פועל והחוש הפעלות. ברביעי בעלות והמקרים.

[55] הרפרוף מתחדש בכל האברים שאפשר שיתפשטו כי העצמות והשחוסים לא יתפשטו כלל ולכן ירבה הרפרוף בעור ולפעמים יתחדש גם כן בעצלים אשר תחתיו ויקרה באסטו׳ והמקוה והרחם והמעים והכבד והטחול והטרפשות ובעורקים הדופקים ובלב עצמו. בחמישי בעלות והמקרים.

[56] הבשר הרך ומה שנקרא בשר במוחלט הכח המשנה יש בו לבד וכמוהו בשאר האברים. ואמנם השלשה הנשארים הם בבשר יותר חלושים מאשר בשאר האברים ולכן ימהר אליו קבלת הליחות יותר משאר האברים. והשני אחר הבשר הרפה במהירות קבלת הליחות הוא הריאה בשביל רפיון גרמה ולחולשת הכחות השלשה בה. ואחר הריאה במהירות קבלת הליחות הוא הטחול. ואמנם המוח הוא דומה באלו במהירות קבלת הליחות או יותר אלא שהוא יותר עליהם בטוב השגתו והוא רוחב פנימיותו ורוב מעברי מותריו והיותם נדחים מלמעלה למטה. במאמר בהקזה.

1 שהם בתוכו: المستبطنة a 2 במה שבתוכו: بما يستبطنه a 3 במקום: آلة a 8 הפלא: הפליאה **זמקר** 9 צומח (= تنبت): تنبّت a ‖ וצומח (= ينبت): ينبّت a ‖ היזק: כי זקר add. **בו מ** add. 12 בשעור (= بقدر): تقدر a 14 שיתפשטו: ואינו מתחדש בעצמות והשחוסים **ת** add. cf. Galen, *De symptomatum causis* 2.2 (ed. Kühn, vol. 7, p. 160): οὐ γὰρ δὴ τά γε ὀστᾶ καὶ οἱ χόνδροι πάλλονται ποτε (see also **a**, vol. 1, p. 111 n. 108) 19 הם בבשר יותר חלושים: הנה הם בבשר יותר חלושים **ס²** הוא בבשר יותר חלוש **זמסק** הוא בבשר יותר **ר** ‖ מאשר בשאר: **ז** om. שאינו בשאר **סק** מה שאינו בשאר **לס²** שהיא בשאר **מ** משאר **ר** 22 הוא הטחול. ואמנם המוח הוא דומה באלו במהירות קבלת הליחות: **גת** om. ‖ הטחול: מוח **ס²** ‖ המוח: **ס²** הטחול **הזלמסקרש** 23 השגתו: השגחתו **זלמק** تركيبه a ‖ פנימיותו: بطونه a

[57] כל אבר חזק שולח כחו אל מה שנלוה אליו מהאברים החלושים ומגיע בחלוש כח מורכב מכחו המיוחד בו ומן הכח המשתלח בו. בפירושו לראשון במזון.

[58] לפעמים יתחמם הגוף בהשקט ומנוחה כשיהיה הגוף רע המזג ויש בו ליחות חריפות רעות. וכשיארך ההשקט והמנוחה יקרה מזה קדחת. ולפעמים ייבשו הגוף בהחלישם האברים שלא יזונו מזון טוב וכשלא יזון הגוף מזון טוב יתיבש ויתנגב. במאמרו בשינה והיקיצה.

[59] הליחות ההוות בכל המורסות והליחות ההוות בעורקים הדופקים ובלתי דופקים כשיהיה שם סתימה ענין הכל ענין אחד. וזה שהכח המשנה המבשל אשר באותם האברים אשר בהם המורסא או באותם העורקים אשר בהם הליחה בהיותו חזק וקיים משנה מה שיש במורסות למוגלא טובה לבנה שות העצם ומשנה מה שיש בעורקים אל השמרים אשר ישקעו בשתן. וזה המין מן העפוש איננו עפוש אבל דומה בשול. וכשאותו הכח המשנה יהיה חלוש מאד או יהיה העפוש המוחלט ויצאו מן המורסות אותם הלחויות המתחלפות וישקע בשתן מהמוקדחים אותם השמרים המגונים. בראשון מהקדחות.

[60] פעמים רבות מנקה הטבע מכל הגוף בחלאים ובעת לקיחת הרפואות המשלשלות והמקיאות ובעת הליאנטריא הנק׳ היצא ויהיה ביאת המותרים ויציאתם באותם העורקים בעצמם אשר מהם נזונו האברים עד שיבאו אותם המותרים מאבר אל אבר עד העורקים אשר ימתחו מן המעים והאסטו׳ ואין מן הפלא כשישוב לאחור שנית המזון משטח העור החיצוני אל עומק הגוף עד שיבא אל האסטו׳ מן הכבד והטחול באותם העורקים בעצמם אשר יעלה בהם מן האסטו׳. בשלישי מהכחות.

[61] כשיארך התאחרות הלחויות הנשפכות לחלל האברים אשר כבר עלו בנפיחה במורסא יתחדש להם השתנות מתחלפת מאד. וגם ימצא לפעמים רבות במורסות הנקר׳ דבילות גשמים דומים לאבן ולחול ולחרס ולעץ ולפחם ולעכירות השמן ולשמרי היין וזולת זה ממינים רבים. בשני באגלוקן.

[62] האמה והערוה וצואר הרחם יבואום יתרון עצבים בהצטרכם ליתרון חוש והרגש בעת המשגל. ואמנם זולתם משאר אברי ההולדה ככלל הרחם ושני אשכי הזכרים עם כליהם והוא אלצפן הנה הם יבואום עצבים קטנים כמו העצבים אשר יבואו לשאר האברים הפנימיים ככבד והטחול ושתי הכליות. בארבעה עשר בתועלות.

---

3 יתחמם (= سخن SGP): سكن a   5 טוב: ז² ק .om   11 עפוש: **فقط** .add a ‖ דומה (= يشبه): يشوبه a ‖ או: .om a   14 מכל: جميع a   15 הליאנטריא: הליאנטריאה **ג** הלינטריאה **ז** הדישאנטריאה **ת**   17 הפלא: הפליאה **זמקר** ‖ כשישוב: أن يتراجع a   18 עד שיבא: ولا أن يأتي a   21 מאד: ר״ל מן הענין הטבעי ס² .add ‖ וגם: فقد a ‖ רבות: רבים **ס**   22 ולשמרי היין: ולדרדי היין **זק** ולדרדרי היין **מר**   23 באגלוקן: אגלוקן **זמקר**

[63] כשידחה הדם למקומות הרקים ⟨ו⟩תתחדש המורסא כשיהיה אותו אבר כבר יצא חמו הטבעי משוויו יציאה רבה יתעפש אותו הדם כמו שיתעפשו גופות המתים. ואם יהיה נשאר כך ולא יצא יציאה רבה יחזק על אותו הדם וישנהו מוגלא. וכפי התחלפות שני אלו הענינים יתחלפו עניני המוגלא בקורבה מהעפוש או הבשול. בפירו׳ להקדמת הידיעה.

[64] כשימלאו העורקים אשר בעצל מן העצלים דם חם וישקע בו יתפתחו פיותיו ויזול אותו הדם אל אותו הריקות הפנוי אשר בבשר העצל והפנאי אשר מחוץ העצל וישוב עצם בשר העצל מתחמם ממה שהוא בתוכו וממה שהוא חוצה לו ויארך מה שהוא בבשר בזה ההפעלות והנה הוא ברוע מזג מתחלף ויחוש בכאב. וכשיתפשט החום על העצלים כלם ויהיה חום הבשר מבית ומחוץ דבר אחד וכבר נסתלק ההתחלפות וישוב אז לעצל רוע מזג שוה ויסתלק ההרגש בכאב. וכן תבין באברים כלם. במאמרו ברוע מזג המתחלף.

[65] כבר יתקבץ בגוף ליחה רעה דומה לארס ממית ועושה מעט מעט באברי הגוף וכשיגיע לתכלית הרוע יתראו פתאום פעולותיו ותמית מהרה. וכמו שהפועל בסמי המות והארסים הוא איכותם לא כמותם כן ראוי שתחשב על החלאים המתעוררים והממיתים מהרה כאלו לקח ואכל האדם סם מות או נשכו אפעה. בשלישי בפירוש לאיפידמיא.

[66] האברים אשר קדם להם היגיעה הם המקבלים הנזלים היורדים מהראש. כי אם תהיה היגיעה בקול תתחדש החולי הנק׳ זביחה או ביד יתחדש הפלג׳ או ברכיבה יתחדש כאב הגב וכן בשאר האברים. בששי לפירו׳ לששי מאפידמיא.

[67] הנכבד מה שיש בהנהגת החלאים שעור והיותר גדול הסכנה הוא רוע מזג כי סוג המזג הוא הנכבד השעור מה שיש בטבע. בשביעי בתחבולה.

[68] היותר חזקה שבסבות להוליד החלאים אמנם הוא הכנת הגוף המקבל הפגע ולכן לא ימותו האנשים כלם בעת התחדשות הדֶבר ולא יחלו בעת עלית הכוכב הנקרא אלשערי אל עבור והוא הכלב. בראשון מהקדחות.

[69] השתנות האוירים המופלגים המחליאים ורוב המזון עד שיכבד הכח והפלגת ההתעמלות והפלגת הרחיצה והפלגת השינה כל אלו יחשבו במספר הסבות היוצאות חוץ מן הטבע כי הם מוסיפים באלו הסבות אשר אינם טבעיות ויוציאו אותם שישובו יוצאות חוץ מן הטבע ואע״פ שמינם אינו יוצא חוץ מן הטבע. בדפק הקטן.

3–2 ואם יהיה נשאר כך: ס[2] ואע״פ שהם נשארים קיימים **גסלמסק** 3 יחזק: חזקה **גזלמסק** יחזק **ס** corr. 5 וישקע: وغصّت a 7 ויארך מה שהוא בבשר: فطال ما اللحم a 10–9 ויסתלק ההרגש בכאב: ויגבהו וינפחו הגשמים ויחוש בכאב **ג** ויסתלק ההרגש ויחוש בכאב **ה** ויגבהו וינפחו הגשמים בכאב **זלמסקר** 16 ביד: בצד **ס**[2] ‖ הפלג׳: הפאלג **זק** הפלאג׳ **ר** الفالج a ‖ ברכיבה: בשדרה **ס**[2] 17 בששי: في سابعة a 18 הנכבד: היותר **ק**[2] add. היותר נכבד **ס**[1] 19 הנכבד: היותר נכבד **ס**[2] 22–21 אלשערי אל עבור: الشعرى العبور a 24 יחשבו: **ס** om.

[70] הכחות החלושות יחלשו ויותשו פעמים רבות מסבות מעטות והכחות החזקים לא ינצחם ולא יגבר עליהם אלא הסבות הגדולות. ולכן ישובו הגופים החזקים שיתקיימו זמן ארוך בריאים ושלמים מחלאים וכשיחלו יגיעו עד שערי מות. והגופים החלושים המלומדים לפגעים התכופים והרצופים ימלטו מחולי וינצלו ממנו בנקל שבפנים ובקל שבענינים. בארבעה עשר בדפק.

[71] מי שיהיה בריאותו קיימת וקבועה סובלת לשאת הסבות החזקות ⟩ש⟨לא ישנו גופו. ואמנם הזקנים והנמלטים מחולי וכל בעל תחלואים הנה הסבות אשר הם בתכלית החולשה ישנו גופם שנוי גדול. וכן אם יעבור הזקן והנמלט מחולי בכמות המאכל ובאיכותו העברה מעטה יגיעהו מזה היזק גדול. אמנם הבחורים מה שיגיעם מן הסבות הגדולות מעט. בחמישי בהנהגה.

[72] ההפסד יקרה לבעלי חיים תחלה מעצמו על שני פנים אם שיתנגב ויתש ויגיע אל המות ואם שיתך עצמיותו והוא החום הטבעי התכה תמידית ויגיע גם כן אל הכליון. ועוד יקרה לו ההפסד גם כן על פנים אחרים שוקדים למה שיקחהו מהמאכל והמשתה במה שיולד בו מהמותרים ואלו כלם הם מעצמם. ויקרה לו גם כן ההפסד בדברים יוצאים חוץ מעצמו אחד מהם בלתי נפרד ממנו והוא האויר והאחר שאר מה שיפגעהו ממה שישנה מזגו או שיפרק חבוריו. בראשון מהנהגת הבריאות.

[73] כל מי שתמצאהו שלא יחשב שיחלה אלא בפלא לא תעתיקהו מדבר ממנהגו בכל הנהגתו. וכל מי שיחלה חלאים מורגלים ראוי לך שתחקר בעד הסבות בזה ותסלקהו. ואין ספק שזהו בשנוי מנהג ממנהגו או רובו. ותעיין גם כן במי שתעתיקהו ממנהג למנהג האם ייטיב לסבלו או אם לא יסבלנו. בשביעי בהנהגת הבריאות.

[74] כל מי שיחלה חלאים נרדפים בגופו הנה סבת חליו אחד משני דברים אם יתרון מלוי ואז תמעט מה שירד בגוף ואם ליחה רעה תולד בגוף ואז תמנע מהדברים המולידים אותה ולא תעלים עינך מלרכך הטבע בכל תקופה. באותו המאמר.

[75] הגוף אשר כבר חלש בשביל חולי נושן או בשביל הרקה או בשביל ליחה רעה יצטרך למזון רטוב מהיר העכול שיהיה לו ריח טוב וערב כי הריח הטוב מוסיף בגוף ומשוה מזגו הרע ומחזק החום הטבעי. בפירושו לרביעי במזון.

1 החלושות: החלושים **שמקר** 3 המלומדים לפגעים: التي تقارع الآفات a 4 ובקל שבענינים: ושבענינים **זמקר** 6 סובלת לשאת: متمكّنة a 8 גופם: גופותיהם **זקר** גופיהם **מ** 9 הסבות: الجنايات a 11 על שני פנים אם: **ז**[1]**ס**[2] **גהזלסקרש** .om على ضربين a ‖ ויתש: فيهرم a 13 שוקדים למה: لازم لما a 15 והאחר: **זק** .om 17 שלא יחשב שיחלה: لا يكاد يمرض a ‖ בפלא: בפליאה **זמקר** 22 שירד בגוף: يرد إلى البدن a 23 תקופה: نازلة a ‖ באותו המאמר: سادسة تدبير الصحّة a ‖ המאמר: בעצמו **זקר** .add עצמו **מ** .add

[76] החלאים הנושנים כמו צרות הנשימה והחצץ והטחורים באף וחשחינים הרעים הנה רוב הכאבים אשר יקרה לעלמים ולנערים יבריאו לארבעים יום או לז׳ חדשים או לז׳ שנים וקצתם להתחלת צמיחת השער על גב הערוה ובנערות עד עת הנדות. באותות המות.

[77] כשיקרה הכאה או פגע לשני עצלי הצדעים יהיה זה סבה מביאה לקויצה ולקדחות ולתרדמה ולבלבול הדעת יותר משאר העצלים כלם לקורבתו מהתחלת העצבים. ולכן הוקף העצל הזה בשמירה והוטמן בין שני עצמות. באחד עשר בתועלות.

[78] כשיקרע הכתונת הענבייה קריעה מגונה תזול הלחות הביצית ותצא לחוץ מהכתונת הענביית ותפגע הכתונת הקרניית ויקרה מזה שני פגעים: אחד מהם שהכתונת הענביית נופלת על הלחות הגלדיית והאחר שהרוח יעבור ויצא מאותה החבורה. ברביעי בעלות והמקרים.

[79] מורסות האברים הנכבדים הם ממיתות ואמנם מורסות שאר האברים הפנימיים בלתי נכבדים הנה לפעמים ימיתו לגדלם או לחולשת הכח או לשגגה הנופלת בהנהגה. בפירושו לראשון מהקדמת הידיעה.

[80] גופותינו בלתי קיימים על ענין אחד לא בכמותם מפני ההתכה ולא באיכותם מפני מה שיפגשם מחוץ. ולכן הושם בגופינו לתקון ההפסד המתחדש באיכות שני מיני ההתנשמות אשר אחד מהם בתנועת החזה והאחר בתנועת הדפק. בחמישי לפרושו לששי לאפידמיא

[81] תקשה השמירה כשתהיה האסטו׳ חמה ושירדו אליה מן הראש מותרים קרים או כשתהיה האסטו׳ קרה וירדו אליה מותרים חמים. וניסיתי ומצאתי הקשה שבכלם האסטו׳ החמה אשר ירדו אליה ליחות לבניות קרות. והרע שיהיה מזה עם יובש הבטן וכובד הקיא. בששי בהנהגת הבריאות.

[82] הכאב האנוש מפני יובש קשה להבריא או בלתי מקבל רפואה ורוב מה שיקרה היובש הזה עם הקדחת אשר תהיה עם מורסא חמה במוח. בשנים עשר בתחבולה.

[83] לא ידעתי אחד שמצאו הכויצה ממורסא חמה במוח שנתרפא ולא שמעתי זה. אמנם הכויצה המתחדשת ממלוי האברים העצביים או מפני ליחה עוקצת מאכלת או מפני קור חזק יתחדש ממנו כדמיון הקפיאה בעצבים הנה אלו השלשה מינים מן הכויצא רבים הם שמקבלים רפואה. בשנים עשר בתחבולה.

1 כמו: כגון **זמקר** ‖ הרעים: ونحوها add. a 9 יעבור: يجري a 15 בגופינו: בגופותינו **זמקר** ‖ לתקון ההפסד המתחדש באיכות: **ז[1]ק[1]** ‖ באיכות: לאכות **ס** 18 קרים: רבים **גהזלמסקר** 19 חמים: קרים **ז** ‖ וניסיתי: **ס[2]** ותמשך **גזמס** 22 האנוש: المبرّح a

[84] כאב הראש החזק יקרה מן החום והקור. אמנם כאב הראש הקורה מפני היובש הנה הוא חלוש ואמנם הלחות לא יקרה עמה כאב כלל. ואמנם רוב הליחות בראש מחדשות כובד לא כאב אלא כשיתחדש מהם סתימה כי כאב הראש יהיה כפי שעור הסתימה. בשני במיאמיר.

[85] היציאות המתחדשות בשרשי האזנים אין דרך בהם כפי רוב הענינים שתרתיעם ותמנעם בתחלת הראותם כשאר המורסות אבל תפעל בהם הפך זה והוא שנתעסק ברפואתם ברפואות מושכות ואם לא יעשו רושם נעשה קרני המציצה עד שנמשוך הליחה המזקת מתוך הגוף לחיצוני חעור. ולא איעץ להרתיעה לעולם אלא בפלא שזה תורתע במעט הרתעה כשלא יהיה שם כאב ויהיה הגוף נקי. בשלישי במיאמיר.

[86] היציאות המתחדשות בשרשי האזנים כשיתחילו להתיך מעצמם אז לא תניעם בדבר ולא תמשכם ושורש זה הענין כלו הוא אל הטבע ואם יתקבץ בהם מוגלא אז או תכרות אותה ותזול אותה הליחה או תתיכה ותכלה אותה ברפואות. בשלישי במיאמיר.

[87] כשתהיה ליחה חמה יורדת מן הראש אל העין אז נתחיל בהרקת הגוף כוללת בהקזת העורק או בשלשול הבטן ואחר זה בהרקת הראש ביחוד בערעורים ובמשיכת הליחה אל הפך הצד בקרני המציצה וכיוצא בהם. ולפעמים נבקע העורקים הדופקים או נחתכם או אותם שהם אצל האזנים או אותם שהם על שני הצדעים ואחר זה נרפא העין בעצמה. ברביעי במיאמיר.

[88] לא יחשב שיהיה בכבד ובחזה מורסא לבניית כי החזה יותר סתום הנקבים ומקובץ החלקים מהגיע אליו כמו הליחה הזאת. ואמנם הכבד אינו כן בהיותו יותר סתום הנקבים לבד אך שהוא עם זה משנה המאכל ומהפכו מטבעו ולכן לא יכנס בתוך הטרפשות בעת מן העתים בשביל עובי⟨ו⟩ הלבנה הדבקה או הדם העב ובייחוד החלק העצביי ממנו. בששי בדפק.

[89] הכבד והאסטו׳ יוביל בעליה חולשת כל אחד מהם אל המות באמת ולכן ראוי לחזקם תמיד. ואמנם שאר המעים אם יחלש כחם אין סכנה בזה ואמנם שתי הכליות והחזה הנה חולשת כחם הוא ממה שלא יובטח מרוע אחריתו ולכן הוא ענינם ענין ממוצע בין שניהם כפי קוצר מעלתו ממעלת הכבד והאסטו׳ על שאר האברים. בשמונה עשר בתחבולה.

[90] כשינפח במורסא החזה והאסטו׳ או אחד מאברי הצואר והראש אז תקשור הידים והרגלים. וכשינפחו הידים אז תשקור הרגלים וכשינפחו הרגלים אז תקשור הידים. בשלשה עשר בתחבולה.

---

1 החום: ב״י לפי שהם איכויות פועלים ראוי שיחדשו מה אבל האיכויות שהן מתפעלים אין יחדשו מה ס[1] 2 מחדשות: מתחדשות **זקר** 4 כפי: לפי **זמק** 7 לחיצוני: إلى ناحية a ‖ בפלא: בפליאה **זמקר** ‖ שזה: שאם **ק** שזה **ק**[1] שאז **זמ** 10 ושורש: وكل a 17 מהגיע: מהמגיע **ק** ממגיע **ז** ‖ כמו הליחה: בכיוצא בליחה **זמקר** 19 בשביל עובי⟨ו⟩: لكثافته a 20 בעליה: **גהזלמסקר** om. ‖ באמת: وشيكا a 22 ולכן: لكنّ a ‖ הוא ענינם: **ה** inv. 23 בשמונה עשר: حادية عشرة a 24 במורסא: במורסת **זסק** ‖ והראש: **גהזלמסקר** om.

[91] הכבד והטחול הם האברים היותר מהירים והיותר מעותדים לקבל הקושי כשיתרשל האדם בהם בעשית המאכלים הדבקים וכן שתי הכליות יקרה להם הקושי מהרה ולכן יהיה שקצת עלות הכליות לא יתכו וקצתם תקשה התכתם. בשלשה עשר בתחבולה.

[92] שים כונתך והזהר בתכלית אזהרתך שלא יתחדש לכבד ולטחול ולכליות קושי הנק׳ מורסא קשה. ורוב מה שיקרו אלו המורסות הקשות למי שימצאהו מורסא חמה באחד מאלו האיברים השלשה ואחר ירגיל מאכלים מולידים ליחות עבות או דבקות. באותו המאמר.

[93] כשתהיה החבורה או השחין או הנגע במעים הגסים תקל ארוכתם כי הם יותר מתדבקים ויותר עבים והרפואות מתעכבות בו ומתאחרות שם. והמעים הדקים יותר קשים להתרפאות והמעי הצם בייחוד אינו מקבל רפואה כלל כשיפול בו חבורה בשביל רקיקות גרמו וזכות חושו ורוב עורקיו והעברת המררות עליו והוא פוגע בחומה תמיד. בששי בתחבולה.

[94] הקלפה אשר בחיצוני העור היא אותה אשר בה ביחוד יעצר ויתדבק מן הליחות אשר ישובו אל העור יש ממנו שהוא עב עפריי ויש ממנו שיהיה הגרב והעלה אשר יתקלף עמה העור והצרעת הגדמית. באחרית הסמים.

[95] לפעמים יקרה הצמוק והשדפון מעט מעט או מפני מורסות לא יתכו או מפני מורסות נסתרות מן החוש. בדפק הקטן.

[96] רוב מה שיתאחר קבוץ המוגלא במורסות החמות עד עשרים יום ובמורסות הקרות עד ששים. בפירושו לא׳ מהקדמת הידיעה.

[97] אין ספק על כל פנים שיגיע ללב פגע בעת הגעת המות והמות היא לעולם נמשכת אחר הפלגת רוע מזג הלב כי מה שיהיה מרוע מזג הלב גדול השעור וביחוד באברים המתדמים החלקים אז לא ימשך אחריו מות מהירה ומה שיהיה ממנו מיוחד באברים המורכבים אז המות ימשך אחריה פתאם ויקדמנה העלוף החזק פעמים רבות. בחמישי בהודעה.

[98] אי אפשר כלל שישתנו כל העורקים הדופקים שינוי שיכללם מבלתי שיאנש ויכאב הלב בשתוף האבר הכואב. והאבר אשר יכאב הלב בשתופו בו שיכאיבהו בעת ובזמן מהרה יותר משאר האברים הוא כמו הריאה ואחר הריאה הכבד ואחר הכבד הטרפשות ואחר הטרפשות החזה. בששה עשר בדפק.

---

2 בעשית: וירגיל **ס**[1] 4 אזהרתך: **זמק** .om 5–4 הנק׳ מורסא קשה: a .om 6 ירגיל: ירגילהו **זמק** 7–6 באותו המאמר: בשלשה עשר בתחבולה **זמקר** 11 פוגע בחומה: صرف بحدته a 15 הצמוק והשדפון: الذبول a ‖ או מפני מורסות לא יתכו או: **ס**[2] **גהזלמסקר** .om 19 היא: הוא **ס ה** .om 24 יותר: **זמק** .om 25 כמו: a .om

[99] כשיתחברו דקות הליחה וחלחול האבר וחום האויר המקיף וכח הרפואה הנעשת בה וחוזק כח החולה תתך המורסא מהרה ולפעמים תתך פתאם. וכשיתחברו הפכי הענינים האלה יהיה הענין בהפך. בפירו׳ לשני מהקדמת הידיעה.

[100] מות החולים תהיה על אחד מארבעה פנים: אם שיבא לחולה בחראן רע שלם ברוע וימות ביומו ההוא ואם שיתך כח החולה מעט מעט עד שימות ונקר׳ צמוק או כחש ואם שיחוברו שני הענינים והוא שיתהפך פתאום לענין שהוא יותר רע ואחר זה לא יסור כח החולה מהחלש מעט מעט עד שימות. ולפעמים ימות החולה פתאם בלי בחראן כלל. בשלישי בבחראן.

[101] אמר משה: ידוע הוא שהמות הזה פתאום בלי בחראן אי אפשר שיהיה בעת ירידת החולי אבל באחד משלש עתות החולי הקודמים לירידה. הנה גאלי׳ באר בשלישי לבחראן שלא תבא המות כלל בירידת החולי אלא אם שימות משגגה שיקרה לחולה.

[102] כל חולי ישקוט בלי הרקה מבוארת או ביציאת מורסא בעלת שעור אז ישוב בענין יותר רע ממה שהיה כבר. בשלישי בבחראן.

[103] אותם שימותו בלי בחראן הנה ביום העונה תהיה המות וימותו קצת מהם בתחלת העונות לקדחות ולפעמים ימותו בתכלית העונה ולפעמים בעת התכת העונה. בשלישי בבחראן.

[104] הדברים כלם אשר יורקו מן הגוף אמנם יגיעו אל ההרקה בשני פנים הנה פעם יורקו מפני הגרמים המקיפים להם יוציאום ויריקום ופעם תהיה הרקתם שאותם הלחויות עצמם זוחלים ויוצאים כשהגרמים המקיפים להם כבר חלשו עד שלא יאחזום ולא יחזיקום.

[105] השמר שלא תרכך הטבע בתחלת מורסות הטבעת ומה שסביבותיו ולא תגיר השתן כשיתחיל התחדשות דם במקוה ובאמה ובשתי הכליות ולא תגיר הנדות בתחלת מורסא ברחם או בערוה. ואמנם בגרון ועליוני הפה והלשון וכל מה שיש בפה כשיתחיל להתחדש המורסא והשמר מהערעורים כי כשהיא באלו המקומות דומה לשלשול הבטן בעת מורסת המעים והגרת השתן בעת מורסת המקוה או הקיא בעת מורסת האסטו׳ והושט. בשלשה עשר בתחבולה.

---

1 כשיתחברו: אלו הענינים **ג[1]זלמסקר** add. ‖ וחלחול האבר: ורפיון חלקי האברים **ג[1]זלמסקר** add. 6 שהוא: **זמקר** om. 11 אם שימות: שימות **זלמסר** אם כן ימות **ג** 12 ביציאת מורסא: بخراج a 15 ולפעמים: בתכלית העונה **זמק** add. בירידת העונה **ר** add. בתכלית העונה **ס** add. et del. ‖ ולפעמים בעת התכת העונה: **ל** om. ‖ בעת: בהתחלת **ה** ‖ העונה: عند انحلال القوة a add. 18–19 יוציאום … להם: **ס** om. יוציאום ויריקום ופעם תהיה הרקתם כי אלה הלחויות יגרו וידחו ⟨…⟩ כשהגרמים המקיפים להם **ס[2]** ‖ ויריקום … ויוצאים: **ג[2]** 19 יחזיקום: سادسة التعرّف a add. 20 בתחלת: בהתחלת **גהזלמק** 22 בגרון: الحلق a

[106] תליית קרני המציצה הוא מן הדברים החזקים למשוך מה שהוא בעומק הגוף ולעקור המורסות אשר נתישן קשים. ולא תפעל זה אלא אחר הרקת הגוף כלו כי אם תתלה קרני המציצה על האבר והגוף מלא תמשוך אליו הליחה. ואמנם תתלה אותו על הצד הרחוק מן האבר העלול עד שתמשך הליחה ממנו להפך הצד כמו שדקדקנו. בשלישי בתחבולה.

[107] כשתתלה קרן המציצה על העורף במקום העצם הנקרא הקרדום יהיה מהדברים היותר חזקי התועלת מלמנוע שפיכת הליחות אל העין ואין ראוי שתפעל זה אלא אחר הרקת כלל הגוף כולו. בשלישי בתחבולה.

[108] זכר נא שהרפואות המתיכות כשתרפא בהם אבר מה ויהיה הגוף מלא הנה הם יותר קרובים ונכונים שימשכו אל האבר וימלאוהו מהיותם נכונים להריק. ולכן כשתרפא המורסות החמות וזולתם לא תבטח בעשית המתיכים עד שתריק כלל הגוף. בשלשה עשר בתועלות.

[109] יש רופאים רבים שיחשבו שכל מה שיהיה יותר חזק הקביצות שהוא יותר נמרץ במה שירצה בו הקביצה וכן כל מה שיהיה מן הרפואות יותר מתיכות שהם יותר מועילות ויותר נמרצות במה שירצה להתיך. ולא יבינו שכל אחד משני אלו הכחות כל עוד שיהיו יותר חזקים יהיה מה שיתחדש באבר בעל המורסא מן הכאב יותר חזק כי הקובץ בחוזק יתחדש ממנו בדמיון הרצוץ והרסוק כי עצם האבר יתקבץ ויתקבצו חלקיו ויתקשו בקבוץ חלקים כבד. והרפואות החמות המתיכות התכה חזקה יתחדש מהם באבר בעל המורסא דבר דומה להתאכלות. אם כן באמת יהיה השוה בכל אחד משני הכחות יותר משובח מן המופלג. בחמישי במיאמיר.

[110] לא תקרר ולא תרתיע המורסא הנק׳ אלחמרא עד שיורק כלל הגוף בשלשול הבטן ברפואה מוציאה האדומה. ואם תקדים בקרור והרתעה קודם ההרקה הנה בזה פעמים רבות ידחה מאבר אשר בו המורסא אל אבר נכבד גדול הסכנה. בארבעה עשר בתחבולה.

[111] זהו ענין גדול נכבד השעור מאד ראוי שיהיה מוכן בזכרונך והוא ברפואה המחוברת שיכוון בה כונת מה ורצון מה שפעמים רבות יעורב בה רפואות אחרות בלתי נאותות ומסכימות לאותה הכונה ובלתי נאותות לתועלתה אשר יכוון בה. ואמנם נערב בה כדי שלא תכאיב ושלא תזיק בשום פנים מהפנים כולם. בשביעי במיאמיר.

4 שדקדקנו: أصّلنا a   6–61.16 המציצה ... ללב (4.40): ש .om   6 הקרדום: الفأس a   8 בשלישי: ثالثة عشر a   10 מהיותם נכונים להריק: שאינם נכונים להריק **זמקר** من أن تستفرغ a   15 אלו הכחות: הכחות הללו **זמק** הכחות האלו **ר** הכחות **גה**   25 ברפואה: أنّ الدواء a

[112] אמר משה: כמו מה שנערב המסטכי והוא סם קובץ עם המשלשלים כדי לחזק פי האסטו׳ ולמנוע מלעורר חפץ קיא מהמשלשלים או מלהקיאם. וכמו שנערב הדרגגן למנוע היזק בשר קולוקינטידה במעים.

[113] מי שיהיו ליחותיו רקיקות ודקות ויקרב להתעלף מפני מה שמחייב רקיקות הליחות מהתכת הרוח ויעלה מורסא בכבדו או באסטומכתו הנה חליו אין לו רפואה ולא ארוכה כלל בהיותו כן שכחם כבר נפל וימנע ההזנה מפני המורסא. בשנים עשר בתחבולה.

[114] אי אפשר שתחובר רפואה אחת שיתוקן בה כל הגופים כי התחלפות הגופים במזגיהם והתחלפות השנים יחייב התחלפויות רבות ברפואות ובשביל הסבה הזאת ראוי שיהיה אצלך שתי רפואות מוכנות אחת מהן יותר חזקה מכל הרפואות הנכנסות במינה והרפואה האחרת היותר חלושה שבכולם ותערבם כפי הצורך כשתרצה. בשלישי בקאטגניס.

[115] הזיעה הוא דבר יוצא חוץ מן הטבע כי ענין הגוף כשינהג כפי הראוי וימשול הטבע על המזון וינצחהו לא ישלח הזיעה. בפירושו לראשון מהפרקים.

המאמר הרביעי כולל פרקים תלויים בדפק וקבלת ההוראה בו

[1] הצורך להוית הדפק וקבלת התועלת בו הוא לשני דברים: אחד מהם והוא הנכבד וגדול הסכנה שמירת החום הטבעי. והשני הולדת הרוח. בשנים עשר בדפק.

[2] כוונת האזון הנזכר במיני הדפק הוא ההקש בין זמן ההתפשטות עם זמן המנוחה אשר אחריה כי אלו שני הזמנים אחד מהם אצל האחר בלי ספק יש יחס מה טבעי כפי כל אחד מהשנים ולפעמים ימצא אותו היחס על טבעו ולפעמים יתחלף. בראשון מהדפק הקטן.

[3] ידיעת האזון אמנם יהיה השגתו בדפק החזק בתכלית החוזק ובזולתו מהדפקים הנה האזון לא יושג בו כלל או יושג השגה רחוקה מן האמת. בשביעי מן הדפק.

[4] ההוראה המורה על חוזק הכח תמיד ושלא תכזב הוא הדפק השוה וכן גם כן הדפיקה תמיד. במאמר בהקזה.

---

1 כמו: כגון **זקר מ** || .om **מ** המסטכי: המצטכי **ה** המשטכי **זל** המאצטכי **ק** 2 הדרגגן: הדרגאגאן **קר** הדרגאגן **ז** הדרגגאן **גהל** הדרגן **מ** 10 ותערבם כפי: ותהיה ככל **ס** || הצורך: רצונך **ל** 14 פרקים: .om **מ** || תלויים: .om **מ** הם **זק** .add בהם **ר** .add || וקבלת: בקבל **ג** בקבלת **הל** 15 הצורך להוית הדפק וקבלת התועלת: **ס**² 16 בשנים: ثالثة a 18 אחריה: وبين زمان الانقباض مع زمان السكون الذي بعده add. a 20 הקטן: الكبير a 23 הדפק: القوي add. a 24 תמיד: العظيم a

[5] הקטן בעת שיולד דפקו הוא בתכלית המהירות והתכיפה. ודפק הזקנים בתכלית האחור והעכוב. ושאר השנים הם בין שני אלו בהדרגה. ובשנים שהם בתכלית הבחרות יהיה הדפק היותר גדול שיהיה והיותר חזק שבהם. ויחסר הגודל והחוזק בהדרגה עד שיהיה בשני הזקנה שיהיה היותר חלוש שיהיה והיותר קטן שבהם. ואמנם מעת הלידה עד תכלית הבחרות הנה הדפק גדל ונוסף גודל וחוזק בהדרגה. באחד עשר בדפק.

[6] עכוב הדפק או חולשתו או קטנו כל אחד משלשת המינים האלו כשיהיה בתכלית אשר אין אחריו תכלית הנה הוא מפוחד מאד ובעליו על צער גדול תמידי. ואין הגודל והחוזק בתכלית כן. ואמנם המהירות בתכלית הוא יותר בטוח ויותר תוחלת בשלום מן המאוחר בתכלית. בארבעה עשר בדפק.

[7] הדפק המתחלף התחלפות רב בלתי מסודר יורה שסבת ההתחלפות נעתקת בלתי קיימת. והנה אז תעתק העלה לאבר נקלה וימלט החולה או תעתק לאבר נכבד וימות החולה. ואם כן לא יקובל מופת מהתחלפות הסדר על דבר אמתי. בארבעה עשר בדפק.

[8] הדפק המתחלף השוקד על דרך אחד מורה שסבת התחלפותו קיימת וקבועה ובהפכו בלתי קיימת ובלתי קבועה. בעשירי בדפק.

[9] כל מיני הדפק המתחלף ביותר מדפיקה אחת אמנם נמשך ויתחייב מרוע מזג הלב המתחלף או הפגע המתחדש או הכח. בעשירי בדפק.

[10] הכח כשיהיה חלוש בעצמו ימעט שישים הדפק מתחלף בדפיקות. ואמנם כשיהיה הכח בעצמו חזק ויכבידהו רוב הליחות הנה הדפק מתחלף בדפיקותיו. בעשירי בדפק.

[11] תחלת מדרגות חולשת הכח והפחותה שבהם ישים הדפק יותר נוסף קוטן ונוסף חולש. והמדרגה הנלוית לזאת מחולשה היא אותה שתשימהו שיכבידהו עם זה הנחת האצבעות אשר יונחו על העורקים ותשים הדפק הנק׳ זנב העכבר החוזר פעם שניה. ואם יתש הכח ויתך יותר מזה ישים הדפק זנב העכבר הקיים. בעשירי בדפק.

[12] הדפק החזק יהלום לעולם הלימה כבדה וכן מין הדפק הקשה יהלום הלימה כבדה כמו דפק הנרעד והדפק הנמתח. בשמיני בדפק.

[13] לא ימצא לעולם דפיקה אחת בעצמה קשה או גדולה מאד יחד ולא תמצא גם כן דפיקה אחת בעצמה גדולה מאד חזקה מאד מאוחרת אך אתה תמצא רוב הדפק הגדול מאד מהיר מאד או בלתי מאוחר. בחמישי בדפק.

1 דפקו: הדפק **זמק** דפיקו **ל** הדפיקה **ר** 6 משלשת המינים האלו: מאלו המינים **גלה** מאלו **ס** 7 צער: وجل a ‖ כן: ז^{2} **מק** om. 16 המתחדש: بالآلة add. a ‖ הכח: بالقوة a 19 חולש: חולשה **מק** 23 החזק: החוזר **ק** ‖ כמו: כגון **זק** 25 לא ימצא: ימצא **גזלמקר** נמצא **ס** לא **ס**^{2}(?) 27 מאד: om. a

[14] הדפק שיתחבר בו שיהיה גדול מאד חזק קשה בשעור שאפשר שימצא הקושי מן הגודל מאד הנה כשיתקבץ זה הדפק יהיה יותר מבואר ויותר נראה מכל מה שהוא זולתו. ואמנם הדפק השלם הנה התקבצותו נעלמת לא תודע ולא יוחש ממנו בשום פנים בהתחלת תנועת ההתפשטות ולא בתכלית תנועת ההתקבצות. בחמישי בדפק.

[15] כל חולי ישנה הדפק לתכיפה הנה הוא כשיארך ויתחזק ויתקשה ישים הדפק תולעי. וכל חולי ישנה הדפק אל העכוב הנה הוא עם הוספתו והארכתו והתחזקו ישים לדפק התחלפות ידומה ויחשב שגרם העורק כבר נתפתת עד ששב העורק חלקים קטנים בלתי מחוברים. בדפק הקטן.

[16] ההתחלפות ברוב הענינים יתחייב לו הסדור ולא יחשב שימצא דפק מתחלף מסודר וכשיהיה הפגע גדול ישים הדפק מתחלף בלתי מסודר. בדפק הקטן.

[17] כשיתך הכח ישים הדפק קטן וחלוש ותכוף מאד. וכשילחצהו דבר ויכבד עליו ישים הדפק מתחלף בלתי מסודר. וכל עוד שיהיה הפגע יותר גדול יהיו מיני ההתחלפות ברב הענינים ימשך אחריו רוע הסדור. בדפק הקטן.

[18] לפעמים יהיה מזג הלב יותר חם מן הראוי ומזג העורקים הדופקים יותר קר ממה שראוי או בהפך. וכן הלב עצמו יזדמן כמה פעמים שיהיה גרם הלב יותר קר ממזגו הטבעי ויהיה העצם אשר יקיפו עליו החללים יותר חם או בהפך ואז יהיה הדפק דומה לדפק הטבעי. ומשל העלות האלה יטעו ויתעו גם הרופאים הבקיאים וכל שכן זולתם. בחמישה עשר בדפק.

[19] פעמים רבות יתקבץ בפי האסטו׳ ליחה רעה ותעקצה או יקררה ואז ישוב הדפק קטן או מתחלף. וממה שיובדל בו מה שיעקוץ ממה שיקרר שקוטן הדפק המתחדש מן הדבר המקרר הוא יותר. והתחלפות הדפק המתחדש מן הדבר העוקץ יותר נוספת. בראשון מן הקדחות.

[20] כשיתחדש בפי האסטו׳ עקיצה או חפץ קיא או מצוק או קיא או עלוף או פוקות הנה אז הדפק ישוב תכוף מאד וקטן ולפעמים ישוב מהיר גם כן. וכשילחוץ פי האסטו׳ ויעשה אותו רוב מאכל או ליחות בלתי עוקצות ישפכו אליה אז ישוב הדפק מעוכב מאוחר וקטן וחלוש. בדפק הקטן.

[21] כשיהיה בעורקים רוע מזג מתחלף הנה החלק שיש בו יותר לחות וחום יהיה דפקו יותר גדול ומהיר והחלק ממנו שיהיה אם קר או יבש יהיה דפקו יותר קטן ויותר מאוחר. בעשירי בדפק.

---

3 השלם (= الكامل): الخامل a 5 לתכיפה: للمتواتر a 9 הסדור: سوء النظام a ‖ מסודר: إلا في الندرة add. a 12 עוד: ק .om ‖ ההתחלפות: أكثر وبخاصّة الاختلاف في القوة والعظم والاختلاف add. a 21 עקיצה: أو توجّع add. a ‖ מצוק: كرب a 22 וקטן: ضعيفا add. a

[22] בהתחלת קדחות העפוש כלם יהיה התקבצות העורק יותר נוסף מהירות וזהו אות רחוק מאד מן הכזב וראוי שתאמן בו ותבטח בענין הקדמת הידיעה מהבטחתך בכל אות אחר. ועוד גם כן יהיה הדפק אם בתוספת אותם העונות ועלייתם. אם בעת תכליתם כי אז תנועת ההתקבצות וההתפשטות מהירה. בחמישה עשר בדפק.

[23] כשתמצא בעת מן העתים הדפק בהתחלת הקדחת חזק או גדול או משולל מן הקושי אז אין אותה הקדחת קדחת דקה בשום פנים. וכשיהיה הדפק חזק וגדול נעדר הקושי הנה זה הוראה מבוארת שהיא קדחת יום. וכשתמצא הדפק חלוש וקטן והעורק קשה הנה הוא קדחת דקה. באותו מאמר.

[24] כשתהיה הליחה קרה רבה אל הלב בעת עונת הקדחת אז הנה העלול בענין נוטה למות ויורה על זה השתנות הדפק בשעור רב מאד אל העכוב והאחור והקוטן כי הנמשך אחר אלו השלשה הוא חולשה בעלת שעור יחשב בה מות העלול בשעתו. באותו מאמר.

[25] העורק שהוא מן האבר העלול יותר קרוב הנה הוא יותר רב השנוי אל הרכות והקושי. ואמנם העורקים הרחוקים מן האבר העלול הנה לא ישתנו אלא באמצעות הלב ביניהם ובין האבר העלול. באותו מאמר.

[26] כשיהיה דפיקת העורקים כלם חלושה אז הכח החיוני חלוש בעצמו בסבת רוע מזג גרם הלב כמו שנודע. ואם יהיה זה באבר אחד מן הגוף הנה אותו האבר לבדו הוא אותו אשר בו רוע מזג. וכשיהיה עורק אחד בעצמו פעם דפיקה חלושה ופעם חזקה אז אין הכח בעצמו חלוש אך שיש שם ליחה רבה שנשפכה על הכח וחנקה אותו. בששה עשר בדפק.

[27] כשיתקרר גרם הלב עצמו או שיחם או שירטב או שייבש בהפלגה הנה סבת מה שיגיע אליו מרוע מזג ישים הדפק חלוש וזהו נפילת הפגע בכח הלב עצמו. אבל אם שנתקרר או נתחמם הדם והרוח אשר מקיף אותם הלב או שנתחמם או נתקרר גרם כיס הלב או גרם הריאה ויתעבר אותו רוע המזג אל הלב ולא נקבע בגרמו אז לא יתחדש דבר אחר יותר משנוי הצורך אפס מנפילת הפגע בכח. בשלשה עשר בדפק.

[28] כשיהיה הדם והרוח אשר יקיפם גרם הלב או גרם כיס הלב או הריאה ישתנה מזגם ליובש או ללחות אז לא ישתנה הצורך ממה שהיה עליו כי החום והקור לבד הם אותם שהם משנים הצורך. באותו מאמר.

2 שתאמן בו ותבטח: שתאמן ז שתאמן בו ק   3 אם: אמנם ס^2 9 רבה: נוטה ס^2 add.   11 מות: ימות ס כי ימות ת ‖ באותו מאמר: בחמשה עשר בדפק זמקר   12 הנה הוא יותר רב: ר om. ‖ רב: מן זמק add.   14 באותו מאמר: בחמשה עשר בדפק זמקר   17 דפיקה: نبضه a   18 שנשפכה: ثقلت a ‖ בששה: בשלשה גהלנס   20 אבל אם: אם זלמקר אך אם ה או נ אבל ס אם ס^2 add. أمّا متى a   26 באותו מאמר: בשלשה עשר בדפק זמקר

[29] דפק העורקים ברוב עתות הבחראן יהיה מתחלף וכל שכן כשיהיה עם הבחראן השתדלות גדולה. וכשיהיה הדפק קשה מורה על הקיא. וכשיהיה הדפק גליי מורה על זיעה גדולה ובלתי גליי מורה על הדם כי זה מורה על תנועת הטבע לחיצוני הגוף בדם יזול מן הנחירים או זולתם. והדפק הגבוה הנק׳ הנשקף או החזק הוא אות משותף בבחראנים לכל מיני ההרקה. בשלישי בבחראן.

[30] כשנוסף חום הגוף הנה תחלת מה שישתנה הדפק אל הגודל מהרה וכשנוסף על זה גם כן נוסף עמהם תכיפה. ואמנם כשיתקרר הגוף הנה תחלת מה שיתבאר בדפק הוא העכוב ונלוה אל העכוב האחור והנלוה אחריהם הקוטן. בתשיעי בדפק.

[31] העורקים הדופקים כשיקיף בהם דברים שילחצו אותם ושיטריד וימלא פנאי מקום התפשטם בין שיהיו אותם הדברים ליחות או מורסות יהיה הדפק מתחלף הדפיקות. וכן רוב הדם המורק בעורקים הדופקים או בלתי דופקים אז יתחלפו העורקים ובכלל כשיקרה לעורקים הדופקים מה שילחצם לחיצה חזקה או שיסתמם הנה אז יהיה הדפק מתחלף בדפיקותיו. בעשירי בדפק.

[32] רכות הכלי מחייב הגודל בדפק ותגבורת הקור על הגוף מחייב הקוטן. ולפעמים יהיה מה שיחייבהו הקור מהקוטן משל מה שיחייבהו רכות הכלי מן הגודל וישאר שוה. וכן כל שתי סבות מתחלפות השוות בחוזק מהסבות המשנות הדפק יהיה הדפק בשבילם שוה עד שיחשב במי שיהיה ענינו זה בחליו שהוא נשאר על ענינו הטבעי ואין הענין כן כי כל דפק טבעי שוה בין שתי הקצוות דפק שוה טבעי. בתשיעי בדפק.

[33] כמו שמשאיר אחריו הדפק הגליי כשיקטן וימעט הדפק התולעי כן משאיר אחריו התולעי כשיבטלו תנועותיו הרבות ונשארה בו תנועה אחת והוא הדפק הנמלי והיא תנועה מעטה מאד דומה לשריצת הנמלים ויש בו באמת התחלפות. אך בשביל קטנו לא ישיג החוש התחל פיותיו. והדפק הזה הוא בתכלית הקטנות והחולשה והתכיפה ולא ימצא דפק יותר קטן ולא יותר חזק התכיפה ממנו ויחשב שהוא מהיר ואינו מהיר. בראשון בדפק.

[34] התכת הכח ימשך אחריה ברוב הענינים תחלה הדפק התולעי ואחר זה באחרונה ימשך אחריו הנמלי. וכשיתך הכח עם העדר הקדחת או עם קדחת קטנה ימשך אחריו התולעי ביחוד ויתקיים כן זמן ארוך. בדפק הקטן.

[35] לפעמים יתקשה הדפק עם קדחת יום או עם קדחת העפוש או עם קדחת דקה אחת מאלו הסבות המקשות הדפק לא מפני הקדחת כי הקדחת בעצמה מצד שהיא קדחת הנה

---

6 הגודל: فإن زادت الحرارة على تلك ازداد مع العظم add. a 7 עמהם: גם כן זמק add. 8 והנלוה: والثالث a 11 אז יתחלפו העורקים: قد تجعل النبض مختلفا هذا الاختلاف a 18 הקצוות: وليس كلّ add. a 19 כמו שמשאיר אחריו: كما يعقب a ‖ משאיר אחריו: يعقب a 22 יותר קטן: ولا أضعف add. a 27 אחת: הנה ס^{2}ת add. من أحد a

לא יתחייב ממנה בענין מן הענינים קשי הדפק אלא שרוב מה שימצא הדפק קשה עם קדחת דקה. בראשון מן הקדחות.

יחשב דפק בעלי הקויצה שהוא חזק וגדול ואמנם באמת אינו חלש ולא חזק ולא קטן ולא גדול. ואמנם מתיחתו יחשב שהוא חזק וידומה ברעדת תנועתו שהוא מדלג ומתנשא למעלה מאד. הדפק הקטן.

[36] המנוחה הנכנסת אי אפשר שתדענה באמת בעת מן העתים אך תושג אם יהיה הדפק חזק מאד ותכבוש עליו בידך כבישה חזקה. בחמישי בדפק.

[37] כשיהיה הכח חזק וגרם העורק קשה והצורך מכריח הרבה יהיה הדפק נרעד וכשיחסר אחד מאלו הענינים אז לא יהיה הדפק נרעד. בעשירי בדפק.

[38] הכח אשר כבר חלש חולשה גדולה לא ישים הדפק חלוש לבד אבל ישים אותו גם כן קטן ומפני קטנו ישימהו תכוף. וכשיחזק הכח ישים הדפק עם חזקו גדול וכשיהיה הצורך לא ישתנה כלל. בשלשה עשר בדפק.

[39] הסבה בדפק התולעי חולשת הכח ובדפק הגליי הפלגת הלחות ולפעמים יהיה בקצת העתים בסבת רכות הכלי בתכלית הקצה. בעשירי בדפק.

[40] הדבר הכולל לכל דפק מתחלף הוא שיהיה בסבת סתימה או לחיצה יקרה לכלי או ליחות ירבו על שעור הכח או רוע מזג מתחלף יקרה ללב ולהתחלפות בדפיקה אחת יותר קשה ויותר חזק מהיותו בדפיקות רבות. והדפק החלוש איננו מופת על דבר אחר לבד רוע מזג הלב ולא יתחייב מחולשתו התחלפות אלא אם יצטרף לזה אחת משלשת הסבות אשר זכרנו אנחנו. בששה עשר בדפק.

[41] השקוי הנאדי מפני מה שיתקבץ בבטן מן הלחויות יתמתחו העורקים ויתפזרו ואז ישוב הדפק נוטה אל הקושי קטן תכוף וכל שכן עם הקדחת. ואמנם השקוי הבשריי הנה בשביל היותו טובל אברי הגוף הקשים כלם ומשרה אותם ישים הדפק גליי. בשנים עשר בדפק.

[42] לא ראיתי אחד שנמלט מבעלת הצד כשיהיה דפק בעליה קשה תכלית הקושי וקטן ותכוף מאד. בששה עשר בדפק.

6 באמת: **זמק** om.   7 בדפק: لا تغمز على العرق في صنف من أصناف النبض إلا في النبض الشديد وحده ولا تغمز عليه أيضا غمزا عنيفا تقهر به القوة. خامسة النبض add. a   8 מכריח: تدعو a   13 הגליי: **ל^{2}ס^2** התולעי **גהזלמנסק**   14 בתכלית הקצה: **זמק** om.   17 על דבר אחר: **ס^2** אחר **גהזלמנסקר**   18 אנחנו: الآن add. a   19 בששה עשר: رابعة عشر النبض a   20 ויתפזרו: وتبرد a   22 טובל: טוב ל- **שת** يبلّ a

[43]

[44] לא תדמה תנועת העורק בשלשת קטריו כתנועה בגשם המרובע או המחודד הנק׳ החרוט וזולתם אבל תחשב שהיא תנועה אחת וסבוב ותנועה כתנועת הכדור כי תנועת העורק תתבאר לחוש מסבבת גמורת הסבוב. בשביעי בדפק.

[45] לא יהיה הדפק כלל בתכלית האיחור והקוטן כל עוד שהכח חזק ואע״פ שהצורך כבר נתמעט תכלית המעוט. בתשיעי בדפק.

[46] הדפק בעל שתי הלימות פעם יהיה מרוע מזג גדול וקושי מועט בעורק ופעם יהיה מקושי גדול וחולשת כח או עם עובי ורוב ליחות. בעשירי בדפק.

[47] הדפק הטבעי יהיה כשיהיה הכח על ענין שווי וימנע מן התנועה מפני מלוי מופלג או סתימה או לחיצת דבר לכלי. בעשירי בדפק.

[48] רוע מזג הכלי המתחלף ישים הדפק מתפתת. בשנים עשר בדפק.

המאמר החמישי כולל פרקים תלויים בהוראה על השתן

[1] ראוי בכל הקדחות שיהיה רוב מה שתבדוק בהם ותעיין בהם השתן כי הקדחות הם חולי בעורקים. אם בבעלת הצד אז תעיין תחלה ברקיקה ואחר תעיין אחר זה בשתן כי לא תכלא בעלת הצד מן הקדחת. וכשיהיה החולי בבטן ויהיה עמו קדחת אז תעיין תחילה ביציאה ואחר תעיין בשתן ואם לא יהיה שם קדחת אז תבדוק היציאה לבדה. בששי בבחראן.

[2] השמרים היורדים עם השתן בקדחות שהם מעפוש היותר טובים שבהם הם אותם שיהיו מליחה אשר כבר נתעפשה כשיבשלו אותה העורקים המקיפים אותה ויהיה ממנה בשתן שמרים שוקעים לבנים חלקים שוים בלתי נתעבים בריחם. בראשון בקדחות.

[3] כשיהיו חלקי השתן כלם שוים במראה ועצם יורה זה על תגבורת הטבע על החולי ומשלו עליו. ואותו שיתקבץ הרוח בשתן הוא בשביל ליחה קרה ולכן יורה על אורך החולי. בפירושו לשביעי מהפרקים.

[4] המשובח שבשתני החולים היותר דומה לשתן הבריאים. והשתן המבושל בתכלית ממי שהוא בתכלית הבריאות הוא השתן השוה בעובי הנוטה לכרכמות ולאודם מעט. ואל

---

1 Aphorism 4.43 in ed. Muntner is identical with aphorism 4.45 of the Arabic text. Thus, the same text also features in ed. Muntner as aphorism 4.45, but with some minor variations. 14 אם: אמנם ס[2] 15 ביציאה: בציאה ל 16 תעיין: אחר זה ס .add || היציאה: בציאה ל || בששי: أولى a 20 ועצם: والقوام a 22 מהפרקים: מ .om בפרקים זקר 24 ואל: وهو إلى a

הכרכמות המשובע יותר נוטה כמו שאלו לקחת ממה שנתערב בו דבר ממימיות הדם ומרה האדומה. בראשון בבחראן.

[5] המשובח שבמיני השתן מה שיהיה יפה המראה ויש בו ענן לבן חלק ושוה אם שוקע בתחתית הכלי והוא המשובח ובאמצע והוא למטה מן הראשון או צף למעלה והוא למטה מן השני. ואלו שלשת המינים הם המורים על הבשול. ואמנם שאר מיני השתן הנשארים הנה קצתם מורים על הפך הבשול וקצתם מורים על אבדון. בראשון בבחראן.

[6] השווי המותנה בשמרים ובשקיעות הוא שני מינים: אחד מהם שלא יהיו מפוזרים ומבולבלים אבל מקובצים והשני שיהיה כן בכל העתים כי לפעמים תמצא השתן זך בעת אחד ויש בו שקיעה ושמרים בעת אחר ולא ילך הלוך הראות השמרים המשובחים וזה מופת שהבשול אינו שלם. בראשון בבחראן.

[7] הטוב שבשתני החולים הם אותם שיתראה בהם בעת יציאתם השמרים המשובחים שלמים בתארם כי זה יורה שהטבע כבר נראה גבר על החולי והתחיל להוציא הליחות המחליאות. ואחריו בטובה אותו שיושתן עכור ואחרי צאתו במעט ישקעו בו שמרים משובחים כי זה יורה שהטבע כבר התחיל במעשה ובקרוב ישלים מעשהו. ולמטה מזה השני בטובה אותו שיושתן עב ואחר יזדכך ולא ישקע בו שום שמר כי הוא יורה שעת הבשול הוא רחוק ואע״פ שהטבע התחיל להשתדל בו. בראשון בבחראן.

[8] ישקע בהכרח בשתני מי שיקרה לו הקדחת מן המרגוע והמנוחה והרבוי ממאכל שמרים רבים. ואמנם אותם שיקרה להם הקדחת מהעמל והיגיעה הנה פעמים רבות יכלה חליים מבלי שישקע דבר בשתניהם ויסתר מהורות על הבשול בהראות ענן לבן חלק שוה בעליוני השתן או תלוי באמצעיתו. בראשון בבחראן.

[9] כשיתחדשו החליים מליחות נאות יהיו השמרים בשתן רבים וכשיהיה התחדשותם מליחות אדומות אז לא יהיה השמרים כלל או יהיו מעטים. בפירושו לשני מהקדמת הידיעה.

[10] הרע שבשתנים מהחולים כלם הוא הרקיק הזך הדומה למים באמת בזכות וצלילות והוא בתכלית הקצה מן הרוחק מהבשול. ולמטה ממנו ברוע אותו שיושתן רקיק וזך ואחר צאתו במעט יתעכר כי זה יורה שהטבע ואע״פ שיש לו אחור במעשה הנה בקרוב יעשה. ולמטה

8 ומבולבלים: متشتتا a   9 הראות: והראות זלמסקר يستمرّ ظهور a   12 גבר: ק[2] מז om.   13 במעט: זמן מז[2] add.   15 שמר: שמרים זמקר   17 מי: מה זק   17–18 שמרים רבים: בכלות חליים גה זלמנסקר om.   18 מהעמל והיגיעה: من الإقلال والتعب a   19 ויסתר (= وتختفي): وتكتفي a   22 כלל: לגמרי זמק ר om.   24 בזכות וצלילות: בזכותו וצלילות ס[1] والاستقصاء الباقي a   26 יתעכר: יתעבה זמק ‖ שיש לו אחור: שהתחיל (שלא התחיל ס[2]) שיש לו אחור סת كانت لم تأخذ a

מהשני ברוע אותו שיושתן עכור ואחר ישאר עכור כי זה יורה שהטבע כבר התחיל לבלבל משתדל בבשול ולא בירר עדין דבר. בשביעי בבחראן.

[11] מעלות הכליות יש עלה שישתין בה בעליה חלודה רקיקה דומה ליציאה היוצאה בהתחלת עלת הכבד וזה יותר דמיי מאותו מעט. בששי בהודעה.

[12] כשיהיה השלשול ממין המרה דשן הנה זה מופת על המס השומן מחום הקדחת. וכשיהיה השתן דשן ומראהו ועצמו כמראה השמן הנה זה רע ממית כי הוא מהמס הבשר שהחום שממיס הבשר הוא יותר חזק מהחום שממיס השומן. בשלישי בפירו׳ לאפידמיא.

[13] כשיהיה יציאת השתן הדומה למים מהירה והיא העלה הנקראת דיאביטיש הנה זה הרע שבשתנים הבלתי מבושלים והוא ממיתת שני הכחות מן הכח הטבעי: המשנה והמחזיק. בשני בבחראן.

[14] השמרים השחורים מורים אם על חום אשיי או על קור מופלג יקרה ממנו ענין דומה למיתת הכחות הטבעיות. והמראה העפרתיי אמנם יולד מקור לבד. בראשון בבחראן.

[15] כל שתן ישוב אל השחרות הוא רע בתכלית הרוע עד שאני לא ראיתי אחד שהשתין שתן שחור שנמלט בשלום. ואמנם השמרים השחורים הנה הוראתם על האבדון פחותה. וכשיהיה הענן שחור באמצע השתן הוא פחות הוראה על האבדון מהשמרים השחורים. והענן השחור פחות הוא מורה על האבדון מן הנתלה באמצע. בראשון בבחראן.

[16] השתן הלבן הרקיק כמים כשיהיה בעליוניו ענן נח או שמרים שחורים או שראית אותם חשוכים או שיש בה חלקים דומים לגרש כרמל או לרקועים הנה זה כלו ממית. וכן השתן החזק הסרחון או הדשן והוא הנק׳ השמני כלם הם ממיתים ואלו השתנים מורים שהחולה יש בטבעו סכנה גדולה. במאמר בעתות החלאים.

[17] כל מראה יהיה בשתן זולתי הלבן והכרכומי והאדום הנה הוא מורה על אבדון. וכן מה שיצא בשתן חוץ משמרים שוקעים או ענן נתלה או צף המשובח הנה שלשתם הם אם מופת רע או מופת מות. בראשון מהבחראן

1–2 התחיל לבלבל משתדל: بدأت تروم a 2 בירר: בררו **זמק** 3 ליציאה: לציאה **זק** לצואה **לנ** 6 רע ממית: دليل هلاك a 9 דיאביטיש: דיאביטס **זלק** דיאביטוס **ר** דיאביטיס **מנ** 10 והוא ממיתת: ויהיה זה ממיתת **גה** ויהיה ממיתת **זנלקר** וימית ממית **מ** وكأنّه موت a 14 ישוב: נוטה **ז** יסוב **ק** הנוטה **מ** 16–17 מהשמרים השחורים. והענן השחור פחות הוא מורה על האבדון: **ק¹ זמ** .om 18 נח (= ساكنة (BELP: طافية a 20–21 שהחולה יש בטבעו סכנה גדולה: أنّ المرض في طبيعته عظيمة a 21 בעתות: עתות **זמקר** 22 מה: كلّما a 24 או מופת מות: אם אות מות **ז** אם מות **ק** או מות **ר** או אות מות **מ**

[18] כשיהיה החולי מתארך מאוחר התנועה וישתין החולה שתן רקיק זמן ארוך הנה ממנהג הבחראן שיהיה בו ביציאת מורסא. ואם ישתין שתן רב יתבארו בו שמרים שוקעים משובחים הנה התחיל לבשל החולי מעט מעט ולא יחדש בחראן ביציאת מורסא. בשלישי בבחראן.

[19] כשיצא בשתן חתיכות דומות לפתיתי הכרסנא או לגריסי העדשים מורה שהוא מן הכבד וכשיהיו אותם החתיכות דומות לבשר מורה שהם מן הכליות וכשיהיו דומות לרקועים מורה שהם מן המקוה והחתיכות הדומות לגרשי כרמל בשעורם וקשים ואינם לבנות מורה על המס הבשר והעצבים והחתיכות השחורות מורות על המס השומן והדומה לשתן החמורים מורה על רוב הליחה הנאה הנקר׳ כאם. בחמישי לששי בפירושו לאפידמיא.

[20] אמר משה: הנרמז מדברי גאלי׳ בבחראן שהמשובח שבשתני החולים כשיושתן וכבר נראו בו השמרים המשובחים ויקרא זה הראשון כי הטבע כבר השלים פעלו ובשל החומר המחליא. ונלוה אליו בטובה השתן אשר יושתן עכור ואחרי כן אחרי צאתו יזדכך וישקעו בו שמרים משובחים כי הוא מורה שהטבע כבר התחיל במעשה ובקרוב ישלם פעלו וזהו השתן השני. ואחרי כן נלוה אליו בטובה הקרוב בעכירות ואחר יזדכך ולא ישקעו בו שמרים כי הוא יורה שהטבע כבר התחיל במעשה ולא יקרב לעת הבשול והוא השלישי. ונלוה אליו בטובה אותו שיושתן עכור וישאר עכור כי זה יותר רחוק מן הבשול מאותו שלפניו והוא הרביעי. ונלוה אליו אותו שיושתן זך ורקיק ואחר יתעכר כי הוא מורה שהטבע עדין לא התחיל במעשה אך הוא בקרוב יתחיל לעשות. והיותר רע שבשתנים כשיושתן רקיק וישאר רקיק על רקיקותו כי זה יותר מורה על העדר הבשול בכללו לא בעת ההווה עתה ולא במה שיקרב.

המאמר הששי כולל פרקים תלויים בשאר ההוראות

[1] תקבל מופת על השתוק הנק׳ אפופלקשיא האם הוא חזק ואז ימית בהכרח או חלוש ואז אפשר להרפא ואע״פ שהוא קשה מענין ההתנשמות. והוא שהעדר תנועת ההתנשמות בכלל עד שלא יושג הנה זה היותר רע שיהיה בשתוק ואע״פ שיתנשם בטורח ובכבדות הנה הוא גם כן חזק וממית והוא למטה מן הראשון. וכשיהיה התנשמותו בלי טורח ועמל אך מתנשם התנשמות מתחלפת בלתי שומרת הסדר הנה הוא גם כן שתוק חזק אלא שהוא למטה ממה שלפניו. וכשיהיה התנשמותו שוקדת על סדר מה ואע״פ שיהיה מתחלפת ואין טורח בה הנה זה שתוק חלוש ואפשר להרפא אם תבא בענינו. בפירושו לשני מהפרקים.

---

2 רב: نخينا add. a   3 הנה התחיל: فالأخلق a   4 הכרסנא: הכרסניעה **ג** הכרשינה **נס** הכרסינה **הל** הכרסנא **קר** לטי׳ אורובי **ק**[1] הכרסנה **זמ** אורובי **ס**[1]   10 הנרמז: الذي تلخّص a   14 בטובה הקרוב בעכירות: في الجودة البول الذي يبال كدرا a ‖ הקרוב: الذي يبال a   16 רחוק: أبعد a   19 מורה: أدلّ a ‖ בעת ההווה עתה: في الحالة الحاضرة a   23 קשה: ילקח עליו ראיה **ס**[2] add.   24 היותר רע: أوحى a   26 שתוק: **גהזלמנסקר** om. ‖ חזק: سكتة قوية a   28 תבא: تأتّيت a ‖ בפירושו לשני מהפרקים: בפירושו השני לפרקים **זמקר**

[2] בטול ההתנשמות הוא אם מחולשת הכח המניע לחזה ואם מקור מופלג גובר על המות. ברביעי מפרקים.

[3] מה שיהיה מערבוב שכל מחום מבלי ליחה הנה הוא דומה לערבוב שכל ההוה מן היין. ומה שיהיה ממרה אדומה יהיה עמו דאגה ופחד וכשנוספת האדומה שריפה ישוב הערבוב לשטות. בששי בפרקים.

[4] העטוש בחלאים הנושנים לבד חליי החזה והריאה הוא אות טוב כי הוא מורה על בשול וחוזק הכח הדוחה אשר במות. בפירושו לשני בהקדמת הידיעה.

[5] המופת המיוחד ההוה במין מן המלוי ההוה כפי הכח הכובד. ואמנם במין ההוה מן המלוי שיהיה כפי הכלים הוא המתיחה. במאמר בהקזה.

[6] לפעמים יהיו העורקים החיצוניים מלאים ונמתחים ולא יהיו כן הפנימיים כמו שיקרה בעת החום או בעת הרחיצה במים החמים ולפעמים יהיו העורקים החיצוניים ריקים ופנוים ויהיו הפנימיים מלאים כמו שיקרה בקור החזק. ואין מלוי העורקים החיצוניים מופת על רוב הדם עד שיהיו בו שני תנאים: אחד מהם השתוות חום פנימי הגוף והנגלה ממנו והשני שלא יכלול הגוף חום נכרי כקדחת השורפת.

[7] הכימוסים העוקצים מתחדשים בגופותינו על ארבעה פנים כי אותו שיתחדש ממנו החכוך הוא אותו שעוקץ עקיצה חזקה. ואותו שמחדש הסמור הוא אותו שמחדש עקיצה יותר מאותו שמחדש החכוך. ואותו שיפליג עקיצתו מחדש הרתת. ואותו שעוקץ יותר בחוזק מאלו מחדש שם ההשחנה. במאמר בבתור.

[8] אמר משה: תעיין איך שם הפרש בין החכוך והסמור והרתת מדרגות לאלו הליחות לבד ובזה תוספת יתבאר ממה שאמר הוא במאמרו ברעש ורפרוף ורתת וכויצה. ולא אומר שמה שאמר הוא פה הוא הפך מה שאמר שם אבל שני המאמרים הם אמתיים ובהתחברם יחד יתבאר שלמות הכונה. וזה שעם התחלפות חוזק העקיצה וחולשתה יתחלפו גם כן מקומותיה. וזה כי הוא באר במאמרו ברעש והרפרוף שהליחה העוקצת בעת הסמור היא בעור לבדו והפועל הרתת הוא באברים כלם אשר תחת העור וזה אמת. וכן ראוי לנו גם כן שנבין ממאמרו שהחכוך הוא בשטח העור לא במה שנלוה אליו מן העור ממנו.

[9] יקרה לאנשים עם הלבנה המתוקה שירבה בהם רוב השינה וכשתרבה הלבנה החמוצה יקרה להם הרעב וכשתגבר הלבנה המלוחה יקרה להם הצמא. וכשתגבר הלבנה הפגה יבטל הצמא. במאמרו ברבוי.

---

2 מפרקים: לפרקים **זמק** בפרקים **ר** 3 מחום: فقط add. a 5 לשטות: ושטות **ג** אל דרך השטות **ל** אל השטות **זמקר** ‖ בפרקים: לפרקים **זקר** 13 פנימי: חיצוני **הזלמסקר** 14 השורפת: في مقالته في الكثرة add. a 16 חזקה (= شديدا EL): يسيرا a 18 שם: הרגש **שת** (= حسّ) جنس a 19 לאלו הליחות: לאלו **גהלס** حدّة الخلط a 20 יתבאר: تبيين a

[10] המוגלא תהיה בעת תגבורת החום הטבעי על אותם הליחות לבשלם וישנם. והכאב האנוש יהיה אז יותר חזק וגם תתחדש אז הקדחת או תחזק. וכשתצא המוגלא ישאר האבר בריא ושלם כמו שהיה. ואמנם אם יחלש החום הטבעי ואינו משתדל כלל בשול אותם הליחות בשביל חולשתם כי האבר לא יולד בו מוגלא ולא כאב יחשב בו ולא קדחת אבל יתעפש ויפסד עד שיצטרך בהכרח פעמים רבות לחתכו בכללו. וכפי זה המשל יקרה שתעקר ממנו הקדחת אחר שיתראו בו אותות מורים על המות ולא יתראו אותות שיבשרו הטוב. בראשון לפירושו לשלישי מאפידמיא.

[11] לפעמים יתרכב בלבול השכל השחוריי והסרסאם הוא פרנשין ואותות זה שמספר פעמים דברים רבים והוא מאותות הסרסאם ופעם יאלם תמיד והוא מאותות הבלבול השחוריי. בשלישי לפירושו לאפידמיא.

[12] הרקת הליחות המימיות כשתרבה תהיה באחד משלשה פנים: אם בשלשול או בזיעה או בשתן. ואיזו צד מאלו השלשה שתטה אליו ידחה אותה הטבע ממנו ויעצרנה משני הצדדים האחרים ולכן כשיעצר הטבע ויעצר השתן ויהיה הבחראן קרוב לבא ראוי בהכרח שימצא העלול רתת נלוה אחריו הזיעה. בפירו׳ לששי מאפידמיא.

[13] מה שיתנגב מן הלפלוף בעין ועל הפנים מן הזיעה עד שישוב כאבק הוא מופת רע וכן מחשך הראות בחלאים החדים מורה על מות מהכח הרואה. באותו מאמר.

[14] כשיהיו הסימנים חזקי הרוע בין שיהיו מקרים בין שיהיו חלאים ויהיו הפנים יפים דומות מאד לענין הטבעי הנה זה אות משובח. ואם יהיו הסימנים מעטי הרוע בין שיהיו חלאים בין שיהיו מקרים ויהיו הפנים משתנים מהענין הטבעי יורה זה על ענין רע. באותו מאמר.

[15] לא ימנע אחד מבעלי מלאנכוניא מהיותו חרד מדבר בלתי מחריד או לדמיון בדבר בלתי מחריד. ואם תהיה העלה קלה יהיה הדבר המחריד אצלו דבר אחד ואם תהיה העלה יותר גדולה יחרד לשנים או שלשה ויש מהם שמחרידו כל דבר בשביל גודל עלתו. בשלישי לפירו׳ לששי לאפידמיא.

[16] וכבר זכר זה במאמרו שכחות הנפש נמשכות למזג הגוף ושפירוש מלת מלאנכוניא בלשון יון הוא ההתפחדות ואמר המעתיק שלשון זה הוא ענין החרדה והפחד.

1 המוגלא תהיה: تولّد المدّة يكون a 3 אם יחלש החום הטבעי: אם יהיה החום הטבעי שיחלש **זמקר** اذا ضاعت الحرارة الغريزية وخارت a 4 כי: אז **ס**² 6 הטוב: בטוב **זקר** 8–10 לפעמים ... לאפידמיא: om. **ת** 8 ואותות זה: ואותו **זמ** ואותות זה ואותות **ק** 9 תמיד: **גהזלמנסקרת** om. 15 מה שיתנגב מן הלפלוף בעין: ما يجفّ على العينين من الرمض a 16 באותו מאמר: בפירושו לששי אבידימא **זק** בפירושו לששי אפידימיא **מר** 18 מעטי הרוע (= يسيرة سوء): يسيرة سواء a 19 משתנים: جدًّا add. a ‖ באותו מאמר: בפירושו לששי אבידימא **זק** בפירושו לששי אפידימיא **מר** 21 מחריד: أنّه هائل add. a 22 לשנים: אל שנים **זמקר**

[17] רעיפת דם הנחירים ההוה בעת הבריאות מורה על רוע הדם ולכן ראוי שיונהג הגוף להוסיף דם משובח במזונות המעבים אשר לא ימלאו העורקים כמו מיני אמידום והחלב והגבינה הלחה והחזירים הקטנים ובשר הטלאים והגדיים. ולפעמים שתתחדש הרעיפה בעת הבריאות מיתרון הדם. באותו מאמר.

[18] העינים מורים הוראה אמיתית על חוזק כח הגוף בהיות עיונם ופתיחתם בענין הבריאות. ברביעי בפירו׳ לששי לאפידמיא.

[19] מראות הלשון מורים על הכימוס הגובר על האסטו׳ וצדדיה ומראות השתן מורים על הכימוס הגובר בעורקים אשר בצדדי הכבד והכליות והמקוה. והלשון הנגוב וצמוק והוא אותו שגובר עליו היובש החזק מורה על קדחת שורפת שכבר נשרף הדם. בששי בפירושו לששי לאפידמיא.

[20] לא יערב המאכל הדשן והמאכל המתוק אלא למי שיהיה בריא לבד. אמנם החולים יתענגו ויתערבו להם שאר הטעמים זולתי אלו כפי חלייהם. בחמישי בפירושו לששי לאפידמיא.

[21] זיעת המצח והצואר וצדדי החזה מורים על חולשת הכח החיוני והקבסא התכופה זו אחר זו ואכילת הדברים אשר כבר התחילו להתעפש והלחם הגס מוליד הנחשים בבטן. בשביעי בפירושו לששי לאפידמיא.

[22] לפעמים יפותו ויתעו קצת הרופאים ויחשבו שהדם רב בגוף ואיננו רב אבל יקרה לו מחום האויר או מכעס או מקדחת כמו מה שיקרה לים ממתיחה. ויחשבו גם כן שהוא חסר ולא יחסר אבל יקרה לו מן הקור שדוחה אותו לפנים בגוף כמו מה שיקרה לים כשחוזר לגבולו. בראשון מפירושו לליחות.

[23] המרה השחורה היא ממיתה מאד כשתתראה ברוק או בקיא או בשתן או בציאה. ואחריה המרה הכרכומית כשתתראה מזוקקת גמורה באחד מאלו. ושאר הליחות הם פחות סכנה כשיתראו מזוקקות באחד מאלו. בשני בפירושו לליחות.

[24] כשיתראה על הלשון צמח דומה לגרגרי קיקיון שחור לא יחיה ביום השני. ואם יתראה על אצבעות הידים עם איזו קדחת מורסא שחורה דומה לגרגרי הכרשינה עם כאב חזק ימות ברביעי. במאמרו באותות המות.

2 כמו: כגון **זמקר** ‖ אמידום: والخندروس add. a 3 והחזירים הקטנים: ولحم الخنانيص a 4 באותו מאמר: בשלישי בפירושו לששי לאבידימא **זק** בשלישי לפירושו לששי לאפידימיא **מר** 5 אמיתית: وأوكدها add. a 8 הנגוב וצמוק: القحل a 9 בששי: في الخامسة a ‖ לששי: **הס** .om 14 זיעת: **ה[2]ס[2]** עורק **גהזלמסקר** 18 כמו: כגון **זמקר** ‖ ממתיחה: من المدّ a 19 כמו: כגון **זמקר** 22 באחד מאלו (= في أحد هذه EL): om. a 23 לליחות: בליחות **זק** 25 הכרשינה: הכרסינה **ג** הכרסנה **זק** הכרסינא **ר** הכרשינא **מ**

[25] פעמים רבות יצא בקיא או בשלשול כמוסים שחורים ולפעמים יורה על טוב פעמים רבות. ואמנם המרה השחורה כשתצא בקיא או בשלשול מורה על מות כי הולדה בגוף הוא אות מות והוא יולד משריפת עכירות הדם ושמריו. ואם יולד משריפת האדומה יהיה הזקה לאברים יותר חזק ומאכל איכול והיא מורה על המות. במאמרו במרה השחורה.

[26] מי שיארך לו משיכתו לאחד משני הכמוסים האלו הנה יקל עליו ידיעת הסבה אשר בשבילה נהיה יציאת המרה השחורה מן הגוף מורה על מות. ואמנם בלתי מומחה יפלא או ינכר ויאמר: איך יהיה יציאת הדבר המזיק המופלג ההיזק ממית הגוף. במאמרו במרה שחורה.

[27] כשיהיה החולי יותר גדול מן הכח ימות החולה בלי ספק ותקבל מופת בזה שאתה תראה אותות העדר הבשול נוספים יום אחר יום. וכל עוד שהחולי נוסף יתראו אותות המות יותר. במאמרו בעתות החולי.

[28] אי אפשר בעת מן העתים שיתראו אותות מורים על בשול שלא יורו על טוב גדול. אם הדם אשר יזול ממקום אחד בגוף והזיעה והיציאות כשיתראו בעתם ואז יקובל תועלת בהם ואם יתראו בלא עתם לא יקובל תועלת בהם. בששי בבחראן.

[29] אותות הבשול מורים שהחולה ישלם ואינם מורים שיבא לחולה בחראן כי החולי יתך מעט מעט. בששי בבחראן.

[30] מותר כל אבר מורה על עניינו כי כשיהיה מבושל מורה על בריאותו וכשיהיה בלתי מבושל מורה על חליו. והשתן מורה על הבשול שיהיה בעורקים והיציאה מורה על הבשול שיהיה בבטן והרקיקה על הבשול ההוה בכלי הנשימה. בראשון בבחראן.

[31] השכיבה על העורף והוא הנקרא אפרקדן ופתיחת הפה אשר לא יהיה היציאה אלא בשניהם הם שני אותות מורים על חולשה או שכרות או רפיון. בשני מתנועת העצלים.

[32] השטות ההוה מהליחה השחורית פחות רע מההוה משריפת האדומה והשטות ההוה משריפת האדומה פחות רע מן ההוה מהמרה השחורה. ואמנם הליחה הבלגמית לא יתחדש ממנה שטות רב. בפירושו בששי בפרקים.

---

1 יורה: خروجها add. a 2 הוא: **זמק** om. 3–4 יותר חזק: **ל**[2] פחות חזק **גסל** פחות היזק **זמק** 5 משיכתו: تجربته a 9 וכל עוד שהחולי נוסף: وكلّ ما أمعن في المرض a 13 ואם יתראו בלא עתם לא יקובל תועלת בהם: **ק**[1] **זמ** om. 15 בששי: في الأولى a 17 והיציאה: **ז״ק**[1] והצמא **זק** הצואה **ל** 18 שיהיה: ההוה **ס** ‖ והרקיקה: يدلّ add. a 19 אפרקדן: פרקדן **ל** 19–20 אשר לא יהיה היציאה אלא בשניהם: אשר לא יהיה על מנהגו אלא שניהם **גה** אשר לא יהיה היציאה אלא בהם בשניהם **זמק** אשר לא יהיה היציאה בשניהם **ל** אשר לא יהיה הערעור אלא בשניהם **ס**[2] אשר לא יהיה על מנהגו אלא בשניהם **ר** אשר לא האנקה יהיה בערעור לאיברים **ש** אשר לא יהיה על מנהגו והיציאה אלו שניהם **ת** الّذان لا يكون الغطيط إلا بهما a 23 רב: بتّة a

[33] כשיגבר על גרם המוח הליחה המתחדשת משריפת האדומה אז יתחדש מזה הבלבול והערבוב שיהיה עם זולתו. ואמנם הערבובים שיתחדשו בתכלית העמדת הקדחות השורפות הנה התחדשם יהיה ממה שיעלה אל המוח מן העשנים החמים. בשלישי בהודעה.

[34] מי שימצאהו סבוב בראש ובלבול בראש יחשכו עיניהם ויפלו ויקיף בהם מסבות מועטות. ומי שימצאהו סבוב ובלבול בראש מפני פי האסטו׳ יקדם לזה דפיקת הלב וחפץ קיא. באותו מאמר.

[35] בעלי פלוח הראש הנקר׳ מיקראניא קצתם ימצאו הרגש הכאב חוץ מקדרת המוח וקצתם ימצאוהו מגיע עד עומק הראש. והכאב מגיע בחולי פלוח הראש עד הגדר המבדיל בין שני פלחי הראש. וכשיהיה הכאב מרוח אז יהיה עם הכאב מתיחה דביקה בו. וכשיהיה ממותרים מרריים ימצא כאב עוקץ. וכשיהיה מרוב הליחות אז יורגש עמו כובד וכשיתחבר עם הכובד אודם מראה וחום הנה אותם הליחות הרבות הם חדות. ומה שלא יהיה עמו אודם ולא חום הנה אותם הליחות הרבות הם בלתי חמות. באותו מאמר בהודעה.

[36] תנועת הלשון הוא מן הזוג השביעי מזוגות עצבי המוח וכשיקבל עלה החלק הימיני והחלק השמאלי במקום צמיחת זה הזוג השביעי אז בעל העלה הזאת בסכנה מן השתוק. ואם יקבל עלה הצד האחד אז הענין יפנה בבעליו אל הרפיון והרפיון הזה מזיק בתנועת הלשון בחציה ולפעמים יזיק לדברים אחרים למטה מן הראש בעת בלתי עת. ברביעי בהודעה.

[37] אותות פרנשין הם ששה עשר אותות והוא התעורה או השינה המתנועעת ערבוב השכל ומתחיל מעט מעט. קדחת חדה לא תשקוט בעת מן העתים. השכחה מהדברים ההוים לפניו. מיעוט הצמא. ויתחיל מן החולה יתרון גערה לשכניו ויתנשם נשימה גדולה תכופה. קוטן הדפק עם קושי. מלקט הפתילים מן הבגדים או תבן מן הכותלים נחירות הלשון כאב אחרית הראש יובש העינים ולפלופם ותדמע עין אחת בלתי אחרת דמעה חמה וטפטוף דם מן האף השמע הכוזב בטול חוש המשוש משאר הגוף או שיקרב לזה היות העלול שוכב לא ישיב דבר אלא בעמל. ואלו האותות ימצאו כלם יחד ולפעמים ימצאו רובם. בחמישי בהודעה.

2 עם זולתו: עם הזלתו גזלהמנסקר مع حرارة a cf. Galen (ed. Kühn, vol. 8, p. 178): χωρὶς πυρετοῦ τε καὶ σὺν πυρετῷ (without or with fever) ‖ בתכלית העמדת: في منتهى a 4 סבוב בראש ובלבול: הסבוב בראש והבלבול זקר סבוב הראש והבלבול מ ‖ ויקיף בהם: ويدار بهم a 5 סבוב ובלבול: הסבוב והבלבול זמקר ‖ יקדם: om. ס ‖ לזה: להם זמק 5–6 באותו מאמר: בשלישי בהודעה זמקר 7 מיקראניא: מיקרניאה גנ מקרניאה ה מיקראניאה זק מיקרני׳ מ 11 חדות: حارّة a 12 באותו מאמר בהודעה: בשלישי בהודעה זמקר באותו בהודעה ס 14 הזאת: הוא ס add. 18 המתנועעת: المضطرب a 19 ומתחיל (= ويبدأ): ويبدو a 20 ויתחיל: (= ويبدأ): ويبدو a ‖ גערה לשכניו: تهجّم وجرأة a 21 הפתילים: الزئبر a ‖ הכותלים: הקיר זמק 22 אחרת: עין אחת זקר עין אחרת מ ‖ חמה: حادّة a 23 הכוזב: ק² הטוב זק הטוב ק add. ‖ או שיקרב לזה: = أو يقاربه a وإن يقويه emendation editor

[38] הרעיפה מדם הנחירים כשיהיה מהפך הצד אשר בו העלה אז איננו משובח וכשיהיה מצד העלה הנה הוא משובח. שלישי בבחראן.

[39] כמו שמה שיהיה מבעלי החיים ומהצמחים יותר מהיר הגדול יהיה יותר קצר הזמן ומה שיהיה יותר מאוחר הגדול יהיה יותר ארוך הזמן כן הענין בקדחות והמורסות ושאר מה שיקרה שמה שיהיה יותר מהיר התנועה יהיה יותר קצר הזמן. בראשון לפירו׳ לשני אפידמיא.

[40] לפעמים יזלו בקצת החליים החדים ליחות רעות אל הריאה ויהיה שעורם מועט ולא יחדשו מורסא ויצאו ברקיקה ויחשב מי שאין לו הרגל שיש בעלול בעלת הצד ובעלת הריאה ואינם בו. בראשון לפירו׳ לשלישי אפידמיא.

[41] השעול המגונה הוא אותו שסבתו נזל יורד מן הראש או שחין או נגע או יציאת מורסא בקצת כלי הנשימה והוא ליחה מקובצת בחזה. והשעול הבטוח הוא אותו שהוא מרוע מזג כלי הנשימה או מנחירות הגרון או מנחירות קנה הריאה. והשעול הבטוח בקדחות כשיהיה חזק ואמיץ יחמם צדדי החזה והריאה ויוסיף בחוזק הקדחת ובחוזק הצמא וכשיהיה חלוש ובזמנים ארוכים יניע האברים למשוך לחות רקיקה שוה בכמות מחסרת מן הצמא ומחום הקדחת. בשני בפירו׳ לששי לאפידמיא.

[42] כבר נתבאר שרוע הנשימה ההוה בתנועת כל עצלי החזה ועצלי מה שבין הצלעות יש לו שלש סבות: אם חולשת כח או צרות כלי הנשימה או חום גובר על הלב והריאה. וכשתהיה הסבה ממשלת החום לבד אז יהיה ההתנשמות מהיר וחזק ותכוף ותהיה יציאת האויר בהתנשמות עם נפח אויר חם רותח. וכשתהיה הסבה חולשת הכח לבד אז לא יהיה ההתנשמות מהיר ולא תכוף ויצא האויר בריוח בלי נפיחה בפה ותראה הנחירים בעת הכנסת האויר יתקבצו שני קצותיהם הנקראים שני העלים וזה מופת גדול על חולשת הכח. וכשתהיה הסבה צרות כלי הנשימה לבדם אז תראה החזה שיתפשט עד משך רב ויהיה התפשטותו מהרה ותכופה ויציאת האויר בלי נפיחה בפה. ברביעי בהודעה.

[43] כשיתחדש בריאה רוע מזג שוה או בלתי שוה יחדש שעול. וכשיהיה רוע המזג השוה מועט ישנה אזון ההתנשמות. וכשיהיה חזק וחם יחדש תאות שאיפת האויר הקר ושתית הדבר הקר. וכשיארך בו הזמן יחדש קדחת. ואמנם רוע מזג הקר ימשך אחריו תאות האויר החם ושתית הדבר החם כל עוד שיהיה מועט וכשיהיה נוסף וגדל ימלא הריאה ליחות. באותו מאמר.

[44] האותות המורים על עת העמדת בעלת הצד הוא התמדת הכאב ושלא יקל ממנו מאומה בהנחות החמות. והאותות המורים על גודל בעלת הצד ורעתה הוא תוספת הרוק דבקות והמנעו מלצאת בשביל דבקותו והתחברותו באברים העלולים. בפירו׳ לראשון מן החליים החדים.

3 ומה: וממה **ס** 9 שחין או נגע: قرحة a 10 והוא: أو a ‖ מזג: **גהלנס** .om 16 לו: **הזלמנסקר** .om
19 בריוח: مطلقا a 27 המורים: **גלנס** .om

[45] מי שהוא בטבעו דומה לבעלי השקוי הנה הוא יקבל השקוי מהרה וכן מי שהוא דומה לבעלי הסל הוא טישי ימהר לקבל הטישי. ומי שהוא דומה לבעלי בלבול השכל יתבלבל שכלו מהרה. וההקש הזה הוא בכל עלה ובמקרה ההתנשמות כי מי שהוא מהיר התנועה וקל הנה הוא מהיר לנפול בבלבול השכל. בשביעי בפירו׳ לששי לאפידמיא.

[46] ואמר גם כן בשלישי לפירושו לזה: הקל מהאנשים והנמהר והמשוגע יקרה לו התגעשות השכל מהפחותה שבסבות. ואמנם אותו שהוא על הפך זה אז לא יצא משכלו אלא בסבה גדולה.

[47] מי שכבדו נפוחה יהיה מראהו לבן וירוק ומראה מי שטחולו נפוח ירוק ושחור ומי שריאתו נפוחה יתראה מראהו לבן וכמוש. ואמנם יהיו מראיהם כן כשיהיו מורסותיהם ונפיחתם בלתי נלהבות. בשלישי בפירו׳ הליחות.

[48] הפוקה עם מורסת הכבד ומי שיהיה בו תעורה יקרה לו רפיון האברים הנקרא כזאז. ומי שיהיה בו שקוי ויקרה לו שעול ימות. ומי שיהיה בו פוקות ויקרה לו עטוש חזק מעצמו יותכו פוקותיו. במאמרו באותות המות.

[49] רוע מזג הלב יהיה על שני פנים אם בלחויות אשר בו בייחוד ואם בגרמו הקשה עצמו. ורוע המזג בלחויותיו יהיה עם רפרוף הלב כלו. ורוע מזג גרם הלב עצמו הקשה יהיה משולל מן הרפרוף. בחמישה עשר בדפק.

[50] הצמוק ירבה ממורסות הכבד והאסטו׳ אם לא ירפאו על נכון ונכוחה. בראשון מהקדחות.

[51] יתחדש בסבת הנגע ההוה בריאה ויאמר לו הסל הוא טישי עקום הצפרנים כקשת. ואם ישחר הלשון הוא מופת על קדחת שורפת הנקראת דלקת. והמראה המשתנה המורה על חולשת הכבד יש לו יחוד זולתי היחוד שיש למראה המשתנה בסבת הטחול. בראשון בהודעה.

[52] אותות הפרנשין הבא מן הכרס הנקרא מראק שימשך אחר לקיחת המאכל פהוק חמוץ הוא רוט ורוק רטוב ורב השעור ושרפה במה שלמטה מצדי הכסלים וקרקורים בבטן לא יתחדשו אלא אחר לקיחת המאכל בשעה אחת. ויתחדש קוצר רוח ועצבון ויקרה לשכל כמו המקרים המתחדשים בבלבול השכל השחוריי. ויתחדש לקצתם כאב בבטן חזק יגיע בקצתם

2 הסל: השל **זק** 3 כי מי: كمن a ‖ וקל: سفيها a 4 השכל: הדעת **זמק** 5 הקל: السخيف a ‖ והנמהר: القلق a 5–6 התגעשות השכל: اضطراب العقل a 8 וירוק: **מס**[2] וקטן **גהזלסקר** ‖ שריאתו: שריאה שלו **זמקר** 9 וכמוש: مذبل a ‖ ונפיחתם: om. a 11 הפוקה: **ס**[2]**ק**[2] הרוק **זמס** הרוח **גהק ל** om. 15 המזג: ההוה **זמקרת** add. الكائن add. a 18 עקום: שיתעקמו **זמקר** ‖ כקשת: כקשתות **זמקר** 19 על קדחת: הקדחת **לס** 23 הוא רוט: הוא רט **ס** הנקר׳ רוט **ה** רֶט **ז** הוא רֶט **ק** 24 קוצר רוח: خبث النفس a ‖ כמו: כגון **זמקר**

אל הגב. וקצתם יקיאו מאכלם אחר זמן או ביום השני ולא ימצאו מרגוע לנפשם אלא בקיא או ביציאה או בטוב העכול. בשלישי בהודעה.

[53] משיכת הכסלים למעלה אות מיוחד למורסת הטרפשא יתראה מתחלת הענין מיד. וזה כשיקבע הפרנשין ימשכו הכסלים באחרית הענין. ובמורסת הטרפשות הנשימה מתחלפת פעם תקטן ותהיה תכופה ופעם תגדל ותשוב דומה לרוח סערה. בחמישי בהודעה.

[54] המקרים הדבקים לבעלת הצד שלא יפרדו ממנה הם אלו: קדחת חדה כאב עוקץ בצד ונשימה קטנה תכופה דפק משורי ושעול. והוא ברוב עם רקיקה בעלת מראים ולפעמים ישעול ולא יוציא ברקיקה והוא מורה אם על מות מהרה או אורך החולי. בחמישי בהודעה.

[55] אותות המורסות החדות בכבד שמנה אותות והם קדחת שורפת וצמא דוחק ובטול התאוה בכללה והתאדמות הלשון תחלה ואחר תשחר וקיא מרירי חלמוני תחלה ובאחרית הענין זנגארי וכאב בצד הימין נמתח עד התרקוה וביחוד כשימשך מה שלמטה מצדי הכסלים למעלה וישעול שעול מועט בקצת העתים וימצא הרגש כובד וירגישהו נתלה מן הצד הימני ומתיחה רבה ויתרעמו צלעות הגב כשיהיה הכבד ביצירתו דבק לאותם הצלעות. וכשלא יהיה הכבד בעצמו חלוש עם המורסא יעצר טבע החולה. באותו מאמר.

[56] כל מי שתראה אותו מאותם שימצאהו בושט שלו עלה מכאיבה ימצא שיגיע הכאב בין כתפיו. והסבה בזה היות הושט מתוח על עצמות השדרה. באחד ועשרים בהודעה.

[57] לפעמים תתחדש המורסא בצד הגבנוני תחלה ולפעמים תתחיל מן הצד המקוער. ואותו שיהיה התחלתו מן הצד הגבנונית יתחדש מן הכאב ומתנועת השעול יותר עד שירגיש שהתרקוה מושכת למטה. ואותה שמתחילה ממקוער הכבד תתחדש מבטול התאוה וחוזק הצמא וקיא המררות והתהפכות הנפש להקיא יותר שאינו מחדש זה המורסא שהיא בגבנינות. בחמישי בהודעה.

[58] כשיהיה הכבד עלול מרוע מזג לפעמים רבות יתחיל זה בבלי קדחת בעת שיצא ביציאה חלודה עבה ואחר יציאה רקיקה. וכשיארך הזמן ימשך אחר זה הקדחות כי דם הכבד יפסד. ומי שאין לו הרגל בעלה הזאת ולא יהיה מומחה ומנוסה בה יקל באלו הקדחות או שיחשב שהחולה איננו מוקדח. באותו מאמר.

---

2 ביציאה: בצואה **לר** בציאה **זסק**   3 וזה: وكذلك a   4 ובמורסת: ובמורסות **גלהשת**   5 לרוח סערה: بالزفرات a   6 אלו: خمسة a   10 החדות: الحارّة a   14 ומתיחה רבה: ومرارا كثيرة a   15 באותו מאמר: בחמשי בהודעה **זמקר**   16 שתראה: שיתראה **זק**   17 באחד ועשרים: خامسة a   18 בצד הגבנוני: בגבנינות הכבד **ל**   19 הגבנונית: **ס^{2}ש^{2}** המגובן **ג** המקוער **זלמסקרשת**   23 ביציאה: בציאה **זסק** יציאה **השת**   24 עבה: رقيق a ‖ יציאה: ציאה **זלסק**   26 באותו מאמר: בחמשי בהודעה **זמקר**

[59] העלה המחייבת כאב הראש לפעמים תהיה בכל החלקים אשר הם חוץ עצמות הגולגולת ולפעמים תהיה בכל החלקים אשר בתוכה ולפעמים תהיה בקצת אותם החלקים ר״ל במין העורקים הדופקים לבד או בלתי דופקים או במין העצבים או במין הקרומות או במין העור או תהיה העלה בגרם המוח עצמו. וידיעת מקום העלה על דרך האמת זה דבר קשה וכבד לא יוכל להשיגו אלא מי שנתעסק והורגל וראה זה פעמים רבות. בשני במיאמיר.

[60] הכאב אשר יתעבר התעברות רב הוא אותו שמתחיל משרשו ואחר ילך במהרה אל המקום אשר סביב אותו השרש. וזה יתחדש בכאבים אשר הם בתכלית הקושי והחוזק ככאב פלוח הראש הנקרא שקיקה ובלשונם מיקרניאה והכאב הכולל הנקרא כובע. וכאבי העצבים נמתחים באורך בתכלית המתיחה עד ההתחלה העצביית ותכליתה וירגיש העלול כאב העצבים בעומק הגוף. וכשיהיה הכאב בקרום המכסה בפנים העור שנפשט עמו אז יתחדש ממנו כאב מתפשט ונמתח. בשני בהודעה.

[61] כאבי הקרומים המתחדשים בעצמות ימצא העלול הרגשם בעומק הגוף וידומה בהם שהכאב יהיה בעצם עצמו. ורבים יקראו זה נוקב העצם וברוב יתחדש זה מן ההתעמלות. בשני בהודעה.

[62] הכאב במיוחד בעורק הדופק ובלתי דופק ידומה לבעליו שהוא כאב גשם מתוח כמו מיתר. וכאב הבשר לא ימצא שימתח למהלך רב. בשני בהודעה.

[63] הזיעה הקרה אי אפשר שתבא מן המקומות אשר בהם הקדחת החזקה כי היא אם היתה באה מהם היתה חמה בחום הקדחת. ואמנם היא באה מן המקומות שכבר נתקררו לחולשת החום הטבעי או לקורבתו מן הכבוי. ולכן יורה אם על מות אם על אורך החולי. ואמנם יורה על אורך חולי כשיגברו על הגוף לחויות רבות קרות. בפירושו לרביעי בפרקים.

[64] התחדשות הרתת פעמים רבות בקדחות הוא מאותות המות כי בזעזעו ובהחרידו הגוף מחליש הכח בין שימשך אחריו הרקה בין שלא ימשך. באותו מאמר.

[65] טעם הזיעה בבריאים מליח וכן בחולים אלא שהיא משתנה מלחותה מעט ונוטה לטעם הליחה הגוברת המולידה החולי. בראשון בפירושו לשני מאפידמיא.

7 יתעבר התעברות רב: יתעכר התעכרות רב **ת** يعدو عدوانا a يعدو عدوانا كثيرا ELS[1] 9 והכאב הכולל הנקרא כובע: والبيضة a 10 ההתחלה: התכלית **זמ ק** om. 11 בפנים העור: **זמקר** inv. 12 מתפשט ונמתח: امتدادي خدري a 23 בקדחות: בקדחת **זמקר** في الحمّى a 24 באותו מאמר: בפירושו לרביעי בפרקים **זמקר**

[66] העמדת הענין בידיעת מה שלמטה מצדי הכסלים כשיהיה מתוח הוא שתכבוש ותעסה בידך ואז תדע בזה אם בהם יש מורסא חמה או מורסא קשה או נפח או מוגלא או פרש רב וכשתדע העלה אשר בהם תפנה להתיכה. בששי לפירושו לשני מאפידמיא.

[67] בטול התאוה לפעמים תהיה בסבת ליחה בפי האצטומכא או איכות רעה או מיתת הכח אשר בפי האסטו׳. וכשיקרה פגע לטבע אשר בכבד יקרה מבטול התאוה ענין רע וכבד עד שיבחר בעל הענין ההוא המות קודם שיטעם דבר. בראשון בפירושו לשלישי מאפידמיא.

[68] המורסא היותר משובחת היא היותר חזקת הנטיה לחוץ ואחר זה אותה שתהיה מחודדת הראש. ואחריה מה שתהיה בעלת הראש. ומה שיהיה ממנה נוטה למטה הנה היא יותר משובחת. ומה שלא יהיה ממנה בעלת שני ראשים הנה היא יותר משובחת ומה שיהיה בתכלית ההתנגדות לאלה הנה היא היותר רעה שבכולן. וכל מה שיתבשל ממנה הוא יותר משובח ⟨ו⟩מה שיהיה בשולה שוה ולא יהיה סביבותיה שום קושי. בראשון בפירושו לששי מאפידמיא.

[69] ברב החלאים הנושנים יתקררו האצבעות. אמנם אם בקדחת דקה הנה הם יתחממו. למעוט בשר האצבעות יתראה החום שכבר נקבע באברים השרשיים. בפירושו לשני מהקדמת הידיעה.

[70] מי שיקרה לו הכויצה הוא אשפשמי מהכאה או משתית משלשלת ימות. ומי שיהיה בו כויצה פנים ואחור ויקרה לו הצחוק ימות בשעתו מיד. במאמרו באותות המות.

[71] מי שיהיו בו נגעי המעים ויקרה לו צמא חזק ויתראה אחורי אזניו צמח שחור דומה לגרגיר הכרסינה ימות. והשוקים שיזול אליהם כמוס ארוכתם קשה. באותו מאמר.

[72] כשיתנגע מעי מן המעים מן המרה השחורה לא יהיה לו רפואה. וכשיתנגע מן האדומה תקשה רפואתו. וכן זולתם מהאברים הפנימיים. במאמרו במרה השחורה.

[73] כשתהיה הציאה רכה וחלקיה מחוברים ושלא תקדם מעת יציאתה ולא תתאחר ותהיה שעורה כפי מה שילקח מן המאכל כשיתחברו אלו הארבע הוראות יורו על טוב עכול המאכל והיות הציאה מבושלת ומעוכלת. ולפעמים יעדר אחד מאלו ותהיה מעוכלת ומבושלת. בראשון בבחראן.

---

1 העמדת: عمود a عماد ELP   1–3 העמדת ... מאפידמיא: om. **ק**   1 שתכבוש ותעסה: تغمز a   5 בפי האסטו׳: في المعدة a   13 דקה: **ס** ^{2}חמה **ס** ‖ הם: om. **זמק**   18 שיהיו: שיהיה **זמקר** ‖ המעים: הריאה **גהזלמסקר**   19 הכרסינה: הכרסנה **זקת** כרשנה **מ** הקרסינה **ל** ‖ אליהם: עליהם **גהל** om. **זמק** ‖ באותו מאמר: במאמרו באותות חמות **זמק**   21 וכן: حال add. a   22 הציאה: היציאה **המר** הצאה **ל** ‖ וחלקיה מחוברים: מחוברים חלקיה **זמקר**   23 הארבע: הארבעה **זק**   24 הציאה: היציאה **המר** הצאה **ל**

[74] לפעמים יקרה לדבר כשיתעכל באסטו׳ עכול טוב ויגמר עכולו שתהיה הצואה יבשה מפני חום סביבות האסטו׳ או המעים שנגב לחותה. ולפעמים תהיה יותר רקיקה על הראוי בשביל חולשת הכח המעביר המזון באברים. ולפעמים תתאחר מעת יציאתה בשביל איחור עברה במעים. ולפעמים תצא קודם העת בשביל חולשת הכח המחזיק באחד המעים. ואם יהיה עם עקיצה מורה על ליחה עוקצת שהעירה הכח הדוחה לדחות לא מפני חסרון שהגיע בעכולה באסטו׳. בשני בבחראן.

[75] הציאה הרקיקה המחוברת אשר תצא בעת המנהג כשתהיה פחות מן הראוי בערך אל מה שילקח מן המזון הנה זה מורה שהוא נשארה ממנו שארית בקצת המעים וזה רע באיזה צד שיהיה. בראשון בבחראן.

[76] הציאה המורה על הפסד העיכול הוא שתהיה גסה בלתי שחוקה רקיקת העצם שומרת לאיכות המאכל אשר היא ממנו שמריו. בראשון בבחראן.

[77] המראה הירוק אמנם יהיה כשיכלה שישוב שחור וזה כי החולי הרע כשיתראה בו בקיא ירוק או ציאה ירוקה או שתן ירוק יתראה אחר זה כל אחד מאלו השלשה שהוא שחור. בראשון בבחראן.

[78] כשתראה אדם יתחיל בו בציאה דבר דומה ברחיצת הבשר הלח שקרב זמן שחיטתו אז יהיה לך אות אמתי מורה על חולשת הכבד. וכשיהיה הדם אשר יצא עב כדרדי היין הנה זה מורה שהכבד שורף הדם. וכשיהיה הדם רקיק וחלודיי מורה שהכבד יחלש מעשה הדם. בחמישי בהודעה.

[79] הדם החלודיי הרקיק שיצא תחלה בציאה כשיארך הזמן יצא דם גס ממין המרה השחורה ואחר יצא באחרית הענין המרה השחורה גמורה. בחמישי בהודעה.

[80] לפעמים יצאו בציאה מראים שונים ומתחלפים רעים מאד במראיהם וריחם וכן בשתן. ויהיה סבת זה כח הכבד והאברים אשר דחו אותם המותרים הרעים הנעצרים אשר היו בהם. ויטעה בדברים האלו הרופא בלתי מומחה שיחשב שהחולה קרוב מן האבדון. ומשל ההרקות האלה יהיה אחר אורך חולי ואחר הראות אותות הבשול. בחמישי בהודעה.

[81] כאשר יבא יציאת הדם למי שנחתכה ידו או רגלו או מי שנתבטל מההתעמלות שהורגל או מי שיעצר ממנו דם הטחורים או הנדות ויצא אותו הדם מן הטבעת וכן לפעמים יבא בקיא

1–20 לפעמים ... בחמישי בהודעה (6.79): om. **ת**   1 הצואה: היציאה **הזמר** הציאה **גק** הצאה **ל**
7 הציאה: היציאה **גהמר** הצואה **ל**   8 שהוא: שאם **זמקלס** שהיא **ס**^{2} ש- **ר**   9 צד: **גהזלמסקר** om.
a حال   10 הציאה: היציאה **גהזמר**   10–14 הציאה ... בראשון בבחראן: **ל** om.   13 ציאה: יציאה **גר**
צואה **זמלק** ⟨...⟩ **ה**   15 יתחיל בו: برزمنه **a** ‖ בציאה: ביציאה **ה** בצואה **זמק**   16 כדרדי היין: الدردي **a**
21 בציאה: ביציאה **גהזלמקר**   23 בלתי: שאינו **זמקר**   25 כאשר: כל כאשר **זמ** כל **ק** del. כאשר **ק**

לקצת אנשים. ואלו יצא הדם בקיא או בשלשול הדם דם גמור כדם השחיטה. ואמנם מה שיהיה סבתו בקוע מורסות שנתבשלו הנה אותו הדם אשר יבא מאלו מלמעלה או מלמטה יהיה דם דרדיי ועכור. בחמישי בהודעה.

[82] שלשול הדם מעלת הכבד לפעמים יתחדש פתאם. ואמנם אותו שהוא מן המעים לא יתחדש פתאם אבל יתחדש תחלה שלשול מררי עוקץ תכלית העקיצה ואחר ימשך לזה גרידת המעים ואחר יצא אחר זה עם הגרידה דם מעט. בחמישי בהודעה.

[83] הדם אשר יצא מן הכבד עם היציאה לפעמים יעצר ביום או ביומים או שלשה ויבא יותר רע ממה שהיה בפעם הראשון ולא יבאו עמו גרידות. ואלו הם שני אותות שאינן כלום מנגעי המעים. בששי בהודעה.

[84] היציאה אשר מראה שלה כרכומי צבוע יהיה משפיכת דבר רב מן המרה הכרכומית אל הבטן. ואמנם היציאה הירוקה אז מתערב בה מרה זנגארית. וכשיהיה שחורה מורה שמתערב בה מרה שחורה או דם כבר נשרף שם. והנוטה אל דעיכה וכהות ועפרירות מורה שהקור חזק באברים הפנימיים עד שהם כאלו הגיעו בגדר המות. וראוי שתדע המזון אשר היא ממנו השמרים כי לפעמים יהיה המראה מטבע מין המזון ואז לא יקובל מופת מן המראה על דבר מזה. בראשון בבחראן.

[85] כשתהיה היציאה דשנה מורה שהשומן והחלב הוא נמס. וכשתהיה דבקה מורה על המס האברים הקשים וזה יותר קשה מן הראשון. והמופלגת המוסרחת מורה על עפוש חזק ובתנאי בכל זה שלא יהיה זה מפני טבע המאכל. בראשון בבחראן.

[86] היציאה אשר בה קצף מורה על אחד משני דברים: אם על חום מופלג ממיס הגוף ומחדש הקצף מפני הדבר הרותח מלחויות הגוף אשר המיס אותו החום המופלג ואם על התגעשות מתחלפת מפני התקוממות רוחות עבות ללחותה. בראשון בבחראן.

[87] היציאה המתחלפת המראים מורה שיש בגוף חליים מתחלפים ולכן תבשר בחולי שיהיה ארוך ומגונה כי החליים כשירבו יצטרך הטבע לזמן יותר ארוך ויהיה קשים וסכנתם כפי ריבוים. בראשון בבחראן.

---

3 דרדיי: دردیا a   7–79.28 יצא ... מקום (6.95): ס .om   7 היציאה: הציאה **לק** היציאה **גהר** הריאה(!) **מ** הדם(?) **ז** ‖ ביום או: a .om   8 כלום: في شيء a   10 היציאה: הציאה **ל** ‖ צבוע: שבע **זקר** צבע **מ** مشبّع a   11 היציאה: הציאה **ל** ‖ זנגארית: زنجاري a   12 דעיכה וכהות ועפרירות: الكمودة الرصاصية a ‖ ועפרירות: העפרתיית **ל** העפרתיות **זמקר**   14 השמרים: שמריו **זמקר**   16 היציאה: הציאה **גזלק** ‖ שהשומן והחלב: الشحم a ‖ הוא: **זמק** .om   16–17 מורה על המס האברים הקשים וזה יותר קשה מן הראשון. והמופלגת המוסרחת: **ל** .om   18 שלא יהיה זה מפני טבע: שכלו היה מטבע **ל**   21 רוחות: ליחות **ל**   22 היציאה: הציאה **גהזמר**

[88] מקרי הכח המחזיק ומקרי הכח הדוחה לפעמים יתערבו קצתם לקצתם. ומזה הפוקות כי האסטומכה בעת הפוקות מתקבצת על המאכל התקבצות רעה והכח הדוחה מתנועע גם כן תנועה מגונה. בשני בעלות ובמקרים.

[89] היציאה השחורה תולד אם מתגבורת השריפה ואם מפני העפוש המגונה ואם משפיכת ליחה שחורית. בפירושו לרביעי בפרקים.

[90] לפעמים יקרה בתחלת שלשול הדם הסרת התאוה ואין זה אות רע כי הליחות האדומיות הנשפכות מן הכבד אל המעים ויפשיטום ישפך מהם אל האסטומכה ואז תפול התאוה. ואמנם אם תארך העלה אז יתחדש נפילת התאוה ואז היא אות רע כי זה יורה על מיתת הכחות. באותו מאמר.

[91] הדם כשיקפא ויתקרש וישוב כעלוקה במקוה וכן אם יקפא במעים או באצטומכא או בחזה הנה הוא באלו יותר רע שאינו במקוה ויקרה לו בסבתו עלוף וכרכמות מראה וישוב הדפק קטן וחלוש ותכוף ויחם העלול ויתרפו אבריו. וזה יכריח האדם שיפלא בעצמו איך יהיה הדם והוא היותר אהוב שבדברים לטבע כשיצא מכליו איך יתחדשו אלו המקרים הרעים המגונים. ולפעמים ימשך עם מה שזכרנו קצת עפוש האברים ומיתתם. בששי בהודעה.

[92] הולד החצץ לא יהיה כי אם בכליות והמקוה לבד. ויהיה גם כן כפי מה שאמרו קצת אנשים במעי הנקרא קולון. בראשון בהודעה.

[93] הדבר שיהיה ממלאכת הרפואה על דרך האומד ושקול הדעת אמנם הוא על הרוב ידיעת החליים. אמנם כשידעת החליים ועמדת עליהם כי רפואתם לא תודע באומד ובשקול הדעת אבל בידיעה האמיתית. בשני במיאמיר.

[94] אמר משה: כבר ידעת מאמר הרופאים באמרם כחות נפשיות וכחות חיוניות וכחות טבעיות. אם כן עתה בזה יש הסכמת כל פעלות גוף האדם הפעלות הגופניות. ואומר שהמעלה שבפעלות הנפשיות היא ההתנשמות ואחריה הדפק ואחריה החושים והיותר משובח ומעולה שבחושים הוא חוש הראות ואחריו חוש השמע ואחר החושים תאות המאכל והמשתה ואחר זה הדבור ואחר זה ההבדל והברור ר״ל המחשבה והדמיון ואחר זה תנועת שאר האברים על

1 מקרי: מקרה **ל** ‖ ומקרי: ומקרה **ל** 3 ובמקרים: והמקרים **זמקר** 4 היציאה: הציאה **ק** 7 ויפשיטום: ויפשיטו **ל** 8–9 באותו מאמר: בפירושו לרביעי בפרקים **זמר** في شرحه لسادسة الفصول a 10 כשיקפא: כשיק⟨...⟩ **ה** כשיקפה **למקר** כשיקפיא **ר** 14 ומיתתם: om. **ל** 18 אמנם: אם **גהזלק** ‖ אמנם כשידעת החליים ועמדת עליהם: om. **מ** ‖ באומד ובשקול הדעת: بالتخمين والحدس والإزكان a 20–21 וכחות חיוניות וכחות טבעיות: וחיוניות וטבעיות **ל** 21 יש הסכמת: ولنسم a 22 הנפשיות: البدنية a ‖ היא: om. **ל** ‖ החושים: الإحساس a 23 החושים: الإحساس a 24 ההבדל והברור: التمييز a ‖ המחשבה: המחשב **הלזר**

מתכונתם. והמדרגה הזאת במעלה אמנם היא כפי הכרח החיים או הנהגתם המוסכמת. ואחר ההקדמה הזאת תדע אז שהטבע שם משותף יאמר על ענינים רבים. ומכלל אותם הענינים הכח המנהיג לגוף בעל החיים כי הרופאים יקראוהו גם כן טבע. והכח הזה לעולם משתדל על היותר משובחת שבפעלות הגוף והוא לעולם משתדל בשלום הפעלות כלם. וכשתתחדש סבה מן הסבות המחליאות יעמד כנגדה וידחה אותה. ואם ינוצח בזה ישלחה אל הפחות שבאברים ויחליף משפט הפעלות. ואם ינוצח בזה יחליף מה שהוא יותר נכבד ויאחוז בנכבד. וכפי זה הסדר תדע החולי הממית מהבלתי ממית ותקבל מופת על סדר חוזק החולי וחולשתו ועל מדרגת חוזק כח הטבע וחולשתו כי בטול הנשימה וערבובה ממית בלי ספק וכן הדפק. וכן בטול הראות או בלבולו או בטול התאוה ובטול הדבור או חולשתו או חסרון השכל וערבובו כל אלו המקרים אותות מות ומדרגותיהם הם כפי שסדרתי לך וכפי חוזק אותו המקרה שיקרה. ולכן יהיה השתוק החזק הנקרא אפופלקשיא ממית בהכרח והחלוש יקשה ארוכתו כמו שספר אבוקראט כי הפגע הזה ר״ל השתוק יבטלו בו או יתבלבלו הפעלות הנכבדות אשר משתדל בהם הטבע ומקפיד עליהם והוא ההתנשמות וטוב השכל והדבור והחושים והדפק. והתנאי בכל מה שזכרתיו שיהיה בטול אותה הפעולה או בלבולה מפני חולשת הכח הכולל המנהיג לגוף בעל החיים לא מפני חולי הכלי לבדו הפועל לאותה הפעולה.

כי אתה ידעת שרבים מהשוטים ובעלי המלאנכוניא יחיו זמן ארוך והם חזקי הגשמים כי הפסד שכלם הוא מפני פגע במוח לבדו לא מפני חולשת הכח המנהיג כמו מה שיקרה לחולים בעת הגוססות כמו שחולשת הראות ההוה מפני פגע בעין או חולשת השמע ההוה מפני פגע בנקב האוזן אינו כמו חולשת הראות או השמע ההוה בעת המות מפני נפילת הכח הכולל המנהיג. וכן התנאי בבטול הדבור ובשאר הפעולות. וכן גם כן תאר הפנים מקפיד הטבע על שנויו כי כשיהיה גם כן תאר הפנים מהחולה קרוב ממה שהיה בעת בריאותו הנה זה אות על חוזק הטבע ואם יהיה רחוק מאד מענין הבריאות הנה זה אות על חולשת הכח הכולל ואתה עיין בפרק הזה בעיון טוב כי הוא כולל על חלקים רבים מהקדמת הידיעה.

[95] לפעמים נראה במלאכת הרפואה מקרים רבים כשיתראו בבריאים יורו על חליים וכשיתראו בחולים יורו על בריאות. ומזה השינה הרבה השקועה יותר שלא הורגל בה כי זה כשיקרה לבריאים יורה על חולי וכשיקרה לחולים יורה על בריאות. ותאות המאכל החזקה כשתקרה לבריאים הוא מקום חשש ומופת על חולי וכשיקרה לחולים יהיה אות משובח. וכן העטוש כשיקרה הרבה למי שלא יגרע מבריאותו דבר מורה שהראש כבר הגיע

---

1 מתכונתם: מכונתם גזהמקר معتادها a ‖ הנהגתם המוסכמת: صلاحية استمرارها a 3 משתדל: تشاحّ a 4 היותר: ל om. ‖ משתדל: تروم a 6 ויחליף משפט: وبذلت أخسّ a ‖ ינוצח בזה: غلبت عن ذلك a ‖ יחליף: بذلت a 12 משתדל: تشاحّ a 13 ומקפיד עליהם: دائما a ‖ וטוב השכל: وغياب الذهن (cf. vol. 2, p. 109 n. 207) a ‖ והחושים: والإحساس a 15 חולי: חולי עלת זמקש חולי בעלת רת 17 כמו מה: כגון מה זמקר على ما a 18 ההוה: זמק om. 20 הפעולות: البدنية add. a 23 בעיון טוב: זמק om. 28 מקום חשש ומופת על חולי: יורו על חליים ה מקום לחוש חשש ומופת על חולי זמ מקום לחוש בו חשש ומופת על חולי קר 29 יגרע מבריאותו: يذمّ من صحته a

בו פגע וכשיקרה למי שהוא בענין רע מחולי מורה שענינו עדין ישתנה לענין שהוא יותר משובח. וגם נמצא במלאכת הרפואה דברים רבים טבעם הטבע הזה. בשני בפירושו לספר טימאוס.

המאמר השביעי כולל פרקים תלויים בהם נתינת סבות רבות שיוסכלו או שנתבלבלו הדבור בהם

[1] הדברים אשר יחוייב בהם תוספת הכח והראותו הם ששה סבות: א׳: שתית היין בשווי. ב׳: לקיחת המאכל בשווי. ג׳: ההתעמלות השוה. ד׳: מה שיתקן רוע מזג הלב והעורקים הדופקים בין שיהיה משקה בין שיהיה רפואה. ה׳: הכעס והשמחה. ו׳: בשול הליחות אם שמתחילות להתך או שיורקו ביום הבחראן. בשלשה עשר בדפק.

[2] הדברים המחלישים הכח ומכבידים אותו הם אחת משמנה סבות: א׳: הצום. ב׳: התעורה. ג׳: הדאגה. ד׳: ההרקה המופלגת באיזה מין שתהיה. ה׳: הכאב החזק באיזו מקום שיהיה. ו׳: כאב האסטומכה ביחוד אותו שימשך אחריו העלוף. ז׳: הפלגת רוע מזג ליחות הגוף איזו רוע מזג שיהיה. בשלשה עשר בדפק.

[3] לפעמים יקרה העלוף לרבים מחוזק מקרי הנפש ורוב מה שיקרה זה לזקנים ולחלושים מאיזו סבה שיהיה חולשתם כי רבים מאלו אם ידאגו או ישמחו או יכעסו יקרה להם העלוף. ולפעמים יקרה להם דיות זיעה שיזוע גופם מבלי צורך לאותה הזיעה. בשני אגלאקן.

[4] התמדת הדאגות ממיס השומן ומפסיד הבשר הלח והתמדת התענוגים מפסיד הדם. וכן מפסיד הדם החשק ואהבת הממון והרשות להשתרר במדינות והערת הזכרנות. והפסד כל אחד מאלו הוא כפי רוע הדם הקורה באצטומכה והעורקים וההמס הקורה בסבת התעורה והמחשבה באלו הדברים. בשלישי בפירוש הליחות.

[5] סבת יתרון כח האברים הימניים על השמאליים הוא היות הכבד בצד הימני ונטיית הלב אל הצד השמאלי היא נטיה מעטה מאד. וכשיהיה נטייתו יותר מזה מעט ישובו בזה האברים השמאליים יותר חזקים מהימניים וכל שכן כשיהיה הכבד בענין הזה חלוש וקטן. בחמישי לפירו׳ לשני לאפידמיא.

9 שיורקו: שיורק **גלנס** ⟨...⟩ **ה** 12–13 ז׳: הפלגת רוע מזג ליחות הגוף איזו רוע מזג שיהיה (= والسابع إفراط سوء مزاج أعضاء البدن أيّ سوء مزاج كان L): ז׳: הפלגת רוע מזג איברי הגוף **ש** والسابع إفراط سوء مزاج أخلاط البدن أيّ سوء مزاج كان a 13 שיהיה: ח׳: ליחות הגוף איזה רוע מזג שיהיה **ש** add. والثامن إفراط سوء مزاج أعضاء البدن أيّ سوء مزاج كان add. a 16 שיזוע: שיזיע **זמנקר** 17 אגלאקן: אגלוקן **זמנק** 19 והערת הזכרנות: ونباهة الذكر a 20 מאלו: للدم add. a ‖ כפי: بسبب a ל- S ‖ הדם: الهضم a 24 בחמישי: في السادسة a

[6] סבות הכאבים הם אם פרוק חבור ואם שנוי מה שיהיה פתאם שיחרד ממנו האבר ושיכביד עליו כי השנוי כשיהיה מעט מעט אז אי אפשר שיכאיב. האברים אשר אין להם חוש לא יתחדש בהם כאב. בשנים עשר בתחבולה.

[7] הסבה הפועלה הכאב מאיזו סבה שתהיה מזיקה ויתנועע הכח הדוחה ומשתדל בעצמו לדחות הדבר המזיק אז יחדש פעמים רבות מורסא בהתגבר על האבר דם ורוח יחד אצל חוזק תנועתו לדחות הדבר המזיק. בשלשה עשר בתחבולה.

[8] אמר משה: כאשר הואיל גאלינוס לדבר ברפואת העלוף התחיל לתת סבותיו ולא יפרוט סבותיו על דרך מלאכותי כמו שעבר מנהגו בחלוקת סוגי החלאים וסבותיהם וסוגי המקרים כאשר עשה בחלוקת הקדחות למיניהם וחלקיהם. אבל זכר סבות העלוף זכרון מופלא וזה שהוא יאמר שמתחדש מזה וגם יתחדש מזה ולא חלק הסבות למינים בפרט נכללים. ואני מופלא מזו כי הוא כאשר הואיל במאמרו אמר: שאר סבות העלוף ארבעה. ואיך לא יפרוט הסבות כלם אחריו כאשר פרט קצתם. ועוד אמר אחר זכרון הארבעה: ואם תרצה תוסיף עם אלו הארבעה רוע מזג האברים. ובכלל אינו מסודר ושלם דבורו שם ואע״פ שכל מה שאמרו שם הוא אמת בלי ספק אך שהוא בלתי מסודר כמו שאמרנו.

וכאשר המקרה הזה כלומר העלוף הוא מקרה מסוכן מאד מאד והוא חבר למות ורעו הקודם לו ראוי לרופא שיהיה יודע בכל סבות העלוף כשיפול ואיך ישמר האדם מנפילתו ואיך ישתדל בו קודם נפילתו אם אי אפשר בלתי נפילתו. וכבר אמר אבו מרואן בן זהר וזולתו שאי זה חולה יתעלף ולא ידע הרופא עד שיפול ולא יבשר בו הנה זה הרופא המית החולה בלי ספק.

[9] אמר משה: וזהו אמת כי הוא לא ידע סבות העלוף כלם היה משים כונתו והיה משתדל לשמור מנפילת העלוף וכל מה שנראה לו בענין החולי ענין שיפול ממנו העלוף ימהר לקומם זה הענין אשר יהיה סבה לעלוף ⟨...⟩ ואם יגבר מלקומם כנגדו יבשר בנפילת העלוף. ולכן עלי לסדר סבות העלוף ואפרוט סוגיו ומיניו כדי שיקל ידיעתם וזכירתם. וכל מה שאומר מזה באלו הפרקים החמשה הבאים אחר זה הוא אם לשון גאלינוס בעצמו או כונת דבריו אך שאני אבחן ממנו בבאור קצת אותה הבחינה מדבריו וקצתם הם דברי. וכל זה מלוקט ממה שהודיענו גאלינוס בשנים עשר בתחבולה. ועתה אחל באותם הפרקים החמשה אשר יעדנו לזכרם.

---

5 יחדש: יתחדש **ס** ‖ בהתגבר על האבר: بجلبها للعضو a 8 מלאכותי: המלאכה **שת** صناعي a 9 וחלקיהם: وأصنافها a 10 למינים: למיניהם **ס** ‖ בפרט נכללים: محصورة a 11 הואיל: أمعن a 12 אחריו: بعدد a ‖ עם: על **זקר** 16 העלוף: محيطا بها ذا كرا لها دائما. فإنّه إذا علم أسبابه بتفصيل وتحديد علم كيف يتدارك الغشي add. a 21 ימהר: **זמק** .om 22 זה הענין אשר יהיה סבה לעלוף: **ס¹ גהזלמנקר** .om ‖ ⟨...⟩: إن أهمل a ‖ ואם יגבר מלקומם: **ס¹ גהזלמנקר** .om 23 עלי לסדר: رأيت أن أرتّب a 25 אבחן ממנו בבאור: أعبّر عنه بعبارة a ‖ הבחינה: العبارة a

[10] העלוף הוא נפילה יקרה לכחות בחדות ומהירות ועצמיות עצם הכחות וקיומם הוא בשווי הרוחות והליחות והאברים בכמותם ואיכותם. ולפעמים יהיה סבת זה מפני שנוי הליחות באיכותם וכמותם ונכללו סבות העלוף באלו השלש סבות ובכל סוג יש שני סוגים שנוי הכמות ושנוי האיכות אלו הם ששה סוגים.

[11] שנוי האברים השרשיים המחייב העלוף הוא שנתך עצמיותם וזה חסרון כמות או ברוע מזגם בהפלגה באחד האיכיות הארבעה. ועצם האברים נתך אם באורך חליים נושנים או בחדות חליים חדים או בקדחות שהם מהמס האברים.

[12] שנוי הרוחות המחייב העלוף הוא אם שנתך הרוח וזה חסרון כמותם או שיפסד עצם הרוח וזה הפסד איכותו והפסד עצם הרוח יהיה מפני הפסד האויר או מפני סמי המות או מפני ארסי בעלי החיים. והנה התכת הרוח יהיה אם מפני תנועות נפשיות כעריבות והתענוג החזקים הנקרא שמחה או ששון רב או הפחד החזק או הדאגה והכעס. ומכלל אלו התנועות אמר גאלינוס הכאב והתעורה. אך אני אומר שראוי שיספרו אלו השני נפרדים כי אין שם דבר יותר נמרץ להתיך הרוח יותר מהכאב ואחריו התעורה. וגם נתך הרוח כשיתדקדק ויתרקק בהפלגה או מפני שכליו יהיו רפים ומחולחלים. וגם נתך הרוח מפני העדר המזון ומהפלגת השלשול. ושתי הסבות האלו גם כן משנות האברים והליחות אך גאלינוס יחס אותה לרוח.

[13] שנוי הליחות המחייב העלוף אם באיכותם אם שיתדקדקו הליחות ויתרקקו מאד ונתכות מפני זה במהרה ולכן אם לא יכוון בכיוצא באלו בהזנה כמו שראוי ימהר העלוף. וכן אם ישתנה איכות הליחות לעובי ודבקות עד שישובו נאות ובלתי מבושלות ואז הם מחדשות העלוף בשביל סבות ארבע: א׳: מן הגוף שימעט מזונו. ב׳: שהחום הטבעי נחנק. ג׳: ששווי המזג ישתנה ויפסד. ד׳: שהם מכבידות הכח ברבוים וכשלא יכבידו ולא יסתמו יחדשו מלוי הפנאי שבקרומות. כבר נתבאר לך שרוב הליחות גם כן המחייב להכבדת הכח או לסתימה מחייבת העלוף וזהו שנוי בכמות.

[14] כבר נתבאר לך שכל מה שקדם מסבות העלוף הסוגיות הם ששה ומיניהם אחד ועשרים. הסוג הראשון הוא שנוי האברים בכמותם ומיניו שלשה והם אם חולי נושן או חולי חד או קדחת ממיסה האברים. הסוג השני שנוי האברים באיכותם ומיניו ארבעה והוא שיתחמם או יתקרר או ותנגב או יתרטב כל זה בהפלגה. הסוג השלישי והוא שנוי הרוח באיכותו ומיניו שלשה והם הפסד האויר או לקיחת דבר מסמי המות או הארסים או עקיצת הרמשים הארסיים. הסוג הרביעי הוא שנוי הרוח באיכותו והוא שיתך הרוח ויסור או שיחסר בהפלגה ומיניו שבעה: רקיקות הרוחות ודקותם או רפיון הכלים וחלחולם או אחת התנועות הנפשיות או הכאב או התעורה או העדר המזון או השלשול וכיוצא בו מן ההרקות. הסוג החמישי הוא שנוי הליחות

2 סבת: سقوط القوى أعني الغشي من أجل تغيّر الأرواح في كمّيتها أو في كيفيتها وقد يكون سبب ذلك من أجل تغيّر الأخلاط في كيفيتها أو كمّيتها وقد يكون سبب add. a   9 וזה הפסד איכותו והפסד עצם הרוח: om. זמק   17 בכיוצא: = مثل O om. a   19 ארבע: om. a ‖ מן: أنّ a   20–21 מלוי הפנאי שבקרומות: خمولا لا غشيا a   23 שכל: من كلّ a   29 הרוחות: הרוח ס ‖ אחת: om. a

באיכותם ויש לו שני מינים והם רקיקות הליחות ודקותם או עבים ודבקותם. הסוג הששי שנוי הליחות בכמותם ויש לו שני מינים: אם רבוי מהם שיכביד הכח או רבוי שיחדש סתימה. אלו הם כלל הסבות המיניות כפי מה שנתבאר מדברי גאלינוס וזה אחת ועשרים סבות.

[15] אמר משה: החזק שבפנים בשמירה מנפילת העלוף הוא שתשים כל כונתך ומגמתך בכל חולי בשלשת האברים הראשיים ובפי האסטומכה לגודל השתוף אשר בינו ובין האברים הראשיים. ושתשמור על אלו האברים כחותיהם וזה בשווי מזגם במה שתורידהו על הגוף ובמה שתשים על האבר מחוץ ואחר שתשים כונתך באלו הדברים השתדל בהשואת מזג שאר האברים וכן תקדים ההשתדלות בהשואת רוחות אלו האברים השלשה. אמנם הרוח הנפשיי הנה במורחים מבעלי הריח ואמנם הרוח החיוני הנה בהשואת האויר החיצון ופתיחת נקבי העור ונקוי כלי הנשימה מן העובי והדבקות ופתיחת סתימתם ולקחת מה שדרכו לזכך הדם מן הלב ומסיר הסתימה מכלי רוחו עם הרפואות. ואמנם הרוח הטבעי במה שיאכל וישתה והוא שיהיה המשובח שבמזון והיותר שוה שבו והיותר רחוק מן ההפסד. והשמר בתכלית השמירה מקחת החולים דבר מן המאכלים והמשקים שיתהוה בהם אפילו המעט מזער מן העפוש כי אלו המזונות מולידים בליחות ארסיות כמו שזכר גאלינוס. וכן השמר מקחת החולים אחד מן המזונות שימהר אליהם ההפסד בהם כחלב והמזונות אשר יולד מהם ליחה ארסיית כשיפסדו כמו האבטיח והדלעת והקשות כי האזהרה היותר חזקה שלא יקח החולה דבר ממשל אלו נחוש פן יפסדו או שיתאחר ירידתם ויוביל היזק גדול. וכן תחזק האסטו׳ תמיד והשמר מרוע העכול כי אם אתה שמת בענינים אלה כונתך תבטח מהתחדש העלוף במה שהוא כונתך יותר גדולה.

[16] רזון הגוף מעוצם הטחול שתי סבות. אחת מהן שהמזון אינו מתעכל בכבד כפי הראוי וימעט מזון האברים כי הטוב הנאות להם בזה הרע מעט. והסבה השנית שהדם יהיה עכור וימשוך רובו הטחול ולא יעזוב שהגוף יזון בו. בפירושו לשני מן האוירים.

[17] מי שיגבר על גופו השחורה אוהב המשגל מפני שמתקבץ בגופו במה שלמטה מן הכסלים רוחות עבות נופחות רבות. בשלישי לפירושו לששי מאפידמיא.

[18] רזון הגוף הוא אם לחולשת כחות הבשר או להיות העורקים הדופקים ובלתי דופקים מלאים דם רע. והשמנת הגופות יהיה בהפך שתי הסבות האלו עד שימשוך הבשר הרוב שבדם וימעט מה שבעורקים. בשלישי בפירושו לששי מאפידמיא.

[19] הליחות המחדשות הכאב באחד משהש פנים אם ברבוים אם בעבים אם בדבקותם אם בחומם אם בקורם אם בעקיצתם ואיכולם לאבר. בפרושו לראשון מן הליחות.

---

1 ודבקותם: ونيوءتها a 3 הסבות: الغشي add. a 11 הסתימה: الكدر a ‖ מכלי רוחו: عن روحه a
18 בענינים אלה: בענין האלה **זקר** בעניני׳ האלה **מ** 18–19 במה שהוא כונתך יותר גדולה: في معظم من تعانيه a

[20] כמו שהליחות עושות רושם במדות האדם כן המדות עושות רושם בליחות כי מי שיגבר עליו המררות יהיה כועס וכל מי שיחזק כעסו יולדו בו ליחות מרריות. בשלישי בפירושו לליחות.

[21] הדגדוג יתחדש מפני ליחות חריפות עוקצות יעקצו האבר ויתחדש בו דמיון התנועה המתחדשת מן ההנעה באצבעות תחת האצילים וכיוצא בו. בפירו׳ לשלישי במזון.

[22] אמר משה: הליחה העוקצת כשתהיה רקיקת העצם והולכת באבר מרגיש יחדש בו אחד מארבע מינים אשר זכר⟩נו⟨ם במאמרו ברבוי. וכבר זכרנו אותו הפרק בהוראות מאלו הפרקים. אם שתהיה הליחה העוקצת עבת העצם או שיהיה האבר מועט הבשר ואז יחדש הדגדוג אשר זכר הוא. כן נראה לי בזה.

[23] לפעמים יתקבץ בגוף ליחה בלגמית זכוכיתית ולא תתעפש ותחדש רתת ימים רבים רצופים. וכל עוד שיהיה האדם נח לא יתנועע כלל אז ינוח הרתת וכשינוע ימשך לתנועתו הרתת מיד ויהיה זה כפי שעור התנועה. וכל עוד שיתנועע תנועה יותר חזקה ויותר מהרה יתחדש הרתת ממנה יותר חזק. ואני ראיתי המקרה הזה ורפאתי אותו ברפואות מחממות ומחתכות הליחות העבות כמרקחת הפלפלין ומרקחת פודנג׳. במאמרו ברעש.

[24] סבות עובי הדם ושחרותו ורבויו עד שיתמלאו העורקים מן הליחה השחורית הם שלש אם כלם אם מקצתם. אחת מהם שיהיה הכבד מעותד להוליד אותו המותר. והשנית שתהיה ההנהגה במאכלים ומשקים וזולת זה ממה שדרכו להוליד דם עב. והשלישית שיהיה הטחול בענין מחולשה שילאה בה ממשוך אליו מה שיולד בכבד מאותו המותר. בשני באגלאקן.

[25] הליחות החדות או הרפואות החדות המנחירות האבר כשיהיה עמהם יתרון חוזק יחדשו באברים הבשריים שחין או נגע ובעצמות הפסד. בשני בעלות והמקרים.

[26] לפעמים יתחדש בלבול שכל ושכחה מהזקנה הגמורה ומהחולשה החזקה וזהו מופת שבלבול השכל והשכחה מתחדשים מפני הקור. וכל הערבובים אמנם נמשכים אחר הליחות החדות העוקצות כמו המרה האדומה ביחוד. ולפעמים יתחדש בסבת מזג חם ואין מהם דבר שיהיה הסבה בו ליחה קרה אלא הערבוב אשר יאמר לו הבלבול השחוריי. ואמנם מה שיתחדש מן הבלבול באחרית הקדחות החדות אז סבתו אידים חמים עוקצים עולים אל הראש. בחמישי בעלות והמקרים.

---

6 והולכת: והולדה **זק** והולכה **מ** 8 הבשר: الحسّ a ‖ יחדש: יתחדש **זלמנקר** 12 וכל עוד: كلّما a 14 ומחתכות: **ס** .om 15 ורבויו: وخثورته a 20 יחדשו: יתחדשו **זמקר** 21 הפסד: نخزا a 22 ומהחולשה: ומהתשות **זקר** ומהתעשות(!) **מ** والهرم a 24 החדות: الحارّة a ‖ כמו: כגון **זמקר** 26 החדות: الحارّة a

[27] הכאב שיהיה בקרומים הוא בלתי משתוה כי הקרום חושו מתחלף כי יש ממנו מקום רב החוש ומקום מועט החוש. ומתחלף כאב הקרומים מצד אחר כי הוא נוסף בעת התפשטותו ומתיחתו גודל. בשני בהודעה.

[28] הסבה בהיות קצת המורסות חמות ימצא עמהם דפיקה וקצתם בלתי דפיקה הוא פגישת עורק דופק בעל שעור במקום המורסא וכל עוד שיתפשט תלחוץ המורסא ויתחדש דפיקה. בשני בהודעה.

[29] כמו שהליחה הלבניית העבה יתחדש ממנה כאב הראש וכן הליחה השחורית יתחדש ממנה כאב הראש כשתעצר במעברי חדרי המות. אמנם כשתגבר ותרבה בגרם המוח עצמו ואז יתחדש ממנה הבלבול השחורי. בשלישי בהודעה.

[30] הסבות אשר ישימו הדפק קשה הוא אחד משלשה דברים. אם יובש ואם קפיאה מפני הקור ואם מתיחה. והיובש מתחדש בקדחות השורפות כשיארכו עם רוע ומצוק ובמלאנכוניא וקצת קדחות רביעיות. והקפיאה מכל דבר מוליד בגוף ליחה לבנה זכוכיית. והמתיחה מתחדשת בעלות שהם ממין הכויצה הנקרא אשפשמי ובמורסות הגדולות ובמורסא הקשה והקושי הגס מתחדש בגרם הכבד והטחול. בשלשה עשר בדפק.

[31] התולעים הנקראים גרגרי הדלעת והם נקראים דלועיים אוכלים כל מה שיזון בו האדם לכן מרזים הגוף. במאמר בתריאק.

[32] העטוש יהיה בקצת העתים רפואה וארוכה בדרך מקרה ללחויות המקובצות בריאה וללחויות המקובצות באסטומכה ובפי האסטומכה אשר יהיה עמהם פוקות ויריקם ויוציאם מאותם המקומות. ולזאת הסבה יהיה העטוש ארוכה לפוקות בנקותו המותרים כלם אשר הם על האסטומכה. בחמישי בעלות והמקרים.

[33] הסבה המחייבת להשקט הכאב בהעקר השן הכואבת הוא שהעצב המחובר בשורש השן הכואבת תסור מתיחתו מפני שהוא כבר נרפה מן החבור והקשירה בעצם אשר בסבתו היה נמתח. ונהיה לו מקום יעבור ממנו מה שנתך ממה שהיה מקובץ בו. בחמישי במיאמיר.

3–2 כי הוא נוסף בעת התפשטותו ומתיחתו גודל: لأنّه قد يلقى عند تمدّده عَظْمًا a ‖ התפשטותו ומתיחתו: התפשטות מתיחתו **ס** 4 פגישת: وجود a 5 וכל עוד: فكلّما a ‖ תלחוץ: לחוץ **זמק** כל חוץ(!) **ר** 7 כמו שהליחה הלבניית: **ס**^{2} הליחה השחורית **גהזלמנסק** הליחה הלבניית **ר** كما أنّ خاط الباغم a 8 כאב הראש (= الصداع): الصرع a ‖ אמנם: **ה**^{2}**ס**^{2} אם **גהזלמנסקר** 11 מתחדש: מחדש **זמקר** ‖ ומצוק: وخبث a ‖ ובמלאנכוניא: ובמלאנקוניא **ג** ובמאנכוניא **ז** ומלינכוני׳ **מ** ומלנכוניאה **נ** ובמאלכוניא **ס** 12 והקפיאה: يحدث add. a (except for EL) ‖ זכוכיית: לזכוכיית **זק** 13 ובמורסא הקשה: وفي الصلابة a 19 ולזאת הסבה: ובסבה הזאת **זמקר**

[34] סבת שבירת השנים ופתותם הוא בסבת רכותם. ומפני זה ראוי שתקשה אותם ותחזקם ברפואות הקובצות. וכן שנוי מראיהם אל הירקות וזולתו מפני לחויות רעות יורדות אליהן וזה שתרפאם ברפואות ינגבו נגוב שוה כמו שחשבו קצת הרופאים שכל מה שהוא חזק הנגוב הנה הוא יותר מועיל. בחמישי במיאמיר.

[35] כשיתחדש באבר עצביי מורסא חמה יהיה המשכת הליחות אליו יותר מהירה אם שהחום לבדו עולה אל הראש עליה רצופה באותו עצב או יעלה עם רוח אידיי או עשני. בשלישי בהודעה.

[36] הרעדה והוא הרעש תהיה בסבת חולשת הכח הנושא והמניע הגוף ובסבת כובד האבר הטבעי. וכשירצה להניע האבר אז מפני חולשת הכח ישפל האבר לצד מטה ויתחדש המניעה ואז ירעש וירעד. ואלו לא ירצה להניעו כלל לא ירעש. וכן אלו יבטל הכח המניע לגמרי לא יתחדש הרעש אבל יתרפה. ויתבאר לך ההמנע הזאת במי שיש עליו משא גדול והוא משתדל להגביה רגליו והולך שירעשו רגליו וכן אם יגביה דבר כבד ירעשו ידיו ורגליו. וגם הפחד והחרדה מחלישים הכח ולכן יקרה הרעש לזקנים ולמי שכבר חלש ונתך גופו מן החולי. במאמר ברעדה ורפרוף.

[37] הכויצה הנקראת אשפשמי תהיה ממלוי ותהיה מהרקה. כי כשיהיה התחדשות הכויצה מפני תעורה או עמל או דאגה ומחשבה וקדחת יבשה שורפת אז הסבה באותה הכויצה היובש וההרקה. ואמנם כשיהיה האדם בעל השקט ומנוחה וימלא בטנו בכל עת והתמיד המרגוע והבטלה וימצאהו הכויצה אז ראוי שנחשב שזה ממלוי עד שיהיה צמיחת כל אחד מן העצבים מתרפה באותו הלחות הדבקה אלא שאינו תמידי כמו הכויצה אשר היא קדם ואחור או משני צדדים יחד. בשלישי בהודעה.

[38] סבת הרפרוף הוא דבר מטבע האויר ועצמיותו נשפך אל האברים. ויש בעצמיותו עובי ממין האיד. והסבה הפועלת לכויצה בעלות המורסיות הוא המלוי והפועלת אותו בקדחות השורפות מאד היבשות הוא ההרקה. בחמישי בעלות והמקרים.

[39] סבת הכויצה היא מתיחת העצבים אם מלחות אם מיובש וימתחו גם כן העצלים שהם התחלתם ויתקווצו בבלי רצון ואז תתחדש הכויצה. במאמר ברעדה.

2 וזה: ولذلك a   5 הליחות (= الأخلاط BEGPS): الأختلاط a   8 והמניע: והמגיע **זק** והמונע **ר** 11 יתרפה: יתרפא **גהלנסקר** יתרפה **נ**[2]   12 ירעשו ידיו ורגליו: ارتعد في يديه ورجليه EL ارتعدت يداه a ‖ ורגליו: وعلى هذا المثال متى ذعر الإنسان أو فزع ثمّ رام مشيا أو شيلا ارتعدت يداه ورجلاه add. a (except for EL) ‖ וגם: فإنّ a   13 ולכן: וכן **זמק**   16 דאגה ומחשבה: الهمّ والغمّ a   18 ממלוי: המלוי **זמק** وكذلك الصرع هو تشنّج من امتلاء add. a ‖ עד שיהיה: عسى أن a   19 מתרפה: يبتلّ a ‖ הדבקה (= اللزجة EL): الغليظة اللزجة a ‖ כמו: כגון **זמקר** ‖ קדם ואחור: من قدام أو من خلف a   24 שהם: نحو a

[40] הרפרוף סבתו רוח עב נעצר במקום סתום הנקבים שלא ימצא מקום להמלט ולא יוכל להיות נתך בשביל עביו ולא ימצא מקום להמלט ולצאת בשביל קבוץ חלקי הגשמים המקיפים אותו ולא יסור מלבקש היציאה ויתנועע מה שיש בהם אותה התנועה. ומפני שסבת הרפרוף הוא סבה אחת והיה שרפואתו הוא מין אחד והוא כל מה שמדקדק ומחמם. והקשטור הוא רפואה מיוחדת בעלה הזאת כשישתה או יונח מחוץ כי הוא רפואה מחממת ומדקדקת ומנגבת נגוב גמור. והרפרוף כפי ההקש הזה מתחדש מסבה מתחילה. במאמר ברעדה.

[41] כשיהיה בגוף ליחה רעה והתחמם בעמל או בזולתו יסתמר האיש ההוא ואע״פ שלא תחדש קדחת. בשלישי לפירו׳ לששי מאפידמיא.

[42] זה חולשת הכח שהיא סבת הרעש אין סבתו סבה אחת אבל סבות רבות. כי לפעמים יהיה זה בסבת חסרון המזון כמו שיתחדש בחולי היצא הנקרא ליאנטריא והשלשול החזק והתמדת יציאת הדם ולמי שיעצור מלאכול. ולפעמים יהיה בסבת התכת הכח החיוני כמו שיתחדש בעלוף. ולפעמים יהיה בסבת קור רב סותם נקבי העצבים ולא יעבור מאותו הכח המניע אלא דבר מזער. ולפעמים יהיה בסבת מלוי מכביד הכח ויחלש מהתנועה. ולכן יהיו הדברים אשר תרפא בהם הרעש אינם ממין אחד. במאמר ברעש ורפרוף.

[43] הרתת הוא קור מקובץ בבת אחת בדחיה אחת כבדה ישוב בה הגוף מענין טבעי לענין יוצא חוץ הטבע. ואמנם הפגע הזה הוא קר הנה זה ענין מבואר ונראה וברור. ואמנם סבתו ר״ל סבת הרתת לפעמים יהיה ליחה קרה בעת תנועתה ועברה באברים המרגישים. ולפעמים יהיה ליחה חדה בעת תנועתה גם כן ומרוצתה על האברים המרגישים. ובשני הענינים יחלש החום הטבעי בברחו מן הדבר העוקץ חוזר אל התחלתו ויתקררו חיצוני הגוף ואחר ישוב וימצא הנקבים נקבצים וסגורים ויסתם דרכו ויעמד בפניו וישוב חוזר להתחלתו ואחר יצא לחוץ. ולא יסור מהיות כן עד שינצח ויחמם חיצוני הגוף או שינוצח ויכבה וימות האיש ההוא. ובעת שהוא הולך ושב ובעת ההמנע מעבור נופל רעדת הרתת. וההפרש בין הרעדה והרתת היא המניעה הנופלת בין הכח הרצוני והכובד הטבעי. ואם ירצה האדם לבטל הכח הרצוני ולא ירצה תנועתו יבטל הרעש. ואין מנוחת הרתת ברצוננו כי הוא ממניעה בין תנועה טבעית והיא תנועת החום הטבעי ובין הסותם דרכו בפניו ומעבריו. במאמרו ברעדה.

[44] כשהקור יניע שטח הגוף החיצון תנועה מגעשת ויזעזעהו בעת הכנסת העונה ולא יתנועע הגוף עמו אז יקרא סמור. ויהיה הסמור ואמנם הוא מקרה יקרה לעור לבדו והוא אצל העור בערך הרתת לכל הגוף. במאמרו ברעדה. ובשני בקדחות אמר שהסמור הוא פחות מן הרתת ויותר מן הקור.

2 בשביל קבוץ: لكثافة a 4 הוא מין: ממין **זק** היא ממין **מ** 5 מחוץ: בחוץ **זמק** 6 מתחילה: بادي **EL** بارد a 10 היצא: היצוא **זק** היצה **ר מ** .om الهيضة a 12 סותם: تلزّز a 16 הנה: והנה **זמק** 18 יחלש: יחשל **זמקר** ينهزم a 25 ברעדה: والاختلاج add. a 27 הגוף: כלו **זמקר** add. كلّه add. a

[45] יצטרך בחדוש הרתת שיהיה בגוף סבה עוקצת ותהיה אותה הליחה מתנועעת תנועה רעה בתנועה חזקה בין שיהיה סבת הרתת סבה קרה או סבה חמה. ולכן יהיה הרתת מתחיל עם עונות הקדחת יחד בקדחת שלישית ורביעית בעת תנועת אותה חליחה לצאת. ולפעמים יקרה דבר דומה לזה למי שיקרה לו חכוך או מי שיהיה גופו מלא מן הליחות הרעות כשיתראה לשמש או יכנס למרחץ או שיעשה ההתעמלות כי מי שיפעל זה יבאנו מיד סמור ויש מהם שימצאם הרתת. במאמרו ברעדה.

[46] רבים הם שיקרה להם הרתת שיצמאו בעת ההיא כי החום יהיה נשאר בפנימי הגוף והרגש הקור יהיה בעת ההיא באברים החיצונים לא בפנימיים. בחמישי בעלות והמקרים.

[47] סבות רוע הנשימה המחייב להתנועע החולה הם כל עצלי החזה העליונים עם העצלים אשר בין הצלעות לאחת משלש סבות: אם כח חלוש ואם צרות ולחיצה בדרך האויר ומחנקו ואם חום רב בלב ובריאה. וכשיתקבצו שלשתם ימות החולה מיד. וכשיתקבצו מהם שתים יקשה להמלט וכשיהיה אחת מהן לבד יפנה העלול אם אל המות ואם אל ההמלט. ברביעי בהודעה.

[48] לפעמים תשוב הנשימה תכופה גדולה בסבת הפסד השכל ועלת זה הוא שהחולה כאלו הוא תועה ושוגג בפעולות ושוכח אותם עד שלא ידע מתי יעצור מהם ומתי יעשה בהם. בשלישי לפירושו לראשון לאפידמיא.

[49] דקות הקול או הבטלו אמנם יהיה אם בסבת ליחות רבות או עבות או דבקות יסתמו העורקים אשר בריאה. ברביעי בפירושו לשני אפידמיא.

[50] העלול יוציא ברקיקה דבר מועט בשעול רב על שני פנים אם בסבת עובי הליחות ודבקותם וישתרגו ויסתבכו ויקשה המלטם ואם בסבת רקיקות הליחות וכשתגבה הרקיקה ברוח המעלה אותה תשוב ותתפזר ותשקע למטה. ברביעי בהודעה.

[51] כשירצה האדם להגביה קולו ראוי שירגיל עצמו לפתוח פיו פתיחה רבה עד שיכנס אויר רב ירחיב הגרגרת ואז יהיה הקול רם. ולכן הוא שאותם שגרגרותיהם צרים וקטנים קולם דק וחלוש כפי צרות גרונם. במאמר בשינה והיקיצה.

[52] פעולת העכול והבשול אמנם יהיה בחלקים אשר הם למטה מפי האסטומכה. ולכן יהיה החלק הזה מן האסטומכה סבה לקבסא כשירע ענינו כשלא יהיה סבת הקבסא מפני המזונות. בחמישי בהודעה.

---

1 סבה (سبب BEL): شيء a 4 חכוך: تخمة a 5 מיד: לאלתר **זמקר** 7 שיצמאו: שימצאו **זמס**[2]**קר**
10 ומחנקו: ومخترقه a 11 מיד: **זמק** .om 14 תכופה גדולה: متفاوتا عظيما a 24 וחלוש: ليس لها مادّة فينقطعون سريعا. فأمّا الذين حلوقهم واسعة فأصواتهم كثيرة قوية. وأمّا الصبيان والنساء والخصيان فأصواتهم دقيقة ضعيفة add. a (except for L) 26 כשירע: כשיארע **זלנק**

[53] סבת העלה הנופחת חום עובר השווי מושל על העורקים אשר מקבלים המזון מן האסטומכה ומתעבה שם הדם. והמופת שהעלה שם היות המזון נשאר באסטומכה בלתי מעוכל. והמופת על תגבורת החום שם בהיותם מוצאים מרגוע בדברים הקרים וגם השרפה אשר תקרה להם. וקצת אנשים יאמרו שהסבה בעלה הזאת היות מעבר האסטומכה הדבק במעי נפוח ממורסא חמה דמיית. ואותו הדם יותר חזק העובי ויותר קרוב אל השחוריות. בשלשה עשר בהודעה.

[54] כשיהיה בכבד מורסא חמה גדולה או קשה וימצא העלול הכאב בתרקוה הימנית וזה נמשך אחר מתיחת העורק הנקרא הנבוב לא למתיחת הקרומות. ואמנם בבעלת הצד הנה כאב התרקוה נמשך אחר מתיחת הקרומות. בששי בהודעה.

[55] כשתאכל מאכל ולא יקרה לך ממנו קרקור ולא נפח ולא רפרוף ולא פוקות אך שימצאך באסטומכה מצוק אין הרגלך בו בכיוצא בו ויכבד עליך אותו המאכל ותשתוקק שירד או שיתחדש לך גיעוש הנקרא רוט ותמצא עם זה בקצת העתים צרות הנשימה אין ספק אז שהאסטומכה כבר נתקבצה על המאכל על צד ההתגעשות. בשלישי בעלות.

[56] מי שיהיה הלובן גובר עליו הנה כבדו חלוש אינו מוליד דם רב. ומי שיהיה אלנמש גובר עליו הנה טחולו חלוש וסבת הנמש ערוב הדם השחורי. בשני בפירושו לשני אפידמיא.

[57] הצמא החזק שיהיה משולל מהתרת הבטן סבתו הראשונה רוע מזג חם או יבש או שניהם יחד שימצאו באסטומכה או בפי האסטומכה וסבתו השניה אחר האסטומכה חדוש רוע המזג הזה בכבד וביחוד המקוער שבו. וגם כן יהיה סבתו חדוש רוע המזג הזה בושט או בריאה ויובל זה לאסטומכה ויחזק הצמא. בשביעי בהודעה.

[58] השינה מרטיבה בכל הענינים והתעורה מיבשת בכל הענינים ואין דרך השינה לחמם ולקרר. אך כשתפגע הגוף ויש בו ליחות קרות יעכלם ויבשלם ויולד מהם דם ויחמם הגוף. ואם תפגע בו קדחת מעפוש ליחות קרות תקרר הגוף בכבותו לחום הקדחת ובהגדילו לחום הטבעי. וכשיהיו הליחות ממין המררות תריקם ותבערם מן הגוף ותקרר. ברביעי בפירושו לששי מאפידמיא.

[59] כשתפגע הסבות המתחילות לגוף נקי מן המותרים יהיה מה שיגיע לגוף מהזיקם נקל לכלות מהר ההסרה. וכשתפגע אותו ויש בו רבוי מליחות או רוע הנה פעלו בו פועל ניצוץ אש בעץ הארז הדשן או פעולת הפתילה בגפרית. בשמיני לפירו׳ בששי מאפידמיא.

---

3 מעוכל: لانسداد تلك المجاري وكونهم يتقيّؤون طعامهم add. a   5 חמה: **גהלנס** om.   7 בתרקוה: الترقوة a   13 בעלות: والأعراض add. a   14 אלנמש: נמש **זמק** פר׳ הצמחים **מ** add. הצמחים הקטנים הנקראים וַוְתַש(?) **ז¹ק¹** النمش a   15 הנה טחולו: وطحاله a   16 מהתרת: מהתכת **זמק**   18 הזה: **זמק** om.   20 והתעורה מיבשת בכל הענינים: **ק** om. ‖ מיבשת: **ז** om.   23 תריקם: ميّزها a   25 המתחילות: البادية a   27 הארז: הארזה **זמקר**

[60] האכול מתחדש מליחות עוקצות והליחות העוקצות הם החריפות והחמוצות והמלוחות. בששי לפירושו לשביעי מאפידמיא.

[61] אין מן הפלא מי שירבה מן המשגל אם יחלש כי הגוף כלו הוא ריק ממה שיורק ממנו מן הרוח והליחות. ויוסיף עם זה התענוג אשר הוא לבדו בנפרד מגיע ממנו שמכבה הכח החיוני ומחלישו כי רבים בא להם פתאם תענוג חזק ואמיץ ומתו. בשני בספרו בזרע.

[62] סבות תכיפות יציאת הפרש הוא אחת משלש סבות: אם לחולשת הכלים בסבת רוע מזג כמו שנודע ואם בסבת ליחות עוקצות יעקצו הכלי ויעוררוהו לדחות. ואם בסבת יתרון הרגש אם בטבע ואם מפני שחין ונגע. בששי בעלות והמקרים.

[63] סבות המותרים העוקצים המחייבים לתכיפת יציאת הציאה ארבע: אם כח רפואיי יורד על הגוף עם המזונות או לבדו ואם הפסד מזונות ואם מותרים עוקצים יורדים מן הגוף אל מקומות הבטן ואם מותרים עוקצים נולדים באסטומכה והבטן. בששי בעלות והמקרים.

[64] קור האברים החיצוניים עוצר הבטן תמיד וקור האברים הפנימיים מרכך הבטן תמיד ולפעמים יחדש השלשול הנקרא דיאריא. בחמישי בפירוש לששי מאפידמיא.

[65] כשיתמלא המעי הנקרא קולון יקרו מזה מקרים רעים ותרגיש האסטו׳ כאב. וסבת זה שהמעי הזה כשיתמלא ימתח ויעלה הכאב עד הקרום המכסה והמקיף האסטומ׳ והמעים יחד הנקר׳ צפאק ותקבל האסטו׳ כאב מזה. וגם כי יש עצל שטוח על האסטו׳ והמעים יחד וכשימתח המעי הזה תרגיש האסטו׳ בו גם כן. במאמר בחוקן.

[66] הכאב עם תרדמת החוש ברגלים בחליי הכליות יהיה מפני השתוף אשר בין הכליות והרגלים בשני עורקים יורדים על השדרה והם העורק הנקרא הנבוב והעורק הדופק הגדול. בראשון בפירושו לשביעי מאפידמיא.

[67] סבות נחירות האבר החלק שלשה: אם ליחות חדות נשפכות אליו ומגרדות ומקלפות אותו ואם רפואות חדות יפעלו זה בו או גשמים זרים נדבקים בו כאבק ועשן. והסבה בחלקות הנחור הוא שישרה ויוטבל בלחות דשנה ורכה או דבקה. בשני בעלות והמקרים.

[68] לפעמים רבות יקרה שיהיו מקרים רצופים קצתם לקצתם במין אחד ויהיה המקרה הראשון מהם נתחדש מחולי והשני מתחדש מהראשון והשלישי מן השני והרביעי מן השלישי. בשלישי בעלות והמקרים.

3 הפלא: הפליאה **זמקר** אם **מק** add. מ- **גהלנזר** add.   9 הציאה: היציאה **גהזמנר**   16 מזה: **ס** om.
22 או: אם **זמק** ‖ נדבקים: **ס** om. ‖ בחלקות: בחלוקת **זמק**   23 ורכה: **זמק** om.   24 קצתם לקצתם: קצת לקצת **זמ** קצתם לקצת **קר**

[69] הלחות הבציית אשר בעין בהיותה יותר או פחות על הראוי תזיק בראות. וכשתתעבה יחסר יציאת הראות עד שלא יראה הדברים הרחוקים ולא יבאר הדברים הקרובים. וכשתתעבה בתכלית העובי כמו מה שיקרה בירידת המים שיצר הראות. ושיתכסה בזה העובי קצת מה שהוא מול האישון ונשאר קצת יותר רואה באותו קצת כל דבר לבדו ולא יראה דברים רבים יחד. ואם יהיה באמצע האישון לחות מעוטה עבה ומה שהוא סביב זה נשאר על זכותו אז יראה בכל דבר שיראה דומה לחלון. וכשיהיו הגשמים גסים מפוזרים מפורדים במקום הזה יתדמה למי שיש בו זה שיראה יתוש מעופף מחוץ. ורבים יתדמה להם בעת שיעורו משנתם דומה לצורות ורוב מה שיקרה זה לנערים ולמי שנתמלא ראשו מן היין או מין אחר מן המלוי. ברביעי בעלות והמקרים.

[70] כמו שאותו שיורדים בעיניו המים ידמה הדברים אשר בתוך עיניו שהם מחוץ כן יקרה בלשון כי הכח שבו יהיה הטעם מחייב האיכות הנמצאת בלשון עצמו לדברים אשר מחוץ. והסבה בזה הנעת הדבר אשר יוטעם לאותה הליחה הנחבאת בלשון ויתדמה לו שיש בטעם מאכליו מליחות או חמיצות. ברביעי בעלות והמקרים.

[71] אמנם השחוק אשר יקרה בעת משוש חיצוני האצילים ושפל הכפות וכן הצחוק אשר ימצאנו בעת ראית הדברים המצחקים או בעת שנשמעם הנה אין לידיעת הסבה בזה דרך כלל. במאמר בתנועות המוכרחות.

[72] אמר משה: זה מאמר אמתי כי הצחוק הוא מסגולות האדם וידוע שכל סגלה נמשכת אחר הצורה המיניית בין שתהיה אותה הסגלה לאיזו מין שיהיה ממיני בעלי חיים או צמח או מחצב ואין שום פנים בזה לתת סבה ואין זה הוא ממה שיבוקש לו סבה בשום פנים לא בצחוק ולא בזולת זה מן הסגולות.

[73] מי שיחקור אלו הענינים ימצא לטבע מדרגות: הראשונה שבהם המדרגה אשר ירוחק בה מן הצמח היא מעט כי יהיה לבעל החיים חוש אחד והוא חוש המשוש. והמדרגה השנית אשר נוסף בה עם המשוש חוש הטעם. והמדרגה השלישית שימצא בעל חיים שיש לו עם שני אלו חוש הריח. והמדרגה הרביעית הנוספת עם אלו השלשה חושים חוש השמע. והמדרגה החמישית נוסף בה עם אלו חוש הראות. ולפעמים ימשל הראות ויחקקהו חק נסתר ולפעמים יציירהו ולא ישלם כחו. בשני בזרע.

1 אשר בעין: om. a 2 יציאת: ר״ל צאת הראות אל הפועל ק[1] خلوص a || יראה: יבאר **זמק** 3 כמו: כגון **זמקר** || שיצר: عاقت a || בזה העובי: om. a 5 ומה: וראה **ג** 8 דומה: דומות **זמק** 10 שאותו: אותו **זמק**[1] 12 בזה: הזה **זק מ** om. 12–13 בטעם מאכליו: في الأطعمة a 13 חמיצות: חמוצות **זק** 14 השחוק: הצחוק **זמלנקר** 19 סבה: בזה **זמקר** add. 22 היא: om. a || יהיה: **זמק** om. 25 ויחקקהו חק נסתר: وترسمه رسما خفيا a 26 בזרע: מספר הפרקים שבעים ושלוש **זמקר** add.

המאמר השמיני פרקים כוללים תלויים בהנהגת ארוכת החלאים על דרך כלל

[1] מי שיהיה בגופו ליחות רעות רקיקות יחייב זה לזונו יותר ומי שיהיו ליחותיו בהפך זה יורה על הפך. וההעתק אל החסרון כשיעלם ידיעת השיעור הראוי יותר בטוח מן ההעתק אל התוספת כי אתה תשער שתוסיף כשיהיה הכח חזק ולא תשער לחסר מן המאכל אשר כבר ירד אל האסטומכה. בפירושו לשני בחליים החדים.

[2] הדברים העוזרים לבשול הליחות הם כל הדברים המחממים בשווי הנה קצתם הם מאכלים וקצתם משקים וקצתם יציקות וקצתם תחבושות. והחפיפה השוה והרחיצה השוה הוא מן הסוג הזה. בשני לפירושו לראשון מאפידמיא.

[3] הליחות הנאות הם שני מינים: אחד מהם שתהיה רקיקה נאה וזה ראוי שתורק מיד מפני שהיא תתחדד בחום הקדחת ותשוב עוקצת אוכלת והאחר שתהיה עבה ודביקה נקבעת באברים וזה ראוי שתבושל תחלה עד שתזול בנקלה. בפרו׳ לראשון מן הליחות.

[4] לפעמים אפשר שיהיה בחולה שלשה חלאים: אחד מהם שכבר ירד והשני שיהיה בהתחלה והשלישית באחרית תוספתו. וימות החולה לא בסבת החולי אשר כבר ירד או אשר התחיל אבל מפני אותו שנוסף תוספת גדולה. במאמרו בעתות החלאים.

[5] תחלת מה שראוי שתחקור בו והיותר נכון שבו ענין השלש התחלות אשר לחי ר״ל למוח ללב ולכבד. וענין האברים המשתרגים מהם ר״ל העורקים הדופקים והעצבים והורידים. ואחר זה תחקור משאר האברים ותכוין בכל דבר כפי מה שהוא. במאמר בעתות החליים.

[6] החלאים כלם בהתחלתם ובאחריתם הם יותר חלושים ובהעמדה יותר חזקים ובמה שהוא בין שני העתים האלו ענינם ממוצע בין החולשה והחוזק. והראוי שיהיה הגובר בהתעסקות הרפואה בעת ההעמדה הדברים המשקיטים ואמנם בהתחלה אז הדברים המקוממים לחולי ובהקש שני הקצוות יהיה מה שיעשה בעתים הממוצעים. באותו מאמר.

[7] החולי אשר יקשה לבשלו לא יתראה למה שתתעסק ברפואותו תועלת כלל אלא אחר זמן ארוך והשנות הרפואות פעמים רבות. בפירו׳ לשני בפרקים.

[8] ראוי שתשים מגמתך וכונתך שלא תוסיף בחולי ושלא תחליש כח החולה עם מה שהוא חסר מאורך שאת החולי ואם יצריך הענין משני הפנים יחד הוא דבר כבד וקשה מפני

---

1 פרקים: בפרקים **זמקר** ‖ כלל: הכלל **זקר** 2 זה: וההפך **ק** .add 4 תשער: תוכל **ש** تقدر a ר״ל תוכל להוסיף אם חסרת יותר מן הראוי בתנאי שיהיה הכח חזק **ה**[1]**ס**[1] ‖ כשיהיה הכח חזק: إن خارت القوّة a 7 הוא: היא **זמקר** 9–12 רקיקה ... אפשר שיהיה (8.4): **זמק** .om 9 נאה: مائية a 13 תוספתו: **ס** .om 15 התחלות: ההתחלות **זק** ‖ לחי: للقوات a 21 באותו מאמר: במאמר בעתות החלאים **זמר** 24–25 עם מה שהוא חסר: مع ما هي مستأنفة a 25 יצריך: ضبط a

שהשמירה כפי המרצת תועלתה במהירות בשול החולי יהיה המרצת הפכיה בכח אבל לפעמים יהיה יותר. והמזון כפי המרצת תוספתו בכח החולי ואחורו בבשול יהיה המרצת חזוקו ואתה תפנה לעולם לצד היותר צריך אל עזר. בראשון באגלאקן.

[9] אמנם ישוער כל ההנהגה כפי קורבת העמדת החולי ורחקו. ואם הסכלת בזה לא תמנע מלנגד החולה התנגדות גדולה ולא תמנע בעת מן העתים מרוע ההנהגה כשלא תדע מתי יהיה העמדת החולי. בראשון בבחראן.

[10] כשיקרה הפסד הליחות עם כח חלוש הנה אותו החולי אין לו רפואה כלל. ואם יהיה ממה שירופא יהיה בזמן ארוך ובטורח והשתדלות ועמל כשימצא רופא מומחה. והראוי שיפעל אז הוא שלא ירופא בדבר ממה שיבריא חליו אבל מזונות ותקן כחו עד שתחזק כחו עד שלא ינגדהו ההרקה או שיהיה התנגדותה מעוטה ואז תפנה על רפואת החולי. בתשיעי בתחבולה.

[11] כל ליחה קרה עבה דבקה הזהר בתכלית האזהרה שלא תחממה חמום חזק בדברים יתיכוה כי אותם הליחות כשימסו יולדו מהם רוחות לא תוכל להתיכם ולהתירם. והיותר מזיק שיהיה זה כשיהיו אותם הליחות בין שני עורות המעים. ואמנם תרפא אלו הליחות במה שמחתך ומדקדק מבלי שיחמם חמום חזק. בשנים עשר בתחבולה.

[12] הרקת הגוף כלו יהיה בהוצאת הדם או ברפואות המתירות הבטן או ברפואות המקיאות או בחפיפה הרבה ובכל תנועה גם כן או ברחיצה במרחץ וביחוד מה שיהיה ממנו מתיך וברפואות החדות אשר ירטו על הגוף ובמעצור המאכל. ואתה תריק הגוף ביותר נאות מאלו הדברים אליו.

ראוי שתמהר להריק הליחה המתעוררת אם מפני שהיא תחליש הכח ואם מפני שתוסיף חום הקדחת ואם מפני שילכו אותם הליחות אל אבר נכבד. בפירושו לרביעי בפרקים.

[13] הגופים החזקים סובלים שיורקו בבת אחת והחלושים ראוי שתוציא מהם המותר בפעמים רבות כל עוד שהכח יסבול. ואם הכח יחלש המנע מהריק ואע״פ שישאר מן המותר שארית. בפירושו לראשון בפרקים.

[14] בשול החליים אמנם יהיה בשנוי הליחות מהענין היוצא מן הטבע לענין הטבע. ואמנם יהיה זה באברים השרשיים אשר בהם אותם הליחות בהיותם בריאים. ואמנם כשיהיו אותם

1 הפכיה (= أضدادها): أضرارها a 4 ההנהגה (= التدبير): التقدير a 5 מלנגד החולה התנגדות גדולה (= أن تضدّ المريض مضدّة عظيمة): أن تضرّ المريض مضرّة عظيمة a 9 מזונות (= أغذية): اغذه a ‖ כחו (= القوة BELP): الطبيعة a 10 ינגדהו (= يضدها): يضرها a ‖ התנגדותה (= أضداده): أضراره a 13 יתיכוה: نارية a 18 אשר: אם זמקר إذا a ‖ המאכל: ממאכל זמר מאכל ק ‖ הגוף: بدن المريض a 19 אליו: באחרון בתחבולה ס¹ .add آخر الحيلة add. a 20 המתעוררת: الهائج a

האברים עלולים אז החולי נקבע בעצם עצמיות הגוף והסכנה בו גדולה ואי אפשר שיבריא החולה מבלי שישוב אל אותם האברים הראשים כחם המיוחד בהם. בשני בפירו׳ לראשון אפידמיא.

[15] כשתהיה ליחה שתצטרך להריקה וראית אותה שכבר נטתה שתורק בשתן ויהיו הכליות והמקוה עלולים להריקה או חלושים אז תטה אותה הליחה אל הבטן. וכן אם נטתה אל הבטן ויהיו המעים עלולים אז תטה אותה לצד הכליות והמקוה או אל צד הרחם ומה שיכבד עליך תעזבנה אל צד נטיתה. בשני בפירו׳ לששי אפידמיא.

[16] כשיזלו הליחות לצד פנים אז ראוי שתמשוך לחוץ ואם יטו לצד חוץ אז ראוי שתמשוך לצד פנים ואם יטו לאחור תמשוך קדם ואם נטו לקדם תמשוך לאחור ואם יטו לצד אחד תמשך לצד אחר. בפירו׳ לראשון בליחות.

[17] ממה שהוא מושך לשכנגדו הוא קשירת הידים והרגלים כשתטה הליחה אל החזה והאסטומכה. ולכן הרפואות החריפות כשיגעו הידים והרגלים ימשכו המותרים אשר נטו לצד הראש או לצד הקרבים. בפירושו לראשון בליחות.

[18] ראוי לך שתריק הליחה אם בעתות העונה ואז מלמעלה ברעיפת דם הנחירים או בקיא וכיוצא בזה ואם בעתות המנוחה ואז מלמטה בשתן או בציאה וכיוצא בזה. בפירו׳ לשני בליחות.

[19] החליים הנושנים יצטרכו אל הנהגה דקה עד שרבים מהם יספיק להם בארוכתם בהנהגה הזאת לבדה. וכבר ראיתי אנשים רבים מאותם שהיה בהם כאב פרקים והגניחה ומי שיהיה בו כפיה מעוטה יהיה בהנהגה הזאת הדקה תועלת איננו מעוטה. וההנהגה הזאת הוא התמדת המזונות אשר יולד מהם כימוס מדקדק וההתעמלות בכוון ובשעור נכון והשמירה מכל מזון שיש בו עובי. במאמרו בהנהגה המדקדקת.

[20] כשתשער המזון בעתו וכמותו ואיכותו יספיק בזה לטבע להבריא החליים. בחמישי לפירו׳ לששי לאפידמיא.

[21] ואני יודע רבים מן החולים שחסר כחם ורפאתים מן המקרה הזה במניעה מן המאכל זמן ארוך עם שתית רפואה. וידעתי אחרים מאותם שקרה להם העלוף ביתרון מחסרון הכח ורפאתים במניעה מן המאכל וחפיפת הידים והרגלים חפיפה רבה וצויתי עם זה לחפוף החליות

1 עצמיות: עצמות **ס** 5 להריקה: **זמקר** om. a 12 ולכן: وكذلك a ‖ כשיגעו: כשיגיעו **ס** לשכנגדו הוא קשירת **ת** إذا أدنيت من a 19 הזאת: بروءا تامّا. ومن كان به صرع مزمن فإنّه ينتفع بهذا التدبير add. a (except for EL) ‖ מעוטה: מועט **ס** 22 לטבע: מטבע **ז** הטבע **מק** 25 ביתרון מחסרון: فضلا عن نقصان a 26 החליות: הכליות **זמ**

כלם ושב כחם מאותם החולים ונרפאו ברפואה שלמה. ואחרים פעלתי בהם הפך זה ומנעתים מחסרון המאכל וזמנתי להם המזון. במאמרו בבחינת הרופא.

[22] לפעמים הייתי לאנשים רבים קרב בהשקותי אותם המים הקרים בבטחון ואמת בעתות חלים כלם וקצתם בעת בלתי עת וגם שזולתו מן הרופאים היו מרחיקים עצמם מהשקותם אותם. ואמנם מי שיהיה קדחתו שורפת גמורה ושלא יהיה בדבר מקרביו מורסא הייתי משקה אותו המים הקרים בתכלית הבטחון והמשען. והייתי משקה אנשים אחרים ואני לא הייתי בזה בתכלית הבטחון והמשען אחר שהייתי אומר לקרוביו שזה אם לא ישתה המים הקרים ימות בלי ספק ואם ישתה אותה אקוה שישלם. ונשבע אני בשם שכל מי ששתה המים הקרים מאותם שקויתי בשלומם נרפאו. במאמרו במנהגים.

[23] הנהגת הנמלטים מחולי היא אמצעית בין הנהגת הבריאים ובין הנהגת החולים. והתעורה היא הדבר היותר מזיק להם. ועזיבת המנהג סכנה גדולה לא בהנהגת הנמלטים מחולי ומה שדומה להם לבד אך ברפואות החולים גם כן. בשביעי בתחבולה.

[24] שעור המים הקרים שישתה המוקדח בעת חוזק הצמא ראוי שיהיה בשעור מה שיוכל העלול לגמעם מבלי שישאף האויר. והדברים הקרים מונעים הבשול לבד הסכנגבין כי יש בו כח מחתך. בפירושו לחליים החדים.

[25] הנה נתחבר בתועלות כשך השעורים שמחזק הכח ומזכך כלי הנשימה מן הליחות הרעות בחתוך והרטבה ולא יתקבצו אלו התועלות כלם בדבר זולתו. וכשיתעב החולה כשך מהשעורים הנה הנכון והטוב שבמזונות אחריו הוא דג הסלעים במים וכרתי ושבת ומלח ושמן בשוה. ואם לא ימצא דג הסליעם אז במה שהוא קרוב ממנו מן הדגים במזגו וראוי שתקדים לתת לו קודם זה דבר מן הסכנגבין אלא אם יהיו קצת האברים העצביים עלולים. בפירושו לראשון בחליים החדים.

[26] לקיחת הסכנגבין קודם לקיחת חסו מן השעורים הוא שעור שתי שעות כדי שימרק ויפתח וידריך ואם ילקחו בעת אחד יקרה לאסטומכה התגעשות כי הם בלתי מתדמים. בפירושו לשלישי בחליים החדים.

[27] העצר הטבע הוא עוזר לחולי להוסיפו ולחזקו על הטבע ולפעמים יהיה סבה למות. ולפעמים יקרה גם כן מזה קדחות כפי התחלפות מיניהם והמורסות החיצוניות והפנימיות

1 ונרפאו: ונתרפאו **זמקר** 3 הייתי לאנשים רבים קרב: הייתי לאנשים רבים **ה** הייתי קרב לאנשים רבים **זר** הייתי משקה לאנשים רבים **מ** הייתי קרוב לאנשים רבים **ק** הייתי לאנשים רבים קרוב **נשת** ‖ ואמת: ويقين a 8 שישלם: לשלום **זמ** 9 נרפאו: נתרפאו **זקר** ונתרפאו **מ** 12–13 ומה שדומה להם: והבחורים מהם **גהזלמ** והדומים להם **ס**[2] **נר** om. 18 כלם: om. a 24 וידריך: ويطرّق a

כפי התחלפותם. והעצר הטבע מעורר כל כאב יהיה מליחות עבות ומתיש כח הטבע ומפסיד הפעולות הנפשיות. וגם יקרה בו לפעמים התרדמה הכבדה ואבדת השכל. במאמרו בחוקן.

[28] אם יתעמל האדם עמל חזק עד שתגיע היגיעה וישתה יין רב ויתעמל אחר המאכל יתקבצו בגופו מותר מררי מפני העמל ומותר נא בלתי מבושל מפני ההתעמלות בלא עתו והיותר קשים שיהיו החליים אם יתקבצו מאלו הליחות בגוף מותר רב. בשלישי בפי׳ לראשון מאפידימיא.

[29] השינה מהדברים היותר מזיקים לליחות הקרות מאד ולזה תזיק בהתחלת הקפי הקדחות ותזיק לקרבים בעלי מורסא כי החום שוקע וישקע עמו הדם לפנימי הגוף. ואם תהיינה הליחות נאות או חסרות או שיהיה כחו חלוש הנה השינה תועילהו. בראשון בליחות.

[30] השינה בהתחלת המורסות אשר תתחדש מהם הקדחת מוסיף במורסא ומוסיף בקדחת. ברביעי בפירושו לששי מאפדמיא.

[31] הדאגות הם כאב לנפש והמחשבות והיגונים הם התעמלות לנפש. וכל תנועות הנפש מולידים המרירות. והרגעת הנפש מוליד ליחות קרות לבניות. ולא יספיק לך בליחות הקרות בתנועות הגוף עד שתצטרף לזה תנועות הנפש. ותערים לעורר הכעס להחזיר המראה ולשפיכת הלחות לצד פנים. ותעורר הכעס למי שיהיה חום לבו חלושה. בפירושו לראשון בליחות.

[32] לחשב בדברים המשמחים משטיח הנפש ומזרזה ויתפשט בזה החום הטבעי וכן המחשבה במה שמכאיב ומעורר אבל מתקבצת הנפש ומחדש לחום הטבעי התקבצות. בשני בפירושו לליחות.

[33] השינה נראית תועלתה בעת ירידת החליים. והשינה מועילה מיובש הבטן כי האויר אשר יהיה בנשימה מיבש הבטן בחומה והשינה מרטיבה אותו. במאמרו בשינה והיקיצה.

[34] לפעמים ישקיט כל עלוף יהיה מהרקה רבה בבת אחת היין המזוג במים הקרים וכל שכן כשתהיה ההרקה מדברים נשפכים אל האצטומכא ואל הנלוה אליה אם לא ימנע מזה מורסא חמה בקרבים בקצת מהם או כאב ראש חזק או עלה שתשנה הדעת או קדחת שורפת או חולי בלתי מבושל. כי אז ישיג משתית היין בכל אלו הענינים היזק רב שיחשב שלא יהיה לו תקנה. בראשון באגלאקן.

1–99.6 ומפסיד ... מקבסא (8.50): **ק** .om   3–6 אם ... מאפידימיא: **גזלמנסקר** .om   7 השינה ... לליחות: **גזלמנסקר** .om   9 בראשון בליחות: في شرحه للأولى الأخلاط a   14 ותערים (= وتحتال ELO): وتحتاج a   15 חום: **זמקר** .om   18 שמכאיב: שמדאיג **זמקר**   24 בקרבים בקצת מהם: בקצת הקרבים **זמקר**   25 מבושל: بعد add. a

[35] ראוי לך שיספיק לך בהשקט חוזק הכאב במורסות חיצוני הגוף החדות במה שילקח מתירוש ענבים קרוש בבשול ושמן וורדים ומעט דונג נמס בהם ותטבול צמר דשן ויהיה בסתו פושר ובקיץ קר. וכן תפעל בתחבושת. בשני באגלאקן.

[36] ראוי שתעיין בסגולת הטבעים כי אני יודע רבים שהוטרדו בתחלת הלילה ועבר מהם עת התחלתם השינה ולא יכלו לישן בשארית הליחה. ויש רבים שאם יטעמו מי השעור יתעורר אסטנסות בהם מיד. ורבים שאם ישתו אותו יתחמץ באצטומכתם. בשביעי בתחבולה.

[37] הכאב המתחדש מרוח אדיי ירופא ביחוד מבלעדי זולתו בקרן המציצה גדול שיתלה שם עם אש רבה ואתה תחשוב בזה המין מהרפואה שהוא ממין הכשפים בין שתהיה העלה במעים בין שתהיה בשאר אברי הגוף וזה שהוא מיד כשתתלה הקרן יסור כאבו וישוב לבריאותו. ואם יהיה שם הליחה הפועלת לאותו איד הנה הכאב ישוב בהכרח ולכן תשוב לתלות הקרן עד שישקוט הכאב ואחר תריק אותה הליחה. בשנים עשר בתחבולה.

[38] הרפואות המשקיטות הכאבים והם אותם אשר יעורב בהם המרדימים החוש והמישנים אין ראוי שיוקחו אלא במקום שהכאבים הם חזקים וקשים המאנישים כמו הקולנג הקשה והחצץ או לתעורה המצערת המתיכה הכח או להשקיט השעול החזק המכביד על בעליו ויזיקהו כמו מה שיקרה למי שירוק הדם או למי שימצאהו נזילה יורדת מראשו קשה חזקה. ואמנם מה שיהיה פחות מזיק מזה מאשר זכרנו אז יספיק לעשות בהם הרפואות בלתי מרדימות. בשמיני במיאמיר.

[39] אלו הרפואות המחוברות להשקיט הכאבים שנכנס בהם המרדימים ראוי לאדם שיכוון בחבורם לשלשה ענינים: אחד מהם שירדים החוש והשני שלא יגיע באחריתם פגע ישאר קיים באבר והשלשי שיקבל האבר העלול בהם תועלת גדולה אם בהתכת הליחות הפועלות או בחתוכם ודקדוקם או בשנוי טבע אותם הליחות ותקונם וחושב אני שהחכם פילון חבר רפואתו אחר שעיין בשלשה המדות האלו והיא הקודמת שברפואות והיותר מפורסמת. בתשיעי במיאמיר.

[40] המקרה כשיהיה עמו היזק חזק ויזיק בכח יכריח הרופא לעזוב החולי ולפנות אל המקרה להסירו או להשקיט היזקו ואפילו כשיוסיף בחולי כדי שימלט החולה מן החולי ומן המות. ואחר ישוב לעמוד כנגד מה שהגיע מההזק מפני התעסקות ברפואת המקרים. ולפעמים יסתלקו אותם ההזקים כולם וישאר במקומם חולשה תמידית בפעולה מן הפעולות או שתבטל ויחיה החולה זמן ארוך באותו ענין בזמנו והוא היותר נכון. בשנים עשר בתחבולה.

2 ותטבול: فيه add. a 5 התחלתם: התחלת **זמקר** 5–6 מי השעור: كشك الشعير a 14 המאנישים (المبرّحة BELOP): om. a ‖ כמו: כגון **זמקר** 15 או לתעורה: والسهر a 16 כמו: כגון **זמקר** 17 מזה: om. **ל** 21 באבר: באברים **ל** 22 או: אם **זמק** 23 בשלשה: בשלשת **זמקר** 26 מן החולי ומן המות: من الهلاك a 29 באותו ענין בזמנו: بزمانته تلك a

[41] המקרים המזיקים בכח אותם שראוי שיכוון אליהם כשיתפזו מאד ושיעזוב התעסקות החולי וסבתו אלא אם יזדמן שיהיה מה שיקומם בו אותו המקרה יועיל גם כן וידחה החולי או סבתו והוא התעורה והכאב ומיני ההרקה כלם אם יפליג אחד מהם ויקחהו העלוף. בשנים עשר בתחבולה.

[42] אם הקזת או הריקות או משכת להפך הצד ונשאר הכאב קיים הנה הדבר המזיק כבר נתדבק ונשקע באבר ורפואתו יהיה ברפואות מתיכות. וכפי זה המשל תרפא הכאבים המתחדשים מרוחות נופחות בהתמדה עליהם במאכלים והמשקים המדקדקים והחוקנים והתחבושות והיציקות וההנחות המחממות. בשנים עשר בתחבולה.

[43] הדרך אשר תלך בה תמיד הוא שתשתדל להריק ולהתיך מה שהוא יוצא מן הטבע ואם אי אפשר שישלם זה בסבת טבע האבר או בסבת שהעלה עלה שלא תבריא ותמגל כלומר שתסבב שישוב מוגלא אותו הדבר היוצא חוץ מן הטבע ותעפשהו ואם לא יצליח נחתכהו ונשרש אותו אם ברפואות הברזל ואם ברפואות השורפות והכוות. באחרית התחבולה.

[44] חולשת האצטומכא והעורקים והשריינים והעצלים ובכלל כל הכלים החיונים והנפשיים יהיה בסבת רוע מזג. בראשון בעלות והמקרים.

[45] רוע המזג המתחדש בכל אחד מן האברים הוא חולי מחליי האברים המתדמים ויעיק וימנע כח מבלתי כח מכחות אותו האבר וישפכו הלחויות בסבת זה בעתים שונים לאברים שונים על בלי שווי ובלי סדר. בשלישי בעלות והמקרים.

[46] הרפואות המחממות חמום חזק מרפות הכח רפיון חזק פתאם ויחלש הגוף ולא יהיה אפשר בו לסבול התעסקות הרפואה. ולכן ראוי שיהיו כחות המאכלים והמשקים המחתכים עובי הליחה שוים בחומם. בהקזה.

[47] מה שיורה עליו ההקש ואמת אותו הניסיון בסדרי התעסקות הרפואה שתחל תחלה בנקוי כלל הגוף מן המותרים ואחר זה יובטח ברפוי האבר רפואה שיש לה חום לבד. ואם לא תקדים בהרקת הגוף תמשוך אל האבר ליחה ברפואה החמה כמו שמושך קרן המציצה. ברביעי בתחבולה.

[48] כשתהיה העלה חזקה וקשה אז ראוי שתמהר להריק בהקזה או בשלשול או בקיא ואם לא יהיו אותות המלוי נמצאים. והעלה תהיה חזקה וקשה כשתהיה באבר נכבד בעל

2–1 התעסקות החולי: ההתעסקות בחולי **זמקר** 2 אם יזדמן: במזדמן **ל** 7 והחוקנים: **ק**[2] והחוקאנים **ל** והחונקים **זמקר** 10 ואם אי אפשר שישלם זה: فإن لم يمكن a 12 והכוות: והכואבות **לנ** 16 המתדמים: الأجزاء add. a 20 לסבול: **ז**[1]**ק**[1] שאת **זקר** 21 בהקזה: في مقالته في الفصد a 22 מה: מי **למר** ‖ שתחל: שתתחיל **זמקר** 23 לבד: לבדו **זמקר** 24 תקדים: תקביל **ל**

סכנה או שתהיה העלה בעצמה גדולה ועצומה או שתהיה רעה ומגונה באיכות ואע״פ שיהיה כמותה מעט. ברביעי בתחבולה.

[49] אמר אם תרצה שתמנע המותר מהוסיף ואז ראוי שתמשכהו להפך הצד אשר נטה אליו המותר. ואם תרצה שתריקהו אז מן הצד אשר הוא בו ומאותו שהוא אליו יותר קרוב. בפירושו לטבע האדם.

[50] אותם שהתחיל חלים מקבסא רבה רצופה או ממאכלים דבקים ועבים ואותם שיש בהם במה שלמטה מצדי הכסלים מתיחה או נפח או חום חזק מופלג או יהיה בקצת הקרבים מורסא אז אין אחד מאילו מוכן לשלשול. בפירושו לראשון בפרקים.

[51] אמר משה: כשירחק זמן הקבסא מאד ויתאמת לך בטול רושם הקבסא וכן אם נתרקקו אותם הלחות ונתדקדקו ונתבאר לך הבשול השלם וראית שהוא יצטרך להריקה אז תריק בבטחון כשישלם ממורסות הקרבים ומהמקרים שהם במה שתחת הכסלים ולא תעלים עינך מזה.

[52] השמר לך שלא תניח ההנחות החמות קודם ההרקה כי אז תמשוך אל מקום העלה מן האברים השכנים אליו דם יותר ממה שיתיכוהו. בפירושו לשני בחליים החדים.

[53] לפעמים יתחדש בשול חלקיי לא תבטח בו כמו שתבושל היציאה שתחת האזנים ותחשוב שהחולה כבר נתרפא והוא ימות כי הליחות אשר בתוך העורקים לא נתבשלו והם סבת החולי. בשני בפירו׳ לראשון מאפידמיא.

[54] קרן המציצה מבלי שרט יועיל תועלת גדולה בשאר הכאבים ההוים מרוח עב נופח נעצר בגשמים סתומי הנקבים שלא ימצא מקום להמלט בשביל עביו וסתימת נקבי הגשמים. בששי בפירושו לשני מאפידמיא.

[55] כשתהיה הליחה הולכת אל עליוני הפה או אל החך או אל הלהאה הנה חזרתה אל הפה יהיה בערעורים ברפואות החריפות. בפירושו לראשון בליחות.

[56] הקול החזק מרחיב המעברים ומכלה הלחה ההוה באסטומכה והפה ומעורר ההברה הנקר׳ רמפלאר ומוציא ליחה לבנה דבקה רעה ומחמם הגוף. ואמנם אותם אשר יצטרכו לחמום גופותיהם הנה אין להם רפואה ולא מזון יותר משובח מעשית הקול כי הוא מחמם גופם ומעורר חומם הטבעי ומיבש אבריהם הרטובים. ואמנם מי שגופו יבש וכחוש אז אין

---

3 אמר: **ל** .om   4 המותר: om. a ‖ אז: או **לז**   6 רצופה: om. a   15 כמו: כגון **זמקר**   19 נקבי הגשמים: الأجسام a   21 הלהאה: إلى المنخرين بأدوية حرّيفة تجعل في الأنف. وكذلك جذب المادّة عن العينين add. a   23–24 ההברה הנקר׳ רמפלאר: التنخع a   26 גופם: גופותיהם **זמקר**

ראוי שיעשה הקול וכן מי שיש באסטומכתו לחויות רעות או בעלי הקבסא ואז תשמרם מן הקול החזק כי זה יוליך הליחה הרעה אשר באסטומכה אל כל הגוף. במאמר בשינה והיקיצה.

[57] כשירד אל אבר מן האברים דם רב ימתיח אותו האבר וימתחו העורקים אשר בו. ויקרה זה בעורקים הגדולים ובעורקים הקטנים אשר היו תחלה נעלמים מן החוש ואחר ישובו נראים עתה בשביל המלאם כאשר נראה אותם העורקים נראים בעין רבים בשביל לובן קרומה. ואולי יש עורקים אחרים גם כן יותר קטנים מאותם העורקים אשר יתראו בסבת המלאם ולא יתראו בשביל רקיקותם. במלאכה קטנה.

[58] ואני ידעתי אדם אחד שנכנס לרחוץ באלו המימות אשר יהיה בהם מחצב מלח או בורק או גפרית כדי שיורק גופו. וכבר היה עם זה פונה בשאר הנהגתו לצד הרקת המררות ולא ידע שראוי שיכנס על כל איכות גוברת שיצא מן המררות הטבעיות הפכם ושזה יתכן יותר מן ההרקה ולא שמע ממי שהיה מלמדו זה והוליכו זה ליובש חזק באבריו השרשיים עד שמצאו הצמוק והיובש והסל הוא טישי ואחר מת. בראשון באגלאקן.

[59] כשתרפא המורסות הקשות להתיך אז ראוי שתערב ברפואות המתיכות התכה חזקה קצת הרפואות המרככות כדי שתבטח בזה מהעתק אותם המורסות אל המורסא הקשה הנקראת סקירוס. בשני באגלאקן.

[60] האברים החלושים בעת הבריאות ראוי שיחופפו יותר ממה שתחפף שאר האברים וכל שכן החפיפה היבשה. ודרך החפיפה הזאת בעתות המנוחה שמונעת חדוש הכאבים באותם האברים החלושים וביחוד קודם התחדשות העונה בשתי שעות או שלש. ואמנם בעתים אשר תתעורר בהם העלה באותם האברים החלושים אז ראוי שתשמר מעשית החפיפה בהם. בחמישי בהנהגת הבריאות.

[61] ההשתנות אל החום או אל הקור יותר נקל לרפאת ויותר מהיר להבריא. והשתנות אל הלחות והיובש יותר כבד לרפאת ויותר מאוחר להבריא. כי יצטרך הרטבת היבש לזמן ארוך. וכשיקבע היובש הנה הוא בלתי מקבל לרפואה נמנע מהבריא כשיקבע בתכלית. בשביעי בתחבולה.

כשיקבע היובש אשר אין לו רפואה הוא כשיהיה עצם האברים השרשיים כבר נתיבשו וכל עוד שיהיה מדרגת היובש קרובה מזה יהיה הבראתו יותר כבדה ויותר ארוכה. ואפילו המדרגה הראשונה שביובש הנה הרטבתו כבדה וקשה צריכה לאורך זמן. בשביעי בתחבולה.

5 עתה (= الآن): آلات a 6 יתראו: بمّدد add. a 10 שיכנס: שיפנה **ס²שת** ‖ המררות הטבעיות: عن الأمر الطبيعي a ‖ יתכן יותר: أصلح كثيرا a 12 והיובש: om. a 15 סקירוס: סקירוש **גל** סקורוס **ס** 18 שלש: או בשלש שעות **זמקר** 22 ויותר מאוחר: وأوخر B وأنكد a

[62] מדרגות היובש הם ארבעה: הראשונה שבהם והיא היותר נקלה להבריא הוא התחדשות היובש בעורקים קטנים המיוחדים בכל אבר ואבר אשר מפיותיהם יזונו האברים. והמדרגה השנית הוא שיגיע היובש לכלות הלחות הנבלעת באברים שבגוף כמו הטל. והיא אותה שדרכה לצאת מפיות אותם העורקים הרקיקים והיא הדומה לאבר למזונה. והמדרגה השלישית הוא שיגיע היובש לכלות לחות האברים אשר הם מעצם לח קרוב ההתקשרות והקפיאה כמו השומן והבשר כשימסו ויזולו. והמדרגה הרביעית היא שיתיבשו ויתנגבו האברים השרשיים כמו גרם הלב והכבד וזולתם. בשביעי בתחבולה.

[63] המזג שכבר יצא משוויו אל הקור תפנה לחממו עד שישוב לשוויו בבטחון אחרית ובטח. ואמנם קירור מה שנתחמם אז אין הענין בו כן אבל תפעל זה בשמירה ואזהרה ולא תעבור חק. ואם לא יהיה כל מה שהוא סביב האבר אשר תרצה קרורו חזק לא תבטח עליו שיגיעהו מן הדברים הקרים היזק גדול. בשביעי בתחבולה.

[64] הרפואות אשר יונחו על הכבד כפי מה שיצטרך ראוי שלא ימנעו מן הקביצות שיהיה עמו דקות כדי שיוביל אליו קביצותו כמו הדברים הבשמיים. והיותר טוב שיהיה קובץ מבושם. במלאכה קטנה.

[65] אמנם הקדחת שעונתה בכל יום לא יחשב שתתחדש אלא עם עלה באסטומכה כמו שהרביעית לא יחשב שתתחדש אלא עם עלת הטחול. בראשון באגלאקן.

[66] הרפואה המורכבת מסמים נפרדים רבים אין תועלתה נמרצת בכל עלה שיועיל כל אחד מאותם הנפרדים. אבל אותו הנפרד יותר מועיל לאותה עלה. ואמנם נתכון בהרכבה בזאת הכוונה כדי שיהיה רפואה אחת מועילה מעלות רבות יצטרך כל עלה מהן לרפואה נפרדת ואע״פ שתועלתה קצרת יד. בשמיני באלמיאמיר.

[67] ההנחות הרטובות שיונחו חמות יקובל תועלת בהם במורסות המתחדשות מן הדם הרקיק המימיי וההנחה השוה והיא ההוה בפגישת עצם חם בשווי יקובל תועלת בו בליחות העוקצות וההנחות העוקצות יקובל תועלת בהם בליחות העבות הדבקות בהיותם מדקדקים ומחתכים. בפירושו לשני בחליים החדים.

[68] עלת דיאביטס מעט שתראה אותה שתתחדש אלא בפליאה. כי אני עד היום הזה לא ראיתיה אלא פעמים לבד. בששי בהודעה.

[69] אמר משה: וכן אני לא ראיתי אותה במערב ולא ספר אחד מן הזקנים שקראתי לפניהם שראה אותה. אך אני פה במצרים ראיתי מי שמצאו אותה העלה בכמו עשר שנים יותר

3 הנבלעת באברים: المبثوثة في أعضاء a ‖ כמו: כגון **זמקר** 8 תפנה: فأبت a 12 ימנעו: تخلو a 13 כמו: כגון **זמקר** 17 כל: om. a 22 עצם חם: גשם חי **זמק** גשם חם **ר** 25 מעט: ימעט **זמקר** ‖ הזה: **זמק** om.

מעשרים איש. והנה זה ממה שיורה אותך שזה החולי ברוב יולד בארץ חמה ואולי יש למי הנילוס בשביל עריבותם בזה רושם.

[70] עת המזון דומה לעת האביב והעת אשר אחריו דומה לקיץ ועת סעודת הערב דומה לחורף ועת הלילה דומה לסתו. וכמו שהיותר חד שיהיה בחליים והיותר ממית שבהם הם בחורף כן היותר חזק העונות שלהם הערב. בראשון בפירושו לשני מאפדימיא.

[71] המשובח שברוחות מה שינשב מחוף ימים והיותר קרוב אל המשובח שבהם הוא מה שיתנשב מן ההרים. והרע שבהם מה שיתנשב מהיאורים או האגמים או משדות. והממוצע שביניהם מה שיתנשב מזולת זה. בפירושו לשלישי בליחות.

[72] העין ופי האסטו׳ לא יסבלו שני אלו האברים דבר שיונח עליהם מחוץ ממה שיכבידם. והעין פחות סובל זה מן האסטומכה עד שפעמים ראינו אותם שיכבדו ממה שירטה עליהם מן הרפואות. בשני באגלאקן.

[73] ההתכה והחתוך הם רפואה מצלחת נמרצת בכל עלה תתארך ברב הענינים. בשני באגלאקן.

[74] הדבר הראשון הראוי שיותחל בענינו ושיכוון בו בעת התעסקות הרפואה הוא דחית הדבר המתיך הכח ומתישו. בשביעי בתחבולה.

[75] היונים כשיפול להם ספק ברפואת החולי יעזבו בין הטבע ובינו. ואמרו הטבע יודע מזג האברים ומשלח אל כל אבר מה שנאות לו מן המזון והוא המעמיד לבעל חיים בריאותו והמרפא אותו בחליו. במאמר בחוקן.

[76] אמר אבן זהר כל מה שתרצה בו המרוק שתניחהו על הגוף או שתשקהו אז יהיה פושר. וכל דוחה הוא צונן כגון מי הבורות. וכל פותח הוא חם והמתיך יותר חם מן המירוק מעט. וכשתרצה להשקיט כאב מבפנים או מחוץ תעשה הרפואה פושרת. וכשתחוש לעלוף אז תשקה רפואותיך במים קרים.

[77] אמר בן זוהר בעל הנסיון שכל קובץ יש בו מה שישלשל לבד מן ההדס כי אין בו כח משלשל כלל וכל משלשל יש בו מה שיעצור בקביצות.

6 מחוף: لجج a 7 משדות: من ... نقايع a 9 מחוץ: om. a 10 שפעמים: שלפעמים **זמקר** 16 יעזבו: خلوا a 20 דוחה: أو رادع add. a 21 וכשתחוש לעלוף: ومتى خشيت غشيا a 23 בעל הנסיון: صحّ بالامتحان a

המאמר התשיעי פרקים תלויים בחליים מיוחדים

[1] הליחות המולידות הכפיאה הם עבות וקרות בלגמיות. ותקונם יהיה בהעתק השנים מן הליחות אל היובש ובהתעמלות ובהנהגה המנגבת עם ההרקה ברפואות. בפירושו לשני בפרקים.

[2] לא תמתין ברעיפה נפילת הכח. אבל אם ראית הדם יזול בחפזה ואז תקיז עורק מן אלמאבץ מן היד מצד ההזלה ואחר תקשור הקצוות בצעיפי פשתן. ואחר תניח קרן המציצה תחת צדי הכסלים על נכחיות הנחיר אשר ממנו יזול הדם. וכל זה עשינו ונפסק הדם אשר היה נוזל. ואמנם הרפואות אשר יונחו באף או ירטו על המצח ממה שזכרו קדמוני הרופאים כבר נסינום ומצאנום כולם חלושים. במאמר בהקזה.

[3] מי שהורגל מנהגו שיורקו מותרי מוחו בדבר שיזול מאזנו ואחר יפסק זה בבת אחת ויתחדש בו סבוב ראש ומבוכתו ואנחנו נעורר אותה ההרקה ומשכנוה אל האזנים ברפואות הפותחות ראינו בעל אותו הענין יקבל תועלת בזה מיד. בשני בפירושו לששי לאבידמיא.

[4] העם אשר ימצאם כאב חזק כפלוח הראש וכיוצא בו מעובי הדם או מקור בפנים יועילם שתית היין החי אחר המאכל או עם המאכל תועלת מבוארת וישקיט כאבם בחמום היין ודקדוקו. וכן תשרה להם לחם או קמח קלי ביין חי כי בהתערב היין החי במאכל תבטח מעלות ממנו אידים חמים יזיקו אל המקום הכואב ויתחדש ממנו חום שוה בכל חלקי האבר הכואב. ונוסף אותו החום מבלי איד ונתך ערבוב הראש בדקדוק הליחות אשר כבר נתדבקו ומחדש השינה ומרפה האברים המקיפים באבר הכואב ומרחיב נקביהם ונתך מהם מה שמכאיבם כי אלו הדברים דרכם שיתחדשו מן החמום השוה. בששי לפירושו לששי מאפידמיא.

[5] כשיגבר רעיפת הדם ולא נפסק בתלית קרן המציצה אל מה שתחת הכסלים אז ראוי שתתלה קרן המציצה על העורף עם עשיית מה שיקרר בו הראש. באותו מאמר.

[6] כשיהיה הניע היוצא מן האף ממיי בלתי מבושל הנה עצרנו אותו יהיה בדברים אשר יוצקו על הראש כדי שיתחמם המוח ובדברים אשר יושאף ריחם ואשר יוצקו באוזן. בראשון בפירושו בליחות.

[7] כל בעלי הנזלים יקבלו היזק בתחלת התחדשם בעטוש כי הליחות אז נאות נעצרות וכן התנועה הכבדה יגיר בהם מלוי הראש. ואמנם יצטרכו אברי החזה והראש אז אל ההשקט

---

1 התשיעי: تشتمل على add. a 3 לשני: **ק**² לשביעי **ס** לשמיני **זקר** לששי **מ** 5 אלמאבץ: مأبض a
6 בצעיפי: בסעיפי **זמקר** بلفائف a ‖ המציצה: على ما add. a 11 סבוב ראש ומבוכתו: سدر ودوار a
18 ערבוב הראש (= سدر): سدد a 19 השינה: الطويل add. a 21–22 כשיגבר ... מאמר: **זמק** om.
27 יגיר: يزداد a

והמנוחה והחמום השוה כדי שיתבשלו בזה הליחות הנאות וכשתרד הנזילה נתכת בעטוש כי הליחות כבר נתבשלו ויורקו בעטוש. בפירושו לראשון לליחות.

[8] הניצוץ והברק אשר יראה האדם בפני עיניו הוא מן הליחות שעצמם ומראיהם מתחלף לליחות הבציית מתקבצת בין הגלדיית והקרניית. בראשון בליחות.

[9] כאיבי הראש מקבלים תועלת בלחיצת הראש כשיהיו הליחות הפועלות לכאב הראש צריכות לחמום שוה. בראשון בליחות.

העטוש אמנם מועיל לליחות הממיות ומזיק לליחות המרריות ומעוררם ומוסיף בהם. בראשון בליחות.

[10] רפואת בעל התעורה קשירת הידים והרגלים בעת שהיה מנהגו לישן. ומניעת השינה ועצימת העינים ויוכרח העלול לפתחם עד שכאשר יתרפא וייגע מזה תתיר הקשרים ותסלק הנר ותבטל התנועות והדבור פתאום כי אז יישן שינה נקבעת וטובה. בשני בפירושו הליחות.

[11] האנשים כשימצאם התרדמה הנה אנחנו נאחוז קצה הלשון ונעשה אותה כלה עד למטה ונכוין בכלי צר הפה ונשים בו קצת המזונות הלחים הנוזלים ואחר נכניסהו על שרש הלשון וישפך מה שיש בכלי בושט. במאמר בתנועות הכבדות.

[12] לפעמים יזדמן שיהיה האדם שוכב על ערפו כל הלילה ויקדם אליו אז חדוש היגונים והשתוק והכפיה בעת מלוי בטני המוח מאותם המותרים. במאמר בכלי הריח.

[13] לפעמים הספיק לי פעמים רבות במשקה החומץ והדבש ברפואת נער שהיה נכפה עד שהבריא בריאות שלימה. אחר שנתנקה הגוף מבלי צורך לדבר אחר לבד המשקה הזה. במאמר בנער הנכפה.

[14] כשתהיה ההרקה מאחד מהנחירים אז תניח קרן המציצה על הכבד והטחול כפי הנחיר אשר יזול ממנו הדם ותפסק הרעיפה. וכשיהיה הזלת הדם משני הנחירים רבה ושופעת אז תניח קרני המציצה על שני המקומות יחד. בראשון באגלאקן.

[15] כל מה שיתחדש מן הפגעים והעלות בפעלות המנהיגות מבלי מורסא אמנם יהיה התחדשותו מרוע מזג המוח. ורוע מזג פעם יהיה בבטני המוח ופעם יהיה בעורקים הדופקים ובלתי דופקים המפוזרים בכללו. ופעם יהיה בלחות הנבלעת בעצם גרמו או שיהיה גרם המוח

1 בזה (بذلك ELOP): تلك a   3 הניצוץ והברק: اللمع a   10 שכאשר יתרפא: **ס**² אשר תרפא **נ** אשר יתרפא **גהלס** שכשיתרפה **זמק** שכשיתרפא **ר** اذا استرخى a   11 נקבעת: مستغرقا a   12 ונעשה אותה: وتغمزه a   14 הכבדות: المعتاصة a   15–16 היגונים והשתוק: السكتة والإغماء a   17–19 לפעמים … הנכפה: **מ** .om   19 הנכפה: היה נכפה **זק**

עצמו שנפסד מזגו. ואמנם העמידה על אותו רוע המזג מאיזה מין יהיה אין זה מעשה מועט והוא מה שראוי לרופא משתדל לייגע בזה. בשלישי בהודעה.

[16] הבלבול השחורי לפעמים יהיה מפני שכל מה שיש בעורקים מן הדם השחורי נשפך אליו או שנתחדש בו מפני חום שיש שם שחורך ושורף המרה האדומה או הדם העב. וכשיהיה הדם השחורי כולל לגוף כלו אז תתחיל בהקזת העורק ואם יהיה מיוחד במוח אז תכוין במוח לבדו. בשלישי בהודעה.

[17] כל מורסת המוח הקרה הוא ליתרגס הוא ליטרגיאה ומורסת המוח החמה היא פריניטאס הוא פרנשין אז בתחלת הענין הקיז ועשה שמן וורד וחומץ כדי שיסלק מן הראש הליחה המזיקה אי זו ליחה שתהיה עם אחד משני החליים התעורה והאחר התרדמה. ואחר השתדל להשקיט בעל התעורה ולהרגיעו ולעורר בעל התרדמה ולהניעו. בשלשה עשר בתחבולה.

[18] בעת העמדת מורסת המוח מי שתהיה עלתו עם תעורה וערבוב תצוק על ראשו יציקת פפאבר ותטוח קצה נחיריו ופניו במה שמקרר המוח. ומי שתהיה עלתו עם תרדמה אז תחמם הליחה העבה. בשלשה עשר בתחבולה.

[19] כשתארך כל אחת משתי העלות ליתרגס ופרניטס נעשה ברפואתם קרני המציצה והקשטור כי הוא מבשל שתי העלות. וכשיגיעו בגדר הירידה ישוב רפואתם אחת ומשותפת. בשלשה עשר בתחבולה.

[20] ליתרגס כשישלם הוספתו עליך שתרטה החך ברפואות חזקות חריפות ואחר תעשה אחר זה הרפואות המעוררות העטוש ותניח על הראש רפואות דומות לאלו עד שנניח עליו החרדל. בשלשה עשר בתחבולה.

[21] כאב הראש הקורה מהשכרות ישקוד בעליו השינה וההשקט היום כלו ויכנס בלילה במרחץ ויזון במזונות מולידים דם טוב ולא יחממו כמו כשך השעורים והאכילהו החזרת כי היא מולידה דם משובח ומכבה והאכילהו הכרוב גם כן כי הוא מכלה האידים ומנגבם. ומהגרגרים יאכל העדשים וישתה המים ואם תתרפה אסטומכתו מן המים אז ימוץ הרמון והחבוש וכיוצא בהם. ויכנס בבקר במרחץ ויוצקו על ראשו מים חמים פעמים רבות כדי שיותכו האידים ושאר

2 משתדל: محبّا a 3 השחורי: ويكون ضرر الدماغ من طريق الضرر العامّ. وقد يكون التغيّر في الدم الذي في الدماغ وحده إمّا بأنّ خلطا سوداويا add. a 7 כל: del. ס om. מ ר״ל ז يعمّ a || הוא ליתרגס: om. למר || היא פריניטאס: om. המ || פריניטאס: פראניטס זק פיריניטאס ל פיראניטס ר 8 אז: أنّ a || הקיז ועשה: תקיז ותעשה זמקר 9 והאחר: ועם האחר ס²שת 11 יציקת: لطوخ a 12 פפאבר: i.e., Lat., O. Occ., or O. Cat. *papaver*, poppy 14 העלות: ר״ל add. זמקר أعني add. a || ליתרגס: ליטרגאס ז ליטרגס ק ליטראגס ר ליטרגי׳ מ || ופרניטס: ופראניטס זקר ופרנישי׳ מ 15 שתי העלות: هاتين العلّتين a || וכשיגיעו: جميعا add. a 17 ואחר תעשה (= ثمّ استعمل BELP): واستعمل a 21 כמו: כגון זמקר 22 ומכבה: om. זמק 23 יאכל: om. a

מי שימצאהו כאב הראש יעצור מן התנועה עד שיתחיל כאב הראש לרדת כי אז יתנועע עד שיותך מה שנשאר. בשני באלמיאמיר.

[22] ראוי שתניח על העין הספוג הטבול במים שכבר נתבשלו בו מלילוט ופנגריג. וכשיהיה הכאב קל אז תניחהו פעם או פעמים ביום. וכשיהיה הכאב חזק אז תניח עליה פעמים רבות וביחוד בימים הארוכים. ברביעי באלמיאמיר.

[23] כאב הראש והתרדמה הם ההוים מן המות. והתרדמה מדרגתה מן הפעולות הרצוניות במדרגת השינה השקועה בפעולות החושיות. ומדרגת כויצת הכפיה מן הפעולות הרצוניות במדרגת התעורה מן הפעולות החושיות. ברביעי בעלות והמקרים.

[24] אמר משה ר״ל שהתרדמה והשינה השקועה העדר פועל וכויצת הכפיאה והתעורה שכנים מתנכרים.

[25] כאב הראש החזק יקרה מחום וקור. אמנם כאב הראש הקורה מפני היובש הנה הוא חלוש. ואמנם הלחות לא יקרה ממנה כאב כלל. ואמנם רוב הליחות בראש אז יחדשו כובד לא כאב ראש אלא אם יתחדש ממנו החולי הנקרא סדד ובלשונם אשקוטומיא כי כאב הראש יהיה כפי שעור הסתימה. בשני אלמיאמיר.

[26] ראוי שיהיה כל דבר שתרפא בו הגוף שיהיה פושר פשירה שוה ואנחנו נעשה חלב הנשים ולובן ביצה נפרדים. ועם הרפואות בהשקט כאבי האזן המתחדשים מליחות עוקצות כמו שנעשה אנחנו בכאב העין. בשלישי באלמיאמיר.

[27] כבר ידעת בנסיון שאין ראוי שתגע נקב האזן בעת הכאב בדבר כלל אבל הטיף בו מה שתטיף שיהיה חם בשעור הסבל וידך תלויה באויר והרפואה נוזלת מקצה המכחול עד שיגיע אל תוך הנקב. תפעל זה פעמים רבות ולא תעזוב עד שיתמלא נקב האוזן ותקנח מה שיבצבץ לחוץ לאט מאד מבלי שתגע האוזן ולא דבר מחלקיה. הנה זה שער גדול הזהר ממנו בעת רפואת האוזן כשיהיה בה כאב. בשלישי באלמיאמיר.

[28] הרפואות אשר תרפא בהם בתוך האף יתרחצו וירדו מהרה בסבת מה שיזול מן האף מן הלחות. ולכן ראוי לך שתתמיד עליו ברפואה כמו שתתמיד על העין ברפואותיה תמיד. בשלישי באלמיאמיר.

[29] כל הנחה חמה שתניח על השנים מחוץ הפה או בתוך הפה ראוי שתעשה אותם קודם אכילה בריקות נפש או אחר לקיחת המאכל בזמן ארוך. בחמישי באלמיאמיר.

---

3 ופנגריג: **ז**¹ ותלתן **זמקר** בכאב הנ⟨...⟩ **ה** 4 קל: **זמק** .om 6 כאב הראש (= الصداع BE): הכפיה **ת** الصرع a 9 פועל: **זמק** .om 10 שכנים מתנכרים: جريان منكر a 12 הלחות: הנה **זמקר** .add ‖ אז יחדשו: ואז יתחדשו **זמק** אז יתחדשו **ר** 18 כלל: כולל **זמק** 23 וירדו: a .om

[30] אמר אל תמימי: אל בלח אל ציני הוא אבן לבן עגול מבהיק ותותיא הנדית ואקלימיא ומסחקוניא ומיני זאג פרעוני וזבל הצב וקלפת ביצת התורים ומסך תתקן שעורי אלו הדברים וילקח מהם כחול כי זה יעקור לובן העין עקירה חזקה וימרק ויצחצחהו מבלי עקיצה ובלי היזק.

[31] אנשי הארץ החמה יקרה להם הרמד הרבה וישלמו מהרה ואנשי המדינות הקרות ימעט שיקרה להם הרמד וכשיקרה להם יהיה חזק וקשה יסדק ממנו העין וכן הוא ההקש בין הרמד הקורה בקיץ ובין אותו שיקרה בחורף. בפירושו לראשון מספר האוירים.

[32] הזביחה היא כל עלה שהיא בגרון שיחשוב בעליה ממנה צרות בעת הבליעה. והיותר ממיתה בהן מה שלא יתראה עמה בגרון מורסא ולא אודם אבל תהיה המורסא ונפיחתה בושט ושפוי כובע או בעצליהם לבד. ולפעמים תהיה הזביחה מליחות קרות נאות דבקות. בשני בפירושו לשני מאפידמיא.

[33] כשתהיה המורסא בזביחה גדולה לא יספיק לך הרפואות אשר מבפנים לבד אבל מבחוץ גם כן תחבושות ויציקות מים חמים והרחיצה ולא יעשה זה אלא בעת ירידת העלה. ומזונות בעלי הזביחה מיני חביצי קדרה הנקראים חסו ושיהיו רפואיים כדי שמדי עברם במקומות בעלי המורסא יעמדו להם במקום תחבושות. בפירושו לשני מאפידמיא.

[34] הדבור הוא תנועה מיוחדת לכלי הנשימה. ולכן ראוי למי שישתלח הדם משפוי כבעו או מריאתו או מחזהו או מקנה ריאתו שלא יוציא מהם קול ולא התנשמות גדולה. ואמנם תנועת הידים אינה רעה להם ויותר נאות להם תנועת הרגלים בתנועה שוה עד שלא יתחדש תכיפה בדפק. בראשון בפירוש הליחות.

[35] מריטת השער בידים מושך הליחות מעומק הגוף לחיצונו ולכן יקבל בו תועלת מי שיש בו עלת השכחה והתרדמה או מי שישפך מחיצוני הגוף לפרק מפרקיו או בליחה פחותה שאינה קבועה גמורה. בראשון בליחות.

[36] לפעמים יהיה בעצלי החזה רוע מזג מתחלף וימשך אחריו מותר מועט יהיה כאלו הוא מוצץ יכריחהו לשעול כי העצלים ירעשו ויתגעשו להשתוקקם לדחות הדבר המזיק להם. בחמישי בעלות והמקרים.

[37] רפואות רקיקת הדם הם אותם שיחוברו מסמנים מנגבים מבלי עקיצה וסמנים יש בהם קצת המעדה וסמנים קובצים. זאת היא הכונה בהפסיק רקיקת הדם מן הריאה או החזה או

1 אל בלח (= البلح L): الثلج a   2 ומיני זאג: والزجاج a ‖ תתקן: تدبّر a   4 יקרה להם הרמד: يرمدون a ‖ המדינות הקרות: המדינות הקרה **זק** המדינה הקרה **מ**   7 שיחשוב: فيحسّ a   9 נאות דבקות: דבקות ונאות **זמקר** لزجة نيّئة a   13 חביצי קדרה הנקראים חסו: أحساء a   19 בידים: om. a   20–21 בליחה פחותה שאינה קבועה גמורה: خلط ليس بمستحكم a   23 מוצץ: مضض a ‖ יכריחהו: يدعو a   26 המעדה (= إزلاق): إلزاق a ‖ הדם: على العموم. أمّا إن كان نفث الدم add. a

קנה הריאה או השפוי כובע כי אנחנו נערב עם אלו הסמנים רפואות חמות דקות ואע״פ שהם בתכלית ההתנגדות לעלה הזאת. והכונה בזה להוביל אותם הרפואות הקובצות ולהגיעם והכניסם שם. ואמנם כשיהיה רקיקת הדם מן צד הושט והאסטומכה והבטן והמעים אז אין צורך לערב במשל אלו הסמנים. בשביעי אלמיאמיר.

[38] לפעמים תערב ברפואות רקיקת הדם רפואות מרדימות לישנם שינה תרדימיית באשר יש בזה תועלת גדולה כי השעול יהיה מזעזעו ומזיקו ומצערו ושימנעו בקרירותם ביאת הדם ולהעמידו ולהפסיק הזלתו אל העורק אשר נתחדשה בו העלה. בשביעי באלמיאמיר.

[39] תקון הליחות הרעות לעם אשר יאמרו שטעם רוק פיהם כטעם מי הים יצטרך לזמן ארוך. ולכן מי שימצאהו מאלו שחיני הריאה הנה אין לו רפואה כלל אלא באורך הזמן עד שתתקן הליחות יתנגבו השחינים והנגעים ויתקשו או יתעפשו ויעפשו מה שסביבותיהם עד שתתעפש הריאה. בחמישי בתחבולה.

[40] לפעמים יקרה הפוקה היא שנגלוט מקור האויר כי כל קור מונע ההתכה ויתחדש בסבת זה מלוי בגשמים העצביים ויתחדש אז הפוקה. בפירושו לששי בפרקים.

[41] ראוי בעלות האסטו׳ ביחוד מה שיוקח שעור שוה לגמרי עד שלא יכבד עליה וכן הכבד. בראשון בפירושו לשלישי אפידמיא.

[42] המצוק יולד מליחות פחות רעות מן הליחות המולידות העלוף. והפיהוק הנקרא בדאלייאר יתחדש מפני רפיון העצלים אשר יניעו הלחי להתיך האיד. והיין המזוג בכמוהו מים מועיל מכל אלה כי הוא משוה הליחות הרעות ומחמם האסטומכה ועוזר על העכול ומתיך האיד הקר ומועיל מן הסימור ההוה מליחות חמות. ואמנם תמנע מהשקותו בסמור כשיהיה קדחת או מורסא חמה לבד. בששי בפירושו לששי אפידמיא.

[43] ראיתי רבים היו נכוצים כויצת הכפיאה מפני פי האסטומכה כשיקרם הקבסא החזקה או כששתו היין שהיה לו יתרון חום או שהרבו המשגל בזולת עתו. וראיתי מוקדחים שנכוצו פתאום מליחה רעה נשפכה לפי האסטו׳ שעקצה אותו וכאשר הקיאו נמלטו מיד בשעתם. ורבים שהכביד עליהם מאכל רע לקחו אותו ומצאם שתוק לא יסתלק מהם עד שיקיאו כל מה שהיה לוחץ פי האסטו׳ מהם. וכשיתרעמו מפי האסטו׳ יקרה מזה גם כן עלוף וסבוב מכפה. בחמישי בהודעה.

6 כי: لمن a   9 אלא: لأنّ a לפי ש- ס²   10 ויתקשו: حتّى لا تقبل البروء a add.   14 ביחוד: שיהיה זמקר add. أن يكون a add.   17 בדאלייאר: בדאיילאר זק בדלייר ר באדאלייאר ר¹ בדלייאר מ   19 מהשקותו: אותו זמק add.   21 כשיקרם: והם כשיקרם ס שהם שיקרם (כשיקרם ג²) ג כשהם יקרם זמקר   24 שהכביד: שכבד זמקר ‖ שתוק (سكات EL): سبات a   25 וכשיתרעמו מפי: اعتلّ فم a ‖ עלוף וסבוב מכפה: غشي حادّ مسرع a

[44] העלה הנופחת ישוב בעליה כואב ועמוס נואש מטוב ובלי תוחלת ותקוה ובכלל ⟨עניינם⟩ כענין בעלי בלבול שחוריי בשביל השתתפות פי האסטו׳ למוח ויחזק חלים כשיקרם קבסא ורובם הם עלולי טחול וזהו ממה שיורה שלחות חלודיית נשפכה מן הטחול לפי אסטמכתו. בחמישי בהודעה.

[45] מי שהמאכל יפסד באסטומכתו פעמים רבות מקבל תועלת בעשית הקיא קודם המאכל ובשתית היינות המתוקים. וישים מזונותיו מה שלא ימהר אליו ההפסד וירגיל באורך הזמנים שלשול הבטן בדברים אשר יורידוהו בשוה וינקוהו כמו גירא פיקרא. ואם נעלם ממך הליחה הרעה הנה רפואתו קשה. בששי בהנהגת הבריאות.

[46] כשיהיה הגובר על האסטו׳ רוע מזג חם או שיתערב בו לחות מעוטה מבלי שיהיה רוע מזג בליחה אנחנו נרפאהו במים הקרים כי הם בזה הענין שוה. בששי בתחבולה.

כשיהיו לחות רעות שהם בתוך גרם עורות האסטומכה נבלעות הנה הרפואה היותר משובחת להריקם באלואן או במיני גירא שיעשה אבק ויושאף במים. ותואר הגירא: יוקח דארציני הוא סינאמומי ושבלת נרד וזעפרן ואשארי ומסטכי ועץ בלשמו מכל אחד ששה משקלים אלואן מאה משקלים וראוי שילקח הגירא שני מינים באלואן רחוץ ובבלי רחוץ והרחוץ מחזק האסטו׳ יותר ובלתי רחוץ משלשל יותר. בשביעי בתחבולה.

[47] הקבסא שיותר עמה הטבע עד שיפליג ויתיש הכח יונהג בה בדברים הקובצים בהדרגה. ורבים יפול עם השלשול תאות המאכל ואז יקח העלול מרקחת החבושים וכיוצא בו. ואמנם הקבסא אשר יעצר עמה הטבע יהיה זה עם קדחת מתחדשת מאותה הקבסא או בבלי קדחת הנה אם יהיה המאכל הנפסד בעליוני הבטן אז הורידהו במרקחת הפלפלין וכיוצא בו. וכשירד המאכל הנפסד למטה הוציאהו אם בדברים מונחים למטה בפתילות או בחוקן מדבש ומים ושמן. ואם יהיה שם עקיצה חזקה אז תעשה חוקן בשמן שיומס בו שומן אנדא ואם יעדר יושם במקומו שומן תרנגולת ואם לא ימצא אז חלב עז או שמן ודונג רחוץ. ואם יהיה שם נפח אז תחקון אותו בשמן שנתבשל בו רודא או הזרעים המגרשים הרוח כמו הכמון וקרואי וזרע כרפס וכיוצא בהם. בשמיני בתחבולה.

[48] כשיותר הטבע מבעל הקבסא בפתילה או בחוקן אז תזון העלול מיד בשעתו במה שלא יקבץ כלל ותפעל זה ביום השני ותקרב החולה להכניסו למרחץ מי שכבר נתנקה מן הקבסא לגמרי. ואם יישן באותו הלילה אחר המרחץ שינה טובה כבר נתרפא רפואה שלמה. ובבקר

---

1 ועמוס: مغموما a   2 חלים (أمراضهم BELOP): أعراضهم a   6 באורך הזמנים: بين مدد من الزمان a   7 כמו: כגון **זמקר**   10 בליחה: הנה **זמקר** .add   11 בתוך: תוך **ס**   13 סינאמומי: צינאמומי **זמק** צינמומו **נ** ‖ וזעפרן: וזעפראן **גזקר** ‖ ואשארי: ואשרי **ס** ‖ ומסטכי: ומצטכי **גזמק** ומסטכי **ה** ומשטיצי **נ** ומסטאכי **ר**   16 יונהג: يغذى a   27 ותקרב: وتقدّم a ‖ מי: إن a   28–110.1 ובבקר אם: وإن a

אם החולה יגיעהו מאומה מן הקדחת אחר זה ואז אין ראוי לך שתזהר מזה ולא תפחידהו אבל הכניסהו גם כן בבקר למרחץ ותזונהו. בשמיני בתחבולה.

[49] מי שמצאו עלוף בסבת מרה אדומה נשפכת לפי אסטומכתו אז השקהו יין קר ריחני מימיי ומה שיהיה מן העלוף מרוב הליחות הנאות אז השקהו יין חם צהוב או כרכומי אם יהיה ראשו חזק. וראוי שתשקה כל מי שמצאו העלוף יין ריחנו. בשנים עשר בתחבולה.

[50] העלות המתחדשות באסטומכה והבטן מפני ליחות רעות יקבלו תועלת בעליהם ברפואות הלקוחות באלואן. ואמנם הדברים הקובצים בין שיהיו מאכלים בין שיהיו משקים או רפואות הנה יזיקם היזק גדול. וכשהאסטומכה תהיה שרויה בליחות רטובות שאין רוע בהן ואמנם שהם מזיקות בכמותם הנה אז לקיחת הרפואות והמאכלים והמשקים הקובצים הם הדברים היותר מועילים. בשמיני באלמיאמיר.

[51] מה שיהיה מן הקיא חזק וקשה אמנם יקרה בעת שיהיה באסטומכה חלודה מחרידה אותה דומה לטבע הרפואות ונזקת בה היזק גדול. ואם תהיה עם זה חלושה יכפל עליה הרעה. והכונה ברפואת מי שזה ענינו שתכלה אותה החלודה הרעה ותחזק האסטומכה בסמנים ובבשמים הטובים בריחם והזרעים אשר הם כך. וכמו שכל המינים הנבאשים מהפכים הנפש ומעוררים אסטנסות כן כל המינים המבושמים טובי הריח מחזקים האסטומכה וביחוד כשיהיה מן הדברים הנאכלים כי הם יותר נכונים להועיל לאסטו׳ המתהפכת באסטנסות מפני החלודה. בשמיני באלמיאמיר.

[52] מי שימצאהו הפוקות מרוב המאכל או עקיצת ליחה אז הקיא יבריאהו. ואם ימצאהו מקור אז בחמום. וכן שנויי הדברים העוקצים והסרתם או להתיכם בסמנים המתיכים המדקדקים הם מהדברים היותר מועילים. בשמיני באלמיאמיר.

[53] מי שאחזו בולמוס פתאום או בהדרגה הנה אנחנו נחזיר כחו בהרחת החומץ ומנטשטרי מדברי ואפר ומנטה בחומץ או בהרחת התפוח וכיוצא בו מהפירות או בהרחת חתכת לחם או שיוכרח להאכילו ממנה. ונריח לו בשר חזיר צלי ומבושל ובכלל כל מה שיזון ממה שיש לו ריח דבק. וכן בעלי הריח הטובים יעוררם ויעירם ומחזיר כחם. וקשור ידיהם ורגליהם קשירה חזקה ותנשך חזיהם ומשוך שער ראשם. וכשיעורו מהעלוף שיקרם אז תזונם בלחם שרוי ביין או בדבר אחר ממה שיעיר הכח. בשמיני באלמיאמיר.

1 ואז: **לנס** om. אז **זמקר** || שתזהר: أن تجزع a 5 שמצאו: שימצאהו **זמקר** 6 יקבלו: יקבל **זמק** 8 רטובות: ק[2] **זמ** om. 9 לקיחת: **זמק** om. 10 בשמיני: בשני **זמק** 11 מחרידה: منافرا a 13 האסטומכה: بعد ذلك add. a 16 באסטנסות: om. a 18 הקיא: יקיא **גהל** || יבריאהו: יתחילהו **זלמנסק** בתחלתו **גה** 19 המדקדקים: المجفّفة a 21–22 החומץ ומנטשטרי מדברי ואפר ומנטה בחומץ או בהרחת: **גלנ** om. 22 ומנטה: ומנטא **זק** ומינטא **מ** 23 או שיוכרח: ويضطرّ a 25 ותנשך: emendation editor ותנשב **גזלמנסקר** ותנש⟨.⟩ **ה** ותעקץ **ת** وتخس a || ומשוך: ותמשוך **זמנקר**

[54] לפעמים יתחדש גם כן תאוה למשקים ידועים רעים ונתעבים כמו שיתחדש זה למאכלים הרעים. וזה בעת שיהיה הליחה הרעה נעצרת בין עורותיה אם מלוחה ואם מרריית. ותהיה התאוה הזאת מופלגת בעת שירתח זה המותר. וכפי התחלפות מיני הליחה באיכותה ורעתה מתחלפים מיני הדברים אשר יתאוה להם. ברביעי בעלות והמקרים.

[55] יקשה רפואת חולשת פי האסטו׳ ומהירות חפץ הקיא עם עוצר הבטן כי כל מה שיתיר הבטן מעורר אסטנסות ומהפך הנפש. ומה שמחזק פי האסטו׳ עוצר הבטן. והיותר טוב שתמצא שישימו מאכליהם ירקות מבושמות בשמן ומוריס ויקחו אחר זה מעט מפריש וספרגל או רמון כפי היותר ערב אליו. בששי בהנהגת הבריאות.

[56] כשתרצה לחזק אסטומכת בעלי הקבסא וכיוצא בהם ואפילו יהיה בהם קדחת יום אז תניח הדברים המחזקים על האסטו׳ והם בתכלית החום בפועל כי כל דבר פושר מתיך פי האסטו׳ ומרפה אותה. בשמיני בתחבולה.

[57] מי שיהיה מן בעלי הקבסא וכיוצא בהם ימצא באסטומכתו שרפה חזקה עד שתדמה בלבבך שיש שם מורסא חמה הנה הקירוטי הלקוח בשמן ספרגל מועיל. וממנהגנו לחמם השמנים בכלי כפול כי כחו יפסד אם תחממהו בזולת זה הדרך. בשמיני שתחבולה.

[58] התקבצות המים בבעלי השקוי יהיה במקומות אשר בין המעים ובין הקרום המתוח עליהם. בשני בפירו׳ לראשון אפידמיא.

[59] השקוי הבשריי ראוי שתעשה בו מה שיוציא הלבנה תחלה בשלשול ואחר זה מה שיוציאהו בקיא ואחר בערעורים כי הערעורים מריקים הלבנה מן הראש. ובעבור שהלבנה נבלעת בגוף כלו לכן אנחנו עושים בו כל צדדי ההרקה ממנה. ונשקה גם כן בעלה הזאת רפואות שדרכם לחתך ולחמם כדי שנגיר בהם השתן ונריק הגוף כלו בהתכה. בפירושו לראשון בליחות.

[60] וננקה בעל הירקון מן המרירות בכל צד שיוכל זה עד שנריקהו מלמעלה ומלמטה ובשתן ובחך ובנחירים. באותו מאמר.

[61] לפעמים יקבל בעל הירקון תועלת במראים הכרכומיים כי זה מתיך האדומה. ותזהיר בעל רקיקת הדם מראית המראים האדומים כי זה משלח הדם. והנה כל ליחה שתרצה לדחותה לעומק הגוף אז יאות לזה ראית המראים המנגדים למראה אותה הליחה. בשני בפירושו לליחות.

---

1 ידועים: **זמקר**a om.   7 מפריש: i.e., plural of O. Occ. or O. Cat *pera*, pear   22 שיוכל: **זמק** om.
23 באותו מאמר: בפירושו לראשון מן הליחות **זקר** בפירושו לא׳ **מ**   25 האדומים: الأوّلي a add. (except for BELP) ‖ שתרצה: استفراغه فيوافق ذلك رؤية ألوان ذلك الخلط، وكلّ خلط تريد a add.

[62] המורסא הקשה ההוה בכבד אנחנו התעסקנו ברפואתה בתחלת התחדשותה פעמים רבות ונרפאת. ואמנם כשארכו הימים עליה אני לא יכולתי לבא לרפאתה ולא ראיתי זולתי שהגיע לזה. וכל מי שימצאהו מהם העלה הזאת וישיגהו השקוי ימות אחר זמן ארוך. ומי שימצאהו מהם השלשול ימות מהרה. בשני באגלאקן.

[63] רפואת בעלי השקוי המתחדש ממורסא קשה בקרבים יפנה בו לצד אלו הכוונות השלשה: אחת מהן שתכוין לרפאת המורסא הקשה המתחדשת בקרבים והשנית שתעשה התחבושות המתיכים הלחות והשלישית שתשקה הרפואות המגירות השתן. בשני באגלאקן.

[64] דיות הדם הוא מפתיחת עורקים קטנים או הרקת מימיות הדם כמו שיקרה ביחוד בחולשת הכבד והכליות כי בעל העלה הזאת יקרה לו פעמים רבות שישתין או יוציא ביציאה מימיות הדם. בששי בעלות והמקרים.

[65] בכל מיני השקוי הנה הכבד עצמו הוא שאינו משנה מימיותו מן המזון אל הדם בסבת רוע מזג קר גובר עליו. ולפעמים יהיה זה הרוע מזג הקר גובר על אחד כלי המזון או אחד כלי הנשימה ויתעבר ממנו אל מה שהוא קרוב ממנו אל האברים עד שמגיע הקור בגרם הכבד בשתוף העורקים ותקבע העלה בגרם הכבד ויחדש שיקוי. וכן אם יפליג יציאת הדם באיזו פנים שיהיה שיתקרר הכבד אז יתחדש השקוי. בשמיני בהודעה.

[66] לפעמים יגיע לכבד פעמים רבות רוע מזג יבש כל כך שלא יוכל עם זה לשנות המזון אל הדם ויחדש השקוי. ולפעמים יתחדש מפני מורסא קשה בטחול מפני כי רוב עלות הטחול נכללות עם הכבד. בששי בהודעה.

[67] תרפא סתימת הכבד בדברים הפותחים ותרפא המלוי הקורה בראש בהלוך קודם המאכל ולא ימנעו אלו גם כן מההלוך לאט אחר המאכל. וכל מה שיאות לפתיחת הסתימה יאות להחזיר העכול ותרפא בו סתימת הכבד. בששי בהנהגת הבריאות.

[68] נבחר למורסות הכבד והאסטומכה האפסנתין כי אנחנו כשנחשוב שהכבד והאסטו׳ בענין רע נבשל מיד אפסנתין בשמן ונשפכהו על שני האברים האלה. ואם לא יוכן אז שמן ספרגל ושמן מסטכי. ואם תהיה הקדחת מעוטה אז שמן נרדין. באחד עשר בתחבולה.

[69] כשתתחדש מורסא בכבד אז תצטרך להנהגה גמורה בתכלית הקצה ואין מזון יותר נאות לו מן מי כשך השעורים כי הוא ממרק בלי עקיצה ואין רפואה יותר נאותית מן הסכנגבין

2 ונרפאת: ונתרפאת **זמקר** 10 בששי: בשני **זמק** 11 מימיותו: ما يأتيها a 13 ויתעבר: ويتعدّى a 21 להחזיר: تخلّف a ‖ העכול: وأجودها السكنجبين والفلافلي والتدبير الملطّف يستصلح به تخلّف الاستمراء add. a (except for EL) 24 מסטכי: מצטכי **הזמר** משטכי **ק** מסטתי **ל** ‖ נרדין: נרדים **ג** נארדין **זמק** ורדים **הל**

במים קרים. ולא תקרב אליו במי רמון ולא תפוח ולא זולתם מן הקובצים כדי שלא תקבץ פיות העורקים ותמנע המרירות מהריק. בשלשה עשר בתחבולה.

[70] כשתהיה המורסא בגבנונית הכבד ראוי שתריקה בהגרת השתן וכשתהיה בקערורית הכבד אז בשלשול הבטן כשתערב במאכל זרע קרטן וזרע אורטיגה ומה שיתיר הבטן בשווי. וכשהמורסא תרד אז תעשה אלו הדברים בבטחון ושלום. ואני בשלתי בקצת העתים פוליפודי עם כשך השעורים ואלבורוס שחור והריקותי אלו גם כן בחוקן שנעשה תחלה במים ודבש ובורק וניטרי. ואמנם בעת ירידת המורסא אז במה שהוא יותר חזק כפודנג וקולוקינטידא וסנטוריאה דקה. בשלשה עשר בתחבולה.

[71] ההנדבי המדברי והגניי הגובר על מזגם קור מועט ובהם יש עם זה מעט ממרירות שני המינים יחד קובצים קביצות שוה. ובשביל שתי האיכות האלה נהיו מהיותר טובים שבסמנים לרפאת בהם רוע מזג הכבד החם ולא יזיקו ברוע מזג הקר היזק חזק כמו שמזיקים הדברים הקרים הרטובים בלי קביצות ובלי מרירות וזה שהם מקררים קרור שוה ומחזקים הכבד בקביצותם וממרקים במרירותם. והם מועילים לכבד מרוע מזג פשוט ומן רוע מזג בליחה כי אם יעורב בהם הדבש מגירים ומורידים אותם הלחיות החלודיות וזולתם מן הלחויות. בשמיני באלמיאמיר.

[72] קשי הכבד ראוי שיהיו הרפואות המרכבות ברפואותיו חלושות חולשה גדולה ויגבר בהם הדברים אשר יחממו וידקדקו יותר ממה שיגבר ברפואת קשי שאר האברים כי גרם הכבד אמנם הוא כמו לחות נקפאת כי אם תרכבם רכוך חזק יתך כחם. באותו מאמר.

[73] ממה שהוא נמרץ בנקוי הכבד ופותח העורקים הצרים אשר יש בהם מבלי שתחממהו חמום נראה או שיקררהו ההנדבי כי טעם המרירות גובר עליו תגבורת חזקה. באותו מאמר.

[74] המורסא המתחדשת באסטו׳ או בכבד יעורב ברפואותיה רפואות קובצות בשמיות ולא יהיה מסתפק במרפים המרככים לבדם. וכשתפעל זה יהיה בעליה על הסכנה ונוטה לאבדון. בשמיני באלמיאמיר.

[75] מורסות גבנינות הכבד לא יזיקם הדברים הקובצים או העוקצים כהיזקם במורסות קערירות הכבד כי הדברים אשר יקחם האדם ישתנה כחם קודם הגיעם לגבנינות

3 בגבנונית: בגבנינות **גהזמקר** ‖ ראוי: فوقت أن ينبغي **a** ‖ שתריקה: تستفرغ **add. a** ‖ בקערורית: בקערירות **הזמקר** 4 כשתערב: **ס^{2}** כי תערב **זמקרלס** ‖ קרטן: قرطما **a** ‖ אורטיגה: ארטיגה **ק** ארטיגא **ז** אורטיגא **למ** 6 ואלבורוס: ואלברוס **גה** ואליבורוס **זמקר** 7 וקולוקינטידא: וקולוקנטידאש **ג** וקולוקנטידא **ה** וקוליקונטידא **ל** וקוליקונטידה **ס** וקולוקיונטידא **ק** וקוליקונטידש **ר** 9 שני: ושני **זמקר** 12 בלי: מבלי **זמקר** 16 המרככות: המקררות **גהלס** המורכבות **ס^{2}שת** 18 הוא כמו לחות נקפאת: היא נקפאת **ר** ‖ כמו: כגון **זמק** ‖ באותו מאמר: בשמיני באלמיאמיר **זמקר** 20 ההנדבי: السرخس **a** ‖ באותו מאמר: בשמיני באלמיאמיר **זמקר** 22 במרפים: على الأدوية الملّينة **a**

הכבד והקובץ לא יקבוץ כמו שהיה והעוקץ לא יעקוץ כמו שהיה והדבק ימעט דבקותו. בשלשה עשר בתחבולה.

[76] הטחול כשיהיה בו מורסא ויהיה בבטן מותר ליחה שחורית אז על כל פנים תערב עם הרפואות המתיכות רפואות קובצות לשמור עליהם כחם עד שימשכו עליהם המותרים ויתנקה מהם הגוף. ואמנם אם יהיה הגוף נקי אז לא תערב ברפואותיו דבר קובץ כלל או אם יהיה הקובץ הפחות שאיפשר. באחד עשר בתחבולה.

[77] היותר נכון לרפאת בו קושי הטחול בתחבושת לקוח בשרשי קפריש ואפסנתין וחומץ ודבש והשמר לך מלחבוש החזה בדברים קובצים. באחד עשר בתחבולה.

[78] התמדת עשית החומץ עם הרפואות המתיכות בעלות הטחול והחלק הבשרי מכל עצל כשיתחדש שם מורסא קשה האחרית הוא בטוח. והארמוניאק עם חומץ פעמים רבות יספיק בעשיתו לבדו ברפואות מורסות הטחול וקשיו. באחרית התחבולה.

[79] לפעמים יתחדש מעלות הטחול התעוררות הבלבול השחוריי ויעורר פעמים רבות תאוה למאכלים רבים מאד וביחוד כשנשפך אל האסטומכה מותר חזק החמיצות. ופעמים רבות יתחדש מהם תעוב אוכל ומיאוסו ויעורר התהפכות נפש להקיא כשתהיה התאוה נפסדת מצד אחר. בשביעי בהודעה.

[80] אין להרקת מה שיתקבץ בטחול מן המותרים אלא דרך אחד והוא השלשול כי אין דרכו לדחות מה שיש בו אל שתי הכליות ולכן כשיהיה בו מורסא נניעהו עד שידחו המותרים הנחבאים בו בשלשול.

[81] רפואות בעלת הצד בהקזה וההנחות החמות ורכוך הבטן. והזהר מלתת כשך השעורים בעת תכלית בעלת הצד כדי שלא יעכב הגבול הנקרא בחראן. בפירו׳ בראשון בחליים החדים.

[82] כשתרצה להניח ההנחות החמות בבעלת הצד אז ראוי שתניח תחת מה שתניח אם צמר רך או בגד מקופל או כר קטן כדי שיהיה פגישת ההנחה החמה לצלעות בלי לחיצה ובלי היזק כלל. בפירו׳ בשני בחלאים החדים.

[83] אמנם יקובל תועלת באיד ההנחה החמה כשתהיה רטובה ותהיה השוצה יבשה שלא יצא ממנה ברוק מאומה. באותו מאמר.

7 בשרשי קפריש: קלפת שרש קפריש **ה** בשרשי קפאריש **ל** בשרש קפריש **מ** בשרשי קפריס **ר**
12 התעוררות: كآبة **a**   13 רבים: قوية **a**   14 ויעורר התהפכות נפש להקיא: وتقلب النفس **a**
17 נניעהו: נגיעהו **גהזלמסק** תכניעהו **מ**   18 הנחבאים: المستكنة **a** ‖ בשלשול: ثالثة عشر الحيلة add. **a**
21 אם: חם **זמק**   24 השוצה: פי׳ פליורישי **מ** add. الشوصة **a**   25 באותו מאמר: בפירושו לשני בחלאים החדים **זמקר**

[84] המניעה מן ההקזה בבעלת הצד כשתהיה מליחה מררית או שחוריית או בלגמיית וכן גם כן ימנע ממנו בבעלת הצד הדמיית כשיהיה העת חזק החום או שתהיה הליחה הגוברת על גוף החולה מרירות או שתהיה הליחה הדמיית כבר נשתנתה למרירות וזה שירוק אחר הרקיקה הדמיית רקיקה מררית. בפירו׳ לשלישי בליחות.

[85] כל דבר דבק מחוייב במורסא המתחדשת בחלק העצביי מן הטרפשא הנה הוא דבק ומחוייב למורסות הגדולות המתחדשות בקרום המכסה הצלעות מבפנים. בארבעה עשר בדפק.

[86] הדבילות המתחדשות בתוך הבטן וביחוד בקרבים הנה הרפואות הלקוחות בבשמים מועילים להם מאד כי הם מתיכים וממיסים הלחויות המקובצים בהם. והמשובח שברפואותיהם הוא התריאק הגדול ולמטה ממנו הרפואות הלקוחות בפודנג ההררי. באחרית התחבולה.

[87] הרפואה הנאותית לכל הדבילות המתחדשות בתוך הגוף כוללת הוא שתרפא ברפואות מדקדקות מנגבות ויאות להם גם כן שתיה מעוטה מן היין הדק. בשביעי באלמיאמיר.

[88] אמר משה: הרפואות המדקדקות המנגבות מכללם הוא החומץ והוא קר. וכזוברת הבאר הוא רפואה שוה בין חום וקור. ואמנם שאר הרפואות המפורסמות המורגלות הרבה הנה כלם חמות ויבשות. ובעבור שהיות רוב הדבילות הפנימיות ימשך אחריהם קדחת ראוי לרופא שיהיה זוכר לרפואות אשר ספר גאלינוס בהם שהם מנגבות מדקדקות ויזכור מדרגותם בחום ויובש. מאותם הרפואות אשר ינגבו וידקדקו והם חמות ויבשות בראשונה מהמורגלות להעשות ברוב הם ארבעה סמנים והם גאפת ואשקינגט וטמריץ ופסתק. ומהחמים והיבשים בשניה הם שמנה סמנים והם אורטיגא בלסאן זראונד לילי קשואי החמור ריוברברי אפרודיליש כירי. ומן החמים והיבשים בשלישית הם עשרים סמנים והם זרע גינברי גינסיאנא דוקו סינאמומי איפריקון אישוף חור רומי אמומי קבאבה מגוראנה אמיאוש מנטא נמאם רודא קשיא לגניאה שגאפין מנטשטרי שומר קצח. וממה שזכרו האחרונים והם רפואות מנגבות ומדקדקות והם חמות ויבשות בראשונה המורגלות להעשות הרבה הם שלשה סמנים משי נארמשך וקרדמוני קטן הנקרא האלבוא. והכלל שבעה ושלשים יעשה מהם מה שימצא נפרדים ומורכבים כפי מה שתראהו.

---

1 המניעה: המנע ס[2] امتنع a   8 בתוך הבטן: في باطن البدن a   10 ההררי: النهري a   16–15 וכזוברת הבאר: וכזבת הבאר ג וכזבר הבאר ה וכסבר אלביר ר הואְ קפיליש וינריש זק add. הוא קפילי ויניריש מ add. הוא קפילי ביניריש ר add. קפליש וינריש ס[1] קפילי וויניריש ג[1]   22 גינברי: i.e., O. Occ. and O. Cat. *ginebre*; cf. SHS1: 100 (Alef 12) ‖ גינסיאנא: ג׳נסיאנא ג גנשיאנה ה גנסיאנה ל גינטיאנא זמק גינטיאנה ר   23 איפריקון: وجّ a add. ‖ חור: יחור זלמק جوز a   24 מנטשטרי: i.e., O. Occ. or O. Cat. *mentastre*; cf. SHS1: 253 (Yod 5)   26 האלבוא: الهال a

[89] השחינים הפנימיים אם לא יהיה עמם מורסא יתרפאו מהרה בדברים הקובצים ואותם שיהיה עמהם מורסא וקדחת אי אפשר שיתרפאו אבל נוסף שעורם בכל יום ועצם הקדחת וימהר התחדשותם בקרום המקיף בכבד יותר משאר האברים. בפירושו לשביעי בפרקים.

[90] השחינים הרעים במעים כשיעדר אחד משני העורות עד שיכלה לגמרי אז יעמוד העור האחר במקומו וישלם האדם מן המות. בחמישי בתועלות.

[91] כבר הזהירו הקדמונים לעשות התחבושות וההנחות החמות בקולנג׳ הרע שיהיה מלבנה זכוכית נחבאת במעי הנקרא קולון. וראוי למי שירצה לעשות זה שיתמיד ההנחה החמה והתחבושת כי אם תעשה זה תבריא העלה וירגע העלול מן המקרים הרעים. ואם תעשה זה פעם או פעמים ותעזוב יזיק לעלול היזק חזק כי המתיחה נוספת. במאמר בחוקן.

[92] כשיתחדש כאב המעים עם קדחת אז תעשה ההנחה בדוחן ואם לא ישקוט הכאב אז תכוין על אחד מהזרעים המתיכים הרוח ותבשלהו בשמן דק החלקים ואחר תמיס בו שומן אנדא ותחקון. ואם לא ימצא שומן אנדא אז שומן תרנגולת בלתי מלוח ובלתי ישן מאד. ואם לא ישקוט אז תמרס באותו שמן מעט קשטור ועשה לו חוקן שנית. בשנים עשר בתחבולה.

[93] מיני תולעים שבבטן הם שלשה מינים: הדומים לתולעים שבחומץ יולדו מול הטבעת והדומים לגרגרי הדלעת במעים הגסים והדומים לנחשים במעים הדקים ויחדשו כאב באסטו׳ אם יעלו לצד מעלה. והנה יולדו התולעים בבטן מליחה רעה עוקצת. בראשון לפירושו לשני אפידמיא.

[94] לפעמים ימסו הליחות בעורקים ויתחדש בהם חלודה מימיית וכשינקו הכליות אותו המימיות מן העורקים והולכים באותה החלודה אל המקוה תצא בשתן. ואם יחלשו הכליות מלמשכו ישוב אותו המימיות לאחד משני דברים אם שיעלו אותו העורקים אל הבטן ואם שיבלעוהו וישפכוהו אל כל הגוף ויתחדש מזה השקוי. ברביעי בעלות והמקרים.

[95] כשתגיע מורסא בכליות ותתבשל וישתין העלול מוגלא אז ימצא מרגוע מן הכאב אך הוא כפי כאב שחין בכליות ואז הזהר בכל תחבולה להבריא אותו השחין והנגע ולחתמו. כי אם לא תעשה זה שיבריא מהרה יהיה השחין קשה להבריא מאד. בששי בהודעה.

3–2 ועצם הקדחת וימהר: ونفّاخات الماء a   4 כשיעדר: כשיפרד ק إذا عقرت a   6 הזהירו: أصاب a צוו ס^{1} ‖ הרע: om. a   7 נחבאת: يستكن a   8 תעשה זה: كمّده a   9 ותעזוב: om. a   11 ואחר: وصفّه a   12 ותחקון: به add. a   21 שיעלו אותו: שיעלו אותן העורקים ל שיעלו אותן המימיות מן העורקים ס أن تدفعها العروق a   22 שיבלעוהו: أن تبثّها a ‖ ברביעי: سادسة a   24 כפי כאב שחין: على وجل مِن قرحة a ‖ ואז הזהר: فاحرص a ‖ להבריא: على إدمال a   25–24 כי אם לא תעשה זה שיבריא: فإنه إن لم تندمل a

[96] לפעמים לא יבא השתן אל המקוה כלל כי פועל הכליות שבת ובטל ותהיה המקוה ריקה אין בה דבר נעצר כלל. בששי בעלות והמקרים.

[97] עלות הטבעת בתחתיתה קשות להרפא בשביל ארבעה סבות והם רוב חוש האבר והיותו שפך מותרים עוקצים ומעט עכוב הרפואות עליו והיות מזגו חם ורטוב והוא יצטרך למה שיקרר וינגב והרפואות המנגבות והמקררות ברוב הענינים הם קובצות והקובצים עוקצים והטבעת אינה סובלת העקיצה ולכן המשובח שברפואותיה הם המחצביות שאינם חמות כשיודקו על השיש היטב. בתשיעי באלמיאמיר.

[98] מן החליים השחוריים המתחדשים בעור הגרב והתקלפות העור. וכשיתחדש בבשר או בעורקים יקרא סרטאן. והצרעת הגדמיית גם כן רוב התחדשותה מדם שחוריי. וכשימשך הזמן יגבר המרה השחורה על הדם ויתחדש בבעלי העלה הזאת באשה וסרחון וישתנו השחינים וישתנה המראה. במאמר במורסות.

[99] הלחות אשר בפרקים הוא כדמות ניע וכשתרבה עד שתבלול הבשר אשר סביבות הפרקים תחדש מורסות דומות למורסות בעלי השקוי. והרבה בא ליד רבים מהרופאים אלו המורסות עד שכרתו אותם וחשבו שיש שם מוגלא ולא ימצאוה ומצאו הבשר כלו אשר סביב הפרק מלא ניע. בשמיני בפירו׳ לששי אפידמיא.

[100] הצמוק המגיע מענין הדומה לזקנה והצמוק הנקרא דא אלגשי כלומר בעל העלוף. אלו שלשת הענינים יאות להם החלב ומי השעורים ובשול אלכנדרוס בחומץ כמו שיבושל השעור כדי להעבירו באברים. ואמנם מי הדבש הנה הוא מועיל בענינים הקרים. באותו המאמר.

[101] רוב הבשר והשומן מזיק ומעכב יתראה בו הגשם שמן וימנע הפעולות ומעכב התנועות וראוי להם שיעשו המהלכים באורחות ארוכות ורוב ההלוך לשמש וביחוד שיפרשו לרדת בים כי אויר הים מתיך הלחויות. ותזונם במזונות מעטי המזון כגון הירקות ובמה שיש בו חום כמו הבצל והשומים ודג מליח ובמה שמחזק ואינו מרטיב כבשר הצלי מן הבשרים בלתי שמנים והרחיקם הרחיצה במים חמים אלא במי החמות הנקראים קבדאנש והצמיאם מעט ותקשה גופם בכל צד שתוכל. במאמר בהתכת הגשמים העבים והשמנים.

[102] לא יפחידך ואל יבהילוך במלאכת היד גודל החליים אבל העיון בסכנתם וחזקם וחולשתם. ומזה שאין ראוי שיבהילך גודל ההגרה הנקראת בקיעה ועצמה כי אז תחשוב אותה חולי חזק אבל תעיין ותדע שההגרה אשר ירד בה הקרום המכסה המעים והאסטומכה והחלב

3 בתחתיתה: בתחתית ס وهي السفلى a   6–7 כשיודקו על השיש היטב: إذا صوّلت a   9 גם כן (= أيضا BELP): om. a ‖ רוב: om. a   13 והרבה בא ליד: وقد عثّرت a   16 לזקנה: والذبول المسمّى المحترق add. a (except for L) ‖ אלגשי: ذا الغشي a   18 באותו המאמר (= في تلك مقالة ELP): فمقالته في الذبول a   19 ומעכב: ضارّة a   21 כמו: כגון זמקר   23 קבדאנש: קנדאנש ק קודנא ז קאניקלארש ר cf. O. Occ. *caudans* (< Lat. *calidus*, 'warm'), "sources chaudes" (FEW, vol. 2.1, col. 88a)   27 והחלב (= والثرب EL): وهو الثرب a

הוא חולי חזק ועצום ואע״פ ששעורו אינו גדול. וההגרה שאינה חולי מועט ואע״פ שתהיה גדולת השיעור היא אותה שהיא מן המים. והנה ההגרה אשר ירד בה דבר מן המעים יותר עצומה וחזקה וכן בשאר החליים. במאמר בבחינת הרופא.

[103] שאר הרפואות אשר יעשו בהם בעלי הנקרס לחליים אמנם ישתו אותם לחסום הליחות הנשפכות אל כפות רגליהם. ולא יתנקו בהם מה שיגיע מן הליחות אל האברים הכואבים. וזה עליהם יותר קשה כי הליחות אם לא ישפכו לשם ישרצו בגוף ולפעמים יחנקו. והנה ראיתי זה פעמים רבות ולכן אני מיעץ מי שיש בו הכאב הזה שלא ישתה אותם הרפואות אבל ישתה התריאק. וכבר ראיתי עם רב ממי שהיה בו זה הכאב ששתו המרקחת תמיד ומצאו מרגוע מן החולי הזה. במאמר בתריאק הקיסר.

[104] הרפואות המתיכות כלם מזגם חם. ומפעולת המזג הזה הוא העקיצה כשיהיו מופלגים בחום ולכן ראוי שתזהר ברפואות אשר תתיך בהם באבר עשית הרפואות אשר יש להם חום חזק וכל שכן כשיהיה האבר העלול קר מחוץ. כי אם אתה תעשה כיוצא ברפואות האלו עד שתתחבר העקיצה אל האבר עם העלה שבו יקרה בו מן הכאב ענין שאינו מועט. וכל כאב הנה הוא מעורר ומזיל הליחה. לכן הרפואה אשר יש עמה חום שוה היא שלא תחדש בכמו האברים האלו כאב. וכשיהיה האבר חיצונו קר או שיהיה בעומק הגוף ויצטרך אל התכה חזקה אז תפעל ברפואה חזקת החום. במלאכה קטנה.

[105] מה שיהיה מן הנמלה שיהיה עמה אכול אז יהיו רפואותיה מקרירות ולא מרטיבות כשאר מיני הנמלה אבל יהיה בהם עם קרורם נגוב. והניח עליה תחלה ענפי הגפן וענפי הסנה ולשון השה. ואחר זה תערב בהם המרטיבות ומעט מדבש ברקיקותו וקמח שעורים. בשני באגלאקן.

[106] הרפואות המונחות על החמרה והנמלה אלא אם תהיה מתאכלת הם אלו: חזרת ומטה הרועה וטחלב ונילופר וזרע קטונא ולגלוגות והנדבי וחי לעולם וכן ענבי השועל. בשני באגלאקן.

[107] הצרעת הגדמית והמורסא הסרטנית בהתחלתם איפשר רפואתם ברפואת הרקת הליחות השחוריות והנהגת בעלי העלה הנהגה מולידה דם משובח. כי יש להנהגה בעלה הזאת עקר גדול יותר. מזה כי אנחנו נמצא הצרעת הגדמית הרבה באלסכנדריא של מצרים יקרה הרבה מן האנשים בשביל רוע הנהגתם ולא נמצאם בארץ מוסיא אלא בפליאה. ואמנם בארץ אל צקאלבה אשר מזונם החלב הנה לא ראיתי אחד מהם שמצאם זאת העלה. בשני אגלאקן.

2–1 וההגרה שאינה חולי ... היא אותה שהיא מן המים: والقيلة التي هي ماء مرض يسير a 4 לחסום: לחסרם(!) גלנסר לח⟨...⟩ ה 9 הקיסר: إلى قيصر a 12 כי אם: כי ק אם זמ 19 המרטיבות: العدس a 22 ולגלוגות: ורגלא היא לגלוגות זק ורגלא הוא לגלוגות ר ורגלא היא לוגלוגות מ 24 איפשר: אי איפשר זמ אי (del.) איפשר ק ‖ ברפואת: بمداومة a 27 הנהגתם: وحرارة بلدهم add. a

[108] מזונות בעלי הצרעת הגדמית והסרטאן רובם מי כשד השעורים ומי החלב ומן הירקות מלואש וארמולץ ובלטץ ודלעת ומן הדגים מה שיהיה מרעהו בסלעים והעופות כלם לבד עופות המים ואכילת בשר האפעה לבעלי הצרעת הגדמית היא רפואה נפלאת. וראוי שיאכלהו אחר שיחתך ראשו וזנבו וינוקה וירוחץ בטנו ויופשט עורו ויבושל במים רבים ושמן זית מעט ושבת וכרתי ויבושל עד שימוח. בשני באגלאקן.

[109] אם יעקוץ האדם עקרב ויפול הארס בעצב או בעורק דופק או בלתי דופק יקרה לזה העקוץ מקרים חזקים מאד כי ארס העקרב אפשר שיגיע לעומק הגוף ויעבור הגוף כלו. בשני ההודעה.

[110] אותם שיעזבו המשגל ממי שהרגיל אותו אמר ראיתי אותם פעמים רבות שיתקרר גופם ותכבד תנועתם. ויש מהם עם שיתחדש להם הבלבול בלי סבה והוא המחשבה המבולבלת. ויפול הפגע כמו מה שיקרה לבעלי הבלבול השחוריי. כל זה נמשך אחר עפוש אותו הזרע הנעצר כי הוא מוליד אדים רעים.

[111] כשיוערב בחלב המבושל בברזל המלובן באש קצת הדברים המחממים כמו תותיא יועיל מן השחינים הסרטניים וישקיט כאבם. בעשירי בסמנים.

[112] מהשמנים היותר נמרצים להבריא קבוץ חלקי העור הוא שמן שבת הלח ושמן תירוש ענבים ומתיך היגיעה התכה שלמה ומרפה ואע״פ שתהיה היגיעה חזקה וכן שמן גרגירי צינובר יאות ליגיעה החזקה. בהנהגת הבריאות.

[113] רפרוף הלב ראינו מי שמצאו פתאם מרבים מהבריאים מאותם שלא היה חסר מבריאותם דבר בחורים וזקנים וכלם קבלו תועלת בהקזת העורק ודקדוק המזון. בחמישי בהודעה.

[114] איני משבח שבח מוחלט לקרר האברים אשר ישתלח מהם הדם בדברים המקררים הקובצים שיונחו מחוץ כי הם דוחים הדם לפנים וממלא העורקים הפנימיים. ואני ראיתי רבים שקררו חזיהם מפני דם שהיה יוצא מהם ברקיקה מן הריאה. ואחרים שקררו אסטומכתם מחוץ בשביל דם שהיו מקיאים. ואחרים שקררו מוחם מפני רעיפת דם הנחירים והזיק בהם זה היזק גדול מבואר. ואמנם יעשה זה אחר שישתנה הדם אל מקום אחר או למשכו הפך הצד. בארבעה עשר בתחבולה.

5 עד שימוח: حتّى تتهرّأ a 7 ארס (= سمّة L): حمة a ‖ הגוף: الجلد a 9 אמר: om. a 10 הבלבול: الكآبة a ‖ והוא המחשבה המבולבלת: وسوء الفكر a 11 כמו: כגון **זמקר** 13 בברזל המלובן באש: بالحديد a ‖ כמו: כגון **זמקר** 22 וממלא: וממלאים ס[1] ‖ ראיתי: أعلم a 24 מוחם: روسهم a 25 גדול: om. a ‖ שישתנה: إمالة a

[115] אם יהיה עם ריצוץ העצב כאב אז ראוי שירופא בתחבושת לקוח מקמח פולים וחומץ ודבש וזפת רטוב ויבושל בשול טוב ויחובש בו והוא חם. בששי בתחבולה.

[116] אותם שיקרה להם העלוף בשביל רפיון חלקי גופם ורוב התכת הרוח אז תזונם המזונות שלא ימהרו להתיך כמו הלחם וחסו עשוי מן כנדרוס והפירות הקובצים אשר יקשה הפסדם פעם אחד לבדם ופעם אחרת עם לחם. והאכילהו גם כן חלמון ביצה ואשכי התרנגול והכן ענינך שתעבה הליחות ותסתום נקבי הגוף. בשנים עשר בתחבולה.

[117] כשיתחדש שחין לצד עורק גדול דופק יהיה או בלתי דופק הנה הבשר הרפה יעלה בו מורסא במהיר שבעתים ויתראה אותו העורק כלו באבר אדום ומתוח מכאיב בעת המשוש. בשלשה עשר בתחבולה.

[118] כשיתחיל הבשר הרפה יעלה בו מורסא אז התחיל מן היום הראשון בהשקט הכאבים ותניח עליו צמר טבול בשמן חם. ואם יהיה הגוף מלא הנה הדברים המשקיטים מושכים אותם ולכן ראוי שתקדים בהקזת העורקים או בשריטת אבר אחר שאינו עלול נכחיי אליו אם תהיה העלה ביד תשרוט השוק ואם בשוק השרוט ביד. וכשתפליג בהרקת הגוף נוספת מורסת הבשר הרפה עד שיסור בו הענין אל ההתמגלות. בשלשה עשר בתחבולה.

[119] הרקת ארס בעלי החיים מן העקוץ ברפואות המושכות משיכה חזקה וישנוהו ויעתיקוהו ממה שהוא עליו אם ברפואות משנות איכות הארס או ברפואות משנות עצמיותו. ומה שמושך משיכה חזקה מבלי חמום קרני המציצה החלולים והכוסות המוצצים. ויש אנשים שמוצצים הארס בפיהם מן האבר הנשוך. בשלשה עשר בתחבולה.

[120] המורסא הקשה תערב עם רפואותיה המרככות לעולם מה שיחתך והחומץ הוא טוב לזה והוא יותר חזק מה שתרפא בו המתרים והקשורים ולא תתמיד לעשותו כי החומץ אם יפליג בעשיתו ישלול מן הליחות הדק והרקיק שבה ויקשה הנשאר עם זה שאם יעשה זמן ארוך יזיק בעצם העצב ויחלישהו ולא תעשהו לא בתתחלת העלה ולא זמן ארוך. באחרית התחבולה.

הסרטן בהתחלת הויתו אמנם יבריא ברפואות המחצביות המנופות ולהריק הגוף במשלשלים. ואמנם כשיגדל הסרטאן ויתבאר ענינו אז נערים בו לבד שנמנעהו מן ההוספה. באותו מאמר.

1 עם ריצוץ העצב כאב: רוחב העצם כואב **גהזמס** עם ריצוץ העצב כאב **ס**[2] 4 כמו: כגון **זמקר** ‖ וחסו: وحسو a 5–6 והכן ענינך: وابني أمرك **ELOP** وأنى أمرك B وأتى أمرك a 13 וכשתפליג: ومتى فرّط a 16 משנות: تحلّ a 18 הארס: ويجذبه add. a 21 ישלול: **ס**[2] יצא **גה** יקשה **זלמסק** 24–26 הסרטן ... מאמר: **ס**[1] **גהל** om. 24 יבריא: מתחיל (= يبدأ) **זמק** يبرأ a ‖ המנופות: المغسولة a ‖ ולהריק: ותריק **ס**[1]

[121] התחיל בתחלת רפואות הנקרס וכאבי הפרקים בהרקת הכימוס המזיק. ואחר זה תרפא הידים והרגלים בתחלת הענין ברפואות המרתיעות והמונעות. ואמנם פרק הירך השמר לך שלא תרתיע ולא תקררהו כי מקומו עמוק שוקע ויוסיף המלוי ותשקיט הכאב תחלה אחר ההרקה במה שיחמם ולא יקרר ולא יחמם חמום חזק כמו שתפעל באחרית הענין אחר שתריק הרקה נמרצת. בעשרה באלמיאמיר.

[122] הקיא הוא יותר מועיל בגיד הנשה מן השלשול במשכו הליחות לצד מעלה. ועשה אותו בתחלת הענין אחר המאכל ואחר זה ברפואות המעוררות הקיא ותתחיל ביותר רכים וביותר קלים שבהם ואם יתדבקו הליחות ויקשה התכתם בסבת מה שעשו בו הרופאים בתחלת הענין מהרפואות החדות שמאבנות הליחות ומקשים אותם אז קרן המציצה יש בו תועלת גדולה והשלשול בחוקנים המשלשים הנכנס בהם קוליקונטידא וכיוצא בו. בעשרה באלמיאמיר.

[123] זכר החכם אלתמימי בספר נקרא אלמרשד כלומר המיישר זה הענין מרפואת הבקיעה קודם שתתישן. אמר: יוקח אגוז אבהל שני משקלים עליהו משקל אשראס חדש שני זוזים אקסיא משקל. יולש זה בדבק של דגים הנקרא גלוט של דגים מותך ויושטח בבגד בעודו חם ויושם על הבקיעה בעת היציאה מן המרחץ בריקות נפש והוא שוכב על גבו ויושם על הבגד רפידה וחתול וישן על גבו עד שיתנגב התחבושת. וישאר בקשירה ההיא ארבעים יום וישתה בכל יום אגוז אבהל שני חלקים עלי אבהל חלק שחוקים מנופים ישתה מהם משקל שני זוזים כל יום באוקיא מי הדס וסוכרי. ואמר כי סחיטת עלי משמש אם יבושל ויערער בו מועיל ממורסת הלהאה והגרון ושני השקדים ומתיך כל מה שיקרה לפה וללסתות וללהאה ומן המורסות החמות ומסירם.

[124] הנהגת החולה ההוה בהנהגה מדקדקת בתכלית. ורבים יצטרכו לשלשול הבטן ברפואה בהתחלה. ואמנם בעת שיולד הדשבד אז תזונהו במזון טוב הכימוס רב המזון דבק והרפואות אשר מחוץ מה שיסתבך ויתדבק ונתלה ומהדק בעצמיותו ומחמם מעט ומנגב בשווי. בששי בתחבולה.

[125] כשתשאר במורסא החמה שארית הנה הרפואות החמות מעוררות נפח ומנפחות יותר ממה שמתיכות. ואם יהיה שארית המורסא החמה כבר נתקשה אז תעשה הרפואות החזקות בבטחון ובלי פקפוק. בשלשה עשר בתחבולה

6 לצד מעלה: الفاعلة للعلّة a ‖ ועשה: ותעשה **זמקר** 8 הליחות: هناك add. a 9 שמאבנות: שמאבנים **זמקר** ‖ ומקשים: وشوتها a 11 החכם: om. a 12 אשראס: אשראט **זמק** 13 אקסיא: אקשיא **הל** אקאסיא **זק** אקאסי **ר** אכסיאה **מ** אקציאה **נ** ‖ גלוט: גולט **ס** cf. O. Occ. *glut* (< Lat. *gluten*, 'glue') "viscous matter, extracted from mistletoe berries or kind of make-up" (FEW, vol. 4, col. 169b) ‖ בבגד: كتّان add. a 18 הלהאה: اللهاة a 20 הנהגת החולה ההוה בהנהגה מדקדקת: تدبير كسر العظام بعد ما تحتاج إليه من أعمال اليد أن تدبّر المريض بتدبير ملطّف a ‖ ההוה: והוא **זמק** הוא **ר** ‖ ורבים יצטרכו: وكثيرا ما تحتاج a 21 הדשבד: הרשבד **זמקר** הכשבד **גס לנ** om. الدشبد a 22 שיסתבך ויתדבק: שישתבך ויתדבק **זמקר** يتشبّث a 24 החמות: الحادّة a ‖ מעוררות נפח: تهيج a

[126] לפעמים יספיק במורסות הידים והרגלים שיונח עליהם ספוג טבול במים קובצים ומעט
חומץ או יין קובץ. ואמנם מורסות הכבד לא יושם עליהם שום דבר קר אבל יבושל ספרגל
ביין ויחובשו בו והוא פושר בתחלת המורסא. וכן יציקת שמן חבושים או שמן הדס או שמן
מסטכי או שמן נארדין או אפסנתין. ולא יעשה מזה דבר קר ולא יעשה ברפואת מורסת
5 העינים או הפה דבר מן השמנים. ולפעמים יוטף באזנים שמן ורדים וחומץ. בשלשה עשר
בתחבולה.

[127] אמר משה: כבר זכר ארסטו' באחרית מאמר תשיעי מספר בעלי חיים פרק מועיל מאד
במלאכת הרפואה. ולא ראיתי גאלינוס במה שזכר שהזכיר דבר מדברו והעלים עיניו מהענין
ההוא ולא העיר עליו. וזהו מאמר ארסטו': כבר עבר המנהג שיקרה לרוב הנערים הכוצה היא
10 אשפשמי וביחוד מה שיהיה מהם מזונו מזון טוב ויינק חלב הרבה חזק החמאה ותהיה מיניקתו
שמנת הגוף ורוב החלב יזיק מזה. נשלם המאמר ומספר פרקיו קל"ב.

המאמר העשירי כולל על פרקים תלויים בקדחות

[1] המזונות כשלא יגמר בשולם כראוי באסטומכה ובכבד מוסיפים הקדחות ויחזק חדותם
ולכן ראוי שתשים כונתך החזקה בכל הקדחות בעכול המזון בחזק האסטו' והכבד בדברים
15 הקובצים. באחד עשר בתחבולה.

[2] לא תקרב להתיר המוקדחים המים הקרים שיעור שיתרוו עד שתעיין הטב מאד כי כשיהיה
באחד מהאברים המעולים מורסא בלגמונית או פלגמוני מתערב עם המורסא הנקראת חמרה
או מורסא רפה או קשה או שיהיה בחולה סתימה או שיהיה בגופו עפוש מליחות בלתי
מבושלות או שיהיה בגופו אבר קר המזג ושנזק תמיד במים הנה כל אחד מאלו אין ראוי
20 להשקותו מהמים הקרים עד שיתבאר לך אותות בשול הליחות המעופשות או המורסא
הפלגמונית. ואמנם מי שיהיה עמו מורסא הנקראת חמרא גמורה מזוקקת הנה רפואתו שתית
מים הקרים. בתשיעי בתחבולה.

[3] ראוי שתשים חקירתך וכונתך בקדחות המעופשות בשלשה דברים. הראשון שבהם הכח
והוא היותר חזק ואחריו סבת העפוש ואחר הקדחת עצמה. ואם מצאת אשר תרפא בהם
25 נאותים לשלשתם זה טוב ואם לא אך יתחלפו קצתם מקצתם אז הזהר מה שישאר מן הכח
ותסעדהו. ולפעמים תרפא הסבה לבדה כשיהיה חום הקדחת חלוש ותכון בפתיחת הסתימה
וקוממות העפוש. ואם מצאת הקדחת מעוטה ולפעמים תכון בכבוי חום הקדחת ואע"פ שנוסיף

---

4 מסטכי: מסתכי ל מצטיכי מ משטיצי נ ‖ מזה דבר: זה מדבר זמקר شيء من ذلك a　　8 במה שזכר
שהזכיר דבר מדברו: في ما أَذكره الآن من كلامه a　　9-8 והעלים עיניו מהענין ההוא: أَلَمْ بذلك المعنى
ولا نبّه عليه a　　9 ולא העיר עליו: om. زمق ‖ עבר: עשה زمق جرت a ‖ לרוב הנערים: لنعارم زمق
10 מה: من a　　11 ומספר פרקיו קל"ב (= وعدد فصولها مائة واثنين وثلاثين): om. a (EL)　　16 המוקדחים:
شرب add. a לשתות ס²　　17 בלגמונית: פלגמונית زمقر　　25 הזהר: تزهر زمقر فتوخّ a ‖ מה שישאר
מן הכח: ما يبقى القوة a　　27 ואם מצאת הקדחת מעוטה: وإن شبّت الحمّى قليلا a

בסתימה כי לפעמים תהיה הקדחת בפליאה בעוצם וגודל שיאבד בה האדם מהרה. ולא יוכל שאתה ולכלכלה האדם. בעשרה בתחבולה.

[4] אלו היינו יודעים טבעי הקדחות באמת היינו רשאים לצוות רבים מן המוקדחים ברחיצה במים הקרים וקבלו רבים בזה תועלת. אך כאשר אין אנחנו יודעים טבעי הקדחות באמת ונכון ויהיה הטעות בזה בבאו בבלי מקומו שישאיר אחריו היזק גדול לכן אנחנו מרחיקים אלו הדברים ברפואותינו. בעשירי בתחבולה.

[5] המוקדח אם יכריחך הצורך להקיזו או לשלשלו או להשקיט בו כאב בתחבושת או בהנחה חמה אין ראוי שתאכילהו כשך השעורים ולא מימיו מבלי שתפעל בו זה. בפירושו לראשון מהחליים החדים.

[6] הסבה באורך העונה וקצרה בהיות מין אותה הקדחת אחד הוא ענין הליחה אשר תתעפש ותדחה בעצמה. וענין הכח הדוחה וענין מעברי האבר המקיף לאותה הליחה וחלליו. וזה שרוב הליחה או עביה או דבקותה מחייב אורך העונה והפכי הענין הזה מחייב ההפך. וכן חולשת הכח הדוחה מחייב אורך העונה וחוזק הכח מחייב קוצר העונה וצרות המעברים והחללים מחייב אורך העונה ורחבם מחייב קוצר העונה. ולפעמים יתחברו סבות האורך כלם. בשני בקדחות.

[7] הקדחות הנולדות מעפוש הליחות יש להם הוראות מיוחדות בהם לא יפרדו מהם והוא מהירות התקבצות העורק וזה יתראה בבאור בעת תוספת העונה והוא נסתר בעת התחלת העונה ובעת ההעמדה. ובעת התחלתם יהיה הדפק קטן ובהעמדה יהיה גדול. בששי בקדחות.

[8] מי שיקרה לו הקדחת והוא מלא ויתחדש לו השלשול הנקרא דרב והוא דיאריא הנה יספיק לו זה ואע״פ שלא יהיה כפי שעור מלוי גופו. ומי שיקרב להוציא הדם להם או להוסיף בשלשולם זה יקרה אותם סכנה ממהרת. בראשון באגלאקן.

[9] מי שימצאהו הקדחת ויהיה קרוב אל הזמן בקבסא וימצא עקיצה ועסוי בפי האסטו׳ ויהיה בגופו מלוי מן הדם אז לא תקרב להקיזו עד שתקדים השתדלותך בפי האסטו׳ לתקנו ואז כשתתקן פי האסטומכה תריק הגוף כלו. והנה ראיתי פעמים רבות מאותם שהיה ענינם זה

3–4 רבים ... וקבלו: **ק** .om 4 הקרים: من غير حمّام add. a ‖ וקבלו: והנה קבלו **זמר** 5 ונכון: ולכוין **זמקר** 6 בתחבולה: لو أنّ رجلا شابّا حسن اللحم خصب البدن في وقت القيظ في وقت منتهى من حمّى وليس في أحشائه ورم استحمّ بماء بارد وسبح فيه لانتفع بذلك ونحن نأمر بهذا بلا توقف. عاشرة الحيلة add. a 8 חמה: אז **זמקר** add. 10 אותה: **זמק** om. 11 וחלליו: ومنافذه a 12 ההפך: قصرها a 13 והחללים: والمنافذ a 14 כלם: وقد تجتمع أسباب القصر كلّها add. a 17 והוא נסתר: وليس هو بالخفي a ‖ בעת: **ס** om. 18 בששי: في الأولى a 20 דיאריא: דאריא **גס** 21 להם: מהם **זמק** 24 לתקנו: om. a

שהריקו אותם הרופאים מבלי שחזקו פי האסטומכה שקצתם מתו וקצתם הגיעו לסכנה או נטו לשערי מות. בראשון באגלאקן.

[10] כשיהיה העפוש בקרבים או בעורקים הגדולים הנה אז יובל אל חדרי הלב דבר דומה לעשן מן הליחות אשר נתעפשו שם. ואמנם במורסות אלחאלבין או מורסא אחרת זולתם או שיהיה בשר רפה הנה החום לבד מתפשט ממנו אל הלב בהיותו מחמם מה שנלוה אליו. ולא יסור החום מהתפשט עד שמגיע אל הלב ומחממו מבלי שיגיע עמו אל הלב ממנו דבר מאיד אותה הליחה המעפשת בהיות אותה הליחה עצורה. ולכן היתה הראשונה קדחת עפושיית והשנית קדחת יום. בששי בקדחות.

[11] קור הקצוות ביחוד בקדחות הוא אם מפני מורסא גדולה בקרבים או מפני כאב חזק בגוף או מן חולשת הנפש והעלוף או מפני חולשת החום הטבעי וקורבתו מן הכבוי או מפני קפיאתו ומחנקו ברוב הליחות. והקצוות הם האזנים והאף וכפות ידים ורגלים. בפירושו לששי בפרקים.

[12] אין קור הקצוות בתחלת עונות הדקחת אות מות ואמנם הוא אות על התקבצות הדם והחום לפנימיהם ואחר מתפשטים. בפירושו לשני בהקדמת הידיעה.

[13] קור הקצוות וירקרקותם כשיהיה עם קדחת חדה הנה זה יורה על מות החום הטבעי וכבויו. בשני בפירושו לשלישי אפידמיא.

[14] הזיעה הקרה עם קדחת חדה מורה על מות. במאמר באותות המות.

[15] העפוש לפעמים יהיה בעורקים כלם בשוה ולפעמים יהיה ביותר גדול שבהם והנכבד שבהם והם העורקים שהם בין שני החולבים והאצילים. וזה בהכרח יהיה שרש הקדחת הדבקה. אם שיהיה העפוש באבר אחד יש בו מורסא או שאין בו מורסא כי שרש הקדחת ומקורה באותו אבר והוא לקדחת כמו אש למדורה. באחד עשר בתחבולה.

[16] ראוי שתדע איזה מן הדברים תרפא בהם הקדחת ואיזה מן הדברים הוא רפואה לעפוש ואיזה מהם רפואה לסבת העפוש ר״ל הסתימה כי הדברים אשר תרפא בהם אלו השלשה אינם מסכימים תמיד אבל פעמים רבות ינגדו קצתם לקצת. ולכן תכוין באחד אלו הדברים והיותר רע שבהם להזיק ותבדילם בעסק רפואתם. באחד עשר בתחבולה.

1 או: أن a   4 אלחאלבין: الحالبين a   5 בהיותו: ויהיה אותו **זמק**   8 בששי: أولى a   10 בגוף: في الجوف a   11 קפיאתו: انغمارها a ‖ לששי: לשני **זמ** لسابعة a   14 בהקדמת: בהקדמות **ס**   21 כמו: כגון **זמקר**   22 איזה: איזו **זמקר** ‖ מן הדברים תרפא בהם הקדחת ואיזה: **ק** .om ואיזו מהם רפואה לקדחת **ק**[1] ‖ ואיזה: ואיזו **זמק**   23 ואיזה: ואיזו **זמק**   24 באחד: أعظم a   25 רע: רעה **זמקר** ‖ ותבדילם (= وتفصله): وتفضّله a

[17] ראוי שתדע ידיעה אמתית שההקש בין הקדחת והעפוש והסבה הפועלת לעפוש אם תהיה עדין עומדת הוא ענין נסתר כבד וקשה ויצטרך לשכל דק ודעת צלולה ויותר כבד מזה שיוקש בין זה ובין הכח. באחד עשר בתחבולה.

[18] מי שימצאהו קדחת ויש בגופו מותר נא רב מאד ואסטומכתו כבר נחלשה מהקבסא הנה זה תראה גופו כלו ינפח וקצתם ישוב מראיהם לבן או שחור או עפרתיי ודפקם קטן ומתחלף. ואלו לא יוקז להם שום עורק בשום פנים ולא יסבלו גם כן שלשול הגוף ואע״פ שיהיו צריכים להרקה. וכשתפעל בהם אחד משני אלו יחול בהם העלוף. ולא יאות להם לבד ההרקה בחפיפה החזקה אשר יחשב שתחדש כדמות היגיעה בשביל רצוץ הבשר ורסוקו ברוב החפיפה והפסיק חפיפתם בעת השינה כי השינה מבשלת והיקיצה מתיכה. ומי שיהיה חליו מליחות נאות הנה הוא צריך לשני אלו בשוה. בשנים עשר בתחבולה.

[19] מיני הקדחות הפוסקות המסתלקות סלוק נרגש הם שלשה. והם השלישית והבאה בכל יום הנקראת תמידית כלומר קוטידיאנא והרביעית. והשלישית נולדת מהמרה אדומה כשתתעפש והבאה בכל יום נולדת מליחה שהיא אל הלבנה יותר נוטה כשתתעפש. ואם תהיה הליחה המולידה הקדחת שוקעת בגוף כלו יהיו אלו השלשה מינים פוסקים הפסקה מבוארת ההסתלקות. בשני בקדחות.

[20] הקדחות התמדיות הם אותם שתהיה הליחה המעופשת המולידה הקדחת נעצרת בתוך העורקים והם מאילו שלשת מיני הליחות. והנה מה שיהיה מהם בלתי מסתלקת ופוסקת ותחזק ביום השלישי הנה היא דומה לשלישית והיא השלישית הדבקה תמיד. ומה שיהיה מהם שלא תפסיק ושלא תסתלק אך באה עונתה בכל יום על משל אחד היא הבאה בכל יום התמידית הדבקה הנקראת קוטידיאנה ולא יתבאר לך הסתלקות. וכן תהיה הרביעית הדבקה והיא תתחזק ברביעי וזה מעט מה שיפול כן. בשני בקדחות.

[21] הקדחת הדבקה אע״פ שתנועתה כבדה ומתפשטת לארבעים יום אז היא גם כן נמנית מן החליים החדים. ואם תהיה הקדחת מסתלקת סלוק אמתי אז היא מן החליים הנושנים. וכשאומר קדחת דבקה אז תבין ממני שלא תפסיק הפסק מבואר אמתי. בשני בימי בחראן.

[22] מהאותות היותר גדולים לקדחת העפוש הוא איכות החום בה כי הוא לעולם עוקץ ונושך כמו פועל העשן לעינים ואין בה הנחה כלל ואפילו בהתחלת עונותיה אשר לא יתפשט החום אז. וכשתעכב כפך על הגוף יעלה החום בלתי ערב אבל מכאיב וממאיר ולא

---

3 ובין הכח: לזה **זמק** 5 כלו: om. a 8 והפסיק: ותפסיק **זק** ותפסוק **מ** ותפסק **ר** 11 המסתלקות: המסלקות **זמל** 13 מליחה: מליחות **זמק** ‖ כשתתעפש: والربع تتولّد من أخلاط سوداوية إذا هي عفنت add. a 14 שוקעת: جاريا a 17 מיני: om. a 21 כן: om. a 23 היא: גם כן נמנית **זמר** add. **ק** add. and del. נקראת גם נ״א נמנית גם **ת** add. أيضا تعدّ add. a 27 הנחה: لذاذة a (= הנאה) 28 הגוף: אז **מק** add. ‖ מכאיב וממאיר: تقرض وتؤلّم a

ימצא בה לעולם בימים הראשונים שתן מבושל אבל נעדר הבשול ורושם הבשול נסתר מאד ולא ימצא לחיצת הדפק או לחיצת החום אלא בעפושית ואין זה מסגולות הקדחות לבד.

[23] לפעמים יתהפך הדם כשיתעפש וישוב אדומיי או שחוריי ותהיה הקדחת ממין השלישית או ממין הרביעית ואין ביניהם הפרש אלא שאותה היא רעה ומגונה וזאת ההווה מהתהפכות הדם אינה מגונה כי החום כשיהיה יותר נוטה אל האידיות ופחות מזיק ומצער המשוש אז היא מעפוש שתי המרות וכשיהיה שבתחלת המשוש כשתמשש הגוף לא תמצא חדות וכשיארך עכוב כפך עליו תרגיש בעקיצה נוספת מעט אחר מעט ויש בה התחלפות עד כאלו הוא חום נוקב עובר דרך נקבי מסננת או נפה ואז אותו החום הוא מן הלבנה כי הליחה מפני עביה ודבקותה לא יותך הנתך ממנה בשווי. בשני בקדחות.

[24] הקף הקדחת הלבניית הוא עשרים וארבע שעות והקף השלישית ארבעים ושמונה שעות והקף הרביעית שבעים ושתים שעות וזה מבואר. וזה שהקדחת הלבניית הבאה בכל יום מתחלת העונה הראשונה עד תחלת העונה השנית יש כ״ד שעות. וכן הוא ההקש בשלישית וברביעית. כי אם מצאת על דרך משל שמנה שעות כמו שתתמיד העונה שש שעות ונפרדת ופוסקת שתי שעות ואחר תבא העונה כן ותפרד שתי שעות על ההתפשטות הזה תדע שיש עמו שלש קדחות לבניות כי השמנה שעות הם שליש הקף הקדחת הלבניית. וכן אם נמצא הקף כל יום שש עשרה שעה אז תדע שהם שלש קדחות שלישיות כי הששה עשר שעות הם שליש הקף השלישית. ואם תמצא הקף י״ח שעות ידעת שיש בו ארבע קדחות רביעיות כי שמנה עשרה שעות הם רובע הקף הרביעית. בהקיפי הקדחות.

[25] לא ישוב הדפק בשום אחת משאר הקדחות לענינו הטבעי ואע״פ שיהיה בין התחלת העונה הראשונה והשניה זמן ארוך מאד כזמן שהוא בין קדחות שלישיות ורביעיות וזה כי באותם הקדחות לא יסור רושם הקדחת נשאר בעורקים אלא קדחת יום כי רושם וסימן הקדחת יבטל וידחה עם השקט הקדחת. בראשון באגלאקן.

[26] יפסד סדר הקפי הקדחות ויתחלף בשביל אחת משתי סבות: אם מפני התהפכות הליחות המולידות לקדחת מטבע לטבע ואם מפני שגגה תקרה בהנהגה. ולפעמים יחשב שהקדחת בלתי שוקדת בסדר והיא שוקדת בסדר וסבת זה היותה הקפים רבים מורכבים לא יאמוד הרופא בהרכבתם. בשלישי בקדחות.

---

2 ולא ימצא ... אלא בעפושית: ولا يوجد ... في غير العفنة a ‖ מסגולות הקדחות: מסגולות הקדחת **זמק** בהם מיוחד **ר** خاصّ بها a 6 ופחות מזיק ומצער: وأقلّ عادية وأذى a ‖ המשוש: فهي من الدم. ومتى كانت لذّاعة قارضة للمس add. a 8–9 חום נוקב: om. a 9 מן: عفن add. a 11–12 והקף השלישית ארבעים ושמונה שעות: om. **ר** 11 ארבעים ושמונה: שמונה עשרה **גזלקס** שמונה וארבעים **ז**[1]**ס**[2]**ק**[1] ⟨...⟩ **ה** 15–16 על ההתפשטות הזה: على الاستمرار a 17 כל יום: om. a ‖ שש עשרה: **ז**[1]**ס**[2] שש **ג** **לנקר** om. 21 ואע״פ שיהיה: ولا إن كان a 23 רושם: دليل a 27 יאמוד: יאמר **זק** יבין **ז**[1]**ק**[1] يشعر a

[27] לפעמים תהיה הקדחת מתחלת החולי עד אחריתו כל עונה קודמת לאשר לפניה על יחס אחד או שתתאחר ויקראו הרופאים אותה המקדמת הקפים מקדימים ויקראו הפכה הקפים מאוחרים. ואינו מורה הקדמתה ולא איחורה לא על תוספת החולי ולא על ירידתו. ואמנם יבחן זה כפי קוצר העונה ואריכותה וברוע המקרים ובכבדותם או בהסתלקות אותם המקרים. בראשון בבחראן.

[28] אותות קדחת שלישית גמורה המקובל מופת בהם מבקור החולה וחקירתו בעצמו בהתחלת העונה והם אחד עשר אותות. א׳: הרתת החזק אשר ירגיש בעקיצת מחט. ב׳: הצמא וההתלהבות ושלא יאריך זה. ג׳: שווי הדפק על איזה ענין שיהיה. ד׳: שתכלה העונה בזמן יותר מהרה. ה׳: התפשטות החום בגוף כלו בשוה. ו׳: רבוי החום וחדותו בתחלת נגיעת הכף לגוף ואחר יחלש החום ותנצחהו הכף. ז׳: העברת האיד החם מן הנקבים בעת שתית המים. ח׳: קיא המררות או שלשול המררות או שתן יגבר עליו המררות ולפעמים יתחברו שלשתם בה. ט׳: זיעה שוה בגוף כלו. י׳: השקט הקדחת והסתלקה הסתלקות שלמה. י״א: העונה היותר ארוכה כלה שנים עשרה שעות והיותר קצרה ששה. בשני בבחארן.

[29] אותות הקדחת הרביעית המזוקקת גמורה המקובל מופת מהקדחת עצמה בכלל ד׳ אותות. א׳: העדר אותות השלישית המזוקקת גם שרובם ימצאו ברביעית על הפך מה שהוא בשלישית המזוקקת. ב׳: שהרביעית ימעט שתתחיל תחלה ואמנם תהיה אחר הקדמת קדחות. ג׳: שדפק בעליהם ישוב בתחלת העונה כדפק הזקן התש כח ולא ימצא דפק אחד מן המוקדחים כן. ד׳: שהיא תתחיל ברתת חלוש ואחר יחזק בכל עונה. וכל רתת שבה יורגש בה קור חזק כפי שעור חוזק הרתת עד שירגיש שהיא בעת התחזקה יהיה כאלו העצמות ירוצצו בשלג. בשני בבחראן.

[30] אותות הקדחת הבאה בכל יום המבוארת הנקלה להשיג שבעה. א׳: שהיא אינה מתחילה מהיום הראשון ברתת וכל עוד שיארכו הימים יחוש בתחלת העונה בקור נראה חוץ לגוף והקצוות לא ברתת אמתי. ב׳: התחלפות הדפק והעדרו הסדר ורוב זה בתחלת העונה. ג׳: העדר התלהבות ומיעוט החום והצמא עד שהצמא בה פחות שאינו בשאר הקדחות. ד׳: היותה שלא יחשב שיזיע בה בימים הראשונים עד פגות השתן אז. ה׳: היות רוב התחדשותה עם כאב פי האסטומכה והכבד. ו׳: נפח מה שלמטה מצדי הכסלים וגדלו בתחלת התחדשות הקדחת. ז׳: היות פני החולה מראיהם בין הלובן והכרכמות ואפילו בעת העמדת העונה. בשני בבחראן.

[31] כל קדחת תמידית יהיה חומר שלה בתוך העורקים אז לא יהיה עמה רתת ולא זיעה ולא קיא. והקדחת הנולדת ממורסא דמיית קדחת רכה בטוחה והיא היותר דומה בקדחת יום הקורה ממורסת הבשר הרך ואשר בחולבים וזולתם מן המקומות. בשני בבחראן.

---

4 יבחן: يعتبر a ‖ ובכבדותם: وردائتها a 15 גם: بل a 16 קדחות: آخر (add. a (except for BELOU 17 ישוב: ينقلب ويصير a 19–20 יהיה כאלו העצמות ירוצצו בשלג: **ס¹** ירגיש בעצמות שבו וקרור מקרר כשלג **ת** ירגיש בעצמות ⟨...⟩ **ס¹** .add יהיה העטוש מקרר כשלג **גהזלמנסקר**

[32] כשיתקבץ בעת אחד סבות רעות מסבות הקדחת אז תתחיל בהוצאת הדם בהקזה. ואחר תתחיל בדקדוק הליחות ורקיקותם ואחר לרכך מה שנתקשה ונתקבץ ולהרפות מן העור. באחד עשר בתחבולה.

[33] אמר בכלל רפואת קדחת שלישית כי כשיתראו אותות הבשול אז תבטח ותקרב לתת לו דבר מן האפסנתין כי יש לו מעשה משובח מפנים רבים והוא עם זה מהדברים היותר נמרצים שתרפא בהם העלות המתחדשות בפי האסטו׳ מעקיצת המרירות. בראשון באגלאקן.

[34] השלישית בתחלת התחדשותה תתחיל ברתת חזק ואמנם הרביעית לא ידעתי שראיתיה ברתת חזק. ואמנם יתחזק הרתת בה ויתקשה באורך הימים וברב הענינים אמנם תתחדש משארית מקדחות אחרות קודמות אליה ומן הקדחת הנקראת מעורבת. בראשון באגלאקן.

[35] קדחת שלישית מזוקקת תכליתה יהיה בזמן היותר ארוך שיהיה בשבעה הקפים והיא עם זה מן היותר בטוחה שבקדחות מן הסכנה. וכשתהיה בלתי מזוקקת ובלתי נקיה אז הענין בה על הפך זה. ואני ראיתי שזאת הקדחת התחילה פעם בבחור אחד בתחלת החורף ולא נפרדה ממנו עד האביב. בראשון באגלאקן.

[36] הקדחת אשר יקרה בה הרגש קור וחום יחד וימצא החום עם הרתת הקר סבת זה הוא כשירבה בגוף הלבנה הזכוכתית והליחה שהיא ממין האדומה עד שיגברו יחד על הגוף ויתנועעו באברים המרגישים עד שלא ישאר מגופו חלק קטן שלא יגיעהו הקור וגם לצדו חלק קטן אחר יגיעהו החום ויחם מבפנים בגופו בחום וקור יחד כי כל אחד מהמקרר והמחמם נבלעים בחלקים קטנים מאד. במאמר ברוע מזג.

[37] הרתת אשר לא יחמם עד שיקרב ההעמדה הוא שני מינים: אחד מהם שלא יתחמם עד שיתקרב לתכלית עונת הקדחת וזה מגונה ואיננו חזק וזה יקרה מעפוש הלבנה חזקת הקור הנקראת הזכוכיית. והמין האחר אותו שלא יתחמם עד שיקרב העמדת החולי כלו כי קדחת רביעית לא יודע שהיא כבר הגיעה להעמדתה ותכליתה עד שהתחיל ברתת יחסר. והרתת אשר יתחיל במצוק חזק ואחר יתחמם קודם עת התכלית יהיה בקדחת השלישית. בראשון בפירושו לששי אפידמיא.

[38] השלישית המזוקקת היותר שתהיה עונתה ארכה היא שתים עשרה שעות ואמנם הבלתי מזוקקת הנה לפעמים תארך עונתה עשרים שעות וארבע ועשרים שעות. ולפעמים תהיה השלישית נוספת באורך מאד שתארך עונתה והיא ארבעים שעות והמנוחה שמונה שעות. וכל זה שב למה שקדם זכרו מסבות אורך העונה. בשני בקדחות.

2 ונתקבץ ולהרפות מן העור: وتسخيف ما انقبض من الجلد a 7 שראיתיה: ابتدأت add. a 17 ויחם: فيحسّ a 19 יחמם (= يسخن): يسكن a ‖ יתחמם (= يسخن): يسكن a 21 יתחמם (= يسخن): يسكن a 22 שהתחיל ברתת: שתתחיל ברתת זמק يبتدئ النافض a 23 במצוק: بشدّة a ‖ יתחמם (= يسخن): يسكن a 27 והיא: نحو a

[39] כשיהיה בחולה שתי קדחות שלישיות ושתי קדחות חמשיות כי שתי השלישיות באו בכל יום ושתי החמשיות יבואו בדלוג יום. ויחשב ששני השלישיות שהם קדחת אחת באה בכל יום ויחשב בשתי חמישיות שהם שלישית אחת. בשני בבחראן.

[40] הקדחות השורפות לא יחשב שתולד משרפת המרה האדומה. ואמנם תהיה מתגבורת החום אשר בכלים כשיתחדד ויתלהב מעמל או תנועה או מאכלים חמים או תנועות נפשיות. בשני בפירושו לראשון אפידמיא.

[41] ראוי לך שתעיין תחלה בטבע הקדחת האם היא חזקת החום נלהבת שורפת והנה מה שיהיה ענינו כן מן הקדחות הנה הבחראן שלהם יהיה בהרקה. ומה שיהיה מן הקדחות רכה רקיקה דומה לאש דקה הנה דרכה שתארך ובחראן שלה יהיה ברוב במורסות הנקראות יציאות. בראשון באגלאקן.

[42] הקדחות השורפות היותר רעות מה שיהיה בסבת הכבד והאסטומכה. ולפעמים יהיו גם כן בסבת מורסות הריאה או בסבת ליחות מרריות מתעפשות ומתפשטות בכל הגוף וישוב בסבת עפושם אל החום המופלג הדומה לרתיחה. בחמישי בהודעה.

[43] מהאותות היותר גדולים ברוע שתהיה קדחת חמה חדה או שנוזל אל האסטומכה מותר חם חד כשלא יחדש צמא כי אז יורה שהכח המרגיש אשר באסטומכה כבר נתבטל ומת. בראשון בפירושו לראשון אפידמיא.

[44] כשתהיה הליחה המולידה הקדחת חמה ושורפת אז לא יחשב שתחדש מורסא אצל האוזן. וכשתהיה הליחה חזקת הקור והעובי תחדש מורסא תחת האוזן. בשני בפירושו לשני אפידמיא.

[45] לפעמים יהיה עם קדחת שורפת שלשול נא. ועלת זה שיהיו בעורקים המחוברים במעים ובצד המקוער מן הכבד הליחות הנאות. וכשיהיה עם קדחת שורפת שתן דק רקיק יורה שיש בעורקים אשר בגבנינות הכבד ליחות פגות רבות. בשני בפירושו לשלישי אפידמיא.

[46] המקרים העומדים לקדחת השורפת הם שהצמא התמידי אשר לא יכלה ולא ישקוט והתלהבות המרירה שיהיה עמה שרפה מושגת במשוש. בשלישי בפירושו לשלישי אפידמיא.

[47] כשיהיו הכחות השלשה חזקים והקדחת השורפת מאד ויתבארו אותות הבשול נראים אז ראוי לך שתשקה העלול מים קרים בבטחון ובלי פחד אלא אם יהיה זקן ותש כח. בשנים עשר בתחבולה.

---

18 מורסא: في أسافل البدن. وإذا كان الخلط متوسّطا بين الحالين حدثت الأورام add. a 21 הכבד: זלמסקר om. 23 העומדים: المقوّمة a ‖ הם שהצמא: اثنان: العطش a 24 המרירה: الحرارة a 25–131.18 כשיהיו ... אפידמיא (10.59): ק om. 25 השלשה: كلّها add. a ‖ והקדחת: בקדחת שת

[48] תולד הקדחת השורפת מעפוש המרירות האדומות באסטו׳ וכל שכן בפי האסטו׳ או בקערירות הכבד לא באיזו אבר שיזדמן. והסגולה היותר מיוחדת בקדחת השורפת שיבאו בחראנים שלה ברעיפת דם הנחירים כי הדם יעלה ויגבה למעלה ויתפתחו העורקים. בראשון בפירושו לראשון אפידמיא.

[49] הקדחות השורפות יולדו אם מהמררות האדומות ואם מן הלבנה המלוחה. בפירושו לשלישי בחליים החדים.

[50] כשהחולה ישתוקק לשאוף האויר הקר הנה הוא יחוש באבריו הפנימיים בהתלהבות חזקה ויצטרך מחוץ לחמום בגדים רב בשביל קור ירגישהו הנה זה אות שחליו ממית כשלא יהיה זה בהתחלת העונות. בשלישי בפירושו לשני אפידמיא.

[51] כשיהיה האויר קר והחולה יבער שריפה חזקה אז תמעט תקותך בו. ואם לא יתבאר לך אותות הבשול וכחו לא יהיה חזק אז אי אפשר שימלט. באחד עשר בתחבולה.

[52] אנחנו נחקון בשמן ומים לבדם בקדחות השורפות הנלהבות לשבר חם אותו ההתלהבות והשריפה. במאמר בחוקן.

[53] הקדחות הלבניות הנה סבת הרתת בהם זולת סבת הקדחת שסבת הקדחת הוא הדבר שכבר נתעפש מן הלבנה וסבת הרתת הוא הדבר הנשאר מן הלבנה אשר לא נתעפש עדיין. ואמנם קדחת שלישית הנה המרה האדומה היא המחדשת הרתת והקדחת. בשני בקדחות.

[54] כל מה שיהיה מן החליים שיתעורר ותהיה עונתו בהקפים הנה הסבה בהתעוררותו ענינים מסודרים באברים ואם שהם דוחים המותרים ואם שהם מקבלים אותם ואם שהם ימשכוהו. גם זה מרוע מזג אותו האבר או האברים המחייבים לחולשת כחו עד שיקבל מה שידחה אליו זולתו או ימשוך או ישנה מה שיש בו ויוליד מותרים. כי האבר המוליד מותרים הנה הוא מולידם ודוחה אותם בהקפים. ולפעמים ישארו בו אותם המותרים עד שיתעפשו. בשני בקדחות.

[55] ירידת עונת הקדחת והשקטה הוא כל עת אשר אחר תכלית העונה עד התחלת העונה הנלוית אליה. בשני בבחראן.

---

3 ויתפתחו: ויפתחו **זמ** 8 לחמום בגדים רב: إلى دثار كثير **a** 12 נחקון: **ס**[2] נאמת **גהזלמס** נאמת בחוקן **נ** 18 אותם: وامّا لأنّها تولّدها **add. a** 19 גם: كلّ **a** 22 בקדחות: ما كان من الأمراض ليس له أدوار كالحمّى الدائمة فليس سببه علّة خاصّة بعضو من أعضاء البدن، لكن الأخلاط التي في العروق كلّها الضوارب وغير الضوارب وخاصّة ما كان منها في أعظم العروق وأسخنها يلتهب ويغلي إمّا بسبب عفونة أو غيرها مثل حمّى يوم فتتولّد حمّى واحدة متّصلة مطبقة من أوّل المرض إلى آخره. في ثانية الحمّيات **add. a** (except for **BELOU**)

[56] הנה רפאתי אנשים רבים מקדחת רביעית בשתית התריאק אלא שהייתי מריק גופם תחלה ואחר הייתי משקה אותם סחיטת אפסנתין ואחריהם הייתי משקה אותם זה המרקחת קודם עת הקדחת בשתי שעות והיה המוקדח מתרפא בשתי שתיות או שלש. במאמר התריאק לקיסר.

[57] לפעמים יהיה האבר אשר יתחמם תחלה בקדחות הדקות הנקראת אטיקא הוא הלב ויהיה התחלת התחממו מסבה מחוץ ולפעמים יהיה הכבד. ולפעמים יהיה האסטו׳ ואחר האסטו׳ בשאר האברים אשר אפשר להם שיחממו הלב עד שיחדשו הדקה. והנחת הרפואות המקררות בתחלת מה שיתראו האותות מן הדקה על האבר אשר נתחמם תחלה אשר הוא מקום מנוח הקדחת זה מועיל מאד. וכן הצמוק והכחש ההוה מהקדחות השורפות רפואתו היא נכללת בדברים המקררים הנעשים מבפנים והמונחים מבחוץ על האבר הכואב. במאמר בצמוק.

[58] דבר מיוחד הוא בלתי נפרד ממנו לכל מי שיהיה בו דקה שיהיה כשיקח המזון ויתאחר שעה אחר זה שיתלהב חום גופו ונחזק מבלי לוחץ ונוסף דפקו גודל ומהירות. וכולל כל הקדחות הדקות שיהיה החום חלוש ודק שוה תמיד מעת התחלתם עד אחרית כלותם. ומהאותות היותר גדולים בקדחות הדקות שימצאו העורקים הדופקים יותר חמים ממה שהוא בסביבותם. בראשון בקדחות.

[59] כשיהיה עם הקדחת שלשול דבר ממין שנתך ונמס הנה אותה הקדחת היא דבריית כי זהו מקרה שאינו נפרד מהקדחות הדבריות. בשלישי בפירו׳ לשלישי אפידמיא.

[60] ברוב אנחנו מוצאים שקדחות דקות וקדחות הצמוק והכחש מתחדשות כשיהיה הפגע באמת דבק בלב ובעורקי הכבד ואחריהם האסטומכה. ולפעמים גם כן מתחדשות מפני רוע מזג חם יבש גובר על הריאה או החזה או המאסאריקא. ולפעמים תתחדש הקדחת הדקה בשביל פגע ירד באחד המעים או הרחם או הכליות ויתעבר זה לגרם הלב. ואם שהפגע ירד תחלה בטרפשא וכבר ראיתי פעם אחת קדחת דקה נתחדשה מן הטרפשה. ואמנם קדחת הצמוק והכחש לא זכרתי שראיתי שנתחדשה מן הטרפשא כי החולה ימות קודם שיגיע הצמוק לתכליתו. בעשירי בתחבולה.

[61] כל מי שימלט מן בעלי הקדחות הצמוקיות כי אם הצמוק יהיה בבשר ומה שדומה לו. ואמנם אם יהיו האברים השרשיים כבר נתיבשו אז אי אפשר בשום פנים שיבריא. באותו המאמר.

---

6 התחממו: ס[2] השקטו **גהזלמנסר** 9 מקום מנוח: مستوقد a 20 באמת: **זמק** .om ‖ דבק (= لزمت ELU): نزلت a ‖ ובעורקי הכבד: وبعده الكبد a 22 ויתעבר: ويتعدّى a 24–25 קודם שיגיע הצמוק לתכליתו: קודם שיגיע הצמוק לצמוק **זמק** أن ينتهي إلى الذبول a 27–28 באותו המאמר (= في تلك المقالة EL): عاشر الحيلة a

[62] כל הקדחות הצמוקיות נכנסות במין הקדחות הממיסות הגוף. וההפרש ביניהם שהדבר הנמס מן הבשר תמיד נתך מן הנקבים בקדחות הצמוקיות ויזול אל הבטן ויצא בציאה בקדחות הממיסות הגוף. וכשיארך הענין בבעלי הצמוקיות ולא ימות יפול אל הצמוק. באותו המאמר.

[63] הגדול שבדברים אשר תרפא בהם הקדחות הדבקות והיותר נמרץ שבהם הוא ההקזה כפי סבל הכח ושתית המים הקרים אחר הבשול כשתהיה הקדחת מן המין ההוה מעפוש. וכבר ראינו פעמים רבות רבים שהיה בהם קדחת שורפת ששתו המים הקרים אחר שנתבשלו ליחותיו בשול שוה ונסתלקה ממנו הקדחת מיד ששתה אותם. בתשיעי בתחבולה.

[64] כל מיני קדחת סינוכוס ראוי שימהר בהם בהקזת האכחל עד שיקרב העלול להתעלף אם הכח יאות לזה. וכשלא יקיז הנה בעל הקדחת הזאת יפול אל תכלית הסכנה אלא שימלט מזה ברעיפת דם הנחירים או בזיעה שופעת. באותו מאמר.

[65] קדחת סינוכוס היא הקדחת הדבקה והיא שני מינים. מין יולד מסתימה מתחדשת בנקבי הגוף ולא יתחדש עמה עפוש בליחות. וזו היא קדחת סינוכוס אשר היא סוג. וממנה מין יתעפשו בה הליחות עם אותה הסתימה והיא מסוג קדחת העפוש. וכל אחד משני המינים שוקדים ימים רבים והיא עונה אחת מתחלת החולי עד עת אחריתו. ויש משני המינים יחד ממה שיתמיד על ענין אחד עד עת התכלית. וממנה שהיא נוספת מעט מעט וממנה שתחסר מעט מעט. וכל זה כפי הדבר השרוף והדבר אשר יתך ממה שנשרף. באותו המאמר.

[66] קדחת יום המתחדשת מסתימה מתאחרת ירידתה עד שידמה שאינה קדחת יום. וראוי שיוקז בה העורק ויוציא הדם כפי הכח וכפי רוב הסתימה ומיעוטה וכל עוד שתהיה הסתימה יותר רבה תהיה הקדחת יותר חזקה ויותר קצרה ואע״פ שלא יהיו אותות המלוי מקובצים כדי שימעט המותר העשני במיעוט הליחות ויקל פתיחת הסתימה אחר זה. ואחר הקזתו תרפאהו בסכנגבין וזונהו במי כשך השעורים. וכשתראה שמה שנשאר מן הקדחת ביום השלישי הוא דבר מועט ולא יתבארו אותות העפוש לא בשתן ולא בדפק אז תכניסהו למרחץ קדם עת תפול העונה בג׳ שעות או בד׳. בשמיני בתחבולה.

2 ויזול אל הבטן: ויזול אל זה שיזול אל הבטן **ק** ויזול אל זה ויזול אל הבטן **ז** ‖ בציאה: ביציאה **הזמר** 3 הענין: הזמן **זמק** 3–4 באותו המאמר (= في تلك المقالة EL): عاشر الحيلة a 8 בתחבולה: متى وقعت حمّي سونوخس ليد طبيب جاهل فلم يفصد صاحبها فإنّه إن ترك الفصد يزيدها وينميها. وتعطل سائر أبواب العلاج لأنه إن برد أهلك لأنّ التبريد وإن كان يطفئ الحرارة ويعدّل المزاج فإنّه يحقن ويحبس الامتلاء في جوف البدن ويمنع التحلّل. وإن أخذ أن يستفرغ بالأشياء التي تستفرغ البدن كلّها حارّة فيزيد في حرارة الحمّى. فمن أهمل الفصد وصل به الأمر أخيرا إلى هذه الحيرة. تاسعة الحيلة add. a 10 תכלית הסכנה: غاية البلاء وأشرف على نهاية الخطر a 11 הנחירים: شديد add. a ‖ באותו מאמר (= في تلك مقالة EL): تاسعة الحيلة a 13 סוג: من حمّى يوم add. a (except for ELU) 15–16 עת ... עת התכלית: **לס** om. 17 באותו המאמר: تاسعة الحيلة a 18 שידמה: שיתדמה **זמקר** 19–133.18 הסתימה ... מאבדים (10.71): **ז** om. 22 וזונהו: ותזונהו **מקר** وبعده a

[67] הקבסא שמשתנה בה המאכל אל חמיצות לא יתחדש ממנה קדחת. ואמנם אפשר שתתחדש קדחת מן הקבסא שמשתנה בה המאכל אל העשניות. והנה מי שיקדח מאותה הקבסא ויותר טבעו עמה אם ראית שמה שהורק אמנם הוא הדבר אשר נפסד לבד אז הכניס החולה למרחץ וזונהו אחר ירידת העונה הראשונה ושים כוונתך לחזק את אסטומכתו. ואם ראית שמה שקדם בהרקתו או הדבר אשר הוא כבר הפליג עד החליש הכח אז הוא היותר טוב שתזונהו מבלי שתכניסהו למרחץ.

[68] כל מי שקדחתו היא בסבת מלוי או בסבת סתימה או בסבת מורסא או בסבת עפוש הליחות הנה המאכל הוא הדבר היותר רע להם ולא תזונם ואפילו בירידת הקדחת. וכל מי שקדחתו מפני תעורה או דאגה או יגון או הפעלויות נפשיות הנה המעצור מאכילה הוא הדבר היותר מזיק להם. ותוכל לזונם בכל עתות העונה וביחוד בירידתה. בעשירי בתחבולה.

[69] יהיה עת הזנת החולה בקדחות הדבקות בעת אשר ימצא בו מרגוע ויחוש קלות וביחוד בעת מנהגו בבריאותו. באחד עשר בתחבולה.

[70] ראוי שתריק המותרים המעופשים מבעלי הקדחות הדבקות בהגרת השתן ובשלשול בטן ובהגרת הזיעה ובהכנת הקיא שתניע המותרים לצד האסטומכה מעצמם. ואמנם אם לא יתנועעו אל האסטומכה לא תכריח הקיא ובחר מהרפואות אשר תפעל בהם אחד מן ההרקות מה שלא יחמם או שיחמם חמום מעט. באחד עשר בתחבולה.

[71] כשיהיה הכבד או האסטומכה נפוחים במורסא אז ההזנה קודם העונה הוא מהדברים היותר ממיתים והיותר מאבדים החולה. וכשיהיו הכבד או האסטומכה חלושים מבלי מורסא הנה זה מהדברים היותר מועילים. באחד עשר בתחבולה.

המאמר האחד עשר כולל פרקים תלויים בעתות החולי ובחראניו ר״ל גבוליו

[1] עתות החולי הכללים הם ארבעה: התחלה ותוספת והעמדה והוא הנקרא תכלית וירידה. ובטורח יעמד האדם על ידיעת העת ההוה מעתות החולי באומד אמתי איזה מעתותיו הוא עתה. בראשון בבחראן.

[2] נמצא אנחנו בעל חיים שיהיה בתכלית הצרה והוא השתוק שהתחלתו ועליתו בזמן קצר. וכן הכפיאה כי היא לא תתחדש אלא כמו מי שיוכה צוארו וגם כי הכאת הצואר יש לה זמן

3 הכניס: תכניס **מקר** 4 וזונהו: ותזונהו **מקר** ‖ ושים: ותשים **מקר** 8 ואפילו: **ס[1]** אלא **גהלנר** אלא ולא **מק** del. **ס** 12 בבריאותו: בעת בריאותו **מקר** في حال صحّته a 14 ובהכנת: وباستدعاء a ‖ שתניע: إن تحرّكت a 19 בתחבולה: נשלם המאמר העשירי יבוא אחריו המאמר האחד עשר add. **ג** נשלם המאמר העשירי בג״ה add. **זק** נשלם המאמר העשירי add. **מ** נשלם המאמר העשירי ומספר פרקיו ע״ד add. **ר** تمّت المقالة الثانية والحمد لله وعدد فصولها أربعة وسبعين add. U 22 ידיעת: ירידת **זמק** 24 בעל חיים: בעלי חיים **גהלנ** المرض a 25 כמו: כגון **זמקר**

ראשון ושני ושלישי. ואם שהנחנו שחדוש הכפיאה והשתוק הוא בלי זמן הנה הם מקרים נמשכים לחליים אחרים והחולי המחייב לשתוק ולכפיאה יש לו בלי ספק העתים הארבעה. במאמר בעתות החולי.

[3] זמן ההתחלה הוא מן הרגע הראשון מהחולי עד שיתחיל הראות הבשול בתוספת והחולי נוסף חוזק ואומץ הנה זה כלו הוא זמן התוספת עד שיגיע החולי אל היותר חזק שיהיה והוא זמן ההעמדה. וכל בחראן אמנם יבא בהעמדת החולי וזמן הבחראן כלו הוא זמן ההעמדה. ואחר ההעמדה מתחילה הירידה עד שיתנקה החולה. בעתים.

[4] עת התחדשות החולי והוא זמן ההתחלה וכן עת התוספת לפעמים יסתר מן החוש בקצת החליים. ואמנם זמן ההעמדה הוא המורגש בכל החליים. ואם יהיה מענין זה החולה שימלט מחליו תבא אחריה ירידה מורגשת. הנה כבר נתבאר שיש חליים רבים שלא יורגש בהם לא התחלה ולא תוספת. במאמר בעתות החולי.

[5] לפעמים אפשר שיתחדש בצד המקוער מן הכבד מורסא מתאבנת ותתמיד זמן ארוך והיא נסתרת מחושנו ויפסיד העברת המזון מבלי שיהיה אפשר לנו ידיעת אותו העת. וכשיארך הזמן יקרה השקוי ויחשב בו שהוא עתה התחלה ותוספת. וכבר ראיתי עם רב שיקרה להם כענין הזה.

[6] לפעמים תכלול העונה הראשונה מן הקדחת על התחלת החולי והוספתו במה שילוה לזה והעמדתו ותכליתו עם תכלית העונה. ואחר יתראה בעונה השנית אותות הירידה הראות מבוארת. בראשון בבחראן.

[7] אחרית זמן ההתחלה והוא התחלת זמן התוספת הוא הראות אותות מבוארים מורים על בשול. והאות המבואר הוא בין אותות הבישול הנעלם החלוש ובין אותות הבשול השלם. בראשון בבחראן.

[8] אותות הבשול השלם הוא שיתראה בשתן שמרים שוקעים לבנים שוים החלקים. ואותות הבשול הנעלם החלוש הוא העתק השתן ממראה המים עד שיטה לכרכמות מעט והוא שיעתק מענין הרקיקות אל העובי. וכן השתן הרקיק בעצמו המוצבע בצבע הוא גם כן אות נעלם. ועם זה הנעלם כלו הנה החולי בהתחלתו. בראשון בבחראן.

2 אחרים: om. a 4 הבשול: ومنذ يأخذ النضج add. a (except for ELOU) 6 בהעמדת (= في منتهى ELOU): في وقت منتهى a 7 בעתים: أولى البحران a 13 מחושנו: מהחוש שלנו זמקר 14 עתה: זק .om الآن a (except for ELU) 15 הזה: في مقالته في أوقات الأمراض add. a 16 והוספתו: ومنتهاه حتّى يكون أوّل النوبة هو أوّل المرض وتزيده add. a 20 והאות: ואמנם זמק ‖ הנעלם: ס[2] האיכות גהזלנסקר 22 שוים החלקים: שוים חלקים זמקר مستو أملس a 23 הנעלם: ס[2] האיכות גהזלנסקר ‖ והוא: أو a 24 המוצבע: המושבע סר המוצבע בצבע: المشبع a ‖ נעלם: ס[2] איכות גהזלנסקר 25 הנעלם: ס[2] האיכות גהזלנסקר

[9] האותות המבוארים המורים שהתחלת החולי כבר כלתה הוא הראות ענן לבן שוה מחובר אם נתלה באמצעיתו או צף עליו וכן הענן אשר מראהו אדום אלקאני והשמרים השוקעים האדום אלקאני וכן השתן היפה המראה השוה העובי אות מבואר מורה על התחלת התוספת ואע״פ שאין בו שמרים. בראשון בבחראן.

[10] כלות החולי הוא הצער שיהיה עמו השתדלות גדולה והוא הנקרא ביחוד בשם בחראן ואמנם הוא מיוחד בקדחות הנולדות מן הכימוסים החדים. ואחר זה הנה ימצא למורסות החמות המהירות התנועה אשר תהיה באברים בעלי סכנה. בשני בבחראן.

[11] כשיהיה החולי גדול וחזק יהיה תכליתו בלי ספק בבחראן. ואם יהיה מועט וחלוש יהיה תכליתו לא בבחראן. והבחראן לעולם הוא ביום העונה. ואמנם ביאת הבחראן ביום המנוחה לא יחשב שיהיה אלא בפליאה ואל זה התכלית לא ראיתי אותו אלא פעם אחת. בשלישי בבחראן.

[12] הבשול הגמור אמנם יהיה בהעמדת החולי. והבחראן המשובח יבא אצל תכלית ההעמדה או לפניו מעט. והבחראן לעולם היותר קרוב מן ההעמדה יותר משובח מן הבחראן היותר רחוק ממנו. ואי אפשר אחר הראות הבשול השלם שיבא בעתים מן הבחראן בלתי משובח. בשלישי בבחראן.

[13] האותות המורים על טוב הבחראן ההוה עתה הם חמשה: הראשון שבהם והיותר גדול שבהם הוא הקדמת הבשול ולא ראיתי אחד שמת מאותם שבאהו הבחראן אחר הבשול. והשני שיהיה ביום מימי הבחראן. השלישי שיקדימהו מבשר ביום מחובר אליו. והרביעי שיהיה הבחראן קל ונקל. והחמישי שתהיה ההרקה דומה לטבע החולי ופונה לצדו. באותו מאמר.

[14] הזיעה היא נאותית לכל הקדחות וביחוד מה שיהיה מהם חזקת ההתלהבות שורפת. והרעיפה מדם הנחירים נאותית לכל המורסות החמות הפנימיות אלא אם תהיה המורסא בקערירות הכבד כי אז הבחראן שלו נאות לשלשול או לזיעה או לקיא. וכן עלות החזה והריאה הנה הבחראן הדומה והנאות הוא הרקיקה. באותו מאמר.

[15] לפעמים יהיה הבחראן שיאמן ויובטח בעליו בעלות הראש במורסות נראות בשרשי האזנים ובקדחות הארוכות במורסות ויציאות נראות במקומות אחרים מן הגוף. באותו מאמר.

---

1 שוה: **זמק** .om 2 אם: עם דבר **ס**[2] ‖ אלקאני: قانئ a 3 האדום: אשר מראהם **ס**[2] ‖ מבואר: מחובר **זמק** 5 החולי הוא הצער: المرض الحثيث a 6 החדים: الحارّة a 8 ואם יהיה: **ס**[2] ואפשר שיהיה **ג** ואפשר שהיה **ה** ואמנם כשיהיה **נ** ואע״פ שיהיה **זלמסק** ואמנם אותו שיהיה **ק**[1] 19 ופונה לצדו: وجهته a 19–20 באותו מאמר: בשלישי בבחראן **זמקר** 24 באותו מאמר: בשלישי בבחראן **זמקר** 25 שיאמן ויובטח בעליו (= يوثق بصاحبه): يوثق بصحّته a 26 באותו מאמר: בשלישי בבחראן **זמקר**

[16] האותות אשר יקובל בהם מופת על שהבחראן אשר יבא יהיה רע אינו אמתי וקים אבל לפעמים יבא בחראן בלתי מחוייב מאותם האותות. ואמנם האותות אשר יקובל בהם מופת על שהבחראן אשר יבא משובח הנה הוא אמתי וקים ושיבא אחריו בחראן משובח כמו שהוריתי. בשלישי בבחראן.

[17] פעמים רבות יקרה לאדם תעורה וכובד ראש ועצלה ומעוט חריצות לתנועה ומעוט תאוה למאכל ויגיעה וכאב ראש ודברים דומים לזה והוא משתמש במנהגיו ואותם המקרים נוספים עד שיבלבלוהו ויפול למשכב. ואז תחשב תחלת החולי מאותו עת אשר תתחיל בו הקדחת התחלה נראית עד שיכריח החולה לשכב. בראשון בימי הבחראן.

[18] הקודם לכל ימי הבחראן בחזקו ומעלתו הוא היום השביעי. ויבשר בו הרביעי ברוב הענינים בשנוי מבואר יתחדש בו אם בשתן או ברקיקה או בציאה או בתאוה או בתבונה או בחוש או בזולת זה. והשנוי המתחדש בשביעי דומה ומסכים למה שנתחדש ברביעי כשיהיה מה שנתחדש ברביעי אל מה שהוא טוב ואז בחראן השביעי יהיה טוב. ואם יהיה שנוי הרביעי אל מה שהוא רע הנה הבחראן מהשביעי יהיה רע. ורוב אותם שישתנה ענינם ברביעי אל הרע ימותו בששי. בראשון בימי הבחראן.

[19] הארבעה עשר קרוב בטבעו מן היום השביעי וכן התשיעי והאחד עשר והעשירי קרוב מטבע הארבעה עשר. ואחר זה הרביעי והשלישי והחמישי והשמנה עשר. בראשון בימי הבחראן.

[20] שאר ימי הבחראן אשר אחר העשרים עד הארבעים התנועה הבחראנית בהם כלם חלושה ותחסר מעט מעט. ואמנם אותה שהיא אחר הארבעים היא חלושה מאד. וכלות החולי בהם הוא אם בבשול ואם ביציאת מורסא וימעט שיהיה בהרקה. בראשון בימי הבחראן.

[21] היום השנים עשר מן החולי והיום הששה עשר ממנו לא ראינו אחד לעולם שמצאו בו בחראן. וכן אינו בחראן לא יום הראשון ולא יום השני. ואמנם יום הששי לפעמים ימצאו קצת החולים בו בחראן אך עם מקרים קשים וסכנה חזקה. ולא יתאמת בחראן שלו ולא ישלם ויפנה אל הרוע. באותו המאמר.

[22] כשיזדמן שיקרה בחראן בשמיני או בעשירי הוא דומה הבחראן ההוה בששי. בראשון בבחראן.

7 שיבלבלוהו: تصرعه a   10 בציאה: ביציאה **הלמנר**   11 דומה ומסכים: مشا كل أبدا a   12 אל: על **זמק**   13 אל: על **זמק** ‖ ענינם: אותם **לנס ה** .om ‖ אל: על **זמק**   23 וכן: التاسع عشر add. a   24 אך: **זמקר** .om ‖ קשים: **ס**[2] חלושים **גהזלמנקר**   25 באותו המאמר: الأولى من أيام البحران a   27 בבחראן: من أيّام البحران a

[23] כשיאמר בחראן אינו נשלם אז הוא שנשאר ממקרי החולי שארית אחר זה הבחראן. וכשיאמר בחראן בלתי מתאמת הוא שיחזור החולי אחריו. והבחראן המסוכן או בלתי בטוח הוא אותו שיהיה עמו מקרים קשים יפוחד על החולה ממנו. והבחראן הטוב מבואר הוא אותו שיהיה עמו הרקה מבוארת וקלות נראת. ולפעמים יבא הבחראן פתאם שלא יקדימהו מבשר. בראשון בימי הבחראן.

[24] החולי החד הוא אותו שיתנועע תנועה מהירה ויש בו סכנה. והחולי חד מאד בתכלית הוא אותו שיכלה ברביעי. ואותו שהוא חד מאד אך לא בתכלית הוא אותו שיכלה בשביעי. והחד במאמר מוחלט הוא אותו שנדחה עד ארבעה עשר והוא חד באמת. ואמנם מה שיכלה אחר הארבעה עשר עד העשרים הנה הוא יוחס אל חדוד יחס מה ולא יאמר לו חד אלא על דרך העברה. ולפעמים יקרא חד מה שיקרה מן הגשם. באותו מאמר.

[25] תקבל מופת על עתות החולי אם הם ארוכים או קצרים משלשה דברים: מטבע החולי ומעתות השנה וממה שיצא מן הגוף. אמנם מטבע החולי כמו החלאים ההוים מן השחורה כמו הרביעית ומן הלבנה כאב גיד הנשה וכאב הכליות וכאב הפרקים כי התחלתם ארוכה והעמדתם גם כן רחוקה. ואמנם הקדחת השורפת והיא הנקראת דלקת ובעלת הצד ובעלת הריאה הנה התחלתם קצרה והעמדתם קרובה. וכפי חדות החולי יהיה קורבת תכלית העמדתם. ואמנם ההוראה מעתות השנה כי כל החלאים יהיו בקיץ יותר קצרים בהתחלה ויותר מהירים לכלות ובסתו יותר ארוכים בהתחלה ויותר מאוחרים לכלות. ואמנם ההוראה ממה שיצא מן הגוף כי הראות הרקיקה הטובה או השתן או הציאה הטובים והזיעה מתחלת החולי מורה על קוצר התחלה וקורבת ההעמדה ואחור הראות זה יורה על אורך החולי. בראשון בבחראן.

[26] לפעמים ישפך בימי הבחראן החסרים מותר רב אל אבר קטן ולא יכילהו אותו אבר וישוב המותר ההוא אל מקומו או אל אבר נכבד וימית. בראשון בפירושו לשני אפידמיא.

[27] ימי הבחראן ארבעה ארבעה עד עשרים. והם הרביעי והשביעי והאחד עשר והארבעה עשר והשבעה עשר והעשרים. ואחר העשרים שבעה שבעה עד הארבעים ויחשב אחר הארבעים עשרים עשרים עד מאה ועשרים. ויחשב אחר המאה ועשרים בהקף חדשים בהקפי הימים ואחר החדשים בהפקי השנים. בששי לפירושו לשני אפידמיא.

3 הטוב: בלתי **ס** add. and del. **בלתי לנ** add. الغير a 4 שיהיה: الذي لا يكون a ‖ וקלות נראת: ولا خراج ظاهر a ‖ יקדימהו: **ס**[2] יקרה מה הוא **ס** 6 חד: החד **ס**[2] 7 הוא: **ס**[2] או **זקלס** 8 שנדחה עד: الذي ينتهي إلى a 10 הגשם: النكس a 10–11 באותו מאמר: בראשון בימי הבחראן **זמקר** 12 אם: האם **גהזלנקר** החד אם **מ** ‖ אם הם ארוכים או קצרים משלשה דברים: מטבע: **ס**[1] ‖ החולי: החולה **גזלמס**[1]**קר** 19 הציאה: היציאה **המנ** 22 אל: על **זמק** 23 וימית: וימות **הזמק** 26 בהקף: كأدوار a

[28] הימים אשר יעברו הארבעים יום לא יחשב שיהיה בהם בחראן שיודע ולא במין ממיני ההרקה כלל אך כלות החולי אם שיבושל מעט מעט או ביציאת מורסא. בפרושו לרביעי בפרקים.

[29] תחשב בקדחות התמידיות הדבקות הימים הרצופים ובקדחות אשר יש להם עונות עונותיהן לבד הנה מה שיפעלהו היום השביעי בקדחות התמדיות יפעלהו ההקף השביעי בקדחות הבאות בדלוג שהם שלישיות וכן הרביעית המזוקקת גם כן יבא בה הבחראן בשבעה הקפים והוא היום התשעה עשר. בפירושו לשלישי בהקדמת הידיעה.

[30] תקבל מופת שהבחראן הוא שלם וגמור בששה דברים: הראשון והוא הגדול שבהם שיקדימהו הבשול המבואר. השני שיהיה בהרקה לא ביציאה. השלישי שיהיה הדבר המורק כימוס רע. הרביעי שתהיה ההרקה מצד החולי. החמישי שיהיה ביום בחראן שלו. הששי שימשך אחריו קלות ומרגוע שלם. בפירושו לראשון בפרקים.

המאמר השנים עשר כולל על פרקים תלויים בהרקה בהוצאת הדם

[1] באלו הדברים השלשה הוא העמדה וקיום ההוראה על הצורך בהקזה. והוא גודל החולי ההוה עתה או המוכן להתחדש והשנים וזה שלא יהיה זקן ולא נער וחוזק הכח. במאמר בהקזה.

[2] כשיהיו עורקי האדם רחבים וגסים ויהיה בגופו קצת כחש ולא יהיה מראהו לבן ולא בשרו רטוב אז ראוי שתקרב להקיז בלי שמירה ואזהרה. ומי שיהיה עניננו בהפך זה הענין אז תעשה ההקזה בו בשמירה ואזהרה. במאמר בהקזה.

[3] לא יוקז הנער קודם ארבע עשרה שנה ולא אחר שבעים שנה ולא תחוש על מספר השנים לבד אבל עיין עם זה תואר הפנים כי אתה תמצא רבים שיש להם ששים שנה לא יסבלו ההקזה ותמצא אחרים יש להם שבעים שנה יסבלו אותה שנמצא דמם רב וכחם חזק. במאמר בהקזה.

[4] ענין כולל לכל מי שיכוון הקזתו בזמן האביב והוא שתעיין האיש אשר תקיזהו ותשאלהו. וכשיהיו קצת אבריו חלושים דרכו שכשיתמלא גופו שיטה המלוי לצד אותו האבר החלוש ואז תקיז מן הצד אשר יקביל אותו אבר למשוך הליחות ממנו. וכשלא יהיו קצת אבריו כן אז הקיזהו מאיזה מקום שתרצה. באותו מאמר.

1 הימים: الأمراض a ‖ שיודע (= يعرف): بعرق a 2 כלל: **זמק** .om 11 בפרקים: נשלם **נ** .add נשלם המאמר האחד עשר מספר פרקיו שלשים **זמקר** .add تمّت المقالة وعدد فصولها ثلاثون فصلا L .add 14 ההוה: בו **זמק** .add ‖ המוכן: المتوقّع a 19 תחוש על: تنظر إلى a 20 עיין: תעיין **זמקר** 21 חזק: ومع ذلك فلا تستفرغ من دمهم إلا قليل وإن كان دمهم كدم المتناهيين (except for ELO) add. a 24 אבר: الضعيف add. a 25 הקיזהו: תקיזהו **זמקר** ‖ באותו מאמר: בהקזה **זמקר**

[5] הענינים והמקרים אשר לא תקרב להוציא הדם ואע״פ שיהיו אותות המלוי נראים הם אלו: הכויצה והתעורה החזקה והכאב המכאיב והחום החזק או הארצות החמות מאד או הקרות מאד או המזג החם והיבש מאד או מי שיהיה בשרו רך ורפה ופתוח הנקבים מהיר ההתכה או מי שהפליג עליו השומן או מי שהפליג עליו הרזון או מי שיהיה נער או זקן או מי שיהיה רך לבב חלוש או מי שלא היה מנהגו בהוצאת הדם או מי שפי אסטומכתו כואב שהחלישה אותו הקבסא או שעקץ אותו ליחות רעות או מי שיש עמו שלשול חלקלקות מעים. וכשיהיה העלול מלא מאד עם ענינו מאלו הענינים ואי אפשר מבלי הקזה אז הוציא הדם באזהרה ושמירה דבר מעט. נרמזו אלו התנאים כלם בראשון באגלאקן והם כולם נלוים אל חולשת הכח החיוני.

[6] כשיהיה הגוף מלא ליחות נאות אז הסכנה בהקזה גדולה כי אז הכח יחלש וירפה בתכלית הקצה עד שאי אפשר כלל שישוב הגוף אל ענינו הראשון וביחוד כשיהיה עם זה קדחת. במאמר בהקזה.

[7] הגוף אשר יהיה הדם הטוב בו מעט והליחות הנאות רבות מאד אין ראוי שיונע בדבר כלל ולא יכנס למרחץ. וזה כי ההקזה מוציאה הטוב ממנו ומושכת הדם הרע המקובץ בעורקים הראשונים אשר בכבד ומכניסה אותו בגוף כלו. ואמנם הרפואה המשלשלת מחדשת לבעל הענין הזה כאב מעים ועקיצה ועלוף ולא יורק דבר שיהיה לו שעור. והליחות בשביל עבים סוגרות וסותמות המעברים ובשביל הסבה הזאת אין ראוי שיתעמל ושלא יכנס למרחץ. ואמנם ראוי שתרקק ליחותיו ותחתך במה שלא יחמם חמום רב. ברביעי בהנהגת הבריאות.

[8] האדם כשיהיה בריא ויהיו אותות המלוי נמצאים אז לא יכריחנו הענין להוצאת הדם על כל פנים אבל יספיק לך באיש במעצור מן המאכל ויספיק בזה. והסתפק באחרונה בהמעטת המזון והסתפק באחרונה ברכוך הבטן או בשלשול או הרבוי מן המרחץ או בהתעמלות לבדו או בחפיפה הרבה כל איש כפי סבלו ומנהגו. ויספיק בזה מהוצאת הדם. ברביעי בתחבולה.

[9] אמנם ההקזה ראוי שתדע מענינו במי שיהיה מועט הדם אז ראוי לך שתרפאהו תחלה עד שתטיב ליחותיו. ואחר אפשר לך אחר זה שתקיז לו העורק וזונהו אחר ההקזה ואחר הקיזהו גם כן אם יצטרך לזה. והנכון באנשים שיפעל בו זה מי שיהיה בדמו עכירות או שמרים נאים עבים. בחמישי בתחבולה.

2 החזק: أو البرد الشديد add. a   3 ופתוח הנקבים: سخيفا a   6 שלשול חלקלקות מעים: ذربّ a   7 ענינו: حالة a ‖ הוציא: תוציא **זמקר**   8 נרמזו: تلخّصت a   13 כלל: כללי **זק**   15 ומכניסה: ويبثّه a   18 שתרקק: שתדקק **גהמס** שתזקק **ל** שתדקדק **נס**[2]   20 והסתפק: ותסתפק **זמקר** ‖ באחרונה (= في آخر): آخَر a   21 והסתפק: ותסתפק **זמקר** ‖ באחרונה (= في آخر): آخَر a   22 סבלו (= احتماله ELU): امتلائه a   24 במי: כי מי **זק** כמו **ר** ‖ עד (= حتّى BELO): بأن a   25 וזונהו: ותזונהו **זמקר** ‖ הקיזהו: תקיזהו **זמקר**

[10] אם יזדמן שיתחדש לאיש אחד פתיחת פיות העורקים או שיגר הנדות או שיתרכך הטבע בעת עשית ההקזה אז עיין שמירת זה ותדחה ההקזה. כי אם יספיק בהרקת מה שראוי להריקו אז הניח הטבע שישלים ההרקה כלה. ואם ראית שזה פחות ממה שיצטרך אז הריקהו בהקזה בשעור מה שיספיק שתי ההרקות יחד בשעור הצורך. בתשיעי בתחבולה.

[11] כשתחוייב ההקזה ותתחדש הקבסא אז ראוי שיאוחר ענין ההקזה עד שיתעכל המאכל ההוא ותוציא מותריו מן הגוף. ואם יתחייב הרקה אחרת יתחייב האחור בהכרח. באותו המאמר.

[12] כשיהיו הכימוסים נוספים כפי החלוקה אז תריק כלם בשוה. והיותר אמתי שיהיה זה בהקזה ביחוד ויקרב ממנו אשר יהיה ממנו בשרט על אל כאהל ואחריו אשר יהיה בהתעמלות וחפיפה ומרחץ ועזיבת המאכל. בפירושו לשני בפרקים.

[13] ראוי עליך כשתדע שיש בגוף רבוי מן הדם כבר נרתח שתמהר להריקו קודם שישפכו אל קצת האברים הנכבדים ולכן אין ראוי לך שתמנע מהקיז העורק כשתצטרך לזה בין ביום ובין בלילה. במאמר בהקזה.

[14] פעמים רבות ישפך הדם בשביל רבויו פתאם קודם שיתעפש לאבר מן האברים וימיתהו לגמרי ויבטל מזה פעלו או יתחדש עליו היזק גדול כמו עלת השתוק. כי חדושה יהיה בעת השתפכות דם רב אל המוח פתאם. וכשיתראו סמנים מרבוי הדם עם חוזק שלשת הכחות ר״ל הנפשיי והחיוני והטבעי אז תקרב להקיז מבלי אזהרה. במאמר בהקזה.

[15] כשיהיה בגוף מן הדם שעור רב שכבר נתחזק חומו וירתח אז יתחדש קדחת חדה ואז הריק דם רב פתאם עד שיקרה העלוף אחר שתבדוק חוזק הכח. ואני ידעתי שאני הריקותי ביום השני מהתחלת הקדחת כמו ליטרא או ביום השלישי או ביום הרביעי. באותו מאמר.

[16] היותר נכון למי שיצטרך שיורק ממנו דם רב והכח ממנו חלוש שיורק בפעמים רבות אם ביום אחד או בשני או בשלישי וזונהו אחר ההקזה במזון דק. וראוי לך שתזהר מההרקה הרבה בבת אחת כשלא יכריחך לזה ענין גדול. במאמר בהקזה.

---

2 עיין: תעיין **זמקר** ‖ שמירת (= حمية BU): كمّية a ‖ ותדחה ההקזה: أو اندفاعه a   2–3 ותדחה ... הניח: **ק** om.   2 אם: אז **ז**   3 הניח: תניח **זמר** ‖ הריקהו: תריקהו **זמקר** אתה **זמקר** add. أنت a   6–7 באותו המאמר: تاسعة الحيلة a   9 כאהל: נאה **ה** נהל **ל** נאהל **ס** באהל **מר** כהל **נ** الكاهل a الكاحل emendation editor   11 כשתדע: כשידעת **זמקר**   12 אל: על **זמק**   13 ובין: **זק** om. בין **מר**   14 לאבר: אבר **הזמסק** באבר **ר**   15 כמו: כגון **זמקר** ‖ בעת (= عند BELOU): عن a   16 אל: על **זמק**   19 הריק: תריק **זמקר**   20 כמו: כגון **זמקר**   20–21 באותו מאמר: במאמר בהקזה **זמקר**   22–142.26 היותר ... בהקזה (12.29): **ר** om.   23 וזונהו: ותזונהו **זמק**   24 במאמר בהקזה: באותו מאמר: **זמק**

[17] כשתהיה כונתך הרקת דם במוחלט אז הקיזהו ביום אחד. ואמנם מי שיתכוון בו להפך הצד הנה ההשנות ביום השני והשלישי יותר טוב ותעיין בכל עת כח החולה. באותו מאמר.

[18] כשתקיז העורק ויזול הדם אז תבדוק שנוי מראהו. וביחוד כשיהיה באדם מורסא חמה. ובדוק גם כן שמירת יציאת הדם כשתפסיק ויותר מכל זה תבדוק ענין הדפק. ואם תראה הדפק כבר נשתנה אם בגודלו ואם בשוויו אז הפסיק הוצאת הדם. ואמנם השתנותו אל החולשה אין לי צורך לזכרו. במאמר בהקזה.

[19] ראוי שתכוין בכל העלות שתריק מן הדם שעור שוה שתעשה ההשתנות אם ביום הראשון אם אפשר זה ואם ביום השני האלהים אלא אם תכוין ההרקה עד שיגיע העלוף. באותו מאמר.

[20] כשיהיה החולי חזק וקשה ויהיה הכח חזק לא ימנע אחד ממי שכבר הרגיל עצמו ונתחנך במלאכת הרפואה מהוציא הדם ולא יחשוך מזה ואע״פ שלא יהיו שם אותות מורים על מלוי אך מפני חוזק החולי וקשיו לבד. וכן עשית שלשול הבטן והקיא אם בסבת רוב ליחות רעות זולתי הדם או בסבת חוזק החולי וקשיו שנמשוך להפך הצד או להקל מן הכח. ברביעי בתחבולה.

[21] הוצאת הדם לעולם יצטרך אל כח חזק שיספיק לשעור ההרקה והכח הוא גדול הסכנה מכל הדברים. והקדחת השורפת ההוה מפני המנע ההתכה בהיות הכח בה ברב הענינים חזק יהיה ההרקה בה בטוחה האחרית רחוקה מן הסכנה. ואמנם בחליים האחרים הנה ההרקה סכנה ובעליו יפול ממנה אל תכלית הפגע. בתשיעי בתחבולה.

[22] כבר עמדתי לפני רבים שצוו בהקזה מי שיש בו הנקרס או כאב הפרקים או כאב הראש או מלאנכוניא או רקיקת דם נושנת או מי שיהיה תכונת חזהו שיקל עמה לנפול בחולי הזה או מי שיש בו סתימה או יקרה לו המחנק הרבה או מורסת הריאה או השוצה או מורסת הכבד או רמד חזק. כי הקזת העורק בכל אלו העלות בתחלת חדושם יכריח אליו. וכן מי שיבאהו דם מפיות העורקים ונפסק אז תקרב להקיזו בבטחון ושלום. וכן האשה שנפסק נדותה או מי שיש בו רעיפת דם מהר להקיזו עם העיון בכח ובשנים. במאמר בהקזה.

[23] בעל היגיעה המורסיית ראוי שתריק הדם עד שיגיע לעלוף אם לא ימנע מזה מונע. ותעיין אם תמצא המתיחה והעקיצה יחוש בהם בחזה ובשדרה ובאלקטן ואז תקיז הבאסליקא. ואם

---

1 הקיזהו: תקיזהו זמק 2 ותעיין: om. ז ותבדוק ז[1]מק 4 ובדוק: ותבדוק זמק ‖ שמירת (= حمية): حمّية a 5 אם: om. זמק ‖ הפסיק: תפסיק זמק 7 ההשתנות: ההשנות זמק 8 האלהים: האלים זק om. מ 11–12 לבד ... וקשיו: ס[1] 12 רעות: أخرى a ‖ וקשיו: וחליו זמק 15 השורפת (= المحرقة BELU): المطبقة a 18 עמדתי: העמדתם ג העמדם ז העמדתי ל העמידם מ העמדתם סק حضرتموني a ‖ לפני רבים: كثيرا a ‖ כאב הראש (= الصداع): الصرع a epilensia ה[2] 20 השוצה: الشوصة a 21 מי: كلّ من a 22 ושלום: وأمن a 25 ובאלקטן: والقطن a ‖ הבאסליקא: הבסליק ג הבסליקא ל הבסיליקא הנ הבאסליק מ הבאסליקה ק

יחוש בהם בראש ובצואר אז ראוי שתקיז הקיפאל הוא ספאליקא. ואם יחוש היגיעה בגוף כלו בשוה אז תקיז האכחל הוא מדיאנא. ברביעי בהנהגת הבריאות.

[24] כשהעצב יקרע ברחבו הנה בעליו הוא בסכנה מן הכויצה כשתתחדש מורסא. ולכן ראוי שתוציא הדם לבעליו בלי חמלה יותר ממה שתוציא לזולתו ויונהג בהנהגה היותר דקה שתהיה מן המזון וישקוד לשקוט ולמרוח בשמן מחומם ממקום החבורה עד שרשי העצב ההוא עד הגב ועד העורף. בששי בתחבולה.

[25] מי שתקיז בשביל הקדחת ראוי שיוקז בעת ירידת הקדחת ביום או בלילה. והשמר לך מהקיז והמאכל הוא באסטו׳ והעורקים הראשונים אשר כבר בשלו קצת הבשול. ואמנם מי שאין קדחת בו כמו אלרמד בעין הנה העת היותר טוב להקיזו בעת חוזק הכאב. ואם לא יהיה שם כאב הנה העת היותר טוב בעצם היום אחר היקיצה בשעה אחת. במאמר בהקזה.

[26] לא תעיין בהקזת בעל הארס שראוי שיוקז במספר הימים אשר עברו מן החולי לא רביעי ולא חמשי אבל כשתמצא החולה רוצה להקיז תקיזהו באותו עת. ואם יהיה היום השני על דרך משל מעת התחלת החולי ותדע זה בגודל וחוזק הכח ועזר השנים והזמן. באותו מאמר.

[27] היותר נכון להקיז מי שיתרעם עלה באברים אשר למטה מן התרקוה הבאסליק האצילי. והיותר נכון שיוקז למי שיתרעם עלה באברים אשר על התרקוה העורק הכתפיי. בשלישי בנתוח הכבד.

[28] ההקזה ראוי שתעשה בעלות האברים אשר על הכבד מן המקום הנקרא בלשון ערבי מאבץ היד ובעלות האברים אשר תחת הכבד מן מאבץ הארכובה הצאפן. בראשון בפירו׳ לששי אפידמיא.

[29] מורסת הצד והריאה או הטרפשא או הטחול או הכבד או האסטומכה הנה התועלת בהם מבוארת בהקזת הבאסליקא והאברים התחתונים מהם כאברים הנלוים הירך והמקוה והרחם ואז תקיז בהם מתוך הארכובה וממעל הקרסול. ואמנם הכליות הנה הם כאלו הם אמצעיים בין אלו האברים. וכן יקובל תועלת בהם בהקזה מן מאבץ היד בקרוב זמן חדוש המורסא בה וכשיהיה כל הגוף מלא דם. ואמנם כשיארך ותתישן המורסא בכליות אז תקיז העורק אשר בפנימי הארכובה או על הקרסול. במאמר בהקזה.

---

1 בראש: הראש **זמק** ‖ הקיפאל: הקיפל **זמק נ** om. ‖ הוא ספאליקא: **מ** om. הוא ספאליקה **זק** הוא ספליקא **ל** הצפליקא **נ** 2 מדיאנא: מדיאנה **זלנק** מכיאלה **מ ה** om. 3 הוא: **ל[1] זמק** om. 8 באסטו׳: حتّى تنضج الأخلاط التي في المعدة add. a 9 אלרמד בעין: كالأرمد a 10 בעצם היום: أوائل النهار a 12 בעל הארס (= المسموم): المحموم a 15 התרקוה: الترقوة a 16 עלה באברים: **זמק** om. 17 הכבד: الكبير a 22 הבאסליקא: הבאסליק **ג** הבאסליקה **זק** הבאסליאק **מ** הבסיליקא **נ**

[30] כשיהיה סבת גיד הנשה רבוי דם אז לא תתחיל בדבר קודם שתריקהו ולא תסתפק בהרקת הדם מן הרגל מבלי שתריקהו גם כן מתוך המרפק. בעשירי באלמיאמיר.

[31] אמנם הקזת העורק הנקרא צאפן או אותו שהוא בתוך הארכובה הנה אני יודע שהעלה הנקרא גיד הנשה נרפאה ביום אחד בעת הרקת הדם מן הרגל וזה כשיהיה סבתה מלוי מן הדם. ואמנם קרני המציצה שם הנה לא יקבלו תועלת בהם. במאמר בהקזה.

[32] הדם הנוזל מפיות העורקים אם תרצה להפסיקו אז תקיז העורק אשר בידים ואם תרצה להגירו אז תקיז העורק אשר ברגלים וכן תקיזם תמיד להגרת הנדות. ואמנם אם יבקע עורק ברחם מאכול או מלוי ותזול מן האשה דם רב ותרצה להפסיקו אז תקיז העורקים אשר בידים ואין זה דם נדות. באותו המאמר.

[33] בתחלת מורסת הכבד והחזה והריאה הקיז הבאסליק מן היד הימני ואם לא יתבאר אז מן האכחל ואם לא יתבאר אז מן הבאסליק. ובאחרית הענין הקיז במחנקים תחת הלשון. בשלשה עשר בתחבולה.

[34] כשתהיה העלה בעורף אז הקיז מן היד או מן המצח. ובמורסות הכליות והרחם תקיז העורק אשר במאבץ הארכובה. ואם לא יוכן זה אז בעורק אשר בקרסול והוא אל צאפן. ובעלות הטחול תקיז מן היד השמאלית. בשלשה עשר בתחבולה.

[35] כשהטחול יהיה עלול הנה הקזת העורק אשר בין הקמיצה וזרת מן היד השמאלית מועיל מאד וכן הקזת הבאסליק מהיד השמאלית. ולא תריק מה שתרצה להריקו בבת אחת אבל בשני ימים. במאמר בהקזה.

[36] הקזת העורק במי שיש בו שוצה כשתהיה נכחיית לצד אשר תהיה בו המורסא הנה תתראה תועלתה מהרה. וכשיהיה מן היד המקבילה הנה התועלת בה יהיה נסתרת או יהיה הראותה אחר זמן ארוך. וכן כאבי העין החזקים שהקזת הקיפאל הנכחיי לה ישקיטהו בשעתו ויקובל בה תועלת גדולה. באותו מאמר.

[37] כשתקיז לבעל רעיפת דם נחירים או שתתלה על שני צדדיו קרני המציצה ואז לא תפסק הרעיפה אז לא תמהר לקרר הראש אבל תתלה קרן במקום אחד בראש הנקרא הקרדום באחרית המות כי זה מושך להפך הצד. בחמישי בתחבולה.

---

4 נרפאה: נתרפאת **זמקר** 8 תקיזם: תקיז **זמק** 10 ואין: إذ وليس a 11 בתחלת: בהתחלת **זקר** ‖ הקיז: תקיז **זמקר** 12 יתבאר: فالقيفال وإن ابتدأ الورم في أعضاء الفم فافصد القيفال وإن لم يتبيّن فالأكحل وإن لم يتبيّن add. a ‖ הבאסליק: הבסליק **גמ** הבסיליקא **נ** ‖ הקיז: תקיז **זמקר** 14 הקיז: תקיז **זמקר** 24 שני צדדיו: جبهته a 25 הקרדום: الفأس a

[38] העורקים הדופקים אשר בצדעים ואחורי האזנים לפעמים יוקזו בעלות הראש או העינים הנושנים כשתהיה סבת העלה חומר חם דק וביחוד כשיהיה חדושם בקרומות ויחוש האדם כאלו יעקץ ואחר יתפשט אותו הכאב ותשאר העקיצה במרכז במקום ההוא. אך הקזת העורקים הדופקים סכנה גדולה כי לפעמים לא יפסק הדם או שיתחדש אֵם הדם. ובשביל הסבה הזאת יברחו הרופאים מהקיז מה שיהיה מהם גדול ומהקזת מה שיהיה מהם קטן הנה תועלתו מעוטה. וכשיבותר בשני חצאין אז אין סכנה בו כי יתקווצו כל אחד משתי קצותיו אל הצד אשר הוא בו. במאמר בהקזה.

[39] כשיתקבץ דם עב או שיש לו איכות אחרת מגונה בעורקים אז ראוי שתתחיל בהקזה ואחר זה בעשית הרפואה המשלשלת המנקה הליחה אשר בדם. בראשון בפירושו לששי אפידמיא.

[40] כשהורו לך האותות הכוללים בבלבול השחורי וכיוצא בו שהדם אשר בעורקים כלו כבר שב שחוריי אז הקיז האכחל. וכשיהיה הדם אשר יזול איננו שחוריי אז הפסיקהו ותמנעהו מיד. ואם תראה אותו שחוריי הוציא ממנו בשעור די שתחשב שגוף החולה יספיק בו. והשער הזה הוא היותר נמרץ שיהיה בהודעה. בשלישי בהודעה.

[41] בעלי הרביעית בתחלת הענין לא תשקה אותם דבר מן הרפואות החזקות ולא תכוין להריק גופם אלא כשתראה שהדם גובר הרבה מאד. וכשתקיז תבדוק הדם ואם תראה אותו שחור ועב אז תבטח ותקרב להועיל בהרקה. ואם תראה אותו צהוב האודם רקיק אז תפסיק מהוציאו. בראשון באגלאקן.

[42] הנשים אשר יתחיל בהם השקוי בסבת העצר הנדות וכן מי שיקרה לו זה מהעצר דם שהיה נוזל מפיות העורקים או ברעיפת דם נחירים ראוי שתמהר להקיזם קודם שיתך הכח ויפל. בשביעי לפירושו לששי אפידמיא.

[43] לפעמים תתלה קרן המציצה על הנקרה בעורף ותמשוך הליחה הנוזלת אל העינים. ויוקז עורק המצח וימשוך הליחה ההוה באחרית הראש. בראשון בליחות.

[44] ומי שיהיה דמו עב שחוריי וירבה הנה הנכון שתקיזהו תחלה ואחר תשלשל השחורה. ומי שיהיה הגובר בגופו הליחות הנאות ואז תריקהו קודם שיתחדש בו החולי בשמירה ואזהרה. וכשיתחדש בו הקדחת אז לא תקרב להריק כלל. במאמר בהקזה.

4 אֵם הדם: أمّ الدم a 6 בשני חצאין: om. a 9 זה: ثنّي a 12 הקיז: תקיז **זמקר** ‖ הפסיקהו: תפסיקהו **זמקר** 13 הוציא: תוציא **זמקר** 16 גופם: اللّهما add. a 17 להועיל: להואיל **זמר ק** om. على الإمعان a 22 הנקרה: النقرة a 26 להריק: להקיז **זמק**

[45] כשראית קשי הטחול ושארית העלה על ענינה אז תתלה קרן המציצה אחר שתשרוט המקום. וממה שמועיל לקשי הכבד והטחול בסגולה שיוקז העורק למעלה באוזן השמאלית ותקח מן הדם היוצא ותחפף בו הטחול העלול. בתשיעי אל מיאמיר.

[46] כשתתחדש מורסא בחזה או המוח או קרומותיו הנה אנחנו לא נעשה קרני המציצה בהתחלת העלה. אך אחר שנפסיק ביאת הליחה ונריק הגוף כלו ואז תתלה קרן המציצה ומועיל מאד. ואמנם אם יהיה הגוף מלא ימשוך הקרן המותר מן הגוף כלו ומורידו אל המוח או אל החזה או אל הריאה במקום שהוא נתלה. באחד עשר בתחבולה.

[47] כשיהיה הסבה הפועלת המתיחה רוב דם כמו מה שיקרה זה לאברים בעלי המורסא אז ראוי שתקיז בעליו עורק מיד. ואם יפחד העלול מן ההקזה או שיהיה כחו חלוש אז תמשוך הדם אל הצד המנגד לצד הכאב בהרקה מעתיקה. בשנים עשר בתחבולה.

המאמר השלשה עשר כולל בפרקים התלויים בהרקה ברפואות משלשלות וההחוקן

[1] כל הרפואות המשלשלות מזיקות באסטומכה וביחוד בפי האצטומכה בהיות פיה יותר רבת החוש. ולכן ראוי שיעורב ברפואות המשלשלות קצת הרפואות הבשמיות. בפירו׳ לשני בחליים החדים.

[2] הפסד הרכבת הרפואות המשלשלות הוא כשתהיה אחת משלשלת בעת רדתה בגוף והאחרת אחר זמן גדול אחר לקיחתה. בפירו׳ לאותו מאמר.

[3] אמר משה: הנה מיני היתוע ואשקמוניא משלשלים בעת ירידתם והשרפים המשלשלים הם משלשלים אחר זמן והם אפופונק גלבנום שגאפין אשאפיטידא ארמוניאק.

[4] הזרעים הבשמיים משברים היזק הרפואה המשלשלת ולא ימנעוהו מן פעלה אבל עוזרים לפעלה כי כחם מדקדק מחתך לליחות עבות פותחים לשבילים אשר יהיה בהם השלשול. בפירו׳ לשני בחליים החדים.

[5] הרפואה המשלשלת מדי עברה בוושט ופי האסטו׳ לפעמים מתדבק ממנה דבר באסטומכה ויחדש זה היזק גדול. ולכן ראוי שתרחוץ אלו האברים אחריה בלקיחת דבר מן מי השעורים או כשך שלו. באותו המאמר.

1 כשראית (= رأيت): דאוית a   8 כמו: כגון **זמקר**   10 בתחבולה: נשלם המאמר ת״ל ומספר פרקיו שמנה וארבעים **זמק** add. נשלם המאמר **נ** add. נשלם המאמר ומספר פרקיו שמנה וארבעים **ר** add. كملت المقالة وعدد فصولها سبعة وأربعون فصلا L add.   16 בפירו׳ לאותו מאמר: في شرحه لثانية الأمراض الحادّة a   18 אפופונק: אפופונאק **ג** אפופנק **הר** אופופונק **זק** אופופונקו **נ** ‖ שגאפין: שבאפין **ז** שיגאפין **ל** שרפינו **מ** סרפינו **נ** שכאפין **קר** ‖ אשאפיטידא: אשאפטידא **ז** אישפטידא **ל** אסאפיטידא **מ** אשאפטידה **קר**   23–147.8 מן ... והשני (13.14): **ק** om.   24 באותו המאמר (= في تلك المقالة EL): في شرحه لثانية الأمراض الحادّة a

[6] אמר משה: ראוי שיהיה הרחיצה הזאת אחר כלות פעולת הרפואה קודם שיקח מזונו במרק אפרוח תרנגולת שלא יתערב במזון אותו השארית שנשארה מן הרפואה בקמטי האסטו׳. וראוי שתהיה הרחיצה במה שיש בה דבקות ומרוק והרטבה. ולכן בחרו אבקראט וגאלי׳ כשך השעורים ומי השעורים ולהרגילם מאד נאה אצלם שיוקח ממנו דבר מועט שירחוץ אחרית הרפואה. ואמנם אנחנו אלו היינו עושים זה אחד ממנו היינו מקיאים הרפואה בכללה במהרה. ולכן נאה בעיני שיגמע גמיעה מן גלאב חם. ואמנם לקיחת הכשך אחר כלות פועל הרפואה וזה בלתי מורגל במנהגי כל הארצות אשר הלכתי בהם כי זה מעורר חפץ קיא כי האסטו׳ ממהרת להתהפך באסטנסות אחרית המשלשל. והיותר טוב מהנראה לי שראוי שיוקח מים חמים שיורתח בהם שרש אלטיאה או זרעו עם שומר לח או אניס או סינמומי וכיוצא בהם כדי שיחבר בין דבקות ומירוק ובשמיות וערבות ויסונן זה על סוכרי. ואם יושם עליו זרע הדס וכבר קובץ בין דבקות ובשמיות והוא רפואה ליביית כלומ׳ מחזקת הלב. וכשיצא זה מן האסטומכה יקח המרק ואם ימצאהו צמא אז יהיה תמורת זרע הדס זרע שילי.

[7] ההרקה ברפואות המשלשלות או המקיאות איננו נאות ברוב הענינים כי זאת ההרקה אמנם יצטרך אליה מי שיש בו צורך חזק להרקה וראוי שתהיה בין עתים שיהיה ביניהם זמן ארוך. בפירושו לשלישי בפרקים.

[8] כשתרצה להריק ברפואה משלשלת או מקיאה הקדים ודקדק הליחה העבה וחתך הדבק והרחב המעברים בהנהגה המדקדקת. ואם תרצה לשלשל רכך הבטן פעמים רצופות. ואם תרצה להקיאו תעורר הקיא פעמים רבות קודם זה. בפירושו לשני בפרקים.

[9] המרה האדומה יקל הרקתה בהרחבה נקלה. ואמנם הלבנה וביחוד מה שיהיה ממנה יותר עבה ויותר דבקה וכן המרה השחורה הנה היא קשה להריק. באחרית התחבולה.

[10] הליחות הפגות כלם מאוחרות התנועה לעבים וקורם וכשיתנועעו להריק יקדימו ויסתמו המעברים הצרים כלם. ולכן אין ראוי שתעשה רפואה משלשלת כל עוד שיהיו הליחות פגות. ברביעי בהנהגת הרפואות.

[11] יצטרך בהרקת המרה השחורה לרפואה יותר חזקה ממה שיצטרך בהרקת האדומה בסבת עביה. בפירושו לרביעי בפרקים.

[12] קצת אנשים יספיק להם שיורק גופם פעם אחת בשנה בהכנסת האביב וקצתם יצטרכו להריק שנית בחורף. ואם יהיה המקובץ בגוף ליחות רעות אז הריק ברפואות המנקות לאותה הליחה הגוברת. ואם מתקבץ מותר רב אז הריקהו בהקזה. בששי בהנהגת הבריאות.

---

5 אחרית: שארית ס^{2}ת بعقب a 7 כל: זמ om. 9 סינמומי: סינאמומי ז צינמו׳ מ צינמומו נ 11 וכבר: ודבר הלנס ‖ הלב: أيضا add. a 12 שילי: סילי ז סילו מ סיליאו נ 16 הקדים ודקדק: תקדים ותדקדק זמ תקדים ודקדק ר 17 רכך: תרכך זמר 19 בהרחבה נקלה: بأهون سعي a 23 הרפואות: الصحّة a 24 שיצטרך: אליה זמר add. إليه add. a 26 בשנה: זמ om. 27 הריק: תריק זמר 28 הריקהו: תריקהו זמר

[13] כשתרצה לנקות הגוף ממה שיש בו מן הליחות ולנקות הראש עמו עד שלא יגיע ממנו נוזלים אז ראוי שיהיה הרפואה מחוברת מסמנים שונים בכחותיהם כמו הגרגרים אשר חברנו מאלואן ואשקמוניא וקוליקונטידא ואגריק ודילי אזרק וגומא ארביקא כי זה מוציא מינים רבים ממיני המותרים. ואם יצטרך באחרית הענין לרפואות מוציאות השחורה תעשה אותם. בחמישי בתחבולה.

[14] ראוי בהכרח כשתורק מן הגוף אחת מן הליחות כלה בכללה שיגיע אחרית זה ממנו רוע מזג ויחלשו העורקים. והסבה בהרקה מה שאינו מיוחד ברפואה אבל להפלגת השלשול זה נכלל בשלשה דברים: אחד מהם חולשת העורקים והשני איכות פיותיהם והשלישי עקיצת הרפואה המשלשלת. בשלישי ברפואות הפשוטות.

[15] כשתשקה רפואה משלשלת הנה הראשון ממה שתוציא אותה הליחה אשר היתה כונתך להריק. וכשיפליג השלשול יצא אחריה היותר רקיק ממה שנשאר מן הליחות ואחר היותר עבה ואחר הדם. והיותר רקיק שבליחות הוא האדומה ואחריה הלבנה והשחורה הם העב שבהם. ואמנם הדם הנה לא יבא אלא באחרונה אחר שתנצח הרפואה הטבע ויחליש כחה. באותו מאמר.

[16] השלשול יפליג כשישאר מן הרפואה כח רב בפיות העורקים ההולכים אל האסטומכה ומחדש בהם עקיצה ופותחם והורסם ומניעם לדחות מה שיש בהם ירידה רצופה וימחץ הכח אשר בעורקים. באותו מאמר.

[17] כשיקח האדם הרפואות המשלשלות ולא ישלשלוהו הנה קצתם מעוררים אלשרא וקצתם ישובו מזון לא על טבע ממנו והוא מה שיקנה מן הגוף כח מושך בהם ונוסף באותו הכח שלשול כאלו הם משלשים בכח. וכשלא יצא אותו הכח ישוב מזון. באותו מאמר.

[18] ואני יודע רבים מהמפורסמים שברופאים שהיו משקים רפואה משלשלת וכשלא היתה משלשלת שהיו נשארים נבוכים לא ידעו מה לעשות. וכשהיו קוראים אותנו בזה היינו מצוים אותם קצתם לרחצם במים החמים הם קבדאנש והקזנו קצתם וקצתם צוינו להקיא וקצתם לקחת מהרפואות הקובצות ובעת שעשינו זה בהם היה בטנם נתר. במאמר בבחינת הרופא.

1 ולנקות: ס[2] ותנקה **ה** תנקה **זמס** ונקה **ש** 2 כמו: כגון **זמר** ‖ חברנו: אנחנו **זמר** نحن add. a 3 וקוליקונטידא: וקולוקנטידא **גה** וקלוקנטידא **ל** וקולוקינטידא **זמ** וקולוקוונטידא **נ** וקולוקינטידה **ר** ‖ ואגריק: ואגאריק **זר** ⟨...⟩ **ה** ואגריקו **נ** ‖ ארביקא: ארביקה **ה** אראביקא **זר** רביקא **נ** 6 שיגיע אחרית זה: أن يعقب البدن a 8 איכות: سعة a 12–13 והשחורה הם העב שבהם: والسوداء أغلظها a 14 באותו מאמר: במאמר ההוא בעצמו **זמר** בא״ה **ק** ثالثة الأدوية a 16 והורסם: وتحثّها a ‖ ירידה רצופה: حثّا متّصلا a 17 באותו מאמר: במאמר ההוא בעצמו **זמ** בא״ה **ק** במאמר ההוא **ר** ثالثة الأدوية a 18 אלשרא: شرّا a 19 ממנו: أذى add. a ‖ בהם: **זמק** om. 23 קבדאנש: קוודאנש **זקר** קואדנש **מ** קבדנש **נ** cf. O. Occ. *caudans* (< Lat. *calidus*, 'warm'), "sources chaudes" (FEW, vol. 2.1, col. 88a), cf. aphorism 9.101 above

[19] ראוי לרחוץ קודם לקיחת הרפואה המשלשלת יום או יומים או שלשה ימים רצופים כי הרחיצה ממיסה הליחות. ואם יהיה בגוף מקום שנתקשה ונמתח ירפהו ויחלחלהו ויתעתד הגוף שיזול ממנו מה שיזול בנקלה. בחמישי בפירושו לששי אפידמיא.

[20] מה שיהיה מן העלות מן המרה האדומה או הלבנה הנה פעמים רבות יספיק לרפאתם הניקוי פעם אחת. ומה שיהיה יותר קרוב אל השחורה כמו הסרטאן והצרעת הגדמיית הנה לא יתרפאו בנקוי פעם אחת אך לפעמים יצטרך לפעם שניה ושלישית ורביעית וחמישית. בפירושו לראשון בליחות.

[21] היותר כללי שבדברים במי שיגברו עליו המררות שיורקו ממנו פעמים רצופות בימים רצופים מחוברים מלמטה. ויפעל זה בעת הבריאות ובעת החולי. בשלישי בפירושו לשני אפידמיא.

[22] מי שיהיה מבולבל בהנהגתו בשתית היין לא יקבל תועלת רבה כשתשקהו רפואה משלשלת או כשתקיזהו כי הליחות הנאות מתקבצות בגופו הרבה במהרה לרוע הנהגתו. ומי שיהיה כן אין ראוי כלל שתקרב לרפאתו. במאמר בהקזה.

[23] אין ראוי כשיותר הבטן שתפסיקהו קודם שראוי ואפילו אם יפסק מעצמו שתניחהו להפסק. אבל תבדוק ותעיין איך ענין הליחות ושעורם בגוף כלו כי אם ישאר מהם שארית יולידו חליים קשים ומסוכנים. בראשון בפירושו לשני אפידמיא.

[24] כשתשקה רפואה משלשלת אז תעיין מה שיצא מבעליה כי אם ראית שכבר נשתנה אז תדע שכבר נקה גופו מן הליחה אשר כוונת להריקה ולכן יקובל תועלת בה. אלא אם יהיה מה שישתנה אליו ההרקה גרידות או דבר ממין הדם או שחורה או דבר סרות או ליחה מזוקקת כי יציאת הליחות המזוקקות מפני הפלגת חום יוצא מן הטבע והסרחון הוא מפני העפוש ויציאת השחורה אשר לא תנוח בשביל תגבורת השריפה. באותו מאמר.

[25] יש מן האנשים שיקשה לשלשלם ויש מהם שישלשלם השעור המועט מן הרפואה שלשול רב. וכשלא יהיה בחולה קדחת חזקה ותהיה יודע בטבעו אז השקהו רפואה משלשלת. בפירושו לשני בחלאים החדים.

[26] כח הגוף אשר כבר נתשלשל נחלש בשלשול לכן אי אפשר לסבול מזון רב ולהטיב עיכולו. לכן ראוי שימעט מן המזון ויוסיף אחר זה בהדרגה ויתן לו מהמזונות מה שיהיה משובח להתעכל. באותו מאמר.

1 יום: ביום **זמקר** 5 כמו: כגון **זמקר** 11 היין: شرّها add. a 14 יפסק: פסק **זמק** 18 כוונת: כוונתה **זק** כונתה **מ** 20 יציאת: ביציאת **זמ** ביציאות **ק** ‖ הוא: **זמק** .om 23 השקהו: תשקהו **זמקר** 25 נחלש: ונחלש **זלמסק** ‖ לכן: ולכן **זמקר** ‖ אי אפשר: لا يمكنها a 26 משובח: سريع a

[27] כשתתחדש קדחת חזקה מאד אז תשמור באזהרה חזקה מלהשקות רפואה משלשלת ותריק בהקזה ביחוד כי ההרקה בהקזה לא יפול דבר בה מן הסכנה. באותו מאמר.

[28] השלשול אם יקובל תועלת בו אין ראוי שיפסק ואפילו במאכל אשר יש עמו כח מועט מעצירה וכל שכן הרפואות העוצרות כי אם יפסק תשוב הליחה הרעה למעלה ותוליד קדחת או מורסא בכבד ברוב או בשאר האברים. בשני בפירושו לשני אפידמיא.

[29] ראוי לך שתזהר כשתחשוב לתת רפואה משלשלת ברוב עתות העונות או ימי הבחראן. וזה שכח הרפואה יפסד אם תהיה נטית הליחה למעלה לעליוני הגוף או להפך הצד אשר תריק בו הרפואה. בשני בפירושו בליחות.

[30] לא יספרו מרוב הרבה בני אדם שהיה בהם ירקון ורפאתים בשלשול לבד. וכן מי שיש בו צרעת גדמית או כאב נושן וזולת זה מן החליים הנושנים אשר רפאתים בשלשול לבד. במאמר בבחינת הרופא.

[31] אנשים רבים ירגעו במהירות הענין אל ההרקה החזקה וישקטו בה. וכפי רבוי מה שיורק ממנו ביום ראשון יהיה העצר הטבע במה שאחר זה מן הימים. בחמישי בהנהגת הבריאות.

[32] כשנרצה לשלשל הנעורים נשקה מניקתם דבר מהרפואות המשלשלות וכח זה נשאר בחלבם. וזה מבואר בשאר בעלי חיים כי רבים שולשל בטנם משתית חלב עז שהיה מרעה שלה ענפי עשב אשקמוניא או יתוע. ורבים הרבו לאכול מן השלו וקרה להם מתיחה בעצלים מפני האליבורוס אשר ירעה השלו. בחמישי בפירושו לששי אפידמיא.

[33] אמנם ראוי שתעשה חוקן למי שכחו חזק ואמנם מי שכחו חלוש אז יעשה בו פתילה. בפירושו לשלישי בחליים החדים.

[34] קצת הקדמונים היו מצוים למי שמצאו קולנג׳ שיהיה לוקח אבן קטן מן המלח ומניחים למטה ויהיה הפרש יוצא יציאה נקלה מהרה. וגם הניטרי יפעל זה אם יניחו למטה. במאמר בקולנג׳.

[35] אם ילקח מן הקטראן שני חלקים ומן השמן חלק ויעשה בזה חוקן יועיל מן הקולנג׳ תועלת גדולה אם תהיה האסטומכה חזקה. ואמנם אם יהיה אסטומכת העלול חלושה אז הרחיקהו. וכן עשית שאר הרפואות החזקות בחוקן לא יפעל אלא אם תהיה האסטומכה חזקה. ואמנם החלושה אז לא תעשה חוקן בבעליה אלא ברפואות הרכות פן תוסיף האסטומכה חולשה

2–1 כשתתחדש ... באותו מאמר: **ק** .om 2 ביחוד כי ההרקה בהקזה: **ז** .om 7 אם: אז **ז** או **מק** 9 הרבה: כמה **זמקר** 12 וישקטו: ويسرّون a 15 שולשל: נתשלשל **זק** נשתלשל **מר** 20 קולנג׳: קולונג׳ **סק** 24–23 יועיל ... תהיה: **ר** .om 23 הקולנג׳: הקולאנג׳ **זק** הקולינאג **ל** הקוולינג׳ **ס** 24 הרחיקהו: תרחיקהו **זמקר** 26 החלושה: المعدة الضعيفة a

ויעתק החולה מחולי אל חולי כי הרפואות החזקות אם יעשה חוקן בהם לפעמים יגיע גודל החוקן אל האסטומכה וישליך אל הלשון. במאמר בקולנג׳.

[36] כשיהיו לחויות עוקצות במעים אז ראוי שתעשה חוקן תחלה במה שירחצם כמו מי הדבש ומי השעור וכשיצא אז תעשה חוקן במה שדרכו להשקיט העקיצה ובמה שדרכו להזיל ולהמעיד. בששי בפירושו לששי אפידמיא.

[37] החוקן במים ומלח אנחנו עושים אותו במי שיהיה במעיו שחינים ונגעים מעופשים ותרחוץ כל מה שכבר נתעפש ויצאו קלפות אינם קטנות וכשיתנקה המקום נעשה חוקן ברפואות המתקנות העפוש. בפירושו לשלישי בליחות.

[38] ראוי שתעשה האזהרה והכונה כפי האפשר בשאר מיני ההרקה ממי שיהיה ענין גופו שיהיה בשרו רך ורפה ואספוגי מהיר ההתכה. וכן מי שהפליג עליו השומן או הרזון. ויהיה הרקת אלו בשמירה ובהנהגה השוה ובחפיפה וחוקן הרך ויציקת הדברים המבושלים והתחבושות והנחת הפתילות למטה ובמרחץ. ותכוין מאלו כפי מה שיורוך עניני החולה. בראשון באגלאקן.

[39] פעמים רבות נעשה חוקן לרחם בעל השחינים והנגעים בחלב המבושל באבנים או בברזל ויועיל בזה לטחורים ולשחינים המתחדשים בטבעת. בעשירי בסמים הנפרדים.

[40] אם יצטרך במי שיעצר טבעו ממי שיהיה בו חולי נושן או שיונהג בהנהגת הנמלט מחולי אחר אורך מן החולי על עשית החוקן לא נעשה מהם מה שהוא חד אך נעשה חוקן בשמן לבדו. בחמישי בהנהגת הבריאות.

[41] תכוון להתיר בטן המוקדחים בקדחת דבקה עפושית כי אם לא יותר בטנם אז תעשה חוקן במי הדבש ושמן. באחד עשר בתחבולה.

[42] כשיטו הליחות עוקצות אל המעים אז תריקם שתחקון העלול מלמטה בדבר נאות. והיותר משובח באלה הדברים והיותר נכון שבהם מי כשך השעורים. בשנים עשר בתחבולה.

[43] החוקן שיעשה לנגעי המעים יחובר מענינים קובצים ומנקים ומבשלים ומרדימים החוש וטחים בדבקות הנקראים גלודטינאש. אם שיכוין אחת מאלו הכונות או כלם או מה שיצריך הצורך אליו. וישים חומר ועקר אותם הרפואות מי כשך השעורים ומעט יין קובץ ויעשה חוקן בו. בתשיעי באלמיאמיר.

---

2 וישליך: ويرق a ‖ בקולנג׳: בקולאנג׳ **ז** בא״ה **ק** בקולונאג **ל** 3 כמו: כגון **זמקר** 4 אז: ואז **זמק** 4–5 להזיל ולהמעיד: أن يغرّي ويلصق a 8 לשלישי: لأولى a 10 ואספוגי: ואספונגי **ק** 12 הפתילות: الملينة add. a 15 המתחדשים: המתחדשות **ס** 21 תריקם: תריק **זמק** 24 גלודטינאש: ومسكّنة add. a

[44] לאבו עלי בן זהר במצות אבי מרואן בהנהגת הרפואות המשלשלות ראוי שיקחם ויכינם הרופא תמיד והם אלו אמר: השמר מאד מלתת הרפואות חזקות השלשול והקדים תחלה לבשל ולפתוח הסתימה ולרחוץ המעברים ולרכך הטבע ואז תשלשל. ואם יכריח הצורך לשלשל הבטן בזמן הקור אז תערב במשלשלים מה שימיס הליחות כמיני המלח ופלפל ארוך. ואם יהיה ההכרח לשלשל בזמן החום אז אין צורך למה שימיס. ובכל עת ובכל ענין צריך על כל פנים עם הרפואה המשלשלת מה שיחזק האסטו׳ כמו מסטכי או אניסון או אפסנתין ומה שיסתיר בין המעים והכבד ובין צער המשלשלים כמו שקד ופסתק ושמנם ומיץ רקליציא וכיוצא בהם.

[45] מדברו: כל המשלשלים כל עוד שתרחצם יחסר שלשולם וכן אם תרתיחם. וכל עוד שתמריץ לשחקם יהיה הנכון שימיתו יותר שלא ישלשלו ואם יהיו בטוחים יגירו השתן. וכל הקובצים הם בהפך כל עוד שתרחצם או שיארך בשולם יוסיפו קביצות ועוצר השתן גם כן.

[46] מדברו: כל משלשל שתרצה בו לנקות הראש אז גרגרי המשלשלים יהיו גדולים ויהיה בגרגרים חוזק. ויקחו אותם בעת השינה במים חמים שיורתחו בו צמוקים עד שיעלו למעלה. ותערב לעולם מעט שומים ברפואה המנקה הראש.

[47] מדברו: תדמה בלבבך בחור שמצאו קדחת ממיסה בשרו ויצא בשלשול הנה הדבר היותר נמרץ להפסיק השלשול הזה שתטבול העלול במים קרים ותדמה מי ששתה רפואה משלשלת וליחותיו עבות והאויר קר הנה יתחדש לו צער והתגעשות וכאבים באסטו׳ והמעים ולא תוציא דבר הרפואה. הנה אם תכניסהו במרחץ וירד באמבטי החם אז אולי יותר בטנו ויכנעו ליחותיו לצאת וישקטו כאביו וצערו. אם יהיו ליחותיו רקיקות ושתה הרפואה והאויר קר אז תפליג לשלשלו כי הוא בעת ירידתו באמבטי החם במרחץ יסתלק שלשולו. ואמנם הראשון שהמרחץ ימיס ליחותיו ויתיכם והשני במשכם חום המרחץ לחוץ.

[48] מדברו: יש מהרפואות המשלשלות מה שלא יעשה רושם באנשים נפרדים ויעשה בהם רושם שהיא למטה מאותם הרפואות בכח ובחוזק. ואם השקית רפואה ולא תעשה רושם אז לא תוסיף ממנה אבל השקהו זולתה ואפילו שתהיה יותר חלושה בכחה אם אחר ימים מן הרפואה הראשונה או בקרוב ממנה ולא תחבר לעולם בין משלשל ומזון ודקדק המזון קודם המשלשל ואחריו בימים כפי כח הרפואה.

---

1 לאבו עלי: לאבו אלעלא **ז** לאבי אלעלא **מק** לאבו אלעלי **ר** ‖ במצות: وصايا a 2 והקדים: ותקדים **זמקר** 6 כמו: כגון **זמקר** ‖ מסטכי: מצטכי **גזמקר** מסתכי **ל** 7 שיסתיר: يحجب a ‖ כמו: כגון **זמקר** ‖ ושמנם: ودهنهما a ‖ רקליציא (i.e., O. Occ. *recales(s)ia*, licorice; cf. SHS1: 523 (Shin 51)): רקליציאה **גהק** ריקליציאה **מ** وكثيراء add. a 11 קביצות: وكذلك كلّما سحقتها زادت قبضا add. a 18 ולא תוציא דבר הרפואה: ولا يجيب الدواء a ‖ במרחץ: המרחץ **זלמקר** 19 בטנו: om. **זמק** ‖ ויכנעו: وتجيب a 21 במשכם: جذبها a 25 השקהו: תשקהו **זמקר**

[49] מדבריו: עשית מוסך הוא מור ברפואות המשלשלות וכן שתיתו ביין הוא טעות. וחשב מי שהרכיב זה שהם כוונו לחזק האברים ולהעלות הרפואה אל הראש ושכחו מה שישא מכח הרפואות המשלשלות אל האברים הראשיים. ולפעמים לא יסבלהו האבר וימית.

[50] אמר משה: זה אמתי כשיהיה ברפואות ארסיות או חזקות כבשר קולוקינטידה ותורביד בשביל ארסיותם או אלרנד לחזקם. ואמנם הרפואות המובטחות וביחוד האגאריק אשר הוא הרפואה המועילה מן הארסים וכמה הוא מועיל להשקותו ביין. וכבר פעלתי זה פעמים רבות לנקוי הראש וראיתי לו רושם גדול ומנקה המוח נקוי שילאה כל רפואה וימצא בעליו זריזות וחריצות נפש. ותבחין סגולות הרפואות אשר תשקם.

[51] מדבריו: מסך בשר הקוליקונטידא ולב פסתק ואחריו לב שקדים נתאמת זה בנסיון ארוך. וקלפת אליבורוס פרח נילופר ואם יצורף לזה שמן שקד יהיה זה מן הנכון.

[52] זכר אלתמימי בספר נקרא אלמרשד שאם יורתח החלב ויושם בו בעת רתיחתו גרגרי רשד הוא נשטורץ בלתי שחוק ויורתח עד שיצא רירו בו. ואם ישתה זה החלב יבריא מן החליים ההוים באחרית שתית הרפואות המשלשלות בגרגרים יהיה או בבשולים. וישתה והוא פושר ויזיל המעים וירחוץ שארית הרפואה מן האסטו׳ והמעים.

[53] אמר משה: זה אמת ויש תנאי בחלב שיהיה חלב עז. ואם ימצא שותה הרפואה צמא חזק והתלהבות באסטו׳ והמעים אז זרע שילי במים ומשקה ורדים יותר נאות בענין הזה.

[54] זכר אלתמימי בספר מרשד שהבצל אם יפולח ויורח בעת שתות הרפואה המשלשלת יבטל האסטניסות וימנע קיא הרפואה בסגולה שיש בה.

המאמר הארבעה עשר כולל פרקים תלויים בקיא

[1] כל מה שישפך מן הלבנה אל המעים או שיולד בהם הנה מותר המרה האדומה רוחץ אותה ומוציאה עם הציאה. והאסטומכה גם כן יולד בה ליחה לבנה רבה ולכן רמזו הקדמונים

---

1 מדבריו: מדברו ס   2–1 וחשב מי: ووهم وقع لمن a   4 כשיהיה: الإسهال add. a (except for ELO) ‖ קולוקינטידה: קולוקנטידא ג קולוקנטידה ה קולוקינטידא זק קולקונטידא ל קולוקונטידה ר   5 אלרנד: קטפוציאה ס¹ الرند a   7 שילאה: عجز عنها a   8 וחריצות נפש: وبسط نفس a   9 הקוליקונטידא: הקולוקנטידא גה הקולוקינטידא זמק הקולוקונטידא ל הקולוקונטידה ר   10 אליבורוס: אליברוס גל   12 רשד הוא נשטורץ: رشاد a רנד הוא באגש דלבר הוא קשטורן ג רשד הנקרא קשטור ה רשד הוא קשטוראן ל רשד הוא נשטורצי מ רשד הוא נשטרץ זק ‖ נשטורץ: i.e., plural of O. Occ. *nazitor(t)/na(s)sitor(t)*; cf. SHS1: 503 (Shin 12) ‖ החליים: الأمغاص a   14 ויזיל: ويغرّي a   16 שילי: שיליאו מ   17 יפולח: شدخ a   18 בה: נשלם המאמר שלשה עשר ת״ה ג add. נשלם המאמר שלשה עשר מספר הפרקים שלשים ושמונה זק add. נשלם המאמר ומספר פרקיו ל״ח מ add. נשלם המאמר שלשה עשר מספר פרקיו חמשים ר add. تمّت المقالة وعدد فصولها أربعة وخمسين فصلا add. L   21 הציאה: היציאה זמ הצואה ר

מהרופאים לעשות הקיא אחר המאכל בכל חדש פעם אחת. וקצתם ראו שראוי שיקיא פעמים וכולם רומזים שיהיה מה שיקחוהו מן המאכל קודם הקיא מה שיהיה חריף הטעם בעל כח ממרק ורוחץ כדי שיתנקה כל מה שיש באסטומכה מן הלבנה מבלי שיזיק בגוף רוע מה שיולד ממנה כי הרפואות הרוחצות העוקצות מולידות כלם מרה אדומה וכלם הם רעים המזון. בחמשה בתועלות.

[2] מי שיהיה בגופו ליחות חדות עוקצות אז אין ראוי שיעשה הקיא כי נפחד שישוב אחור דבר מן המותרים שהם חוץ לפנים כי ראוי שתשמר משיכת הליחות הנאות אשר סביב הכבד לחוץ. ברביעי בהנהגת הבריאות.

[3] הליחות השחוריות ראוי שתריקם תמיד מלמטה ולא תריקם בקיא כלל. בפירושו לראשון בליחות. ואמר בפירושו לרביעי בפרקים שאם תהיה ליחה חדה דקה צפה למעלה אז אין דרך להריקה בקיא כשיהיה העת סתו.

[4] מי שימצאהו עלוף בסבת ליחות רעות עוקצות פי אסטומכתו השקהו מים חמים מאד מאד או מעורבים בדבר מן השמנים ואחר זה צוהו להקיא. ואם יהיה הקיא יכבד עליו אז חמם אסטומכתו וצדדיו וכפות רגליו וידיו. ואם לא ישמע ויכנע להקיא ולא בזה אז תעוררהו בהכניסך אצבעך או נוצה. ואם לא ישמע גם בזאת אז השקהו שמן היותר טוב שתוכל עליו למצוא מחומם. ומדרך השמן הזה ברבים מהענינים שלא יעורר הקיא אבל מרכך הבטן ובזה גם כן יש לבעל הענין הזה תקון. בראשון באגלאקן.

[5] כשיהיה ראשונה הליחה האדומית למעלה לצד האסטומכה אז תשים הרקתו בקיא אחר ההתעמלות קודם המאכל. והיותר נכון לעשות הקיא מי שיהיה מזגו מתחלת הענין יותר נוטה לחום ויובש. בששי בהנהגת הבריאות.

[6] מי שיהיה באסטומכתו לבנה דבקה נחה בה ויהיה ממי שיקל עליו הקיא אין רוע אם יקיא בצנון עם סכנגבין. ואם יהיה בלגם רקיק בלתי דבק או מי כשך השעורים לבדו או מי הדבש לבדו יספיק להקיא בו אם יקח אחד מהם שעור יותר ממה שיזון בו. בשביעי בתחבולה.

[7] כשתרצה שתכריח האדם להקיא אחר מאכל אז האכילהו אחר מאכלו מוח הראש מתוקן בשמן כי זה יעורר הקיא. בשלישי במזונות.

---

7 ראוי: אז **זמקר** add. ‖ הנאות: اللذّاعة a 9 שתריקם: שתריקהו **זמקר** ‖ תריקם: תריקהו **זק** 12 השקהו: ותשקהו **זמקר** 13 צוהו: תצוהו **זמקר** 14 חמם: תחמם **זמקר** 15 אצבעך: **בחד** **ס²** add. ‖ השקהו: תשקהו **זמקר** 18 ראשונה: ميل a ר״ל קודמת ומוכנת לצאת יותר משאר הליחות **ס¹** 19 לעשות: להעשות **זמק** 21 שיהיה: שימצאהו **קת** ‖ נחה בה: يستغرقها a 25 האכילהו: תאכילהו **זמקר**

[8] בצל הנרגס הוא מהסמנים המעוררים הקיא ולכן נאכיל מי שנרצה להקיאו ממנו שני בצלים או שלשה עם מאכלו כי זה יקיאהו בנקלה מבלי היזק. בראשון בפירושו לשני אפידמיא.

[9] מי שיקל עליו הקיא יעשה הקיא קודם המאכל כדי שיתנקה גופו ממותרי המאכל. ומי שהקיא יכבד עליו ראוי שיקיא אחר המאכל שיתנקה גופו גם כן מן הלבנה. בפירושו לכאב גיד הנשה.

[10] פעמים רבות יעשה הקיא לנקות ליחה עבה דבקה שנשקעה באסטומכה ולא ימנע מונע לאחד מאלו שיעשה הקיא בימים כלם רצופים ולא יעשוהו שני ימים לבד. בפירושו לטבע האדם.

[11] כשיהיה באסטו׳ ליחות עוקצות יולדו שם או ישפכו שם אז יקרב בעליהם להתעלף ואז תעשה הקיא שיגמיעהו מים פושרים. בשנים עשר בתחבולה.

[12] להניע הגוף תנועה מעתיקה אחר שתית המקיא הוא ממה שיעזור לקיא כי התנועה מעוררת הליחות למעלה כמו שיקרה ליורדי הים באניות. בפירו׳ לרביעי בפרקים.

[13] הדברים אשר תקיא בהם ראוי שלא יוקחו בבת אחת אלא דבר אחר דבר ולאט עד שיתעכב באסטומכה ויחתך וידקדק. ואחר זה יוסיף לשתות עד שיורק מה שהוא באסטומכה ומה שיש בעורקים הנלוה אליהם. בפירושו לטבע האדם.

המאמר החמשה עשר כולל פרקים תלוים במלאכת היד

[1] השחינים המעופשים אשר יתפשטו ויתרחבו למה שהוא סביבותם יצטרכו לרפואות חזקות מאד. ופעמים רבות יצטרך ברפואתם לעשות הכויה באש. בחמשי קטאגנה.

[2] יש שחין נקרא גחלת והוא שחין מתחדש במקום דומה לשריפת אש ומורסא דומה סובבת סביב המקום כלו ומגיע מחוזק המורסא שמביאה קדחת וסכנה גדולה. וראוי שיושם על מקום השריפה רפואה חזקה מן הרפואות הכוות ותשים על המורסא אשר סביבותיה תחבושת יחובר בו הרתעה ומניעה למה שיורד ולכבות ולהתיך למה שיש במורסא. בחמשי קטאגנה.

[3] אין ראוי שיכוה אבר שיהיה לו עומק או חלל ואין בגוף אבר שאין לו עומק וחלל אלא הידים והרגלים וכפות הרגלים. בפירושו לשני באוירים.

---

7 בימים כלם רצופים: في الأيّام كلّها a 11 מעתיקה (= نقلة EGLOU): ثقيلة a 15 בעורקים: الأوّل add. a ‖ האדם: נשלם המאמר הארבעה עשר ז .add נשלם המאמר מספר פרקיו י״ב מ .add נשלם המאמר הארבעה עשר מספר פרקיו שנים עשר קר .add تمّت المقالة وعدد فصولها ثلاثة عشر فصلا L add. 19 דומה: شديد a 23 שיכוה: שיהיה **גהזלמסקר** 24 וכפות הרגלים: والحقوين a

[4] כשתהיה הליחה שנתקבצה מהם בין החזה והריאה מה שתתיאש מהתנקות ברקיקה אז עשה הכויה על החזה. בפירושו לששי בפרקים.

[5] אמר משה: עיין זה שאינו מצוה לעשות כן אלא אחר היאוש ולכן אינו סותר מה שקדם לך זכרו בשני באוירים.

[6] הכויה בברזל מלובן או ברפואות השורפות ראוי שתעשה במקומות אשר ירד בהם מן העלות דבר גדול מרוב הליחות ורעתם כמו מה שיהיה בשחינים הרעים. בששי בפירושו לששי אפידמיא.

[7] אין ראוי שתמהר לנקוב בטן בעל השקוי ואמנם יצטרך בהכרח כשירבה הלחות עד שיכביד החולה ויתישהו. וראוי שתמהר בכוית החזה מבעלי שחיני הריאה קודם שיתאכל השחין. בשביעי בפירושו לשביעי אפידימא.

[8] כשתכרות במקום ותוציא מה שיש בו מהמוגלא אז הזהר בעת ההיא ובמה שאחריה שלא תשתמש בשמן ובמים. וכשיצטרך לרחוץ החבורה אמנם ראוי לך שתרחצהו במי הדבש או חומץ מזוג או יין לבדו או יין מעורב בדבש. בשני אגלאקן.

[9] השחינים המגונים שיהיה עמם עפוש יצטרך מן הרפואות אל מה שהוא מהם בתכלית החדות עד שיקרב כחו לכח האש כמו ויטריאולה וקלקטאר ושני מיני זרניך וסיד. והנה שורפות הרפואות האלה כשריפת האש. ופעמים רבות אנחנו עושים האש בכמו השחינים האלה כשינצחו אלו הרפואות ולא יצליח פעלם בהם. וגם יאותו הרפואות האלה לעלה הידועה כגחלת כשיונחו על מקום הכשכרישה הוא הצרבת כי זה המקום אשר יגיעהו העפוש שאין ראוי שיונחו על מה שהוא סביביו. בשני אגלאקן.

[10] האבר כשימות עד שלא ירגיש אם תעקצהו או תחתכהו או תשרפהו באש הנה הוא בלי ספק אז ישוב שחור ואז ראוי שתמהר לחתכו אצל מקום שמגיע המקום הבריא המתחבר בו. באותו מאמר.

[11] הרפואות אשר יאותו למקומות המתעפשים הם קמח כרסינה בחומץ וקמח אלשילם בדבש וקמח פולים וחומץ ודבש ומלח. תבחר מאלו ומכיוצא בהם כפי מזג האיש.

2 עשה: תעשה **זמקר** 3 עיין: תעיין **זמקר** 11 במקום: מה **זמקר** .add || הזהר: תזהר **מר**
15 ויטריאולה: ויטריאולא **זמקר** 16 שורפות: שריפת **הק** 17 וגם: وقد a 18 הכשכרישה:
الحشكريشة a 23 קמח: om. a || כרסינה: כרסנה **ק** כרשנה **הזמ** כרשינה **נ** אורובי **ס**[1] || אלשילם:
אשולם **זמקר** אלסילם **נ** 24 ודבש: أو بعض الأقراص المجفّفة أو دقيق الباقلّى وخلّ وعسل add. a

[12] כשתחתך אבר שכבר נתעפש או שכבר מת התחזק באזהרה ושמירה ועשה הרפואות אשר זכרתים אחר שתעיין בטבע מי שתרפאהו וטבע האבר. ואם חתכת האבר תכוה שרשו כמו שנפעל פעמים רבות בשחינים. באותו מאמר.

[13] הסרטאן: העלה הזאת בהתחלה רפאתי מהם פעמים רבות ונתרפאו. ואמנם אם הענין יקבע ותגדל המורסא גודל בעל שעור הנה לא מצאתי אחד שהגיע אלי שיתכן לרפאתו אלא ברפואת הברזל שתחתוך המורסא שתשרש המורסא בכללה כאשר תסוב עד שתגיע אל המקום הבריא. אלא שאם יהיה במורסא עורקים גסים וכל שכן כשיהיו דופקים כי אז לא תבטח ממקרה ההזלה מן הדם מיד. ואם תהיה המורסא גם כן בקרוב איזו אבר נכבד אז יהיה חתיכתה סכנה כי לא תוכל לכוות שרש העלה בשביל קורבתה מאבר נכבד. בשני אגלאקן.

[14] בעלי סבוב הראש ומבוכתו הנקרא אשקוטומיא ורטג׳יני ומיני כאב הראש החזקים כמו פלוח הראש והכבע לפעמים יקבלו תועלת בחתך העורקים הדופקים אשר אחורי האזנים. ולפעמים לא יקבלו תועלת בזה כי יהיו אותם האדים המולידים לאותו החולי עולים אל המוח בעורקים אחרים דופקים בלתי נראים בשטח הגשם ועולים לשכבת המוח. בשלישי בהודעה.

[15] כל חבורה באיזו מקום שתהיה מן הגוף ואותו המקום יהיה מיתר או עצב או עורק משולל מן הבשר הרב העצמות הנה בעליה בסכנה ומוכן שיקרה לו תעורה וכאב וכויצה הוא אשפשמי וערבוב שכל. ברביעי בתחבולה.

[16] מה שיהיה מן האברים מרגיש ראוי לך שתרפאהו רפואה רחוקה בתכלית מהכאיב ומהאניש. ומה שיהיה מן האברים קשה החוש אז אפשר לך שתרפאהו ברפואות שיש בהם יתרון כח אם יצטרך החולה לאותה הרפואה החזקה. באותו מאמר.

[17] אם ימצאהו עקיצה או דקירה לעצב מן העצבים עצמו אז אין ספק בהכרח ליתרון הרגש העצב מן הכאב החד אז הערים להשקיט הכאב ולמנוע חדוש המורסא. וזה שתשאיר האבר פתוח שלא תדביקהו ומן הראוי שתוסיף לקרוע העור. והקיז אם יהיה הכח חזק וסובל ואם יהיה רע הליחות אז הריק הליחה הרעה ברפואה המשלשלת. ותצוק מקום העקיצה בשמן בתכלית הרקות ר״ל ישן מחומם והזהר בתכלית האזהרה שלא תקרב אליו במים חמים כי זה יעפש העצבים וימית העלול. בששי בתחבולה.

---

1 התחזק: תתחזק **זקר** תתרחק **מ** تحذ a   3 בשחינים (في القروح E(?)GLOU): في الفروج a   5 שהגיע אלי שיתכן: وصل إلى التأتّي a   6 שתשרש: ושתשרש **ז** ותשרש **מ** ‖ כאשר תסוב: كما يدور a   11 סבוב הראש ומבוכתו: الدوار والسدر a ‖ ורטג׳יני: ונטיגני **ה** וורטיגינא **זקל** וורטיגיני **מ** וורטיינא **נ** וורטיג׳יני **ר**   12 והכבע: **לס** .om والخوذة a   15 יהיה: ذو .add a   20 באותו מאמר: ברביעי בתחבולה **זמקר**   21 עצמו: om. a ‖ אז: **זמק** .om   22 הערים: תערים **זמקר**   23 ומן הראוי: ومن الحزم a ‖ והקיז: ותקיז **זמקר**   24 הריק: תריק **זמקר** ‖ בשמן: שמן **ס**

[18] אם אתה רשאי לרפאת הסרטאן בברזל אז שים התחלתך הרקת הליחה השחורית בשלשול. ואחר חתך על מקום העלה כלה עד שלא ישאר לה שרש כלל. והניח הדם יזול ולא תמהר לעצרו. ועסה על מה שהוא סביביו מן העורקים ועסה מהם הדם העב ואחר תרפא הנגע. באחרית התחבולה.

[19] החזירים הם מורסא קשה מתחדשת בבשר הרך. ואם יתחדש זה בבשר הרפה הנברא לתועלת גדולה והוא מה שנברא להוליד הרוק וכיוצא בו ומקשים אותו העורקים הדופקים הנה רפואתם כרפואת שאר המורסות הקשות. ואמנם המתחדשים בבשר הרך הנברא למלאת הפנאי הריק והעמדת העורקים הנה זה ירפא בחתך האבר הרע בכללו וזה אם בחתך בברזל כמו שתפעל בסרטאן או שתעפשהו. באחרית התחבולה.

[20] הדבלות ברוב יולדו בשטח הגוף הכונות הכוללות ברפואתם שלשה והם ההתכה או העפוש או החתך בברזל. והנה הדבשיות מהם יצטרכו אל אחד מאלו לבד. ואמנם מה שיהיה בתוכם כמו קמח מבושל במים אפשר שתחתכם ואפשר שתעפשם. ואמנם השומניות הנה הם ירפאו בברזל לבד כי אי אפשר לעפשם ולא להתיכם. באותו מאמר.

[21] הבשר הנוסף בקצוות העין הנקרא מאק והתוספות אשר בטבעת והם הטחורים יצטרכו שיחותכו. באותו מאמר.

[22] אם חשבת לחתך דבר מן הגוף בברזל תכוון כונות שלש: אחת מהם שיהיה פעלך נשלם בזמן היותר קצר שאפשר והשנית שלא יהיה שם כאב בשום פנים כשתחתך והשלישית שתבטח באחרית. ואמנם האחרית יהיה בשלש כוונות: הראשונה שיתברר לך שכונתך תשלם בהכרח והשנית שאם לא תשלם כונתך שלא יגיע מזה היזק מצדדים אחרים והשלישית שתהיה בטוח שהחולי לא ישוב. ואם תעיין באלו הכונות יתבאר לך שבקצת העתים רפואת הברזל יותר משובחת ובקצת העתים עשית הרפואות משובחת. באחרית התחבולה.

[23] כשיתעבו העורקים אשר בשוק והאשכים הנה הם יחותכו ותשרש אותם. וכן הבשר הנוסף באף יחותך עם העור המכסה מבפנים וגם יחותך עם האף בכללו. באותו המאמר.

[24] הצפורן אשר בעין כל עוד שתהיה קטנה אז ברפואות החמות אשר ימרקו כמו רפואות אלגרב שבעין. ואם נוספת ותתקשה תרפא בברזל. באותו מאמר.

---

1 אתה רשאי: اخترت a ‖ שים: תשים **זמקר** 2 חתך: תחתך **זמקר** ‖ והניח: ותניח **זמקר** 3 ועסה: ותעסה **זמקר** ‖ ועסה: ותעסה **זמקר** 6 ומקשים: ומשקים **ססת** وتّصل a ‖ הדופקים: وغير ضوارب add. a (except for EL) 18 שתבטח באחרית (أمن العاقبة): أمر العافية a ‖ ואמנם האחרית (وأمّا العاقبة): وأمر العافية a 24 מבפנים: בפנים **לס** ‖ וגם: وقد a 26 כמו: כגון **זמקר**

[25] הברד אשר בעין יצטרך לחתך. וכן המוגלא המקובצת בעין בעלה הנקראת אלכמנה ורוב מה שתרפא ברפואות מתיכות לא במה שינגב נגוב חזק כי יריק היותר גדול שבו ויקפיא הנשאר. והנה אנחנו הריקונו המוגלא הזאת ששטחנו הכתונת הקרניית במקום הנזר. ויורק גם כן במשיכה בעלת הראש עד שתרד המוגלא למטה. באותו מאמר.

[26] בתחלת מה שראוי שתעשה מן הרפואות ברפואת החולי שיש בו כאב מה שיהיה מהם רטובים ויהיה עם זה מחמם מעט. ואחר הרפואות המרפות והם אותם שמתיכות מתיחת האברים. ברביעי בקטאגאנס.

[27] תתחדש העלה בלהאה שתרפה רפיון חזק מבלי מורסא בעת שהלך מנהגנו אז לחתכה. ובאמת שהלהאה אם יהיה בה זאת העלה הנה הרפואות המחממות ומנקות הלבנה מועילות לה והיא תהיה באותו עת ברוב הענינים נוטה ללובן וכאלו היא נעדרת הדם. בששי באלמיאמיר.

[28] העין היא היותר רב החוש שבאברים ולכן ראוי שתטיף הרפואות בה אחר שתגביה העפעף העליון לאט בתכלית הנחת. ותמיס הרפואות בלחות שטבעה רחוק מעקיצה. והנה מצאו הקדמונים בחלבון ביצה תועלת מאד. בשלשה עשר בתחבולה.

[29] הרפואה הרטובה הנזולה לא תתעכב אלא בקשירה ולכן תשים רפואות אלגרב יבשות כי הקשירה צריכה שתהיה על העין כלה והעין אינה סובלת שתקשור בקשירה שלא תפרד ממנה מימים רבים בשעור שיתחיל בה הנאצור. בחמישי באלמיאמיר.

[30] המים אחר שירדו ויזלו בפני הרואה ראוי שתאחז המקדח זמן ארוך במקומות אשר ירצה שינוחו המים כדי שישתרגו בו. בראשון בקטאגאנס.

[31] כשתשוסע הכתנת הקרניית יהיה מה שיפגעד ראשונה הלחות הדקה הרקיקה ותשפך ותזול והיא הלחות אשר ברבים נראה אותה נוזלת ויוצאת מן הנקב אשר ינקב בעין אשר יוקדחו ממנה המים. ואחר ילוה לזה כויצת העין בכללה וקווצה ושקיעתה. בעשירי בתועלות.

[32] היותר מועילה שברפואות לחבורות העצבים והיותר נכונה אליהן מה שינגב והוא מעט החום או שיהיה החום נסתר ושינגב עם זה. וכל מה שימשוך הלחויות מעומק הגוף אל החוץ יאות לחבורות העצבים. בשלישי קטאגאנס.

---

2 גדול: דק **ס** דקיק **ה**   3 ששטחנו (= بأنّ بسطنا): ששחטנו **לס**[2] بأن بططنا **a**   4 במשיכה (= بجرّ): מנשיפה **ה** במשיפה **זקס** במשפר **ל** ⟨...⟩ **נ** بهزّ **a**   8 בעת שהלך: וכבר עבר **ס**[2] ‖ מנהגנו: **ס**[2] מנהגו **הלנ** מנהגו היה **ס**   15 אלגרב: الغرب **a**   17 שיתחיל (= يبدأ): يبرأ **a**   21 ברבים: كثيرا ما **a**   22 וקווצה: וקויצתה **ה** וקוצה **לס** וכווצתה **ש**

[33] אמנם רפואות חבורות העצבים אני הייתי עושה בהם הגפרית שלא מצאו אש עם שמן עד שישוב בעובי זוהמת המרחץ. ולפעמים יעשה בגופות הנערים וכיוצא בהם עלך אלבטם לבדו או עם פרביון בגופות היבשים. וכן יעשה זוהמת הכוורת לבדה או עם פרביון מולש בשמן ישן. ואמנם הגופים חזקי הקושי עשה בהם שגאפין פעם עם שמן ופעם עם עלך אלבטם וכן אופופונאק. וגם יעורב עם שמן גם כן סיד רחוץ. בששי בתחבולה.

[34] כשיהיה העצב נראה מגולה בחבורה אז לא תקרב אליו בדבר מהרפואות החזקות שקדם זכרונם ויספיק לך סיד רחוץ מאד בשמן דק תחמם הרפואה והניח עליו. באותו מאמר.

[35] כשיתחדש באחד מן האברים מורסא גדולה אז הריק המוגלא ממנה בבת אחת היא סכנה כי יתחדש לבעליה מיד עלוף ונפילת הכח כי המוגלא כאלו היא סותמת פיות העורקים הדופקים. וכשתורק הליחה כלה תצא עמה דבר רב מהרוח פתאום בבת אחת.

[36] הרקת המים הנעצרים בבטן בעל השקוי הנודי תהיה ממנו אם ברפואות מתיכות ואם בנקיבת הקרום המכסה הנקרא ציפאק בברזל. ואמנם הליחות המקובצות בהגרת המים אז תריק באבוב יכנס בו. ולפעמים יחותך חלק מן הקרום בחולי הגרת המים הנק׳ קילה וכן הלהאה תחותך. ולא תמהר לחתך אותם עד שיארך בהם הזמן ותדוקדקו כמו הסירה ואז תחותך. באחרית התחבולה.

[37] שים כונתך תמיד בחבורות הבטן שתשים הצד האחד אשר בו החבורה יותר גבוה מהצד האחר. כשתהיה החבורה בצד הימין יטה העלול על צד השמאלי ואם תהיה בשמאלי יטה על הימין. אחר תפירת החבורה ותחותל כראוי. בששי בתחבולה.

---

4 עשה: תעשה **זמקר** || שגאפין: שגפין **מנ** שגפון **זק** 5 אופופונאק: אופופונק **זק** אפופאנק **ל** אפופונק **המ** אפופונקו **נ** אפופנק **ר** 7 והניח: ותניח **זמקר** 8 אז: אם **נקר** || הריק: תריק **זמנקר** 9 כי המוגלא כאלו היא סותמת: אם תהיה הליחה חתימה **זמק** || פיות: בפי **זמק** 10 וכשתורק: כי אם תריק **זמק** || פתאום: **זמקר** om. **a** || אחת: בפירו׳ לששי לפרקים **זמקר** add. في شرحه لسادسة الفصول add. **a** 11 בעל השקוי: מי שיש בו שקוי **זמקר** || הנודי: הנאדי **זמנקר** 12 בנקיבת: תקוב **זמק** || הקרום המכסה הנקרא ציפאק: הצפליקא **זמק** הציפאק **ר** || ואמנם: אם אמנם **זמק** || המקובצות: המקובצת **זמקר** || בהגרת המים: באלקילאק כלומר הגרת המים בכיס **זמק** || המים: בכיס **רס**[2] add. 13 תריק: תריקהו **זמק** || באבוב: בשפופרת **ז׳ק**[1] בשפופרת המים ברים(?) באבוב **מ** באבוב או בשפופרת **ר** || חלק מן הקרום בחולי הגרת המים הנק׳ קילה: באלקילק הכיס חלק מהצפאק **זמק** חלק מן הקרום בחולי בהגרת המים בכיס **ר** 14 לחתך אותם: לחתכו כשיחותכו **זמק** לחתוך אלא **ר** || ותדוקדקו כמו הסירה: ויהיה דק כסיר **זמק** وترّق كالسير **a** 15 באחרית התחבולה: בסוף התחבולה **זמק** 16 שים: תשים **זמקר** || שתשים: **ס**[1] שתחבר **גהלנס** أن تجعل **a** || האחד: **זמקר** om. **ס** del. 17 כשתהיה: כמו שאם תהיה **זמק** אם תהיה **ר** || יטה: אז תטה **זמק** ויטה **לנ** אז יטה **ר** 17–18 יטה העלול על צד השמאלי ואם תהיה בשמאלי יטה על הימין: **ה** om. 17 יטה: תטהו **זמק** אז יטה **ר** 17–18 על הימין: בימיני **ר** 18 ותחותל כראוי: וחתולה כפי מה שראוי **זמק** וחתולה כראוי **ר**

[38] כל שחין טרי איזה שחין שיהיה השחין אשר יהיה בבטן הנה ראוי שיצא מהחבורה עצמה דם אם מעט ואם רב כי אם יזול ממנו דם הנה הולד המורסא בו ובסביבותיו פחות. ברביעי בתחבולה.

[39] החבורות אשר יפליג יציאת הדם מהם בהחנק העורקים הנה יפסק הדם ההוא בכויה או ברפואות שכחם כח הכויה או במה שיסתום וידביק או בהעתקו אל היותר קרוב שבמקומות או בהמשכו להפך הצד או בקירור כל הגוף וביחוד קרור האבר אשר בו החבורה. ופעמים רבות יפסק בשתית מים קרים ובחומץ מזוג וביין קובץ עפיץ ושאר מה שדרכו לקרר ולקבץ אם יוצק מחוץ. בחמישי בתחבולה.

[40] כשיהיה העורק המחותך שיצא ממנו דם עורק דופק הנה הדם יפסק באחד משני ענינים: אם שיהודק בקשירה ואם שיחותך ושיבותר לשני חצאין כדי שיתקבץ כל חלק ויתקווץ אל הצד הנלוה ושיכוסה בבשר. ולפעמים יכריחנו הענין לעשות כן בעורק בלתי דופק כשיהיה העורק גדול או באבר נכבד גדול הסכנה. והיותר נכון שתעשה שני הענינים יחד ושתקשור שורש העורק מול הלב או הכבד ותחתכהו לשני חצאים. בחמישי בתחבולה.

[41] יכריחנו הענין אל הכויה כשישתלח הדם בסבת אכול נפל באבר או עפוש מצאו וכן כשנחתך אבר מפני אכול או עפוש שנתפשט בו הנה אנחנו נכוה שרשו באש או בכויות שורפות קובצות כמו הויטריאול ומיניהם. בחמישי בתחבולה.

[42] השחינים הנושנים ראוי שיצא מהם דם אם מעט ואם הרבה. וכשיהיה האבר העלול כבר שב ירוק או שחור או אדום נשרטהו ונוציא דמו ונניח עליו ספוג יבש ואחר נרפאהו ברפואות מנגבות. ואם יצטרך שנית להריק הדם ממנו נריקהו פעם אחרת. ברביעי בתחבולה.

[43] כשתראה שפת השחין שנשתנה מראה לבדה או שנתקשתה אז ראוי שתחתך ותשרש עד שתגיע אל הבשר בריא. וכשיהיה השנוי הזה כבר נתפשט עד מהלך רב אמנם אז תשרשו או תרפאהו ברפואות. ברביעי בתחבולה.

---

1 טרי: לח **זמק** ‖ שיהיה: غير add. a (except for BELU) 2 רב: הרבה **זמקר** ‖ כי: והוא **זמק** ‖ יזול: ילד **זמק** ‖ ממנו: ממנה **זמקר** ‖ בו: בשחין **זמקר** ‖ ובסביבותיו: ובמה שסביביו **זמק** ועלית מורסה מה שסביבותיה **ר** 163.7–4 החבורות ... בתחבולה (15.55): **מ** om. 4 בהחנק: להחנק **זק** למחנק **ר** (= لاختناق LU) لانبثاق a ‖ הדם ההוא: אותו הדם **זקר** 5 שכחם: כחם **זקר** ‖ כח ... היותר: **ק** om. ‖ בהעתקו: להעתק **ז** בהעתיק **ר** ‖ קרוב: **ז**[1] 6 בהמשכו להפך: במשיכה הפך **זק** במשיכתו להפך **ר** ‖ בקירור: בקרר **זק** ‖ כל: כלל **זקר** 7–6 ופעמים רבות: ורוב מה **זק** ולרבים **ר** 7 יפסק: שיפסיק **זק** ‖ ובחומץ: וחומץ **זק** ‖ מזוג: נמזגים **זק** ‖ ולקבץ: ויקבץ **זקר** 9 המחותך: המבותק **ס** המבותר **זקר** המדופק המבתך **ל** 162.25–9 המחותך ... שיקשה (15.53): **ז** om. 12 והיותר נכון: والأحزم a 14 עפוש: מצאו וכן כשנחתך אבר מפני אכול או עפוש **קר** add. 15–14 מצאו וכן כשנחתך אבר מפני אכול או עפוש: **הלנס** om. 15 שנתפשט בו: שנקבע בו **ק** שנקבע באבר **הלנס** دبّ فيه a ‖ בכויות: بأدوية a 16 ומיניהם: ומיניה **קר** 19–17 השחינים ... בתחבולה: **ר** om. 17 הנושנים: **ס**[1] **גהלנס** om. 19 ממנו: מפני **ק** 21 כבר: שכבר **ק**

[44] כשיהיה נאצור כבר עבר מנהג הזמן שיזול ממנו דבר ואחר יעצר מה שיהיה נוזל ממנו אז ראוי שתפתחהו. בשני בפירושו לששי אפידמיא.

[45] הנה יעשה חוקן במורסא הנקר׳ מחבוא כשתהיה מלוכלכת מאד במי האפר והוא הנקר׳ אלקטאר או במים ודבש. וכל עוד שיהיה פחות מלוכלכת ימעט הצורך ויחקן גם כן אחר זה ביין מזוג בדבש. ומי הדבש בנקוי יותר נמרץ והיין יותר עוזר לדבוק ההוה אחר הנקוי. והניח האספלנית שדרכה להדביק מלמעלה ושים על האספלנית ספוג חדש טבול ביין ותחתלהו מלמעלה. ותתחיל הקשירה משפל המורסא ותכלה אותה אל פיה עד שתלחצנה מבלי שתכאיבנה ותסיר הקשר כל שלשה ימים פעם אחת ותשים על המורסא בגד קטן באספלנית כאלו הוא כלי המדבק. וכשיהיה שפל המורסא ופיה למעלה ולא תוכל לשנות הנחתה אז תשסענה כדי שיזול מה שיש בה. בשני באגלוקן.

[46] כשישתלח דם מופלג מעורק דופק ובלתי דופק הנה אנחנו נכוון אל העורק ונבתרהו ברוחב ואע״פ שזה לא ידבק לעולם אך שנמלט בעל העלה מן הסכנה. וכן כשימצא לעצב עקיצה או תחיבה יכריחנו זה כמה פעמים שנבתרהו ברוחב ותבטל תנועה מן התנועות כדי למלט בעל העלה מכויצה או ערבוב שכל או משניהם. וכפי זה המשל כשיהיה בפרק מן הפרקים הגדולים שמט עם שחין נרפא השחין עד שיבריא ואע״פ שאי אפשר שהשמט יחבש אחר זה. כי אם נשתדל להחזיר השמט עם השחין יקרהו ברב הענינים כויצה ולכן נרפא היותר מסוכן. בשלישי בתחבולה.

[47] זאת הרפואה מפסקת הדם המשתלח מן העורקים ואפילו מהעורקים הגדולים הנקראים אודאג: תקח לבונה או לבונה דקה ואלואן ותערבם בחלבון ביצה עד שתשוב הכל בעובי הדבש. ותגולל בזה שער הארנבת והניחהו על העורק הנקרע והחבורה בכללה ותכרוך עליה כריכה טובה. ותשמר מן הכאבים כי אין דבר בעולם יותר נמרץ לעורר השתלחות הדם מהכאב. ואחר שלשה ימים תתיר הקשר ואם תמצא הרפואה דבקה לחבורה דבוק גמור אז לא תסירה אך הניח עליה מהרפואה עצמה כאלו הייתה מטפיח בה שער הארנבת וקשרהו כבראשונה ואם יפול השער תעשהו שנית וקשרהו גם כן. ולא תסור מלשנות זה תמיד עד שיצמח הבשר. בחמישי בתחבולה.

---

1 כבר: שכבר ק ‖ כבר עבר מנהג הזמן שיזול: שהרגיל בזמן ארוך שנוזל ר 4 אלקטאר: אלקטר ק ‖ הצורך: العسل a 7 שתלחצנה: מבלי שתכאיבנה ותסיר הקשר כל שלשה ימים פעם אחת ותשים ק add. מבלי שתכאיבהו ותתירהו בכל שלשה ימים פעם ותשים ר add. 8 מבלי שתכאיבנה ותסיר הקשר כל שלשה ימים פעם אחת ותשים: הלנס om. من غير أن يؤلّمه وحلّه كلّ ثلاثة أيّام مرّة. واجعل a 8–9 ותשים על המורסא בגד קטן באספלנית כאלו הוא כלי המדבק: واجعل على ضمام يطبق a 10 שיש: שיבא ס 11 מופלג: من عرق ضارب أو غير ضارب a add. (= מעורק דופק ובלתי דופק ס[2]) ‖ מעורק דופק ובלתי דופק: ס[2] גהלנסק om. 13 עקיצה או תחיבה: وجبة أو نخسة a 18 מן העורקים: om. a 19 או לבונה: ס om. ‖ הכל: الدواء a 20 ותגולל: وتلوث a ‖ והניחהו: ותניחהו ס 22 הקשר: הקשירה גהלנק 23 הניח: תניח ז

[48] אם ראית הרפואות לא יוכלו להתיך המוגלא כלה אבל תנצחם המוגלא ותגבר עליהם אז ראוי שתכרות המורסא הנקרא יציאה ושסעה במקום היותר גבוה שבה והיותר רקיק שבה. והזיל המוגלא ושים מה שינגב מבלי עקיצה. ואם תמצא דבר מן האבר שכבר נתעפש אז יצטרך על כל פנים לחתך העפוש. ולפעמים יצטרך שתחתוך מעור האצילים והחולבים בשעור עלה הדס לרפיון עור מקומות אלו. ושים באורך החתך הולך ברוחב האורבים לא בארכם. ואחר החתך מלא המקום מלבונה דקה.

[49] כשיסתבכו הליחות באבר מן האברים המתדמים החלקים ואין דרך להריקם מן האבר עצמו אז ראוי שתניח על אותו האבר רפואות דוחות מה שיזול אליו וההרקה תהיה בחתך וברפואות המתיכות וכל שכן אם תחשב שבאותם המקומות אשר בקרב האברים המתדמים החלקים יש דבר נעצר. במלאכה קטנה.

[50] המורסות הדמיות המתחדשות מבלי סבה כשנשרטם יקרה לבעליהם פגע גדול ביחוד כשתעשה זה בתחלה. ואמנם אם תארך העלה אז אין רוע בשרט. וכן המורסא הנקר׳ חמרה אם יטה ענינה אל הדעיכה או אל הירקות או אל השחרות אז תשרט. בשני באגלוקן.

[51] המורסא הנקר׳ גחלת יעשה הקרור בתחלת הענין וכשישקוט חומה ונתבטלה רתיחתה אז יועיל לה בעת ההיא השרט ויעשה התחבשת הלקוח בקמח שעורים מחומם. בשני באגלוקן.

[52] כשתהיה המורסא קשה להתמגל כבדה להתיך הנה הליחות אשר נתדבקו באבר ההוא יש עמם יתרון עובי ודבקות ולכן ראוי לעשות השרט השוקע. ויאות גם כן במורסות האלו התחבשת הלקוח בתאנים והוא שיבושלו התאנים עד שישובו המים במעמד הדבש וערבהו פעם בקמח שעורים ופעם בלחם קיבר. בשני באגלוקן.

[53] תמצא השרט הבלתי שוקע שאינו רב התועלת והוא מעט ההצלחה במורסות. והשרט השוקע ההולך באורך מריק הרבה מאד עד שיחשב בעליו להתעלף ממנו. ויצטרך אותו השרט עצמו ברפואה המיוחדת לו. והשרט הממוצע בין השרטים הנזכרים הוא הבטוח מן הפגעים ולכן ראיתי בעצמי לעשותו תמיד לבד במה שיקשה בשולו והתכתו מהמורסות. כי אז ראוי לשרט השוקע. בשני באגלוקן.

[54] יולד בגופים שני מותרים בהכרח: אחד מהם דק נתך מן הגוף בהתכה נסתרת והשני עב והוא הזוהמא המתקבצת על הגוף. ואותו הדק בשחין יקרא חלודה ואותו העב בשחין יקרא

---

1 המוגלא: המורסא **ס ל** om. 2 יציאה: ציאה **ק** 6 מלא: תמלא **ק** 7 ואין דרך להריקם: ولزم أن تستفرغ a 15 גחלת (= جمرة): حمرة a ‖ הקרור: הרקוק **גלנסר** ‖ ונתבטלה: ותבטל **ק** 16 בעת ההיא: om. a 18 נתדבקו: נדבקו **ק** 20 וערבהו: ותערבבהו **ק** 22–23 מעט ההצלחה במורסות. והשרט השוקע ההולך באורך מריק הרבה מאד: **ק**[1] 24 הנזכרים: om. a 25 בעצמי: בעצתי **ס**

מלוכלך. כי ישוב השחין לח או מלוכלך מרוב אחד משני אלו המותרות ולכן יצטרך השחין מפני לחותו אל מה שמנגב מבלי עקיצה ומפני לכלוכו אל מה שינקה. ולא יפסק רגע אחד מהולד שני המותרים האלה בשחין השוקע. בג׳ בתחבולה.

[55] השחין השוקע יצטרך תמיד לרפואה מנגבת ומנקה. והרפואה המצמיחה ראוי שתהיה במדרגה הראשונה מן הנגוב שוה בנקוי ונגוב כמו הלבונה וקמח פולים וקמח כרשינים וקמח שושן וצמח אפופונק והתותיא והיין רפואה טובה לכל השחינים. בשלישי בתחבולה.

[56] הרפואה המדביקה ראוי שתהיה יותר חזקת הנגוב מהמצמיחה הבשר ושלא יהיה בה מרוק ונקוי כמו שיצטרך לזה המצמיחה הבשר אבל יהיה המדביקה קובצת. והרפואה החותמת והמבריאה יותר יתרת הנגוב מהרפואה המדביקה כי היא המנגבת שטח הבשר עד אשר כבר נתדבק ויקשהו וינגבהו וישימהו שעומד במקום עור. וזה כמו עפצים לחים קליפת רמון ואלקרץ ובלבשטיאש וכיוצא בהם. בשלישי בתחבולה.

[57] הבשר הנוסף הצומח בשחין יצטרך לרפואה מנגבת נגוב נוסף וימרק ויאכל כמו וורדיט. בשלישי בתחבולה.

[58] ברבים ממי שנרצה בהם לעטשם יעשה על הדמיון הזה: יוקח קצת ויודק לאבק דק ויעורב בשמן ישן וישחק היטב. ואחר נצוה העלול שימלא פיו מים ויהפך ראשו לאחור בתכלית מה שאפשר. ויעוטש ברפואה הזאת שיצווה שימשוך נשימתו לצד פנים עד שתמשך הרפואה ביתרון חוזק. במאמר בכלי הריח.

[59] סופר מאדם אחד שהיה בירִיכו שחין נושן קשה להבריא ובא אל רופא חכם להקיזו בידו וראה הדם שחור ועב והוציא ממנו ביום הראשון דבר מועט וכן ביום השני וכן בשלישי וברביעי ושלשלו ברפואה המוציאה הכימוס השחור שלשה פעמים וזן אותו במזונות טובי הכימוס. ואחר שב אחר זה לרפאת השחין עצמו ונרפא. במאמר במרה השחורה.

---

1 המותרות: המותרים **זק** ‖ השחין: ضرورة add. a 3 בג׳: בשלשה עשר **הזלנקר** בי״ח **גה** 4 השוקע: העמוק **ר** ‖ המצמיחה: لحم add. a (except for EL) 5 כמו: כגון **זק** ‖ הלבונה: ودقيق الشعير add. a 6 וצמח: וקמח **ס** ‖ אפופונק: אשפופונק **ג** אשפופונאק **ה** אפופונאק **ל** אופופונקא **נ** אפופנק **ר** 8 מהמצמיחה: **ס**[2] מהמצמיח **ה** מהצמחת **ק** המצמיחה **זל** מהצמיחה **ס** מהצמיחת **ת** 9 בה: **ס**[2] **גזלנק** om. 10 והמבריאה: ويدمل a ‖ היא: **ס**[2] **גהזלמנק** om. 11 כמו: כגון **זק** 12 ובלבשטיאש: ובלושטיאש **גזלר** ובלאושטי׳ **מ** ובלאושטיאה(?) **נ** ‖ בשלישי בתחבולה: emendation editor במאמר ההוא בעצמו **גזמ** במאמר ההוא **ה** במאמרו במרה השחורה **לנ** בשלשה עשר בתחבולה **ס** באותו מאמר **קר** 13 כמו: כגון **זק** 14 בשלישי בתחבולה: emendation editor בשלשה עשר בתחבולה **גס** במאמר ההוא בעצמו **זמ** באותו מאמר **הקר** 14–22 בשלשי בתחבולה ... ונרפא (15.59): **ל** om. 15 לעטשם: تسعطهم a ‖ הדמיון הזה: המשל הזה **זמק** זה המשל **ר** 17 ויעוטש: ويسعط a 19 סופר מאדם: ספר אדם **גהזמסק** 20 ביום השני וכן: om. a (except for B) 22 ונרפא: ונתרפא **זמקר**

[60] אם יכשר בעיניך שתכרות ויהיה החולה רך לבב או שיקשה זה אותם שהם סביביו שתדמהו שאתה מעשה אותו או תמשח ותכרות מעט שלא יכיר קודם זה.

[61] לא יקובל תועלת בהוצאת דבר מן הליחה הרוצה לשוב מוגלא כי התעכבה בפנים עד שישתנה עמה שאר מה שיש שם יותר טוב ויותר מהיר להשתנות יחד.

[62] עצם האף יחבש שברו ויתרפא ויתדבק בעשרה ימים. ואמנם הלחי והתרקוה והצדדין בעשרים יום. ואמנם הזרוע בשלשים ואמנם השוק והקנה בארבעים יום. ברביעי מפירוש המזון.

[63] העצמות בבחורים יחבשו קודם שיחבשו בנערים כי הנערים יצטרכו לליחה שיגדילו בה ולהחליף מה שנתך מהם. וזכר זה אסקלפיוס במאמר הראשון מפירושו בספר החבישה.

[64] כל עצם ישבר כשיעברו לו ארבעה ימים ולמעלה אז לא תשתדל לחבשו פן תביא אל העלול היזק גדול. בספר ההוא בעצמו.

[65] בעת שבירת העצמות תשים הרפידות טבולות ביין קובץ שחור וכל שכן בקיץ. כי אם תעשה בקיץ השמן או הקירוטי יתחדש באבר עפוש. בשביעי בתחבולה.

[66] ראוי שיהיה החולה שימצא הרגש הלחיצה מהקשירה במקום העלה יותר ובשתי הקצוות פחות זהו בענין השבר והשחין. אמנם הקשירה אשר יכון בה השמנת האבר הרזה אז תרפה מה שיהיה על האבר הרזה ותהדק מה שיהיה נלוה אליו מהאברים הבריאים כדי שישתלח הדם אל האבר הרזה.

[67] אם כשיחבש היד או הרגל אז תשים תבנית הנחתם התבנית אשר עבר בו המנהג תמיד לאותו האיש. כי יש מן האנשים שרגלם פשוטה ביום ומקובצת בלילה ויש מהם שהיא מקובצת. בשלישי בתחבולה.

[68] שבירת הרגל תצטרך לדפוס פן יתנועע ויתגעש האבר בעת התנועה וראוי שתטיב לעין בחולי המחייב הדפוס כי שאם יהיה ההיזק המתחדש מן הדפוס יותר רב מתועלתו אז לא תעשהו. בשלישי בתחבולה.

---

1 שתכרות: ס[2] לכרות ק גהזלמנס om. ‖ שיקשה זה: ס[2] שיסתפקו בזה גהזלמסק שיסתפו בזה נ ‖ אותם שהם סביביו: לעומדים לפניו ר 2 שתדמהו שאתה: תראה עצמך כאלו ר ‖ מעשה: תרצה ס[2]רת ‖ אותו או תמשח: לחבשו או למשחו ס[2] לחבוש או למשוח ר אותו לחבוש או למשקו ת 4 מהיר: ס[2] גזלמס om. טוב נ 8 לליחה: إلى مادّة a 9 אסקלפיוס: עסקלפידס ג קלפידס ה קלפיוס לנ אסלפיוס מ עדקלפיוס ס אתקלפיוס ק 11 בספר ההוא בעצמו (من ذلك الكتاب EL): בספר ההוא ס في الثالثة من شرح أسقليبيوس لكتاب الجبر a 13 הקירוטי: הקירוט גזקל הצירוטו נ 17 הרזה: في ثالثة الحانوت add. a 19 ביום: أجمع add. a ‖ ומקובצת בלילה: om. a 21 לדפוס: לרפידות סת ‖ פן יתנועע ויתגעש: يضطرب a

[69] ראוי שתקשור תחלה תחת הרפידות ותתחיל ממקום העלה ותכלה אל המקומות העליונים למנוע שפיכת הלחויות וימנע בזה הולד המורסא. ואחר תשים הרפידות ואחר תרפד מלמעלה הרפידות שלא יתבלבל והתחיל ממקום העלה ותכלה למטה לעצור הדם המעופש מן האבר העלול אל הקצה. ואחר זאת הקשירה השנית תשים החבישות והם אשטילאש ותהדקנה כל מה שהוא אחריהן ותסמכנה אותו. ואם כן יהיה כל מה שמקיף באבר ארבע דברים: הקשירה הנוגעת האבר והרפידות והקשירה אשר עליהן והחבישות. בשלישי בתחבולה.

[70] ראוי שתשים הרפידות במקום היותר דק מן האבר עד שישתוה עם העב וקשרהו בקשירה ואז תפול הקשירה שוה כי אם תתחלף תתרפה. ויהיה רוחב הצעיף ג׳ אצבעות או ד׳. בשלישי בתחבולה. נשלם המאמר החמשה עשר שבח לאל לבדו.

המאמר הששה עשר כולל פרקים תלוים בנשים

[1] לא יחשוב שיתבאר הזיק העצר הנדות בחדש הראשון ויתבאר בשני ביאור נסתר ובחדש השלשי ומה שאחריו יגדל הפגע כי אשר ישפך מהנדות בחדש הראשון יכילהו הרחם ואז אם יתמלא במה שישפך ולא ימצא מה שישפך מקום ישוב למעלה ויתעפש ויתחדש ממנו פגעים גדולים. בפירושו כאיבי הנשים.

[2] קודם עת הנדות ד׳ ימים או ה׳ ראוי שתנהיג האשה בהנהגה דקה ואז תקיז מן הרגלים להגיר הנדות וזה בשתית הרפואות כמו הדבש והפודנג׳ הנהרי והגני ויותר חזק מזה האבהל ואלמשד טראמשיר אם יבושלו לבדם או גרמם בעצמם. והיותר מעולה שבעתים ללקיחת אלו הרפואות המגירות הדם בעת יציאת האשה מן המרחץ אחר הנגוב. וכן שתית גירא בזה העת יוסיף הנדות. במאמר בהקזה.

[3] העצר דם הנדות אם מפני חולשת העורקים והרחם מלמשכו או מפני חכוך שיש שם או מפני סגירת הרחם. בפירושו כאיבי הנשים.

3 תרפד: تربط a ‖ והתחיל: ותתחיל זק 5 אשטילאש (i.e., O. Occ *estelas* or O. Cat. *estellas*; cf. SHS1: 463 (Quf 28)): אשטילש ס[1]ר גהזלמנסק om. ‖ ותהדקנה: ס[2] ותהדקם ג תהדקו זלנסק מהדקות ר ה om. ‖ ותסמכנה אותו: ס[2] וסומך אותן גהזלמנס וסומך אותו ר 6 והקשירה: והקשירות סת 7 בתחבולה: זלמנקר om. 8 וקשרהו: ותקשרהו זקל العصابة a 9 הצעיף: הסעיף זקס 10 בתחבולה: זלמנקר om. ‖ נשלם המאמר החמשה עשר: גה om. ‖ שבח לאל לבדו: גהנ om. ומספר פרקיו ס״ד ז ופרקיו ס״ד ר ولله الحمد والمنّة a ‖ לבדו: ששים וארבעה ק add. وعدد فصولها تسعة وستّين E add. 17 וזה בשתית (= وذلك بشرب BELU): وعند ذلك تشرب a ‖ בשתית: בכחות ס ‖ כמו הדבש: بماء العسل a ‖ והפודנג׳: מנטשטרי ס[1] ‖ האבהל: ג׳ינברי ס[1] זרע גנפרי ר 18 ואלמשד טראמשיר: ואלמשך טרמשיר גה ואלמשך דראמשיר ל ואלמוסך טראמשיר מ ואלמשך נ ואלמשכטראשיר ס פוליגרינאל(?) ס[2] 21 מפני: כאב גה כאבי ל ‖ חכוך: לחכוך ג וחכוך ה חכוך חדות מ חדות ז[1]ס[1]ק[1]ר سدّة a 22 בפירושו: בפירוש ז בפי׳ ק

[4] אמר משה: אלו הסבות אשר זכרנו הם מצד הכלים לבד ויהיה דם הנדות מצוי. ולא יכוון באלו הסבות התלויות בדם ר״ל כמות הדם אם ימעט המזון כי דם הנדות אז בלתי מצוי ולכן אמר העצר הנדות ולא אמר הפסק הנדות.

[5] העצר הנדות ימשוך אחריו על רוב הענינים מקרים רעים אם כולם ואם מקצתם והם כובד בגוף ונפילת התאוה וסמור וכאב בשפל הגב או בצואר או בקדקד או בראש או בשרשי העינים וקדחת שורפת ושתן מעורב המראה משחרות ואודם והגרת החלב מהשדים. ואם יארוך העצר הנדות הנה לפעמים יתראה עובי במקום הריק מהחולבים. ומה שיהיה מהנשים יזול וינהג ענין נדות מהן הזלה משובחת אז לא יקרה להם מזה דבר. בשני בהודעה.

[6] אם יפליג הזלת הנדות ימשך לזה רוע מראה ותפיחת כפות הרגלים ובכל הגוף ורוע העכול. בששי בהודעה.

[7] הנה יקרה לנשים העלה הידועה בהזלת הדם כשיתנקה זה הגוף כלו. ורוב מה שיהיה זה לנשים רכות הגוף הלבניות. והדבר אשר יורק בהזלת הדם יהיה בקצת העתים חלודה ובקצת העתים חלודה ממיית או יטה אל הכרכמות. ואמנם אם ראית אותו כמו דם ההקזה אז תחקור פן יהיה מהתאכלות ורוב מה שיקרה שיתאכל בצואר הרחם. בששי בהודעה.

[8] כמו שיש מהאנשים שענין טבעו טבע הנשים ויהיה בשרו יפה רך דומה בגוף האשה כן ימצא מן הנשים שגופם יבש קשה דומה בטבעה טבע האיש והנה כל אשה יעתק טבעה אל טבע האיש הנה אין דבר מהרפואות יחזק לתנועת נדותה. בשמיני לפירושו לששי לאפידמיא באחרית הספר.

[9] המותרות יתקבצו בגופות הנשים מפני השקטם ומרגועם ועזיבת העמל ואלו המותרות ידחם הטבע אל העורקים אשר יתחברו ויתקבצו שם ברחם כח מושך לאותם המותרות. בפירושו כאיבי הנשים.

[10] כל השרינים והעורקים בכל הגוף מהזכר והנקבה יחד על ענין אחד לא במספרם לבד אך ביצירתם ותכונתם והנחתם ביצירה. ואמנם יתחלפו בכלי ההזרעה ויתבאר בנתוח שאברי ההזרעה בזכר ונקבה דומים מתדמים. ואמנם הם בזכרים בולטים והם בנקבה פנימיים כאלו

1 יכוון (= يقصد BELOU): يذكر a 2 אם ימעט: שימעט **גהלנס** כשימעט **ר** ‖ המזון (= الغذاء): جدّا a 5 וסמור: **ז**[1] **לס** om. ‖ בשפל הגב: **ס**[2] באל קטון **גהלס** באל קוטן **נ** באל קטן **זק** באל קטאן **מ** 7 ומה (= وما ELO): ومن a 8 יזול וינהג: يجري a ‖ בשני: בעשירי **גהר** בעשרים **זלנק** سادسة a 9 ובבכל: ובכלל **ס** ובבלי **ל** 11 זה: بذلك a 12 חלודה: أحمر add. a 16 שגופם: **גהזלנס** om. 17 לאפידמיא: לאפידימא **ז** לאפידימיה **ק** 19 המותרות: המותרים **גהזלמנקר** ‖ המותרות: המותרים **גהזלמנקר** 20 ברחם: وللرحم add. a ‖ המותרות: המותרים **גהזלמנקר** 22 בכל הגוף מהזכר: בכל גוף מזכר **ס** בכל גוף מהזכר **ל** 23 והנחתם ביצירה: ووضعها a ‖ ההזרעה: ההולדה **ק**

תהפך כלי הנקבה עד שישוב תארו פנימיית חיצוני ישוב הרחם כאלו הוא כיס לאשכים והאשכים אשר הם צדי הרחם ישובו לתוך זה הכיס וישוב צואר הרחם דומה לאמה. בשני בספר הזרע.

[11] כשיהיה מהרחם הרקה רבה בבת אחת אז תניח קרני המציצה אצל השדים וישקוט זה במהיר שבעתים. וכן תניח קרני המציצה על הארכובות ועל ירך האשה אשר כבר נתכווץ ממנה הרחם בו ותעתק למעלה או יטה אל אחד משני הצדדים. ותקרב אל נחיריה מה שיש לו ריח נתעב בתכלית התיעוב וברחם יש רפואות טובות הריח שדרכם להרפות ולחמם. בראשון באגלוקן.

[12] רוב מה שנתלה על הענה והחולבים קרני המציצה בעת מה שנרצה לעורר דם הנדות שיצטרך. בשלשה עשר בתחבולה.

[13] הזהר מהקיז דם עורק היד במורסות הרחם כי הוא יצר הנדות אבל תקיז למעלה מהקרסול והשמר שתפעל זה קודם עת נדות האשה בשלשה ימים או ארבעה. ואז גם כן תתלה קרני המציצה על שני הקרסולים. במאמר בהקזה.

[14] מי שהיתה מהנשים בנדות על השווי והיא תעשה העמל מעט הנה היא לא תתאוה המשגל כי גופה ינקה מהמותרים אשר ידגדגו הרחם ותעוררוה לבקש המשגל. בפירושו כאיבי הנשים.

[15] אם יפליג הגרת הנדות ימתחו העצבים והעצלים אשר עליו השדרה מהיובש ויתחדש כאב והנה תכווץ הרחם מהיובש הקורה מרוב הגרת הנדות ותעלה למעלה וימתיח בהמתחה הטרפשות והקרבים ואז יתחדש מחנק. בפירושו בכאיבי הנשים.

[16] מחנק הרחם יקרה אם יעצר הנדות וימלא הרחם והעורקים אשר יבואוהו וקשוריו וימתחו ותמתח הרחם למעלה ותלחוץ המסך ואז תצר הנשימה והנה תלחץ האסטו׳ ותכאיבה כאב חזק. בפירושו לכאיבי הנשים.

[17] והנה הכריח בזאת העלה שיהיה סבתו העצר הזרע באשה והפסדו שם והאריך ביאור זה באחרית ההודעה.

1 תארו (صفاتها ELO صفاته U): صفحتها a ‖ הוא: **זלמנק** .om 4 כשיהיה: כשיהיה נגר **ס**[2] מה שיהיה **גהזלמסק** 5 על הארכובות: على الأربيتين a 5–6 כבר נתכווץ ממנה הרחם: **ס**[2] אז נתכוון בו **גל** אז מתכוון **נ** אז נתכווץ בו **זמסק** אז נתכווץ הרחם **ה** 6 אל נחיריה: בנחיריה **ס** 7 וברחם יש רפואות: ومن الرحم أدوية a 10 שיצטרך: ויכריחהו **ר** 11 דם: **זמקר** .om ‖ יצר: יעצר **ס** ימנע **ר** 14 שהיתה: שהיה **ג** שיהיה **זמק** 16 הגרת הנדות: ההגרה הנדותיית **סת** ‖ עליו: על השדרה **ר** على الصلب a 17 וימתיח: וימתחו **ר** 18 הטרפשות: הצד **זמס ק** .om הטרפשות **ז**[1] 21 בפירושו לכאיבי הנשים: באותו מאמר **קס** 22 והאריך: ואריכות **גהזלמנסק** ותאריך **ר**

[18] ראיתי אשה עמדה אלמנה זמן רב כי בסבת שקרה לה מן המקרים מחנק הרחם ובסבת מה שאמרה המילדת לי כי רחמה כבר עמד למעלה ראיתי שתניח למטה הפתילות בדברים אשר עבר המנהג בעשיתם. בסבת חום אותם הדברים המונחים למטה מהפתילות ובסבת משוש היד לערוה בעת הכנסת הרפואות קרה לה קויצה עם כאב הלידה ותענוג יחד דומה במה שיהיה בעת המשגל. ובאחרית זה יצא ממנה דבר גס ושקטה האשה מאותם המקרים המזיקים כלם. בששי בהודעה.

[19] הנדות אשר יזול מההרות אי אפשר שיהיה מהעורקים אשר בפנימי הרחם כי השליא נתלית בפיותיהם כלם. ואמנם יהיה יציאתו מהעורקים אשר בצואר הרחם. בפירושו לחמשה פרקים. וכן זכר בסוף ההודעה שהדם אשר יזול מההרות הוא מבתוק עורקי צואר הרחם.

[20] מהירות הגדול בנשים יורה על שיש בהם חום נוסף פגש לחות גופותיהן ויעיד זה מה שיזול מגופותיהן מהנדות בכל חדש כי ברב הדם ירבה החום. בפירושו לכאיבי הנשים.

[21] רוב מה שיצא הרחם ברוב הנשים ההרות אז תפול לחוץ אם יהיה הלידה חזקה מאד ויעשה זה הכח הדוחה בעצמו בהפלגה ובסגולה אם יהיו קשוריו עם עצמות השדרה חלושים בטבע. בשלישי בכוחות.

[22] המורסא הידועה בסרטן רוב מה שיתחדש בשדי הנשים אם לא ינקה גופותיהם בנדות. ואם תהיה זאת ההגרה הנדותית כפי מה שראוי הנה האשה תשאר על בריאותה תמיד מבלי שישיגה מחליים כלל. בשני באגלוקן.

[23] תאות המאכלים הרעים תקרה למי שיהיה בקמטי אסטומכתו מותרים רעים נכנסים אליה. וזה יקרה לנשים רעות הליחה בעת שתהרנה. ורוב מה שיתאוו דברים חמוצים ועפוצים וכל דבר חד חריף והפחם והעפר. ויקרה זה לרוב הנשים בשלשה החדשים הראשונים ואחר ישקוט ברביעי כי אלו הליחות יורקו בקיא ושאר החלקים יבשלם באורך זמן למיעוט מזון האשה למה שיקרה להם מהסרת התאות וגם כי העובר אז יוזן במה שיש לו שעור. ואז יחסר המלוי מגוף האשה ויחסר כל מה שבו מהליחות הרעות. ברביעי בעלות והמקרים.

---

2 לי: לה **לנסר ה** .om || עמד: تشمّر a 4 קרה: יקרה **גהזמק לנ** .om || כאב הלידה (= وجع ولدة): وجع ولدّة a || ותענוג: **ג1ס2 זלמנסק** .om **ג** .del 7 שיהיה: שיצא **ר** || בפנימי: בפנים **ס** בתוך **ר** 8–9 לחמשה פרקים: ה׳ בפרקים **ק** 9 מבתוק: מנתוק **ה** מבתיק(!) **ז** מבתור **לק** מבתי(!) **מ** מניקוע **נ** מתוק(!) **ס** מצתוק(!) **ס2** ממתוק(!) **ר** 10 ויעיד: **ס2** ויעצר **זל** **סק** ויעזור **מ** ויאמת **ר** 11 מגופותיהן: מגופן **ס** 12 אז: הוא **ס** .del 13–14 יהיו קשוריו עם עצמות השדרה חלושים בטבע: תהיה הנחתה עם גודל קושי חולשת הטבע **גהזלמנסק** 16 ההגרה הנדותית: **ס2** ההגרה הנדות **ס** הצריכה **גהל** הבריכה **זמק** הענין **ר נ** .om التنقية a 19 שתהרנה: שיהרו **הזלמנק** שיתעברו **ר** 21 כי: جزء من add. a 22 להם: לה **ס** 22–23 יוזן במה שיש לו שעור: **ס1** ימשוך כל מה שיוכל **גהזלמנסק**

[24] העלה אשר תקרה מתאות הדברים הרעים אמנם תקרה בסבת פי האסטו׳ אם נתעללה. וכל העלות אשר יתחדשו לנשים בעת מה שיתאוו תאוה כלבית או לא יתאוו או יתאוו דברים רעים כל זה עלה בפי האסטו׳. בחמשי בהודעה.

[25] הזכרים ברב הענינים תהר מהם האשה בצד הימין מהרחם והנקבה בצד השמאל ולא יפול הענין הפך זה אלא בפליאה. בששי בהודעה.

[26] אם תהיה האשה הרה אם יכמשו דדיה עד שירזו ויכחשו יזדמן לה שתפיל. ואם תהיה הרה תאומים ותכמש אחד מהשדים אז תפיל אחד מעובריה. בששי בהודעה.

[27] אם תהיה האשה הרה ותפיל תמיד אחר שני חדשים או שלשה או ארבעה הנה תדע שסבת זה לחות לבניות נתקבצו בפיות העורקים אשר ברחם. וכפי זה הלחות יהיה התחברות עורקים דופקים ובלתי דופקים אשר ברחם בשליא התחברות חלושה כי לא תסבול כובד העובר המותר אבל תפיל ותמלט ממנו בנקלה. בששי בהודעה.

[28] בעת ההריון יהיה הדפק יותר גדול ויותר חזק התנועה ויותר חזק המהירות. ואמנם בשאר הדברים הנה ישארו על עניינם. בדפק הקטן.

[29] וממה שיורה על חכמת הטבע שפי הרחם כל עוד שהילד בו הנה הוא סגור סגירה גמורה מהודקת. וכשימות יגיע פתיחתו השעור אשר יצטרך ביציאת העובר. ולא יעמדו המילדות גם כן אצל הנשים בעת המצאם החבלים ושיושיבון על משבר אך אחר שימששמו פי הרחם בעת הפתחו מעט מעט. וכשיגיע מהפתחו השעור המספיק ביציאת העובר אז יושיבוה על המשבר ויצוה בדחית העובר בעשוי עצלי הבטן. בשלישי בכחות הטבעיות.

[30] הנה תפיל האשה מתנועה או מפני המרחץ כי המרחץ ירפה הגוף והעצבים. והנה תפיל בעשית השמן בראשה ברב כי תחדש נזלים ויביא שעול ויזדעזע הרחם וישליך העובר. בפירו׳ כאיבי הנשים.

[31] הנה בעת ההריון תמשוך הכח המצירת והמגדלת לעוברים הדם היותר טוב וישאר היותר רע בעורקים והנה יצא אחר הלידה כפי מה שיצא בכל חדש מה שלא יצטרך מאופני כמותו או איכותו. במאמר במרה השחורה.

---

1 הרעים: **גהזלמנסקר** .om ‖ נתעללה: **ס**^{2} ישתוה **זמסק** ישתנה **גה** משתוה **ל** משתנה **נ** תהיה עלולה **ר** 2 או לא יתאוו: **ס** .om ‖ או יתאוו: **גזלמנקר** .om ‖ יתאוו: أو يشتهين add. a 3 בפי: في a 5 אלא: כי אם **גהזלמנקר**^{2} 6 אם תהיה האשה הרה: ההרה **זקר** 9 לחות לבנייות נתקבצו: לחות לבניית נתקבץ **ז** לחות נתקבץ **ק** 11 המותר: **נסר** .om המוהר **זק** المحمول a 13 ישארו: תשאר **ס**^{2}**ת** 14 שהילד: שהעובר **ס**^{2}**רת** الطفل a ‖ הנה הוא (= فهو ELU): حيًا a 15 וכשימות: **ס**^{2} וכשלא **גלמס** שימות **ה** וכש־ **זנק** ‖ פתיחתו: **ס**^{2} מהפתחו **גהזלנסק** ‖ ולא יעמדו: **ס**^{2} לא יקימון **גזלמנסק** ולא יקימון **ה** 16 אצל: **גהזלמנסק** .om ‖ ושיושיבון: **ס**^{2} לא יושיבוה **זס** לא יושיבוהו **גהל** לא ישיבוה **מק** 22 בעת: **ס**^{1} ענין **גהזלמנסק** في حالة a

[32] הזמן אשר ישלם בו יצירת העובר חמשה ושלשים יום או חמשה וארבעים ובכפל יום יצירתו יתנועע. והזמן אשר בו יתנועע בשלשה כפלים יולד. בפירושו ברביעי במזון.

[33] אם יקשה על האשה הלידה הנה הדם אשר ילך בעת המליטה ברב הענינים יעצר ממנו ואברי הלידה ינופחו בסבת חוזק אשר ישיגה בעת קושי הלידה. בשני לפירו׳ לשני לאפידמיא.

[34] האשה אשר תלד תצטרך שתריק זה הדם הנפסד כלו אשר יתקבץ בימי ההריון. ועקר הענין ברפואתו בהרקת זה הדם ואז תזון ותלחלח כי יקל הגרת הדם וממה שיתקבץ בו המזון וההרטבה מי כשך השעורים ובו עם זה דקות וחתוך וזה ממה שיעזור על הגרת הדם העב. בפירו׳ לשני לאפידמיא.

[35] המינקת אם תעצר חלבה או לא תעצר בשום פנים יבשר בחלי ואם יהיה שופע יורה שטבע השדיים בשווי חזק על פעולותיהם. בפי׳ לכאיבי הנשים.

[36] ההרה אם יגר חלבה העובר חלוש ולחולשתו לא ימשוך הדם וישוב אל השדים ואז יולד חלב. ואם יהיה בשדים יתרון קבוץ חלקים הנה הוא העובר יותר בריא. בשביעי לפירושו השני לאפידמיא.

[37] חלב האם נאות לנער היולד כי עצמיותו עצמיות הדם אשר נברא ממנו ואם יפסד החלב הנה אז יבחר חלב נאות. ברביעי לפירו׳ במזון.

[38] קבוץ הדם בשדים יורה על שהעובר יתחדש. בששי לפירושו לאפידמיא.

נשלם המאמר הששה עשר.

---

1 יום: أو أربعين add. a 2 יצירתו: ציורו **גלנק** תכונת **זמ** תכונתו **ק**[1] הויתו **ר** 4 ואברי: אברי **זק** لأنّ أعضاء a ‖ ינופחו: **ס**[2] יתפסו(!) מורסא **ג** יתפתחו **ה** יתנפחו מורסא **זמק** ינופחו מורסא **ל** יתתפחו מורסא **נ** מורסא **ס** נפוחים **ר** ‖ לאפידמיא: לאפידימא **ז** אפידימא **ק** 5 האשה אשר: האשה אשר אם **גזלמ** האשה כש- **ר** المرأة إذا a 8 לאפידמיא: לאפידימא **ז** 9 שופע: **זקס** .om זה **ל** 11 הדם: **גהזלנסקר** .om 12 ואם יהיה בשדים יתרון קבוץ חלקים הנה הוא העובר יותר בריא: ואם יהיו השדים קשים הנה העובר יותר בריא **נ** ‖ בשדים: בשד **גזלמסקר** ‖ יתרון קבוץ חלקים: **ס**[2] מותר **גלמסק** מותר יתרון קבוץ חלקים **ה** מותר והוא קשה **ז** 13 לאפידמיא: לאפידימא **ז** לאפידימיה **ק** 15 יבחר: **ס**[2] ירבה **גזלמנסק** 16 שהעובר (= جنين): جنون a ‖ לאפידמיא: לאפידימא **ז** לאפידימיה **ק** 17 נשלם המאמר הששה עשר: **ה** .om תם המאמר **ק** ‖ עשר: ופרקיו ל״ו **ר** .add ומספר פרקיו ששה ושלשים **זל** .add (= وعدد فصولها ستّة وثلثين U)

המאמר השבעה עשר כולל פרקים תלויים בהנהגת הבריאות

[1] ההשקט רוע גדול בשמירת הבריאות כמו שהתנועה טוב גדול. וזה שהאנשים לא יחלו אם הוא יכוון באשר לא יקרה להם רוע עכול כלל ולא יתנועעו אחר המאכל תנועה חזקה. וכמו שההתעמלות קודם המאכל יותר נאות מכל הדברים כן ההתעמלות אחר המאכל יותר מזיק מכל הדברים. במאמר בטוב הכימוס.

[2] אמר אבוקרט בשישי אפידמיא: התמדת הבריאות בשמירה מן השבע ועזיבת העצלה מן היגיעה. ואמר גליאנוס בראשון למאמר הזה: הרחקת המלוי מן המאכל מועיל בכל השנים ובכל ענין מן הענינים שבגוף.

[3] הבריאות הוא ענין יצטרכו אליו האנשים כלם. אך אין כלם יכולים לטכסס עצמם בטכסיס הראוי לו אם לענין הזוללות והתשוקה לאכול ואם לרוב הטרדה ואם לסכלות הידיעה ממה שיאות להעשות. במאמר בטוב הכימוס.

[4] ראוי שלא תעלים עינך מתנועת הגוף כמו שיפעלו אנשי החכמה אשר ישקדו היום והלילה כלה. אך ראוי שתניע הגוף והאברים כלם תנועה שוה ושיעשה כל אבר מעשהו ויקבלו תועלת האברים כלם החיצונים והפנימיים. במאמר בשינה וביקיצה.

[5] מה שראוי שיכוון בו בהנהגת הבריאות שתי כוונות: להחליף תמורת מה שנתך עד שירד בגוף דבר דומה לו ונאות לו כפי מזגו. והכונה האחרת נקוי המותרים אשר אי אפשר מבלי שיולדו מן הגוף. ואמנם כונה שלישית והוא שלא ימהר אליו תשות הזקנה. וזאת נמשכת לאותם שתי הכונות. בראשון בהנהגת הבריאות.

[6] ראוי שתקדים השגחתך קודם כל דבר בשמירת החום הטבעי ומה שיתכן בו לשמרו מיני התעמלות השוים אשר יהיה לגוף ולנפש יחד. באותו מאמר.

[7] מה שראוי שתתחיל בו בהנהגת הבריאות הוא ההתעמלות ואחריו המאכל והמשתה ואחריו השינה ואחריו המשגל. ותפעל בכל אחד מאלו החמשה השעור השוה. בששי בפירו׳ לששי אפידמיא.

[8] המשגל הנה עשיתו הוא נכנס בהנהגת הבריאות והוא שיהיה בין עתותיו הפרש די שלא יוחש עמו רפיון ולא חולשה אבל יחוש שגופו יותר קל ממה שהיה קודם עשותו אותו. ועת

1 כולל: על דרך גזקל add. 2–3 אם הוא יכון: ס om. 3 יכוון: עני זמק עור גהלנ 4 יותר נאות מכל הדברים כן ההתעמלות אחר המאכל: זמק om. 6 אפידמיא: אבידימא ז אבידימה ק ‖ השבע: הטבע זמקר 9 אך: אכן זמקר 15 עד שירד: حتّى يردّ a 20 באותו מאמר (= في مقالته تلك ELO): أولى تدبير الصحّة a 21 והמשתה: ثمّ النوم a add. 22 ואחריו השינה: ס^2 גהזלמנסק om. 23 אפידמיא: אבידימא זק

עשיתו שלא יהיה האדם מלא מזון ולא ריק מאד ולא שנתקרר מאד ולא שנתחמם מאד. וכן הענין ביובש ולחות. ואם יפול הטעות מן העשוי אז ראוי שיהיה אותו הטעות מועט. וזה שעשיתו על המלוי או בעת חמום הגוף או בעת לחות פחות היזק מעשיתו בענינים שהם הפך אלו הענינים. במלאכה קטנה.

[9] המשגל הוא מה שמנגב תמיד ואמנם יקבל תועלת בו מי שיש בגופו מותר עשני לתגבורת רוע מזג חם בטבע. זה לבדו יועילהו המשגל בנגובו וקרורו. בחמישי בפירו׳ לששי אפידמיא.

[10] ראוי בשמירת הבריאות שיתעמל האדם תחלה ואחר ימשך אחריו במאכל ובמשתה ואחר ימשך בשינה. בשני בהנהגת הבריאות.

[11] ראוי שיוקח המזון אחר המרחץ או אחר ההתעמלות אחר השקט ההתגעשות המתחדש מהם בגוף. והזהר שלא יקח מזון לפניהם פן ישתלח אל האברים קודם עכולו. וכשילקח בעת ההתגעשות ימלא הראש ויצוף בפי האסטו׳ ברוב הענינים. בפירושו לשלישי בחליים החדים.

[12] אחר שיתעמל האדם כראוי וירחוץ כמו שנזכר ויזון במה שיאות ויישן אחר זה וישמש אם המשגל נאות לו. בשני בהנהגת הבריאות.

[13] לא ישלם האדם מהיזק המשגל אלא מי שיהיה גופו חם ורטוב או מי שיהיה בטבע שנולד בו הזרע הרבה והזיקו גדול במי שמזגו נוטה אל היובש ובזקנים. בששי בהנהגת הבריאות.

[14] ימצאו תכונות רעות מאד מתכונות הגוף והוא שרבים יולד בהם הזרע הרבה חם ונושך וחד עוקץ יעוררם להריקו וכשיפלטו אותו במשגל יתרפה פי האסטו׳ מהם וירפה גופם בכללו ויתנגבו ויתכחשו וישתנה מראיהם וישקעו עיניהם. ואם ימנעו ממנו יכבד ראשם ויצטערו מאסטומכתם ויקרה להם ממניעת המשגל היזק כמו מה שיקרה להם מן המשגל.

והנהגת אלו לפי דעתי שימנעו מכל מה שמוליד הזרע ויקחו מאכלים ורפואות מכבות הזרע ויתעמלו בעליוני גופם בצחוק הכדור הקטן או הגדול או הגבהת האבנים. וימשחו שפל השדרה אחר הרחיצה בשמנים מקררים. וכשירצה להריק הזרע יזון אותו יום במזון משובח ובעת סעודת הערב ויחשבו לישון ישמש ויישן וכשיעור בבקר יחפף גופו במטפחות עד שיתאדם העור ואחר ימרח בשמן מרוח שוה ואחר ימנע מעט ויאכל לחם מתוקן המלאכה שרוי ביין מזוג ואחר ישתמש בעסקיו. בשביעי בהנהגת הבריאות.

6 אפידמיא: אבידימא **זק** 9 המרחץ: **ק**י**ס**[1] עכול המאכל **גהלנ** המאכל **זמס** המשגל **ק** 15 ובזקנים (= وبالشيوخ ELOU): الشيوخ **a** 20 היזק: **זמק** .om 23 גופם: גופותיהם **זמקר** ‖ בצחוק: בסחוק **זק** בשחוק **מר** 25 ויחשבו: וכשיחשב **ה** יחשב **נ** 26 ימנע: ינוע **ג**

[15] אני מיעץ לכל האנשים שירחיקו כל המזונות המולידים הליחות הרעות ואפילו שהאיש ההוא יעכלם בנקלה ובמהרה ולא יבוז בזה כי בלי ספק יתקבץ בעורקיו והוא לא יבין ליחה רעה תתעפש במעט סבה ויתחדשו ממנו קדחות מגונות. בשני במזונות.

[16] מן הנכון והמעשה הבטוח שיהיו מהלכי המזון ומעבריו מן הכבד פתוחים נקיים לא בחולים לבד אך אפילו בבריאים גם כן. באותו מאמר.

[17] מדרך ההנהגה הטובה שמועילה לנפש שמקנה אותה מדות משובחות כמו שמועיל לגוף ומקנה אותו בריאות וכל שכן אם יתנהג האדם בהנהגה משובחת מיום הולדו. בראשון בהנהגת הבריאות.

[18] ההפסד יקרה במדות מהרגל הדברים הרעים במאכל ובמשתה ובהתעמלות ובראית מה שיראה ובשמיעת מה שישמע. ופעמים רבות יהיו המדות הרעות סבות לחליים. באותו מאמר.

[19] מה שתקדימהו בעיון בהנהגת כל איש שתשער עתות המזון אם תשים מאכלו בפעם אחת או פעמים כפי מזגו. ומהרבות הפעמים מי שיאכל מאכלו בשלשה פעמים. ושים כל השגחתך בטבע היציאה שלא יעצר ושיטה אל הרכות מעט. בששי בהנהגת הבריאות.

[20] אני מיעץ לכל החסידים שלא יתנהגו בהנהגת אנשים רבים שינהגו בהנהגת הבהמות והוא בקשת היותר ערב לא דבר אחר. אבל ראוי לכל איש שיבחון בנסיון איזה מן המאכלים ואיזה מן המשקים ואיזו מן התנועות יזיקהו וירחיקם. וכן ינסה המשגל האם יזיקהו ואחר כמה מן הזמן לא יזיקהו. ויתנהג בו כפי זה ויבדוק כל מה שיועילהו כפי כוונתו וכל מה שיזיקהו ירחיקהו. כי מי שיתנהג כן ימעט שיצטרך לרופא ויהיה בריא תמיד. בששי בהנהגת הבריאות.

[21] מי שיצטרך לתוספת במזון ראוי שיקח בבקר מזון רטוב כמו חסו ובערב מזון יבש כמו לחם ובשר. והמזונות היבשים שלשה: התבלין וחלקי הצמחים וחלקי בעלי חיים. בפירו׳ לראשון במזון.

[22] כשך מן השעורים המתוקן המלאכה הוא המשובח שבשאר המזונות בטוב כימוס ובשמירת הבריאות והוא יזון מזון אינו למטה ממזון הלחם הטוב. במאמר בטוב הכימוס.

[23] הנהגה רעה במאכל ובמשתה המורגלת יותר בטוחה ושמורה ויותר רחוקה מן הסכנה בבקשת הבריאות מאותה שיעתיק האדם הנהגתו בבת אחת לדבר אחר יותר משובח. ועוד

2 יבוז: يغترّ a || יבין: يشعر a 4 הנכון: الحزم a 5 באותו מאמר: ثانية الأغذية a 10 באותו מאמר: الأولى من تدبير الصحة a 12 ומהרבות הפעמים: ومن أرباب المرار a 13 בטבע היציאה: بالطبع a 14 לכל: לכת **סר** || החסידים: الفضلاء a 17 כפי כוונתו: فيقصده a 18 ויהיה בריא תמיד: ما دام صحيحا a || בששי בהנהגת הבריאות: בשני בהנהגת הבריאות **זמ** א״מ ק 19 חסו: الحسو a 22 כשך: كشك a

יש דברים מיוחדים בטבע לרבים דומים לטבעיהם ודברים בלתי מיוחדים להם ובלתי דומים לטבעיהם. במאמר במנהגים.

[24] ראיתי רבים אע״פ שהיו בהנהגתם בלתי מנהיגים ההנהגה הטובה מאד היו בריאים בלקיחת חומץ אשקיטלא ומשקה האשקיטלא. מאמר בהנהגה המדקדקת.

[25] הדג הסלעי הוא מהיר העכול ועם מהירות עכולו הוא בתכלית הטוב והאותות לשמירת הבריאות לגוף האדם מפני שהוא מוליד דם ממוצע העצם איננו דק ורקיק ולא עב וגס. בשלישי במזונות.

[26] אין טוב לאדם שישתה מן היין יותר מן השיעור המכוון וזה כי הוא מביא האדם למהירות הכעס ואל גנאי ואל קלון ועוכר מחשבות הנפש ומשבר חדות זכות השכל. בראשון בהנהגת הבריאות.

[27] הנהגת בריאות הזקנים על הכלל הוא בחפיפה בשמן בבקר אחר השינה ואחר בהלוך או רכיבה לאט והרחיצה במים חמים ערבים ושתית היין ולקיחת המאכלים המחממים המרטיבים. בחמישי בהנהגת הבריאות.

[28] כמו שהנערים יזיקם היין תכלית ההיזק כן הזקנים יועילם תכלית התועלת. ויאות להם מן היינות מה שיהיה יותר חזק החום ויותר נוטה אל הרקיקות ומראהו אדום צהוב והוא אותו שיקראהו אבקראט כוציא. באותו מאמר.

[29] יכון שיקח הזקן החלוש מן המזון בשלשה פעמים ביום כי הכח כשיחלש אז ראוי שיזון מעט מעט בין זמנים קטנים וכשיהיו חזקים יזונו במזון רב בין זמנים ארוכים. באותו מאמר.

[30] לחם הזקנים הוא לחם מתוקן המלאכה ולא יאות החלב לכל הזקנים אבל למי שיעכלהו עיכול טוב ושלא יחדש לו נפח למטה מן הכסלים. באותו מאמר.

[31] האכיל הזקנים מהתאנים הלחים שכבר נתבשלו והזהירם משאר הפירות ובסתו התאינים היבשים. באותו מאמר.

7 במזונות: لا يطلق للصبيان أن يذوقوا الخمر إلى مدّة طويلة فإنّه يضرّهم مضرّة عظيمة، يرطّب أبدانهم ويسخنها بأكثر ممّا ينبغي ويملأ رؤوسهم ويفسد أخلاق النفس منهم. الأولى من تدبير الصحّة add. a (except for ELOU) 9 ואל גנאי ואל קלון: وإلى الفحش والخنى a 16 כוציא: كوصيا a ‖ באותו מאמר: خامسة تدبير الصحّة a 17 יכון: תשים זקר תשים כונתך מ אجعل a ‖ כשיחלש: כשיהיה חלוש **זמקר** 21 באותו מאמר: خامسة تدبير الصحّة a 22 האכיל: תאכיל **זמקר** ‖ והזהירם: ותזהירם **זמקר** وتؤثره a 23 באותו מאמר: خامسة تدبير الصحّة a

[32] מדרך המותרים הלבניים המימיים שמתקבצים ומרבים בגוף הזקנים ולכן ראוי שתגיר שתנם בכל יום לא ברפואות אבל בכרפס ודבש והיינות ורכך בטנם בשמן ביחוד ויגמע קודם המאכל או פרונש מבושלות בדבש. באותו מאמר.

[33] ראוי שתקדים תחלה מכל מה שיאכל וישתה מה שיהיה מרכך הבטן כיינות המתוקים והירקות המרככות הלקוחות בשמן ומורייס. ויוקח אחר מאכלו המאכלים העפיצים לחזק האסטו׳. בששי בהנהגת הבריאות.

[34] הזקנים ובעלי הגופים החלושים שחוט להם בעלי חיים קודם שיבושלו ביום ובלילה אחת ויבושלו היטב. והבחורים ובעלי הגופים החזקים והפועלים ואנשי המלאכה החזקה יבושל להם הבשר הטרי ולא יבושל להם היטב לא בצלי ולא בבשול. ברביעי לפירו׳ למזון.

[35] הזקנה שלשה חלקים: החלק הראשון והוא הקרוב הזמן הבא בזקנה אפשר לאדם שישתמש בו בעסקי המדינות ויספיקם. השני הוא שיתנהג בה הזקן כמו שזכרנו ויספיקהו. השלישי הוא שני התשות כח ולא יסבול מי שיהיה בו הרחיצה כל יום ולא יתקבץ בגופו גם כן מה שהוא חם עוקץ. בחמישי הנהגת הבריאות.

[36] דחית הזקנה ולמנעה זהו ממה שאי אפשר. ואמנם המניעה שלא תמהר זה אפשר וזה במה שינהגו בו הזקנים במזונותיהם ורוב הרחיצה והשינה והמצע הרך והשמירה מכל מה שינגב או יקרר. במאמר בצימוק.

[37] כבר ידעתי שרבים ימצאם רעיפת דם נחירים בהקפים בעתים שוים ואחרים יורק מהם הדם מן העורקים השפלים. ואחרים יורקו בקיא או בשלשול ימצאם. ורבים יורקו בהקזה או בשריטה או שיריקו גופם ברפואות משלשלות. וכשיבטל מהם אותה ההרקה המורגלת יחלו כי הנהגתם הנהגה רעה ולכן מתקבצות בגופם ליחות רעות אשר אם לא יצאו בפעל הטבע בבלי הכרח או בהכרח ישארו בגופם ויחליאום. וכשיחליפו בעלי ההרקות האלו את הנהגתם וימעיטו מאכלם ויוסיפו בהתעמלותם ישלמו מן החלאים וחלוף המנהג אז הוא ממה שיועילם. במאמר במנהגים.

[38] איני מיעץ שינתן לזקנים מאומה מן האלואן ומיני ג׳ירש. ואם יעצר טבעם יום או יומים אז יספיק לרכך בטנם בלבלאב קטן או בשמן או בלב קרטם עם כשך השעורים או בלב התאינים היבשים וקרטם או בשעור שקד אחד או שנים מן שרף האלה כי הוא מרכך הבטן בלי היזק

2 ורכך: ותרכך **זמקר** 3 המאכל: وكذلك يحقن به وحده ويتناولون البقول بالزيت والمرّي قبل الطعام add. a (except for ELO) ‖ באותו מאמר: خامسة تدبير الصحّة a 7 שחוט: תשחוט **זמקר** 11 חלקים: הנה add. **זמקר** 12 ויספיקם: om. a 16 והמצע הרך: והתמצע הדרך ג ‖ מה: זק om. 19 העורקים השפלים: العروق التي في السفلة a 21 בגופם: בגופותיהם **זמקר** ‖ אם: **זמקר** om. 22 בגופם: בגופותיהם **זמקר** 26 בטנם: טבעם זק

ומנקה הקרבים וממרק מה שהוא בכבד ובטחול ושתי הכליות והמקוה והריאה. ועשה מזה זה פעם וזה פעם עד שלא תרגיל הטבע דבר אחד ואז לא יעשה רושם בו. בשני בהנהגת הבריאות.

[39] מי שיתרעם תמיד כאב הראש כפי רוב חוש העצב הצומח בפי האסטו׳ הנה רפואתו נכנסת במלאכת הנהגת הבריאות. וזה שימהר בכל יום בלקיחת המאכל קודם שישפכו המררות אל האסטו׳ וימשיך ההנהגה כלה אל הקירור וההרטבה. ואם ישפכו המררות אל האסטו׳ הריק בקיא והתרת הבטן ויעשה מן הרפואות בין זמנים ארוכים האפסנתין ושמן נארדין וכיוצא בהם מן השמנים הקובצים קביצות מעוטה. בששי בהנהגת הבריאות.

[40] כשיפסד המאכל באסטו׳ וירד מה שנפסד יהיה זה מן המדות היותר משובחות בהשארות הבריאות. ואם לא ירד עזור להורידו במה שמוריד בלי עקיצה ובלי היזק כגון המרקחת הכמוני והרפואה הלקוחה בתאנים יבשים ולב קרטם ושאר מה שילקח בקרטם ואפיתימון ויקובל תועלת בקיא מה שכבר נפסד. באותו מאמר.

[41] גאלינוס יעץ שמי שיקח התריאק להנהגת בריאותו שיקחהו אחר המאכל ויציאתו מן האסטו׳ ושיקח ממנו פול מצרי בשתי כפות מים. ואם יצטרך לשעור לוז ימורס בשלש כפות מים. ושלא יוקח בזמן הקיץ ולא ישתה אותו לא בחור ולא בעל מזג חם. ואם יצטרך בשביל הכרח אז שעור מועט וישמרו ממנו העלמים מאד מאד. וזכר שאדם אחד אנס את בנו עלם לקחת מן התריאק וכאשר שתה העלם לא היה יכול טבעו לשנותו ונתך גופו והותר בטנו ומת העלם בלילה ההוא. וכן יעץ שהזקנים והישישים כשיקחוהו שימרסוהו ביין לא במים. בתריאק לקיסר.

המאמר שמנה עשר כולל פרקים תלויים בהתעמלות

[1] מי שאפשר להתעמל קודם המאכל לא יצטרך לשמירה רבה וחזקה. ואם יטרידוהו טרדות מן ההתעמלות אז לא יספיקהו טוב ההנהגה לבדה עד שיצורף לזה לקיחת הרפואות הבריאות. במאמר בכימוס.

[2] המשובח שבמיני ההתעמלות עם יגיעת הגוף שתגיל הנפש ותשמח כגון הצידה והצחוק בכדור כי בתנועת הנפש מן הכח די שיגיע משעורה כי רבים סרו חלייהם מהם

---

1 ועשה: ותעשה **זמקר** 2 ואז: וזה **זמקר** 6 הריק: תריק **זמקר** ‖ האפסנתין: ودواء الفيقرا وتدهن المعدة من خارج بدهن السفرجل add. a 7 בהם: מהם **זק** 8 המדות: האותות **גה** الغنائم a 9 עזור: תעזור **זמק** 11 באותו מאמר (= في مقالته تلك ELO): سادسة تدبير الصحّة a 17 כשיקחוהו: כשישקוהו **זקר** כשישתוהו **מ** 18 לקיסר: נשלם המאמר ומספר פרקיו מ״ב **זמר** add. תם המאמר **ק** add. נשלם המאמר השבעה עשר **גנ** add. تمّت المقالة السابعة عشر وعدد فصولها واحد وأربعون فصلا والحمد لله كثيرا add. E تمّت المقالة وعدد فصولها واحد وأربعون فصلا add. L 24 והצחוק: והשחוק **זק** ‖ מן הכח די שיגיע: מן הצחוק די שיגיע **ה** מן הכח די במה שיגיע **ס**[2] מן השחוק הכח בו שיגיע **ר** מן הכח די שיגיעו **ש** מן הפאר במה שיגיע אליו **ת**

בסבת שמחה ששמחו לבד ואחרים נסתלק חליים מצד אחר בסבת היזק הגיע לנפשם. במאמר בצחוק בכדור הקטן.

[3] ראוי שתחדש כוונתך בענין תנועות הנפש יותר מענין תנועות הגוף כפי מעלת הנפש על הגוף. ותכוין בכל מיני ההתעמלות שתחבר בהם לבעליהם עם היגיעה שמחה ושעשוע וגילה. והדבר היותר נקל שיגיע בו זה הוא הצחוק בכדור הקטן אשר ישליכוהו שני מצחקים מיד אל יד. באותו מאמר.

מיתרון ההתעמלות בכדור הקטן על שאר מיני ההתעמלות כי אפשר לך שתניע האברים כלם ואפשר שתניע קצתם בלתי קצתם. ואפשר שתתעמל בהתעמלות נחה שוקטת או התעמלות חזקה ואמיצה ולא יגיע אחריה דבר ממיני הסכנה והפגעים הנמשכים אחר רוב מיני ההתעמלות. באותו מאמר.

[4] ההתעמלות הוא היותר מצליח שהיא מריקה מה שיש בעומק הגוף נבלע בבשר ובאברים אשר הם יותר קשים מן הבשר. בפירו׳ לשלישי בפרקים.

[5] מי שלא יעשה ההתעמלות יתקבצו בגופו ליחות עבות ודקות. ואמנם העבות בשביל המרגוע והמנוחה ואמנם הרקיקות המימיות בהעדרם ההרקה בהתעמלות. בשלישי בפירו׳ לשלישי אפידמיא.

[6] אין ראוי שתעשה ההתעמלות כלל אחר רוע העיכול. בשלישי בהנהגת הבריאות.

[7] ההתעמלות אם ימצא הגוף מלא מן הלבנה או מן המרה האדומה או השחורה או הדם יתחדש על בעליה ממנה אם כפיה אם שתוק ואם זולת זה כי היא ממיסה המותרים ומניעה אותם לצאת. בפירו׳ לשלישי בפרקים.

[8] אמר מי שיפליג במרגוע יולד בגופו מזה שני מיני המלוי יחד ר״ל המלוי כפי הכלים והמלוי כפי הכח. בפירושו לטבע האדם.

[9] מיני ההתעמלות החזקים מיבשים הגוף ומשימים אותו קשה מאוחר החוש ומאוחר התבונה ולכן יהיו המתאבקים ובעלי המשא הכבד ואותם שיגביהו האבן סכלים מעטי התבונה. במאמר בשינה וביקיצה.

3 שתחדש: أن تجرّد a 8 נחה שוקטת: ساكنة ضعيفة a 11 הוא: **ס**[2] **גהגזלמנסקר** .om ‖ היותר מצליח: היותר טוב ומצליח **ג** היותר מצליח הוא **ה** היותר מצליח שבה **זמקר** היותר מצליח הוא **ל נ** .om ‖ מצליח: ממה שיעשה לפי **סישת** .add ‖ שהיא מריקה: שהוא מריק **ה** שהוא מריקה **זמר** שהוא היותר מריקה **ק** 13–16 ליחות ... כלל (18.6): **מ** .om 15 אפידמיא: אבידימא **זק** 16 כלל: **זק** .om 22 מיני ההתעמלות (الرياضات ELOU): الرياضة a

[10] הגופים אשר הם בתכלית הקצה מן החום אז לא יצטרכו אל ההתעמלות כלל ויסתפק בהלוך ומרחץ ומרוח בשמן מרוח רך. וגם יאות להם הרחיצה אחר המאכל. בששי בהנהגת הבריאות.

[11] הזקנים יצטרכו שיתנועעו גופותיהם כי חומם צריך אל ריוח. ואין זקן אחד שיצטרך להשקט ומרגוע השלמים עד שלא יתנועע כלל כמו שאינו צריך להתעמלות חזקה כי ההתעמלות החזקה מקררת החום החלוש ומכבה אותו. בששי בהנהגת הבריאות.

[12] גדר ההתעמלות הוא תנועה חזקה משנה ההתנשמות כי כשיתנועע האדם תנועת מה תכריחהו להתנשם נשום יותר גדול ויותר מהיר ותכוף ממה שהיה קודם זה הנה אותה התנועה היא התעמלות לאותו איש. בשני בהנהגת הבריאות.

[13] העת היותר משובח להתעמלות הוא אחר שלמות עיכול המזון מסעודת הערב ועברו בבטן ובעורקים ויהיה כבר הוכן לקבל מזון אחר. ואות זה כרכמות השתן בענין שוה ושיצא כל מה שנעצר במקוה והמעים השפילים מן המותרים. ואחר זה תצוה בהתעמלות. באותו מאמר.

[14] ראוי שתקדים ותחפף הגוף ותמרחהו קודם ההתעמלות. ואחר יתעמל לאט וידריג עד שיגיע לתכלית התעמלותו וכל עוד שתמצאהו יפה המראה מהיר אל התנועה ותמצא חומו שוה וזיעתו נוזלת. ומיד שישתנה דבר מאלו הענינים ימנע מהתעמלות. באותו מאמר.

[15] אחר כלות ההתעמלות תטבול הגוף בשמן ותחפפהו חפיפה שוה והוא יתנועע ויתהפך תנועה שוה וזו היא החזרה. ואחר יכנס למרחץ וידיח עצמו ולא יתארך בו ואחר המרחץ יקח המאכל. בשלישי בהנהגת הבריאות.

[16] כשתהיה הקדחת הרביעית קצרה ולא תהיה קשה אז אין רוע לעשות בעליה קצת ההתעמלות אשר תלך בה המנהג בשני ימי מנוחתה. בראשון באגלוקן.

המאמר תשעה עשר כולל פרקים תלויים במרחץ

[1] המרחץ מריק מה שהוא אצל העור לבד. ואמנם מה שהוא בעומק הגוף נבלע בבשר לא יריקהו המרחץ הרקה מספקת. בפירושו לשלישי בפרקים.

---

6 בששי: خامسة a 7 ההתנשמות: ס² הנפש **גהזמסק** הנשימה **ר לנ** .om 8 נשום: ס² ישים הדפק **סת** ‖ יותר גדול ויותר מהיר: גדול ויותר מהיר **גזלמקר** גדול יותר מהיר **ה** 15 וכל עוד: وهو كلّ ما a ‖ המראה: ותמצא **זמקר** .add 16–17 באותו מאמר (= في تلك المقالة ELO): ثانية تدبير الصحة a 22 תלך: הלך **זמקר** ‖ באגלוקן: נשלם המאמר י״ח **זמנ** .add תם המאמר **ק** .add נשלם המאמר י״ח מספר פרקיו י״ו **ר** .add

[2] המרחץ יקובל תועלת בו שאר מיני היובש שיהיה עם קור כגון הצמוק הבא מן הזקנה או עם חום כקדחת דקה הבטוחה מעפוש. והמדה הזאת היא מופלאת במרחץ שהוא מועיל היובש החם והיובש הקר וכן מחדש הצמא למי שאין בו צמא ויבטל הצמא למי שיש בו צמא. במאמר בצמוק.

[3] המרחץ כשיעשה אחר זמן ארוך ממאכל וצורך חזק אל המאכל מחליש הכח ויקרה ממנו זה בשאר עניני הגוף. ואם יעשה קודם עכול המאכל יהיה סבה להתקבצות הכימוסים הפגים בגוף. והמשובח שבעתותיו אחר עכול המזון ואז יעזור לעבור המזון אל האברים. באותו מאמר.

[4] המרחץ הוא מן הדברים היותר נאותים למי שירצה הרקתו מדברים נשפכים אל אסטומכתו. ואמנם הרעיפה ושאר בקיעות הדם הנה המרחץ מעורר אותם התעוררות חזקה. ומי שימצאהו גם כן העלוף מרוב הזיעה במרחץ הוא מהדברים היותר מזיקים לו. בראשון אגלאקן.

[5]

[6] הרחיצה במים שמתערב בהם כח בורק וגפרית וזולתם ממה שכחם כח יבש מנגב הגוף ומיבשו. והרחיצה הרבה במים ערבים וכל שכן אחר מאכל מרטיב הגוף. בשני בעלות והמקרים.

[7] ראוי שתהיה הרחיצה במים ערבים לשתות השוים במזגם. והנכון שבענינים ברחיצה במים הקרים שיטביל עצמו בבת אחת עד שיפגשו המים אבריו כלם בזמן אחד ואז לא יחדשו בו סמור. בשלישי בהנהגת הבריאות.

[8] אחרית המרחץ במים הקרים מרבה התאוה למאכל ומטיב העכול וממעיט הצמא ומחזק הגוף בכללו וישיב העור אל המשובח שבעניניו. וזה כי הוא מוסיף בו קושי וסתימת נקבי העור. בשלישי בהנהגת הבריאות.

[9] החום השוה שיש עמו לחות כמו חום המרחץ מקרר בכח וראוי שיהיו המים ערבים לשתות כי אלו המים מקררים גוף המרגיל אותם ומרטיבים אותו. בחמישי בפירו׳ לששי אפידמיא.

[10] ראוי שתדע שאין דבר יגיע אל המרצת השינה אחרית המרחץ לבשל מה שיתכן לבשלו ולהתיך הליחות הרעות ולהתירם. ברביעי בהנהגת הבריאות.

10 במרחץ: فالحمّام a
12 The enumeration follows ed. Muntner (Hebrew) and trans. Rosner (English). The missing aphorism features, according to Muntner, in one of the Arabic MSS and deals with bathing once the fever is over.
17 שיטביל: أن يزجّ a
20 וישיב: וישוב **זמק**
23 אפידמיא: אבידימא **זק**

[11] היותר טוב שיעשו בעלי הגופים אשר נתך מהם מותר עשני בעת בריאותו הוא המרחץ במים ערבים. ואם אתה תמנע אלו וכיוצא בהם מן המרחץ יקדחו. וכן אם ירגיש שנסתמו נקבי עורו יצטרך אל מרחץ וכן מי שיקדח מהקרות אל השמש שיתקרר תחלה וכשתרד קדחתו הכניסהו למרחץ. בשמיני בתחבולה.

[12] אשר בגופם לחות נאות פגות רבות הנה המרחץ הוא מן הדברים היותר מזיקים בהם. וכן האויר החם מאד או הקר מאד כי המרחץ והאויר החם מאד ממיסים ליחותיהם ונשפך מאבר אל אבר ואז לא יובטח שלא ישפכו אל האברים הראשיים או זולתם מן האברים הפנימיים שיש להם מעלה. והאויר הקר מאד מקשה בשולם. ואמנם ארוכתם היא שתית היין במים חמים כי זה יעזור לבשל הליחות הנאות. בשנים עשר בליחות.

[13] מי שיהיה גופו כבר כחש יקבל תועלת במרחץ אחר המאכל אך שאינו בטוח מי שירחוץ אחר המאכל שיקרה לו הסתימה בכבדו. ואם תארך ההנהגה הזאת יוליד חצץ בכליות. ואם ימצא שירגיש כובד בצדו הימני ובשפל גבו אז נאכילהו מיד קפריש בחומץ ודבש בתחלת מאכלו ולא יסור כן עד שיסור הכובד. באחרית התחבולה.

[14] מי שיהיו ליחותיו עוקצות יעקצו פי האסטו׳ ואז ראוי שימהר במאכליו מה שמוליד דם משובח אחר המרחץ. ואם אי אפשר אלא קודם המרחץ אז יהיה מה שיקחהו שעור שלא יזיקהו בעת הרחיצה. בשני אלמיאמיר.

[15] ממה שמועיל לכלי הקול ושאר האברים אשר ימצאם היגיעה הרחיצה במרחץ במים ערבים. ואותם שיעשו קולם גבוה יעשו הכנסת המרחץ והרחיצה בו הרבה ויאכלו מן המאכל מה שלא יעקוץ אבל ירפה. בשביעי אלמיאמיר.

[16] כשיתבשל הרמד שבעין ויגמר בשולו ויהיה הגוף נקי אז המרחץ הוא מן הדברים הטובים לאלו וזה כי הכאב ישקוט מיד ויפסיק מהזיל בה הלחות אשר היתה נוזלת אליה וישתוו הליחות ויתמזגו. בשלשה עשר בתחבולה.

[17] תחבושת לבעלי הטחול תשים על הטחול אחר שתי שעות מן היום עד אחרית התשיעית. ויכנס החולה למרחץ ותחבושת דבקה בו וכשירפה התחבושת ויפול במרחץ אחר זה הכניסהו באמבטי. בתשיעי אלמיאמיר.

---

2 ירגיש: حسّ a 3 שיתקרר: שתקרר **זמקר** 5 בגופם: בגופו **ז** בגופותיהם **מקר** ‖ מן: **זק** .om 7 הראשיים: הראשים **זקר** הראשונים **ל** 12 שיקרה: שלא יקרה **ס**[2] 21 הטובים: המועילים **מ** היותר מועילים **ר זק** .om 25 וכשירפה: וכשיתרפה **זקר** וכשיתרפא **מ** ‖ הכניסהו: תכניסהו **זמקר**

[18] היותר נאות בענינים למי שאי אפשר לו הכנסת המרחץ אחר ההתעמלות בתחלת היום שיקח מן הלחם לבדו שעור שתעכלהו אסטומכתו קודם עת הכנסו במרחץ. בששי בהנהגת הבריאות.

[19] כשיהיו עלות הראש מרוע מזג חם אז ראוי לעשות המרחץ הרבה במים ערבים שתוים. כי זה מתיך האידים החדים הנולדים בראש וייטיב מזג הגוף אל מה שהוא יותר טוב. ואם יהיה הראש חזק החום והמוקד אז היותר נכון שימשח בקיץ בשמן וורד לקוח בשמן אנפקנון. בששי בהנהגת הבריאות.

[20] הגופים הקרים הרטובים רעים ימהר אליהם החליים שהם מהזלת המותרים. וממה שמועיל לבעלי הענין הזה ההמנע מלרחוץ ומהתעמל ודקדוק ההנהגה. בששי בהנהגת בבריאות.

[21] מי שיולדו בו מותרים עשניים מה שיאות להם הרחיצה ואפילו פעמים בכל יום וכל שכן בקיץ. ואמנם מי שיהיה מזגו קר ורטוב הנה הוא אם יעזוב המרחץ לא יזיקהו מאומה. והמזג הקר היבש יצטרך למרחץ כמו הזקנים. ואמנם בעלי המזג החם הרטוב הנה המותרים ירבו בגופם. ועשית המרחץ בהם קודם ההרקה סכנה ואחר ההרקה מועיל. בחמישי בהנהגת הבריאות.

[22] מי שיהיה גופו מלא ליחות נאות פגות אז אין ראוי שיכנס המרחץ כי המרחץ יכריח אותם הליחות לצאת ויקדמו ויסתמו המעברים הצרים. ברביעי בהנהגת הבריאות.

[23] אמר בהנהגת בעלי קדחת הרביעית בתחלתה: ואמנם החפיפה וההלוך והכנסת המרחץ ושאר מה שעבר המנהג שלהם בו אז לא תמנעם ממנו מניעה שלמה. אלא שהם אם יוכלו לקחת מעצור לגמרי מהרחיצה ויסתפקו בזה לבדו יהיה זה יותר נמרץ להם בתועלת. בראשון אגלאקן.

[24] הליחה העבה נמסה ומתדקדקת בשתית היין החי ועשית המרחץ משאיר אחריו שוצא. בפירושו לשביעי פרקים.

[25] אמר אבוקרט בשלישי בחליים החדים וגאלינוס בפירושו לדבור ההוא שבעלי בעלת הצד ובעלת הריאה ובעלי הקדחות החדות יקבלו תועלת במרחץ.

1 היותר נאות: ס[2] תקון **גהזלמנסק** ‖ בענינים: הענינים **גהזלמנסק** שבענינים **ר** 2 במרחץ: למרחץ **זמקר** 4 ערבים: om. a 5 החדים: الحارّة a ‖ וייטיב: וירטיב **זמקר** ويغيّر a 6 אנפקנון: אפנקנון **ק** אפקנון **ז** 13 כמו: כגון **זמקר** 14 בגופם: בגופותיהם **זמקר** 17–184.19 הצרים … השתיה הקרה (20.7): **מ** .om 20 בזה (= على ذلك): على الدلك a 22 משאיר אחריו שוצא: في عقب شربه a

[26] אמר משה: אמנם בעלי הקדחות יקבלו תועלת במרחץ אחר הבשול ועוד יבאו לך פרקים מדברי גליאנוס. ואמנם מאמר שניהם שמועיל המרחץ לבעל בעלת הצד ובעלת הריאה הנה הנראה לי שהם רוצים בזה מי שיש בו כאב צד או כאב ריאה מרוע מזג או מליחות עבות או עוקצות בלי מורסא ובלי קדחת וזהו אשר יקבל תועלת במרחץ.

[27] המרחץ יועיל למי שיש בו שלשול כי הוא מושך הליחות אל העור ואין ראוי שיכנס המרחץ מי שגופו מלא ולא מי שבטנו עצור. בפי׳ לשלישי חליים חדים.

[28] לא יעשה המרחץ מי שיש בו רעיפת דם נחירים או אסטנסות או מי שיהיה באסטומכתו מררות. ואם יעשה יפיל הכח ויחדש עלוף. וכן ירחיק המרחץ מי שכחו חלוש. באותו מאמר.

[29] אמנם ראוי שיעשה המרחץ בקדחות אחר הבשול לעזור להשלימו ויתיך. וראוי שישמר קודם הבשול ויזהר בכלל מה שיהיה מן הקדחות מלבנה מלוחה מעופשת כי הלבנה אינה נתכת מן העור כמו שנתכות המררות וחומם אינו נכבה ואינו נדעך. באותו מאמר.

[30] ראוי שינוגב הראש אחר הרחיצה נגוב גמור עד שלא ישאר עליו דבר מן הלחות ואפילו ימעט כי אותו הנשאר מקרר מזיק למוח. באותו מאמר.

[31] עשית המרחץ בקדחות כימוסיות אחר בשול הכימוסים מבריא והוא בכל העתים נאות לקדחת דקה. ואין פחד ממנו באלו הקדחות אלא אם יהיה הכח חלוש מאד או שיתחבר בקדחת דקה קדחת עפושית. ואז לא תכניסהו המרחץ עד שיתבשלו הכימוסים. במאמר בצמוק.

[32] בעלי קדחת יום כלם ראוי להם להכניסם במרחץ אלא מי שיקרה לו זאת הקדחת בסבת סתימת נקבי העור או בסבת מורסות הגדדים הם גרנדולש אשר באורבים ובאצילים. ואם תצוהו להתעכב באויר המרחץ לא יזיק לו זה מאומה. ואמנם שאר מה שיקרה לו משתי אלו הסבות הנה כלם ימעיטו העכוב באויר המרחץ ויותר להם מן המים כמו שירצו. בראשון אגלאקן.

[33] בעלי קדחת שלישית המזוקקת יותר להם הרחיצה במים חמים הערבים לשתות כי זה יוציא ויריק דברים מהמררות ויועיל באיכותו תועלת גדולה. וזה כי הרחיצה באלו המים מרטיב הגוף ומקררו ומחזקו. וראוי שתהיה כונתך בבעלי הקדחת הזאת להכניסם במרחץ לטבול גופם ולהרטיבו. בראשון אגלאקן.

1 לך: في ذلك add. a 4 בלי: מבלי **זקר** 6 המרחץ: למרחץ **זקר** 8 באותו מאמר: في شرحه لثالثة الأمراض الحادّة a 11 באותו מאמר (= في تلك المقالة ELO): في شرحه لثالثة الأمراض الحادّة a 13 באותו מאמר (= في تلك المقالة ELO): في شرحه لثالثة الأمراض الحادّة a 18 להכניסם במרחץ: שתכניסם למרחץ **זקר** 19 הגדדים הם גרנדולש: הגדדים הם גרנדולש **גסר** הגדרים הם גרנדולי **נ** الغدد a 20 מה: من a 23–26 בעלי ... אגלאקן: **גה** .om 25 להכניסם במרחץ: בהכנסתך אותם למרחץ **זקר** || לטבול: להטפיח **ס**[2] 25–26 לטבול גופם ולהרטיבו: שתטבול גופם ותרטיבהו **זק**

[34] המצומקים וכל מי שיגבר עליו היובש אינו צריך במרחץ לאויר חם אבל אל מי האמבטי אשר בתכלית השווי. והאמבטי הגדול יותר משובח מן הקטן לחולי הזה. וראוי שיתעכב במים זמן ארוך יותר. ואיכות המים השוים בתכלית העונג והם לזה יעוררו הטבע להתפשט ולהתרחב ולהמתח בכל צד כדי שתפגע הדבר הסותם להם במה שיתענג בו. ואז די לך ממנו שיהיה חמומו שוה במרחץ. ומשחהו אחר המרחץ בשמן אחר הרחיצה לסתום נקבי הגוף כדי שיתעכב מה שהגיע מן הלחות בתוך הגוף ושלא יגיעהו מן האויר היזק. בששי בתחבולה.

[35] מי שיקדח מבעלי המותר העשני מקור מצאו אז ראוי שיכנס למרחץ אלא שאם יקדח עם נזלים או עם זכאם הוא קטרא. כי אז לא תכניסהו למרחץ מבלי שתבשל נזליו או הזכאם שלו. ואמנם מי שיקדח מפני השמש ששרפו אז ראוי שיכנס למרחץ ואע״פ שיהיה בו זכאם או נזלים ואחר המרחץ יצוק על ראשו שמן ורדים מקוררים כמו שפעלת קודם המרחץ. בחמישי בתחבולה.

[36] כל בעלי קדחת דקה וביחוד מי שנפל בצמוק הכנסתו במים הקרים מבלי מרחץ הוא סכנה כי המרחץ יקדים לחמם הגוף ומכינו לרחיצה במים הקרים. בשביעי בתחבולה.

המרחץ מועיל למי שקדחתו מעוטה וכחו אינו חזק אחר הראות אותות הבשול. אחד עשר בתחבולה.

[37] הרחיצה במרחץ בקדחות כלם ראוי שיכוין בו שלש כונות: אחת מהן שלא יחדש רתת ולא סמור בעת הכנסתו והשנית שלא יהיה אחד מן האברים הנכבדים חלוש והשלישי שלא יהיה בעורקים הראשונים מן הליחות הנאות שעור רב נעצרות. באותו מאמר.

[38] היותר נאות לקצת האנשים שיקח דבר מן המאכל קודם המרחץ. וכל מי שיהיה מזגו חם ויבש בתכלית הקצה יאות לו המרחץ אחר המאכל. בששי בהנהגת הבריאות.

[39] כל מי שיראה בעיניך שתרחצהו אחר המאכל אז ראוי שתחקור ענינו. ואם תראה אותו ימצא במקום הכבד דבר מכאב או כובד או מתיחה אז הרחיק כל מי שתכונתו כך המרחץ אחר המאכל. ואם ימצאו דבר מזה אז תמהר לפתוח הסתימה מכבדם ותרחיקם לעולם המאכלים הגסים. באותו מאמר.

---

1 מי: מה **ס** 3 העונג: **ה**²**ס**² **גזלנסקר** .om 4 הסותם (= السادّ): السارّ **a** 4–5 ואז די לך ממנו שיהיה חמומו שוה במרחץ: **גהזלנסקר** .om وحسبك منه أن يسخن سخونة معتدلة في الحمّام **a** 5 ומשחהו: ותמשחהו **זקר** 6 שיתעכב: **ס**² להכניס **גהזלנסק** لينبثّ **a** ‖ הלחות: הדם **גהזלנסקר** الرطوبة **a** 8 זכאם: זכמה **זק** 10 שפעלת: שפעלם יזיק **גה** 13 בשביעי: عاشرة **a** 14–15 המרחץ ... בתחבולה: **ה** .om 14 אותות: **לנס** .om 16 בקדחות: **ס**² במים החמים הם קבדאש **ג** במים החמים הם קבדאנש **הלנס** במי החמות הם קוודאנש **זק** 18 באותו מאמר (= في تلك المقالة ELO): حادية عشر الحيلة **a** 21 שתרחצהו (= أنّك تحمّه ELO): أنّه يحمّ **a** 22 הרחיק: תרחיק **זקר** ‖ המרחץ: **זק** .om 23 ימצאו: ימצאהו **גהלנס** 24 באותו מאמר: سادسة تدبير الصحّة **a** ‖ מאמר: ובכאן נשלם מאמר י״ט **נ** .add תם המאמר **ק** .add تمّت المقالة التاسعة عشر ولله الحمد والمنّة **a** .add

המאמר העשרים כולל פרקים תלויים במזונות ומימות ולקיחתם

[1] כונתינו הראשונה המיוחדת בעשית המזונות הוא שיתעכל המזון עיכול יפה וכונתינו השנית אחר זה שיהיה הכימוס הנולד ממנו משובח ר״ל שיהיה נאות לשאר האברים. במאמר בטוב הכימוס.

[2] הידיעה בכחות המזונות קרוב שיהיה זה מהיותר מועיל בידיעת הרפואה בהיות הצורך אל המזון תמיד לעולם בעת הבריאות ועת החולי. בראשון במזונות.

[3] עוזר על דחית היזק המזונות הרעים שלא יוסיף להרגל מהם והמנהג וההתעמלות ואורך השינה אחר לקיחתם. באותו מאמר.

[4] כל אחד מן האנשים יקל או יכבד עליו עיכול מה שיקח מן המזונות אם ליחוד וסגולה בעצם העצמיות והטבע ואם למקרה יקרה. בשני במזונות.

[5] אנחנו כת הרופאים אמנם נכוין במאכלים לקבל תועלת בהם לא לתענוג. ובהיות קצת המאכלים נפרדים נתעבים ורעתם ימנעם מהעיכול ראוי לרופא שיערים להטיב מה שיהיה כן עד שייטב עכולו. אמנם הטבחים מכוונים לבשם טעם המאכל לא במה שיעזור להפסד העכול. באותו המאמר.

[6] המזון הרך יותר נקל ומהיר לקבל העכול באסטו׳ ולהשתנות אל הדם בכבד ובעורקים ולהדמות בכל אחד מן האברים הנזונים בו. והיותר קשה יותר כבד לקבל כל זה ויותר מאוחר בו. בשלישי במזונות.

[7] אין ראוי לנו בסבת הרעב שנמלא עצמינו מהמאכל מלוי גרגרני ככלב ולא בסבת הצמא שנשלים השתיה הקרה כגון מי שנלהב גופו בקדחות פתאם שישתה כל מה שיש בכוס בבת אחת. ונתחזק יותר מזה שלא נפשוט ידינו אל כל מה שיוקדם ויקרב לפנינו ואל המתוק וזולתו ממה שיכונה אכילת הזוללים. במאמר בידיעת האדם מומי עצמו.

[8] הנמלטים מחולי והחלושים תשים מזונם בלילה יותר חזק ובעבור שאינם יכולים לעכל המאכל זונם מעט אחר מעט בפעמים רבות ותשקה אותם מעט מעט בשעור שישקוט צמאם ולא יצוף מאכלם. בשביעי בתחבולה.

---

8 באותו מאמר (= في تلك المقالة ELO): أوّل الأغذية a   12 ורעתם: ודאגתם זק   13 לא: ولو a   19 שנשלים (= أن نستتمّ ELO): أن نستلذّ a ‖ כגון מי: ואשר מ ‖ שנלהב: שנתלהב זקר מ om. ‖ פתאם (= دفعة BELOU): دائمة a   20 ונתחזק: ونتوقّ a   21 שיכונה: ס² שיגונה זלנסקר שיגנה מ يتّخذه a ‖ אכילת: أهل a   22 ובעבור: היותם זמקר add.   22–23 שאינם ... מעט: ר om.   23 זונם: תזונם זמק

[9] הנמלטים מחולי וכל חלוש שתרצה שתזון אותו שים כונתך הראשונה בו בשעור מה שיקח עד שלא יכבד עליו והשנית מהירות עיכולו והשלישית מהירות ירידתו. ואם תאכילם בשר בהמה תשחט להם קודם שיאכל לילה אחת בזמן הסתו כי הבשר שלן יותר מהיר לעכל. ואם יהיה הזמן קיץ אז די לך שיהיה בשר בעל חיים שנשחט בבקר ויאכל אחר מבא השמש. באותו מאמר.

[10] המאכלים והמשקים המעופשים מולידים הפסד כמו שמולידים סמי המות. בפירו׳ לשני במימות.

[11] המזון ישוב מועיל או מזיק בכח הרפואיי שבו. ואמנם מצד המזונות הנה הוא מועיל לגופנו תמיד על כל ענין מן עניני הגוף. בפירו׳ לשני במזון.

[12] הכח החלוש לא יוכל לעכל המזון הרב אע״פ שיהיה טוב ולכן ראוי שתשער כמות המזון לעולם כפי כח הגוף וחולשתו ותבחר איכותו כפי מזג הגוף. בפירושו לשני במזון.

[13] קצת המזונות מרכבים הטבע ומתירים הבטן מדרך שמתערב בהם כח מכחות הרפואות דומות לכח אשקמוניא וקוליקינטידה ואלבורוס. ואלו הם מורכבים מחוברים מטבע המזון וטבע הרפואה. ואמנם יהיו המזונות יוצאים מגדר הרפואות כשלא יעשו בגוף מאומה מזה הרושם ולא יעשה דבר כי אם שהוא זן. וימעט שימצא מן המזונות על התאר הזה ומה שימצא כן הוא מזון גמור. בראשון מהמזונות.

[14] אי אפשר שתהיה הליחה הנולדת מן האבטיח עבה עפריית ואפילו יתעכל עכול טוב כמו שלא יולד מן העדשים ומבשר הבקר ליחה מימיית רטובה. והנה אכילת הקשואים ואע״פ שיעכלם עכול טוב כשתעלים עינך מענינו ותשען על צד עכולו יתקבץ בעורקים ליחה קרה עבה לא ישתנה לדם אלא בקושי. וזה עקר הענין בהנהגת הבריאות ורפואת החליים. בשני במזונות.

[15] בצק הלחם הקיבר יספיק לו שאור מועט ולישה חלושה ועכוב מעט באש והלחם הנקי בתכלית הנקיות הפך זה. בראשון במזונות.

[16] היותר מועיל והיותר נאות למי שלא יקרב להתעמלות ולזקנים מה שיהיה מן הלחם נאפה בתנור כראוי ויהיה בו מן השאור שעור רב. ואמנם לחם מצה על אפניו הוא בלתי נאות לאחד מן האנשים. באותו מאמר.

---

1 שים כונתך הראשונה בו: הנה כונתך הראשונה בו **זקלמסר** 3 בהמה: المواشي a 4–5 באותו מאמר (= في تلك المقالة ELU): سابعة الحيلة a 8 לגופנו: לגופותינו **זמקר** 13 אשקמוניא: אסקמוניאה **נ** אשקמוניאה **ר** ‖ וקוליקינטידה: וקולוקנטידה: וקולקינטידא **ג** וקולוקנטידא **ה** וקולוקונטידה **לר** וקוליקי׳ **מ** וקולוקונטידא **זק** וקולוקייונטידא **נ** ‖ ואלבורוס: ואליברוס **ג** ואליבורוס **הזקר** ואלברוס **ל** ואליבורו **מ** ואיליבורו **נ** 14 יעשו: רושם **זמקר** .add 18–19 שלא ... עכול טוב: **ס¹** 26 באותו מאמר (= في تلك المقالة ELO): أولى الأغذية a

[17] אמידום כחו קרוב מכח הלחם הרחוץ מפני שהוא זן הגוף מזון מועט ואינו מחמם כמו שאינו מחמם הלחם הרחוץ ואע״פ שכל מיני לחם מחממים. באותו מאמר.

[18] טבענו מושל על הבשרים בכללם אלא בפליאה שמשנה אותם ומהפך אותם ומשיב אותם דם משובח. ואמנם הצנון והסלקא וכיוצא בהם הנה פעמים רבות ישתנה ויתהפך מהם הדבר המועט ובמעשה ותקון רב. ואותו המעט איננו דם משובח ושאריתם יוצא עם המותרים. בראשון בכחות הטבעיות.

[19] היותר משובח שבבשר ההולכים על ארבע הוא בשר החזיר והנלוה אליו בשר הגדי ואחריו בשר העגל. ואמנם בשר הטלאים הוא רטוב ודבק ונעיי. ואמנם שאר בשרי ההולכים על ארבע אני מצוה מי שיכון להטיב הכימוס שימנע מהם מאכלם. במאמר בטוב הכימוס.

[20] בשר העוף בשביל קלותו כשימצא בגוף חום נוסף יוליד מררות רבות. בששי בפירו׳ אפידמיא.

[21] הצלי מחמם הגופים יותר מהמבושל ואחריו השלוק. והשלוק מחזק יותר מזולתו משאר מיני הבשול. ברביעי בפירושו למזון.

[22] כל בשר יאכל צלי או מטוגן יגיע ממנו מזון יותר נוסף יובש. וכל בשר ישלק במים מזונו נוסף ליחות. וכל בשר יבושל בקדרה ויתוקן בזרעים ובתבלין הוא ענין ממוצע בין שני הענינים. בשלישי במזונות.

שני האשכים יש בהם זוהמא עם רוע מה שיולד מהם. ומאמרי זהו באשכי הבהמה אבל אשכי התרנוגלים המפוטמים ערבים מאד ומזונם מזון טוב. וכל מוח מזיק לאסטו׳ איזו מן המוחות שיהיה. באותו מאמר.

[23] בעלי החיים המדבריים והם אותם שרועים בהרים ובמדברות חמזון הנולד מהם אין בהם מותרים. ולכן יחויב מן הפנים האלה בהכרח שיהיה מה שיגיע הגוף מבשר בהמות חיות הבייתיים ויותר טוב מהם הרבה. באותו מאמר.

---

1 אמידום: אמידו **לנ** 2 באותו מאמר (= في تلك المقالة ELO): أولى الأغذية a 4 הנה פעמים רבות: فبكدّ a 5 ובמעשה ותקון רב: وبالعمل الكثير a 7 שבבשר: בעלי חיים **גהזלמנקר** add. 8 בשרי: **ג** .om בעלי חיים **גהזלמנקר** add. 9 הכימוס: وردائه a add. 10 בפירו׳: לששי **זמקר** add. 11 אפידמיא: אבידימא **זק** 14 יגיע ממנו: הנה מה שיגיע הגוף ממנו **זמקר** ‖ במים: הנה **זמקר** add. 17 רוע: מזג **ס^{2}ת** add. ‖ הבהמה: الحيوانات المواشي a 18 התרנוגלים: התרנגולים **זמק** 19 באותו מאמר: בשלישי במזונות **זמר** ثالثة الأغذية a 21 מה שיגיע: שיהיה **זק** ‖ בהמות היות: בהמות והיות **ס^{2}** בעלי חיים **גהזלמקר נ** .om الحيوانات البرّية أكثر ممّا يناله من لحوم الحيوانات a 22 ויותר: **ס^{2}** יותר **גהזלמנסק** ‖ באותו מאמר: בשלישי במזונות **זמר** ثالثة الأغذية a

[24] היין אשר ימזג בכמותו מים יחמם הגוף כלו ויתנועע אל כל האברים תנועה מהירה ויתקן לחות הגוף ויטיבם בהשואת מזגיהם ותריק הרע מהם. בפרושו לו׳ בפרקים.

[25] היין המזוג המימיות מרטיב האסטו׳ ומחלישו ומוליד במעים רוח לקור המים ולחותם. והיין החי מחדש רפרוף בצדעים וכובד בראש וצמא בשביל חומו. בפי׳ לשני בחליים החדים.

[26] הראש בעת חוגגות הסביאה ימלא מהאידים. והיין החי מבשל אותם האידים ומתיכם. בששי לפי׳ לששי אפידמיא.

[27] אין לנו דבר יותר נאות ויותר נמרץ משתיית היין לכח אשר חלש וחשל ונפל. וכן למי שנתקרר גופו כלו או ענין מראהו. באותו מאמר.

[28] כל היינות המתוקים השחורים ממלאים העורקים דם עב ושחור. והלבן הדק מהם מחתך הכימוסים העבים ומנקה הדם בשתן. והיין הצהוב ממוצע מוליד כימוסים ממוצעים בעצמם. במאמר בהנהגת הבריאות.

[29] היין הדק מועיל להוליד כימוס משובח עוזר על העכול. והיין אלכוצי ומה שנוטה ללובן מועילים להגיר השתן. ברביעי בהנהגת הבריאות.

[30] כל מי שיצטרך להתעורר אין ראוי שישתה דבר לבד היין הרקיק הלבן הדק מעט סובל המים ואשר יש בו קביצות מעט. הנה זה הוא מהדברים היותר מועילים להם אם לא יהיה בהם קדחת. בשביעי בתחבולה.

[31] היין הוא מהדברים היותר נאותים למי שיהיה בו עלה בכבדו מבלי מורסא או רוע מזג חם כי הוא זן ומבשל ומחזק ומקומם העפוש ומנגדו. ואם יזדמן שיהיה רוע מזג קר ורטוב יבריאהו. בשמיני אלמיאמיר.

[32] שתית המים הקרים קודם המאכל מזיק למאכל ולכבד ולפעמים יגיע לעצב מהם התנגדות והיזק בקצת האנשים. בפירו׳ לטבע האדם.

[33] הרע שבמימות כלם הם אותם אשר יותכו משלג וקרח כי הדק שבמי המטר נתך ונקפא העב הרע ולא ישוב לטוב מי המטר לעולם. בפי׳ לשני במימות.

2–1 היין ... בפרקים: ס² גהזלמנסקר .om 1 אל: על ת 2 ויטיבם: וירטיבם ת 5 חוגגות הסביאה: الخمار a 6 אפידמיא: אבידימא זק 7 ויותר נמרץ: ה .om ‖ נמרץ: من شرب الخمر add. a ‖ משתיית היין: ס¹ מן היין ה גזלמנסק .om 8 באותו מאמר: בששי בפירושו לששי אבידימא זמר في سادسة من شرحه لسادسة أبيديميا a 11 בהנהגת הבריאות: في التدبير الملطّف a 13–12 היין ... הבריאות: ק .om 12 על: אל ז 14 הדק: الصافي a 15–14 מעט סובל המים: القليل الاحتمال للماء a 17 נאותים: נאות זמקר 20 למאכל ולכבד (= بالطعام والكبد E): بالكبد a 21–20 התנגדות והיזק: مضرّة a

[34] כל מים חזקי הקור הם עבים קשים מאוחרי הבשול והירידה. וכל מים עכורים מחזקים תאות המזון וסבת זה בקיץ הפסדו לליחות ויעקצו האסטו׳ ובסתו לעצירת הליחות בקור עוקצות פי האסטו׳. בפי׳ לשני באוירים.

[35] מהירות השתנות המימות מורה על טובם לא על רעתם ומי המטר כשיתעפשו לא ישובו לטובם. ולכן ראוי שימתין עליהם עד שיתרווח ממנו ריחו הרע ויסור ואחר ימזג בדבש או ביין ולא יחסר מהם הבשול דבר. באותו מאמר.

[36] המים הרעים אשר הם עכורים או סרוחים או שיתאחרו באסטו׳ או זולת זה כשיתבשלו תסור מהם רעתם ויאותו לשתות. וימהר הפעלם ויתבררו מהם החלקים העפריים וישקעו בהם. וראוי שיבושלו באחרית היום ויעזבו הלילה כלה ויסוננו וישתו. ברביעי בפירו׳ לששי אפידמיא.

[37] מי אלקטר כלומר הטפטוף לא ישתנו לאיכות אחרת ממין העפוש. וכשלא תוכל למצוא מי אלקטר הסתפק על מי המעיינים כי הם מספיקים כשיהיו נקיים וזכים. בשביעי באלמיאמיר.

[38] המשובח שבמימות מה שלא יתבאר לו טעם ולא ריח ואלו המים הם היותר ערבים ומעונגים לשתות. וכל מה שירוצו לצד המזרח על עפר נקי ויתחממו מהרה הם המימות היותר נכונות לכל האנשים. בראשון בהנהגת הבריאות.

[39] החלב זן הגוף הנחשל ויעירהו ומשבר רעת הליחות הרעות עד שישוה אותם וירכך הבטן. והגבינה שוקעת במעברי הכבד וסותמם ולכן הוא מזיק לבעלי השקוי. בששי לפי׳ לשני אפידמיא.

[40] ואמר בספר המזונות שהחלב יותר רב המזון מן החטה. ואמר במאמר טוב הכימוס שהחלב הוא טוב הכימוס שבדברים כולם.

[41] גובר על חלב הגמלה והאתון הלחות המימית ועל חלב צאן הגביניות ועל חלב בקר החמאיות. ואמנם חלב עז הנה הוא ממוצע בין העניינים העוברים השווי אם יוקש בשאר חלבי בהמה חיה והוא ממוצע בפעלו בגוף האדם והיותר משובח בטוב כימוס מה שיהיה מבעלי חיים בריא ושמן כשישתה מיד שיחלב ומן הראוי שיושם בו דבש ומעט מלח להיות בטוח מהתגבנות. בטוב הכימוס.

---

6 יחסר: يغني a ‖ באותו מאמר: في شرحه للثانية من الأهوية a 10 אפידמיא: אבידימא זק 11 אלקטר כלומר הטפטוף (المطر EL): القطر a 12 הסתפק: תסתפק זמקר 13–14 היותר ערבים ומעונגים לשתות. וכל מה שירוצו לצד המזרח על עפר נקי ויתחממו מהרה הם: ס[1] 16 הנחשל: المنهوك a 17 מזיק: من أضرّ شيء a 18 אפידמיא: אבידימא זק 20 טוב: הטוב זקר 23 בהמה חיה: בהמה וחיה ס[2] בעלי חיים גהזמנקר בעל חיים ל

[42] ואמנם החלב הנה הוא כאלו הוא מעבה ויותר מעבה מן החלב הגבינה והוא מן הדברים המעבים תכלית העבוי כשיאכל יבש. וכשיגבר עליו מן החלבים החלק הגביניי תגבורת חזקה כמו חלב הבקר וחלב צאן כי הוא העב שבהם. והיותר דק שבהם מה שיגבר עליו החלק המימיי כגון חלב האתון כי הוא אם ילקח בדבש או במלח אז לא יזיק מי שיצטרך להנהגה דקה. ואמנם שאר החלבים ראוי שישמר האדם מהם. באותו מאמר.

[43] חלב הבקר יותר עב שבחלבים כלם והיותר דשן שבהם וחלב מן הסוסיא הנקרא אבל היותר רטוב שבחלבים כולם והמועט שבהם דשנות. ואחר חלב אבל חלב הסוסיא ואחריו חלב האתון. וחלב העז שוה בין עב ודק וחלב צאן יותר עב ממנו. בשני במזונות.

[44] החלבים כולם טובים ונכונים למקומות החזה והריאה בלתי נאות לראש אלא אם יהיה חזק מאד. והחלבים לא יאותו לצדדים שימהר אליהם הנפח. באותו מאמר.

[45] המשובח שבמיני הגבנה החדשה הנעשת מן החלב שהוסרה חמאתו והחלב הזה הוא היותר ערב שבמיני הגבנה כלם ובלתי מזיק לאסטו׳ ויותר מהיר שבמיניו לרדת ואינו רע המזון מוליד דם משובח. באותו מאמר.

[46] המאכלים אשר הם בתכלית החולשה הם הירקות ורוב הפירות שמקיף אותם קלפה קשה. ודרך אלו שמחלישים הגוף ומי שיתמידם יקצרו ימיו. בחמישי בפי׳ לששי אפידמיא.

[47] הירקות אין בהם טוב כימוס והחזרת הוא ירק מקרר בלתי מזיק והלפת הוא בין רע וטוב ואחריו מלוכיא ואחריו הארמולץ והבלטץ והלגלוגות. במאמר בטוב הכימוס.

[48] הקישואים והאבטיחים אם לא ירדו מהרה הנה הם יפסדו באסטו׳ וישוב הכימוס הנולד מהם קרוב מסמי המות. באותו מאמר.

---

2 העבוי: העובי **זמק** 3 שבהם: كلّها add. a 4 אם: **זק** .om 7 הסוסיא הנקרא אבל: **ס**[2] מין הנקרא אבל הסוסיא **ס** מין אבל הסוסיא **גל** הסוסיא **ה** מין סוסיא הנקרא גבל **זק** הסוסיה **נ** הגמל **נ**[1] סוסיא הנקרא ⟨...⟩ **ר** الإبل a 8 אבל: גמל **גהל** גמלה **נ** 10 והריאה: והריאות **זק** 11 באותו מאמר: ثالثة الأغذية a 12 והחלב: الجبن a 14 באותו מאמר: ثالثة الأغذية a 16 קשה: שוה **זמק** 17 אפידמיא: אבידמיא **ז ק** .om 19 מלוכיא: מלוקיאה **נ** ‖ הארמולץ (i.e., O. Occ. *armol*(*h*)*s*; cf. SHS1: 288 (Lamed 6)): הארמולש **ל** הארמוליש **נ** ‖ והבלטץ (i.e., O. Occ. or O. Cat. *blez*/*blets*; cf. SHS1: 250 (Yod 2)): והבלטש **ל** והבליטי **נ** 21 באותו מאמר (= في تلك المقالة EL): במאמר בטוב הכימוס **זקר** في مقالته في جودة الكيموس a

[49] הדברים המדקדקים השום והבצל והנשטורצי והכרתי והחרדל ואחר זה ג׳ושבירט ושומר ומנטששטרי הררי ונהרי ואזוב ושדריג׳ה ואמיאוש וסאסליוס כשיאכלו והם לחים. ואחר זה הגרגיר וכרפס המים וכרפס גניי ופטראסליון ובאדרג וצנון וכרוב וסנה ושאר מיני הצמחים הטובים בריחם והחריפים. במאמר בהנהגה המדקדקת.

[50] זרע פפאבר הוא פחות קר מן העשב הרבה עד שזורים אותו על הלחם ומערבים אותו בהרבה ממה שיושם לפני האדם במאכל כאלו אין בו היזק ומחדש כובד בראש ומישן. והשומשמין מוליד בגוף כימוס עב ודבק. באותו מאמר.

[51] פרי העץ כלו לבד המעט ממנו רע הכימוס לבד הערמון כי הוא עם עביו כשיתעכל היטב לא יהיה ממנו כימוס רע. והפירות הרטובים כלם רעים הכימוס ואם יפסדו באסטו׳ יורישו ארס כסמי המות. והתאנים והענבים הם פחות רעים והתאנים היבשים עם האגוז או עם השקד משובח הכימוס. במאמר בטוב הכימוס.

[52] התאנים הרטובים מה שיהיה ממנו מבושל הוא מן המזונות הממוצעים אשר אי אפשר שיאמר בו שמדקדק הכימוסים ואינו מעבה אותם. ומה שיאכל מהתפוח ופרש שנתבשלו הם פחות מזיקים ממה שיאכל והוא נא. במאמר בהנהגה המדקדקת.

[53] התות כשלא ירד מהרה יפסד באסטו׳ הפסד זר ומופלא לא יסופר בו על דמיון הפסד האבטיח והדלעת כשלא ירדו מן אסטו׳ מהרה כי הדלעת עם היותו הפחות שבפירות הקיץ מזיק כשלא ירד מן האסטו׳ מהרה יפסד הפסד גדול. בשני במזונות.

[54] כל הפירות קשים העכול מחדש כאב ראש בעת החפץ הגדול לאכלם ועוקצים פי האסטו׳ ונושכים אותה. והבוסר מהתמרים ממלא הגוף ליחות נאות ופגות ומחדש סמור ורתת יקשה להתחמם וסותם הכבד. בשני במזונות.

[55] ואמר בשיני במיאמיר: תמרי הדקל יש בהם סגולה מכאיבה הראש ומכבידה אותו.

---

1 והנשטורצי: והנשטורץ ג והנשיטורץ ה והנשטורש ל והנשטורצו נ (cf. SHS1: 503 (Shin 12) ‖ ג׳ושבירט: (i.e., O. Occ. or O. Cat. **xusvert*, parsley, or the like, cf. SHS1: 271 (Kaf 13)) ג׳ושברט ג יושברט ל גושורט מ ג׳ושוורט זק יושבירט הוא פיטרוסי נ גושוירש ר 2 ומנטששטרי: ומנטרשטו נ ‖ ואזוב: والصعتر a (cf. SHS1: 92 (Alef 2) ‖ ושדריג׳ה: (i.e., O. Occ. *sadreja/sadriega*; cf. SHS1: 455 (Qof 13)) ושדריאה ג ושדוריאה ה ושדריא ל ושדריג׳י מ ושדריגיאה זק ושדר נ ואשאדריגיאה ר ‖ ואמיאוש: ואמיאוס נ ‖ וסאסליוס: וסאסליוש גזק ושסיליוש ל וסיסיליאו׳ מ וסיסיליוס נ וסאסליוט ס 3 וכרפס המים: وقرّة العين وهو كرفس الماء a ‖ ופטראסליון: ופטרצליון ה ופיטרוסי׳ מ ופטראפילון(?) נ ‖ ובאדרג: ובאדרוג׳ ג ובאדרוג ה ובדרוג מ ובאדרג׳ ז ובדראג לנ 5 פפאבר: פפביר ג פאפבר הז פפאביר ל פפפויר מ פפאוורו נ פאפאבר ר 8 הערמון: الشاهبلّوط a (cf. SHS1: 379 (Ayin 3) 12 מבושל: הנה add. זמק 13 ופרש: (i.e., O. Cat. or O. Occ. *peras*; cf. SHS1: 449 (Qof 3)) והפריש גה והפראש ג ופ⟨...⟩ נ 15 דמיון: משל זמק 16 מהרה: om. a 21 מכאיבה הראש ומכבידה אותו: يؤلم بها الرأس ويصدعه a

[56] הזתים מחזקים האסטו׳ ופותחים התאוה והיותר טוב לזה המתוקן בחומץ. והאגוז יותר מהיר להתעכל מן הלוז באסטו׳ וביחוד כשיאכל עם תאנים יבשים. בשני במזונות.

[57] הצמוקים קשים לקבל העפוש וכלל עצמיותו מהצמוק דומה לכבד מיוחד בו מבריא רוע מזגו וזן אותו ומבשל הליחות שאינם מבושלות ומשוה הליחות הרעות ומתקן מזג הכבד. וזהו יקר השיעור בכמו העלות האלה. בשמיני במיאמיר.

[58] היותר קרוב שבמאכלים מן הדם הוא הממוצע בין הדק והעב והם מיני הלחם המשובח ובשר התרנגולת והקורא והיונים והתורים והאבסתרדא והפיישנש וכל הדגים אשר אין בהם דבקות ולא צחנה ולא תיעוב טעם שיש בביצת אלרעאד. במאמר בטוב הכימוס.

[59] המאכלים המולידים כימוס עב ודבק הנה הם רבי המזון. וכשיתעכלו באסטו׳ ובכבד עכול טוב יוליד דם משובח ואין ראוי שירגיל בהם אלא מי שיתעמל קודם מאכלו התעמלות חזקה. ומי שיכון בענין בריאות גופו ולא בהשמנתו הנה ישמר מן המאכלים כל מה שמוליד כימוסים עבים וירחיק המזונות העבים ואפילו יהיו משובחים הכימוס. באותו מאמר.

[60] המאכלים העבים הדבקים הם מיני הלחם רעי המלאכה ר״ל שלא החמיץ יפה או חסר מלח או חסר אפיה או חסר העריבה ומיני הגבנה כלם והביצה הצלויה או המבושלת כשהיא קשה ומיני הדגים גדולי הגשם וקשי הבשר והדבקים והכמהין ופטריות וגרגרי צינובר הגדולים ותמרים. ואמנם העדשים והכרוב והאלונים והערמונים הנה הם בלתי דבקים ואע״פ שהם עבי הכימוס. באותו מאמר.

[61] המזונות רעי הכימוס ראוי לאנשים כלם שירחיקו אותם לעולם עד שיתיגעו בקיץ ואז יצטרכו לרפואת יובש גופם וחומם ואז יאות להם שיאכלו קודם המאכל התות או האגסים או גדגדניות או קשואים או אבטיחים או אפרסקים או משמש הם אנפרשגש והחלב המקורר גם

2 באסטו׳: وأقلّ غذاء وأوفق من البندق add. a 3 מהצמוק: om. a 4 מזג הכבד: مزاجها a 5 בכמו: במשל זק في أمثال ELOU في علاج أمثال a 7 והקורא: היא פרדיצי נ add. || והאבסתרדא (i.e., O. Occ. *austarda*, bustard): והאבישטרדא גה והאוסטרדא ל והאושטרדא מ ואסטרדא נ והאבטשדרא ז והאבטרדה קר والدرّاج a || והפיישנש (i.e., plural of O. Occ. *faisan*, pheasant): ואפיישאנש ג והפיישנץ ז והפיסן מ והפייצנץ קר והפיישנאץ ס והפיראנש ל נ om. 8 צחנה: زفورة a || אלרעאד: אלחגאד(?) ס || הכימוס: الأغذية التي ليس فيها شيء ظاهر من قوى الأدوية ولا فيها من الجوهر الغاذي مقدار كثير جدّا أفضلها ماء كشك الشعير المحكم الصنعة وبعده كشك الشعير وبعده الخندروس بخل يسير وبعده الخندروس بلا خلّ. وخبز التنّور أيضا طعام جيد. ومن السمك جميع ما هو رضراضي. وأفضل الطيور الطيهوج والعصافير الجبلية وبعدها الدجاج والدرّاج. ويجتنب من الحيوان الهرم وطرئة القريب بالولادة. ثامنة الحيلة add. a 9 המזון: جدا add. a 12 באותו מאמר: במאמר בטוב הכימוס ז في مقالته في جودة الكيموس a 13 שלא: ما لم a 14 העריבה: الدعك a 17 באותו מאמר: במאמר בטוב הכימוס ז في مقالته في جودة الكيموس a 18 רעי: הרעים זמקר 19 גופם: גופיהם זמ גופותיהם ק ר om. 20 אנפרשגש (i.e., O. Cat. *anpréssecs*; cf. SHS1: 111–112 (Aleph 25)): אינפרשקש ג אנפרישיקש ה גריסומולי נ

כן והדלעת. וכשיהיה אדם מעונג בהנהגתו משתדל אז איפשר לו שיקרר וירטיב מה שיתחדש מן היגיעה במין אחר מההנהגה בהכנסת המרחץ ויזון אחריו במזונות טובי הכימוס מתוקנים בחומץ וכיוצא בזה. באותו מאמר.

[62] המזון הקשה להתך הוא מזון הדברים העבים הדבקים כגון בשר החזיר והלחם הנקי ואפילו מי שלא יקרב אל ההתעמלות ויתמיד להרגיל המזון הזה ימהר אליו המלוי כמו שמי שמתעסק בהתעמלות אלו יתמיד המזון בירקות ומי השעור שיפסד גופו וימהר אליו השדפון. בראשון במזונות.

[63] כל עוד שיהיה הדבר יותר רטוב העצם יהיה מה שיגיע לגוף מהמזון מועט וימהר ההתכה וההמס ויקל עכולו ואז יצטרך הגוף אל מזון אחר מחודש. וכל מה שיהיה קשה העצם יזון הגוף מזון רב ויתאחר ויקשה להתיך ולהמס ואיננו נקל להתעכל ולהשתנות לדם. באותו מאמר.

[64] ראוי שתזכור בכל המאכלים טעמו כי מה שיהיה מהם חריף חד או מר הנה מזונו מועט. ומה שיהיה שאין לו טעם הנה מה שיגיע אל הגוף ממזונו הוא רב ויותר ממנו מה שיהיה מתוק. וכל שכן כשיהיה גרם מקשיי בין שיהיו אלו הטעמים טבעיים או קנויים בתקון המלאכה ר״ל בבשול ובצליה ובקליה ובשריה במים וכיוצא בהם. בשני במזונות.

[65] הדברים אשר יש להם דשנות ודבקות כמו השומן בעת שמגיעים אל האסטו׳ בתחלת עת שיאכלו מיד ישביעו וימלאו גוף אוכליהם. ואחר ישובו וימעיטו תאותו ומחסרים אותה והאדם לא יוכל להתמידם. בשלישי במזונות.

[66] הדבר המתוק מתיקות צודקת יזון בלי ספק והדבר המר לא יזון והדבר אשר הוא בין שניהם בטבע מזונו פחות ממזון הדבר המתוק. וכן הענין בשאר הטעמים האחרים כי הם כלם לא יזונו לבד הטעם המתוק והדשן גם כן הוא ממין הערב המתוק ויזון. ברביעי בסמים.

[67] אמר משה: זכר אבו מרון בן זהר תועלות שכבר נסה אותם בקצת המזונות והולכים בדרך הסגולות וזכר בספר אשר חברו במזונות לאחד ממלכי מראבטין. וזכר קצתם אביו במזכרת שהיה לו וכשר הדבר בעיני לספרם בפרקים אלו והם אלו.

[68] מרק התרנגלת השלוקה משוה המזג והוא המשובח מזון ורפואה להתחלת הצרעת הגדמית ומשמין גשם הנחשלים והנמלטים מחולי. ואפרוחי יונה יש להם סגולה להוליד כאב

1 מעונג: عفيفا a 2 טובי: טובים **זמקר** 3 באותו מאמר: במאמר בטוב הכימוס **ז** في مقالته في جودة الكيموس a 6 שיפסד: שיפרוש **זק** 8 וימהר: **ס**² **זמקלסר** .om אל **ה** .add 9 וההמס: והמתוק **זמק** וההמק **ר** والتهّي a 10 ולהמס: ולהמק **זקר** ולהמתיק **מ** ‖ באותו מאמר: أوّل الأغذية a 11 בכל המאכלים טעמו: في جميع الأطعمة عامّة a ‖ חריף: או **זמק** .add 15 כמו: כגון **זמקר** 19 בטבע (= בالطبع BELOU): في الطعم a 20 גם כן: **זק** .om 22 וזכר: وذكرها a ‖ מראבטין: المرابطين a 25 הנחשלים: הנחלשים **הנ** הנחלים **ר**

חצי הראש וכל שכן צואריהם. והתורים מוסיפים בזכרון ומזככים השכל ומחזקים החושים. והקורא הוא פרדיס שלוק עוצר הטבע ואם ישלק בעורו יתיר הטבע. וכן התרנגולת. והתרנגול הוא יותר נמרץ להתיר הבטן.

[69] הצפרים מועילים מן הרפיון והפאלג והלקוה וכאיבי השקוי ומוסיפים בחוזק המשגל. היונים הבייתיים הרועים המדדים מוסיפים בחום הטבעי. מרק העוף הנקרא קנאבר והוא קופאדש מתיר הקולנג׳. והשלו קרוב מטבע הצפרים מועיל לבריאים ולנמלטים מחולי דק העצם מפתת החצץ ומגיר השתן.

[70] בשר הגדי יחשב שיצא בשביל הפלגתו בטוב מכלל בשר הולכי על ארבע. בשר עופר האיל יש לו סגולה לחזק הנפש ומי בשרו מעיר מי שנפל כחו ומבריא מי שכבר נתעלף מרוב ההרקה.

[71] אשכי התרנגלים משובחים המזון מאד והוא המשובח יותר שיזון בו הנחשל והנמלט מחולי. וכל אשכי בעלי חיים חמים ורטובים עוזרים על תאות המשגל עזר נרגש.

[72] ביצי היונים עוזרים על המשגל עזר נכון וכן כל הביצים עוזרים על המשגל וכל שכן אם יבושלו בבצל או בלפת.

[73] החלבים כלם בכלל מתירים הבטן וחלב האנקה מחזק האסטו׳ והכבד. הצמוקים משמינים הכבד ומועילים לו בסגולה שיש בהם. ובוסר הענבים מחזק האסטו׳ בסגולה שבו ומשוה מזג החמים בטבעו ומפסיק הקיא הפסק מופלא כשיהיה מן האדומה.

[74] התפוח ריחו מחזק הלב והמוח ומועיל ריחו למצומקים ולנחשלים. ואמנם אכילתו אמר שהוא מהדברים היותר מזיקים מהפירות כי בבשמיותו יולדו ממנו רוחות בעצבים ובעצלים שבטורח יותכו.

[75] הפריש שהוא פרא מחזק האסטו׳ ויש לו סגלה לבטל הצמא אם יאכל אחר המאכל וסחיטתו אם תעזב ישוב חומץ יחזק האסטו׳ חזוק נפלא ולא יזיק בעצבים מפני מה שיש בו מן הקביצות והבשמיות.

[76] הרמון המתוק יש לו סגלה נפלאת כשיאכל בלחם כי ימנעהו מהפסד באסטו׳. וכן החמוץ אם יבושל בו המאכל לא יפסד אותו המאכל באסטו׳.

---

2 פרדיס (i.e., O. Occ. *perdis*, partridge; cf. SHS1: 477 (Qof 59)): פרדיק **גהזק** פרדיצי **נ** 4 והפאלג: והפלאג׳ **ג** והפלאג **הזק** והפלג **לנ** والفالج a ‖ והלקוה: واللقوة a ‖ וכאיבי: وأنواع a 5 המדדים: الناهضة a 6 קופאדש: קופדאש **גק** קופדא **ל** 11 הנחשל: הנחלש **גהנ** 15 האנקה: הנאקה **זק** 16 שבו: שיש בו **זמק** 18 ולנחשלים: ולנחלשים **גהנר** (والمنهوكين ELO) والموسوسين a 21 הפריש שהוא פרא: הפריש הוא פירא **גר** הפירא **ה** הפריש הוא פרא **זק** הפריש **ל** הפריש האופרא הוא פרג **מ** הפריש הוא פרי **נ**

[77] הרבוי מאכילת האגוז מחייב עכוב הדבור ולכן אין ראוי שיקחו ממנו הנערים. אכילת השקדים מישן שינה שוה והבשול בו מרטיב הרטבה שרשיית ושמנו אם יוטף באף יישן והתבשיל בו משובח.

[78] השקדים הם המשובחים שבפירות מחזקים האסטו׳ והכבד בסגלה וכן שמנו ימשח בו האסטו׳ והכבד ותועלתו רבה אם יאכל לבדו או עם סוקרי וצמוקים קודם המאכל או עם המאכל או אחריו טוב בכל הענינים לבדו והיבש שוה.

[79] התמרים סותמים הכבד ומנפח הראש רע הכימוס והרטוב יותר רע מן היבש הרבה ויש לו סגלה להוליד הטחורים. ולב הדקל והוא הנקרא חריות מוליד זרע רב ועוזר על המשגל.

[80] השומשמין מלחלח המוח והחוט מן השדרה וממלא הרחם מותרים ומבאיש הפה ומסריח הזיעה ומעקר הנשים ומגדיל הבטן ולפעמים מחדש ההגרה מן המעי והמים בכיס.

[81] הכרוב נא או מבושל מזכך הקול ומסיר צרירות קול מצעקה. באדנגאן מעבד האסטו׳ ומחזק אותה ומועיל מהתעוררות הקיא ומהקיא על צד הרפואה והוא הרע שבמזונות והמגונה שבהם והוא מוליד השחורה הולדה גדולה. תמו דברי בן זהר.

[82] אמר משה: זה האיש שהיה בהר הבית והיה נקרא אלתמימי חבר ספר קרא אותו אל מרשד כלו׳ המיישר אמרו שהיה רב הנסיון ואע״פ שרוב דבריו היו ספורים מזולתו ולפעמים היה טועה במה שהיה מבין מזולתו אך הוא בכלל זכר סגולות רבות למזונות מה ולרפואות רבות ראיתי לספרם מה שיש בו בעיני מהם במזונות וברפואות.

[83] מדברו בסגולות מזונות אמר: התורמוס הנמתק המלוח אם יאכל ממנו כל יום עם קלפתו מלא כף יחזק האור הרואה בסגלה שיש בו. ואמר אפרוחי התרנגולת הנפרדים מאמותם משקיטים החום הקורה באסטו׳ ומרק התרנגול הזקן מועיל מהקדחות הלבניות הנושנות ומועיל מן הגניחה הנק׳ רבו.

[84] האזוב יש לו סגולה להועיל מן הירקון ההוה מן הסתימה. והאשפינרגש מועילים לבעלת הצד ולכל מורסא מתחדשת מאדומה או מדם והבלטץ יש לו סגולה להפסיק הצמא המתחדש מהאדומה מועיל לחזה ולריאה והלגלוגות מבטלות שלשול הדם מן המעיים.

4 בסגלה: فيه add. a 5 סוקרי: סוכרי **זלמקר** צוקרו **נ** 6 לבדו (= وحده): وحره a 8 חריות: الجمّار a 9 מלחלח: يخلّ a ‖ הרחם: الرأس a 10 ההגרה מן המעי והמים בכיס: الأدرة a 11 קול מצעקה: קול מצעקות **זק** קול מצעקת **מ** الصياح a ‖ מעבד: يدبغ a 201.1–12 ומועיל ... האסטו׳ (21.42): om. **ז** 13 גדולה: גמורה **מק** 16 מזולתו: من كلام الغير a 20 באסטו׳: في فم المعدة a 22 האזוב: القطف a ‖ הסתימה (= سدد BELOU): سدد الكبد a ‖ והאשפינרגש: והאשפינרקש **גה** והאשפינגרש **ס** והאשפינארגש **ל** והאשפינציש **נ** 23 והבלטץ: והבלטי **נ** והבלטס **ר** 24 והלגלוגות מבטלות שלשול הדם מן המעיים: وللرجلة خاصّية في قطع شهوة الطين وتبرئ من الضرس a

[85] האשפרג׳׳ מוסיף בזרע ויש לו סגלה להועיל מכאב הגב ההוה מן הלבנה ורוח. הלפתות כשיבושלו בבשר צאן שמן יוסיף בחלב המניקת.

[86] קלקאס כחש אלתמימי מה שזכר בו עשי בן מאסוייה מהיותו חם ולח מוסיף בזרע ואמר אלתמימי שהוא חם ויבש רע מוליד השחורה ואין טוב בו. ואמ׳ הזעפרן יש לו סגולה לעורר תאות המשגל וכן האניסון והוא מנקה הלחויות הלבניות מן הרחם. ויש לשבת סגולה להועיל מן הפוקות ההווה מן המלוי.

[87] קלפת הקשואים וביחוד קלפת המלפפונות כשיאכלו יתעפשו ויולידו ליחה ארסיית וכן המלפפונות כשיקשה עכולו יולידו ליחה ארסיית. ואם יתמידו הנשים ההרות לאכול הספרגל ייטבו מדות ילדיהן.

[88] סגלת הפרי הנק׳ מוז והוא פומא דפרדיש לסתום מעברי הכבד ועורקי הטחול בדביקותו ומתיקותו. וסגלת קלפת האתרוג שמועילה לקיא המתחדש בפי האסטו׳ מתגבורת המרה השחורה והתעוררותה. וסגלת הבנדק הם אולנש לחזק המעי הצם ולבער ההזק ממנו.

[89] יש לחריות של דקל סגולה לכבות החום המתעורר ולהשקיטו מועיל מן הטאעון הדמיי.

המאמר כ״א כולל פרקים תלויים ברפואות

[1] הרפואה במזונות אשר יש בהם כח רפואיי יותר משובח מן הרפואה ברפואות שיש בהם כח מזוניי. והזהר מעשות הרפואות הגמורות עד שיכריחך ענין מן הענינים ואז תעשה אותם והזהר שתערב מה שיתקנם מהדברים אשר יש בהם כח מזוניי. בפרו׳ לשני במזון.

[2] הערימו הרופאים לספר הרפואות האמתיות והם אותם שיש להם כח מדקדק כי זה הכח פותח המעברים הצרים וממרק הכימוסים הדבקים התלוים בעורקים ומדקדק הלחויות העבים אלא שהאדם אם ירבה לעשותם ישימו הדם מימיי או אדומיי ובאורך הזמן ישיבהו שחורה כי אלו הרפואות לבד המועט מהם מחממות חמום מופלג ומנגבות. במאמר בטוב הכימוס.

1 האשפרג׳׳: האשפראג ה האספרגי ל האשפרגי מר האיספרגי נ האשפראגי ק 2 המניקת: وأدرّه add. a (except for BELOU) 3 עשי (= عيسى): עשה ס עלי גס² עשין(?) ה עסו ק נ om. || מאסוייה (= ماسويه BELO): ماسّة a 4 רע: om. a (except for EOU) || הזעפרן: הזעפראן גהלמקר 10–12 סגלת ... ממנו: om. מ 10 פומא דפרדיש (i.e., O. Occ. or O. Cat. *poma de paradis*; cf. SHS1: 316 (Mem 24)): פומא דפרדישו נ פומא דפרדיץ קר 11 לקיא: من الحزاز a 12 אולנש: אוילנש גל אוילנאש ה אוילניש נ אוולנש אבלנש ר || ולבער: ونفي a 13 הטאעון: הטואעין גה הטאעין ל הטואעיין נ הטסעין ס || הדמיי: נשלם המאמר העשרים ת״ל ג add. נשלם המאמר העשרים שבח למשפיל ומרים מ add. נשלם המאמר העשרים נר add. תם ק add. 18 לספר: في اتّخاذ a || להם: בהם ק

[3] היין הקובץ מועיל לכל מיני ההרקה ומפסיק אותם והיותר טוב שביינות למי שיש בו חולי חם היין המימיי והוא הלבן הרקיק אשר לא יתבאר בטעמו ולא בריחו איכות כי זה היין נעדר מהזק המים ומהזק היין. בשלישי בחליים החדים.

[4] היין דרכו לבשל הליחות אשר לא נשלם בשולם ומגיר השתן והזיעה ועוזר על השינה. ברביעי בהנהגת הבריאות.

[5] היזק המים מיוחס אל קרירותם כי הם בקרירותם יהיו שמתאחרים למטה מן הכסלים זמן ארוך ויחדשו קרקורים ונפח ומחלישים כח האסטו׳ ומחלישה ויהיה זה סבה למעוט העכול ובשביל קרירותם לא יעזרו להעביר המזון עזר שיהיה לו שעור. בשביעי בתחבולה.

[6] יתרון מיני היינות המשובחים מנגדים הפגעים המתחדשים מן המים ויש בהם עם זה שמולידים דם משובח ומשוים המזג ומבשלים מה שהוא נעצר באסטו׳ והעורקים ומוסיפים בכח האיברים ומוציאים המותרים ומניעים אותם לצאת לחוץ. בעשירי בתחבולה.

[7] המים אינם משקיטים השעול ולא עוזרים על הרקיקה ומעוררים הצמא ומשתנים אל המררות ומחלישים הגופים אם ישתו על ריקות נפש ומוסיפים בגודל הכבד והטחול כשיהיה בהם התלהבות ומחדשים קרקורים וצפים באסטו׳ ואינם מורידים הציאה ואינם מגירים השתן והעברתם באברים מאוחרת כי הם נאים בלתי מבושלים. ואמנם מועילים אם יעורבו בסכנג׳בין או זולתו כי זולתו יעבירם ויורטב בהם הגוף וימנע מהשתנותם. בפירושו לשלישי בחליים החדים.

[8] כשך השעורים יש בו מכח המירוק שיעור נשאר עד שאינו צריך לערב עמו דבר מן האישוף. ואם תרצה להוסיף כחו אז תערב עמו מעט מן הפלפל ואינו צריך שתערב עמו דבר מדבש אלא אם כן תכוין לנקות צדדי החזה והריאה. במאמר בהנהגה המדקדקת.

[9] השעורה אנו מוצאים בה קירור לעין במה שילקח ממנה מלחם או כשך או קמח קלי ואפי׳ כשלא תקלף השעורה מקליפתה העליונה יהיה הכשך הלקוח ממנה יותר נמרץ במירוק ולא יגיעהו בו היזק מצד אחר. והנה בעבור שכשך השעורים מנגד כחו לכח העדשים נהיה כי כשיעורבו יחד יולד בין שניהם מזון שהוא המשובח שבמזונות. בראשון במזונות.

[10] התמדת עשיית החלבים מזיק השינים והלסתות וממהר אליהם העפוש והאכול ולכן ראוי שימצמץ אחריו ביין מזוג ודבש. ואמנם החלב החמוץ הנה הוא אינו מזיק בשינים אלא אם יהיה מזגו קר.

---

6 מיוחס: מיוחד **גהלנק** 9 מן: עם **ק** 11 ומניעים אותם: **ס**[2] ומניעם **נסר** ומניעים **לק** ‖ אותם: om. **קלס** ‖ לצאת לחוץ: إلى البراز **a** 13 נפש: גוף **ר** جوف **a** 16 זולתו: لأنّ غيره add. **a** ‖ כי זולתו: **ס**[2] **גהלמנסק** om. 18 נשאר: كاف **a** 20 מדבש: מיובש **זק** 25 והלסתות: واللثة **a** 27 קר: والمعدة التي هي أسخن ممّا ينبغي تهضم اللبن الحامض وتنتفع به ولو برّد بالثلج. ثالثة الأغذية add. **a** (except for **ELOU**)

[11] המשובח שבחלבים אחר חלב הנשים הוא מבעלי חיים הקרובים מטבע האדם כמו החזיר וצאן ועזים וסוס. וכשתכין החלב תלבן חלוקי אבנים אחר שירוחצו וכבה אותם בו ואחר תבשל החלב בשול שיחסר בו מימיותו ורוב לחותו ואחר הורידהו מעל האש ויעשה ישקיט התרת הבטן המופלגת ויפסיק שלשול הדברים השמניים ועשייתו בכל מורסא עוקצת או שחין נוזל מרוב לחויות עוקצות. ושיעשה תמורת האבנים ברזל נקי מחלודה יהיה יותר טוב כדי שיהיה בו הקביצות שיש בו. בעשירי בסמים.

[12] מדרך החלב שמשתנה ומתהפך במהיר שבעתים כמו הזרע ולכן הוא היותר טוב בחלב שיניקהו מי שיצטרך אליו מן השדים וחלב האשה יותר משובח שבחלבים כלם למצומקים בהעדר חלב האתון. בשביעי בתחבולה.

[13] מימיות החלב הנה היא גם כן מהדברים המדקדקים עם מה שהיא מרככת הבטן. ולהרגיל לקחת אותה בין זמנים ארוכים טוב מאד. במאמר בהנהגה המדקדקת.

[14] מי החלב הם למעלה מכל הדברים המתירים הבטן וחושב אני שבזאת הסבה היו הקדמונים עושים המשקה הזה במקום הצורך אל התרת הבטן וראוי שיעורב עמו מן הדבש בשיעור מה שיערב בו טעמו ושיתענג בו שותהו מבלי שיעורר קיא ויעורב בו מן המלח בשעור שלא יזיק חוש הטעם. ואם תרצה להתיר הבטן יותר תשים בו מלח רב. בשלישי במזונות.

[15] היותר נאות שבדברים לרקיקת הליחות העבות הוא מי הדבש ולליחות הדביקות הסכנג׳בין והשני לו אחר מי הדבש מי השעור ואחר מי השעור היין המתוק. בפי׳ לשלישי בחליים החדים.

[16] מי הדבש מבושל עמו אפסנתין הוא רפואה מורידה מה שהוא בפנים בפי גרם האסטו׳ נעצר מהליחות הרקיקות. בשביעי בתחבולה.

[17] אם יעורב החלב בדבש יהיה נאות לכאבים אשר בחזה והריאה והוא מהדברים היותר מזיקים למה שיש בטחול ובכבד. במאמר בהנהגה המדקדקת.

[18] לחמאה ודבש מעורבים יחד יש תועלת נפלאת מהרקיקה ההוה מן הריאה בבעלי בעלת הריאה ובעלת הצד והוא עם זה מבשל הליחות ואם תלקק החמאה והדבש בשקד מר יהיה כחו לעזור לרקיקה יותר ולבשל פחות. בעשירי בסמים.

---

2 חלוקי אבנים: حجارة صمّ ملص a ‖ וכבה אותם: וכבה חומם **ס** ותכבה אותם **מקר** 3 הורידהו: תורידהו **מקר** 5–6 כדי שיהיה בו: ليسير a 9 בהעדר: وبعده a 13 המשקה: **ס**²**ק**² היין **גהלמנסק** ‖ הצורך: **ס**² הענין **גהלמנסק** 14 שיערב: يعذب a 15 רב (= كثيرا LO): أكثر a 24 ובעלת הצד: ובעלי הצד **ס** ובעלי בעלת הצד **ס**² ‖ הליחות: om. a ‖ החמאה: وحده كان إنضاجه أكثر ومعونته على النفث أقلّ. وإن خلط الزبد add. a

[19] החומץ יש בו עם דקות חלקיו כח דוחה מונע אינו מועט. וכבר ימצאו אותו הרופאים לעשותו בהתחלת עלות המוח אחר שיעורב עמו שמן ורד. וכשיעברו ימים לעלה יערבו עם שני אלו נמאם עד שיחמם עם דקות כי הרפואה נחלשת בלכתה ותתך כחה בסבת העצם החוצץ ולכן יעשו במקום הזה קשטור ואע״פ שלא נעשה אותו בשאר המורסות החמות ואפי׳ יהיו באחרית הירידה. אמנם בעת ירידת מורסות ממה שהוא אצל המוח הנה הוא מהדברים היותר מועילים. באחד עשר בתחבולה.

[20] החומץ מזיק ברחם ושאר האברים העצביים בשביל קורו ודקותו ושקיעתו בהם. בפי׳ לשלישי בחליים החדים.

[21] סכנג׳בין חזק החמיצות אם שינגב הליחות ויוסיף בדביקותם והתלותם שיקשה רקוקם ואם שיחתך הליחות העבות והדביקות הנעצרות בחזה והריאה ויזולו הליחות פתאם ברבויים ויחנק העלול וימות אם לא יהיה הכח חזק. ולכן אין ראוי שיעשה אלא עם כח חזק. באותו מאמר.

[22] הסכנג׳בין המעט החמיצות מרטיב הפה והחיך ועוזר על רקיקת הרוק ומשקיט הצמא ופותח הסתימה הקורה בכבד והטחול ומנקה אותם בלי היזק. וישקיע המרירות המתחדשות מן הדבש ומתיך הרוחות הנופחות ומגיר השתן בפתחו הסתימה ומקל ירידת המותרים והמררות אל המעים ואין בו היזק כלל לבד שמפשיט המעיים אם יתמידוהו. באותו מאמר.

[23] אמנם שתית החומץ והדבש הנה יזדמן שיהיה ממנו הדבש שלשה חלקים והחומץ חלק אחד והיותר ערב כשיהיה ממנו הדבש שבעה חלקים והחומץ חלק אחד וראוי שיבושל עד שיתאחד ויוסר ממנו קצפו מעט מעט. במאמר בנער שהיה נכפה.

[24] אמנם הסכנג׳בין הנה נשקה אותו לקצת החולים על דרך רפואה לא על דרך מזון. וכן נשקה פעמים רבות החולים מי הדבש ומי השעור על דרך הרפואה לא על דרך מזון. במאמר בהנהגת החליים החדים.

[25] הסכנג׳בין הוא היותר נאות שבדברים המתוקים הנעשים בהנהגה המדקדקת. ועם זה שהוא אינו רע הכימוס ואינו מזיק לאסטו׳ ואין בו שום דבר רע כלל. והוא יותר חזק החתוך שבמזונות ולא לבד במזונות אבל גם ברפואות כלם. וראוי למי שירצה

---

9 והתלותם: ولحوجها a 11–12 באותו מאמר: في شرحه لثالثة الأمراض الحادّة a 14 וישקיע: ويقمع a 16–17 באותו מאמר: في شرحه لثالثة الأمراض الحادّة a 18 שתית (= شرب): شراب a ‖ הנה יזדמן (فأوفق B): فأثقف a 19 והיותר ערב כשיהיה ממנו הדבש שבעה חלקים והחומץ חלק אחד: om. לנס ‖ אחד: وأعذب ما يكون منه إذا كان عسله سبعة أجزاء وخلّه جزء واحدا add. a (except for G) 22 פעמים רבות החולים: كثيرا من المرضى a 26 שבמזונות: om. a 26–199.1 שירצה להמריץ: أراد أن يبلغ a

להמריץ תכלית החתוך והדקדוק למותר העב והדבק הלבניי שיעשה משקה האשקיטלא וחומץ האשקיטלא. בהנהגה המדקדקת.

[26] אמר אבן זהר: משקה הסכנג׳בין במי בשול קרצעינה כל יום בריקות נפש הוא בטחון מן השוצה ומורסות האברים הפנימיים כלם. ורכוך הטבע תמיד בטחון מזה והמשקה הלקוח במיני הצנדלץ מועיל בעתות הדבר.

[27] הסכנג׳בין אם יפליג בעשייתו יחדש במעיים הפשט ומעורר שעול ומזיק לאברים העצביים. באחד עשר בתחבולה.

[28] מציאות רפואה דקת החלקים צודקת הקרירות גמורה זהו ענין שאולי אי אפשר כי החומץ אשר הוא היותר דק מכל מה שנדעהו מכל הדברים הקרים אשר נרפא בהם מתערב בו דבר חם ונמצאהו שהוא מנגב ולכן נערב עמו מן המים הקרים שיעור שיהיה אפשר לשתות ונעשה אותו בחליים שיצטרך לקירור והרטבה. בעשירי בתחבולה.

[29] אנחנו מוצאים רפואה אחת פועלת פעולות מתנגדות כמו חמאץ הוא אסיטושא שעליהו משלשל הבטן וזרעו עוצר וכן מרק התרנגול והחלזון ומי הכרוב שמתירים הבטן וגרמיהם עוצר והאלואן ותובל הנחשת שקובצים החבורות הרטובות ומתירים הבטן שלשול רב. והגבנה עוצרת הבטן ומי הגבנה מתיר הבטן. במאמר התריאק לקיסר.

[30] נמצא אנחנו רפואות מועילות קצת אברי הגוף כמו פוליקריא שהיא מועילה לכבד תועלת מבוארת וכן ריוברברי שיני ואין כל רפואה מועילה לכל אדם כי יש רפואה מן הרפואות נאותית לו. באותו מאמר.

[31] מהדברים היותר מועילים לאסטו׳ מה שיהיה בין המרירות והקביצות כמו ענפי הסנה וענפי הגפן וכל הדברים הקובצים מועילים לאסטו׳ ברוב הענינים. במאמר בהנהגה המדקדקת.

[32] המשובח שברפואות בכל אחד ממיניהם מה שאינו כמוש ולא צנום וכן מה שיהיה ממנו יותר גס ויותר שמן מן השעור השוה הנה הוא יותר חסר וכל עוד שיהיה ריחו המיוחד למינו חזק מאד הוא יותר משובח וזה ההקש הוא בטעם. ושבח הרפואה המורכבת הוא כפי שבח הפשוטים שבה. ואמנם השבח בין שניהם בסבת מלאכתו הוא מעט. בראשון בסמים המקבילים לחליים.

---

1 האשקיטלא: האשקיטלה **גל** האשקילא **מ** אסקילא **נ** האשקיטילא **ר** 2 האשקיטלא: האשקיטלה **גל** האשקילא **מ** אסקוילא **נ** האשקיטילא **ר** 5 הצנדלץ (i.e., plural of O. Occ. or O. Cat. *sandil*/*sandel*, sandalwood; cf. SHS1: 118 (Alef 34)): הצנדל **גה** הסנדליש **מ** הסנדלי **נ** השנדילש **ק** השנדלש **ר** 12 אסיטושא: השיטשא(!) **ל** אציטוסא **נ** אסיטוש **ר** 14 ותובל: وتوبال a 16 פוליקריא: פוליקריאה **המנ** 17 ריוברברי שיני: ריוברברי ציני **הק** ריברברי טינא(!) **ה** ריאוברברו צינא **נ** רבריציני(!) **ר** ‖ רפואה: רפואות **ס** 18 באותו מאמר (= في مقالته تلك ELO): في مقالة الدرياق إلى قيصر a 24 השבח (= الفضل): الفصل a ‖ הוא מעט: **ס**^{2} זה יהיה **גהלמנסק**

[33] אין ראוי שיעשה האליבורוס הלבן בזמננו לרוב זוללות נפשם מתמלא גופם לבנה וימשכהו האליבורוס ויחנק החולה. ואמנם נעשה תמירתו אגאריק. ואמנם עשיית תמורתו האגאריק וכיוצא בו זה זכר אסקבליוס בפירו׳ בספר החבישה לאבקרט.

[34] התאנים היבשים כשיאכלו עם האגוז ורודה קודם לקיחת סם המות יועיל וישמר מהיזק. במאמר בטוב הכימוס.

[35] החלב והשום והיין המורתח והחומץ והמלח מועילים מן הארסים או ממה שיולד בגשם כמו הארסים. בששי בפי׳ לששי אפידמיא.

[36] אמר משה: ירצה שכל אחד מאלו מועיל לארס או מה שיתרכב מהם כפי ארס ארס וסם סם וענינו ענינו.

[37] הקפריש מעורר התאוה למאכל הקצרה וממרק מה שיש באסטו׳ והבטן מן הלבנה ומוציא אותה בציאה ופותח סתימת הכבד והטחול ומנקה אותם אם יעשה הפרי הזה עם חומץ ומלח או חומץ ושמן קודם לקיחת המאכל כלו. בשני במזונות.

[38] פלפל ארוך דרכו להתיך הרוח העב הנופח ודוחה מה שיתגבן באסטו׳ ומה שנלוה אליה אל שפל הבטן ועוזר על העכול מה שישאר בה. זה ענין כולל לכל מיני הפלפל. ברביעי בהנהגת הבריאות.

[39] השום הוא מן הרפואות המתיכות הרוחות יותר מכל דבר שיתיכם ואינו מצמיא ומתיך הנפח יותר מכל המאכלים ולכן אני קורא אותו תריאק הכפריים. בשנים עשר בתחבולה.

[40] סתימת הטחול ומורסותיו הקשות תצטרך לרפואות מחתכות ופותחות חתוך חזק. וקלפת שורש קפריש לטחול כמו האפסנתין לכבד. והסקולפנדריון לטחול כמו הפליקריא לכבד. והקפריש עם חומץ ודבש מועיל לשני האברים. בשלשה עשר בתחבולה.

[41] מלילוט מבושל יש בו עם בשול קביצות והוא דומה לזעפראן. ברביעי מן מיאמיר.

1 האלבורוס: האיליבורו **נ** ‖ זוללות נפשם: شرّة الناس a 2 האליבורוס: האיליבורו **נ** ‖ אגאריק: אגריקו **נ** 2–3 ואמנם עשיית תמורתו האגאריק וכיוצא בו: om. a 3 האגאריק: אגריקו **נ** 4 ורודה: ורודא **הלמקר** ורוטא **נ** 6–7 או ממה שיולד בגשם כמו הארסים: **ס** .om 7 אפידמיא: אבידימא **ק** 8–9 ארס ארס וסם סם וענינו ענינו: سمّ سمّ وحالة حالة a 10 הקפריש: הכפריש **מ** הקפרו **נ** 19 מחתכות ופותחות חתוך חזק: تقطع وتلطّف وتفتّح تقطيعا وتفتيحا قويا a 20 קפריש: קפרי **נ** ‖ והסקולפנדריון: והסקולפנדריאום **ל** והאסקולפנדריון **מק** והסקולופינטריאה **נ** והסקולפנטרין **ס** **ר** .om ‖ הפליקריא: הפוליקריאה **גנ** הפוליקריא **הלק** הפוליקרי׳ **מ ר** .om 21 והקפריש: והקפרי **נ** 22 מלילוט: מלילוטו **נ**

[42] הסינמומי הוא רפואה פותחת מעברי האסטו׳ וממרק הליחות ומדקדקם ומנגד החלודה המוסרחת כלה שישנה ויתיכה ובטוב ריחו מועיל לכל העלות המתחדשות מליחות רעות ומתקן כל עפוש ומנגד כל כח מפסיד מהפסד ומחזירו אל התקון ובזה מתקן החלודה וסמי המות וארסי בעלי החיים. ואחר הדארציני בזה הקשיא ליגניאה כשתהיה טובה ואחר הקשיא מין הבשמים והתבלין כשבולת נרד ואשקיננט וקנה בושם ומיאו. בשמיני באלמיאמיר.

[43] האלואן ואע״פ שהוא שוה הנה הוא בתכלית ההתנגדות למי שימצאהו רוע מזג חם ריק מלחויות רעות. באותו מאמר.

[44] האפסנתין דרכו שימרק וירחוץ ומוריד הליחות הרעות הנעצרות בפי האסטו׳ ויקבצהו ויחזקהו. באותו מאמר.

[45] דילי מרכך ריכוך מספיק ומבשל ומתיך עם זה התכה שוה. ושרף האלה גם כן יש בו כח דומה לכח הזה והוא עם זה ממרק ומנקה ופותח המעברים הצרים. ואלו המדות צריך לכבד החלוש. באותו מאמר.

[46] שבלת נרד יש בו כח מבשל לכל העלות הקרות דבר אינו מועט.

[47] וכן הזעפראן הוא רפואה מפורסמת בבשול הליחות והעלות אשר הם בלתי מבושלות. בתשיעי במיאמיר.

[48] כל הרפואות הממלטות הם שני מינים: יש מהם שמשנות הארס וסם המות ומהפכות אותו ויש מהם שמושכות אותו ומוציאות אותו מן הגוף. וכל סם מות אמנם יורק ברפואות שיונחו מחוץ וזה ימשוך הסם אם בחומו ואם בכלל עצמיותו. כן אותו שמשנה הסם וממלט ממנו אם בהתנגדות איכות אם בכלל עצמיותו. בחמישי בסמים.

[49] ראוי שיהיה מה שיקחהו האדם מכל הרפואות הממלטות שעור שלא יזיק הגוף ברבויו ולא ילאה ויחלש מסם המות בשביל מיעוטו שינצחהו. באותו מאמר.

[50] ישתה מן התריאק הגדול לעקיצת הרמשים שקל שוחק במעט שעור לוז בשעור חמשה עשר אוקי׳ מיין מזוג קרוב מהיותו חי. וישתה ממנו למי שילך בארחות בדרך מרחוק

---

1 הסינמומי: הצינמומו נ   3 ובזה: وكذلك a   4 הדארציני: הדרציני מ הדרסני נ הדרסיני ר ‖ הקשיא ליגניאה: הקשיא ליקניא ל הקסיאה ליניאה נ   5 ואשקיננט: ואשקווינגטי נ ‖ ומיאו: والمو a   6 האלואן: האלואין ג האלואי מנ ‖ חם: يابس add. a   7 באותו מאמר: בשמיני מיאמיר ק   9 באותו מאמר: ثامنة الميامر a   10 דילי: דאליום ג דיליום ה הדיליאו נ ‖ ושרף האלה: טרבנטינה ס[1] ‖ יש: ויש גהסק   11 צריך לכבד: צריכות לכבד ר تحتاج إليها الكبد a   12 באותו מאמר (في تلك مقالة ELO): ثامنة الميامر a   13 כח: من القوة a ‖ מועט: والإقليطي دونه add. a   20 מכל הרפואות: מהרפואות זמק   21 מסם: عن جميع الأدوية a ‖ באותו מאמר: خامسة الأدوية a

לדחות הזק המימות שעור פול גדול עם ששה אוקי׳ מים חמים קודם לקיחת המאכל. בראשון ברפואות המקבילות לחליים.

[51] הלקוח מן התריאק לרפואת הארסים שעור לוז ימורס ביין שעור שלש כפות. ואמנם לשאר החליים הנה השעור מתחלף. ואמנם מיני המיעה שימורסו בהם מתחלפים. וכמו שדוחה המרקחת הזה הפגעים הקורים לגוף כן מועיל לפגעי הנפש ויקומם המרה השחורה עצמה ומסיר המרה כמו שמסיר רעת הארסים מהרמשים. וישתה לנשיכת הכלב השוטה ויותך בשמן וורד כמו משיחה ויונח על החבורה מחוץ. ויספיק לנו במרקחת הזה למלט האדם מן הדבר. במאמר בתריאק לקיסר.

[52] ספר לי רופא מומחה שפעם אחת קרה בארץ אינטליאה חולי דבריי ממית ויעץ האנשים לקחת התריאק כי שום רפואה לא היה מועילה באותה עלה. וקבלו תועלת בו ונרפאו ואותם שלא הרגילוהו מתו ומי שיעשה אותו קודם התחדש העלה ימלט מלנפול בה. ואין זה פליאה בהיות זאת הרפואה יכולה לקומם הארסים. ובכלל באיזו עלה שיחלשו שאר הרפואות הנה זאת הרפואה מועילה תועלת גדולה. במאמר במעשה התריאק.

[53] הנחשים הנעשים בתריאק הם הפחות מזיקים שבמיני האפעה. ועם זה תחתך ראשם כי יש בראשיהם אויר הארס וזנביהם מפני מותרות מזוניהם. במאמר התריאק.

[54] אותם שישוך אלתמסח אם יניחו שומן אל תמסח על מקום העלה יבריא מיד כבר נוסה זה לעין. ואבן ערס הוא עכבר פרעה אם ילקח אותו בעל החיים ויחפף בו עקיצתו יבריא מיד. וכן עקיצת האפעה אם ילקח ויודק ויונח על מקום העקיצה ישקיט הכאב מעט מעט. בתריאק קיסר.

[55] בשול האפעה השמר לך שלא תבעיר תחתיו כי אם הפחם ושים עמו מלח חדש ושבת רטוב לא יבש. באותו מאמר.

[56] הטעמים המורים על חום הם אלו: המתוק והוא הפחות חם שבהם ואחריו המלוח ואחריו המר ואחריו החריף החזק החום שבהם. והטעמים המורים על קור הם ארבעה והם התפל והוא הפחות קר שבהם ואחר החמוץ ואחר הקבוץ ואחריו העפיץ. ואמנם הטעם הדשן הנה הוא מורה על שווי באיכות בין חום וקור ועל דקות העצם. ברביעי בסמים.

[57] הקובץ מקרר ומנגב ולכן מקבץ החלקים ומאספם לפנים ומקשה ומעבה. והחמוץ מחתך ומפריד ומדקדק ופותח ומנקה ומקרר ודוחה. והחריף מחתך ומפריד ומדקדק ופותח ומנקה

5 שדוחה (= يدفع): ينفع a ‖ הנפש: أيضا add. a   7 כמו: כגון **זמקר**   10 עלה: وكلّ من استعمل الترياق ممّن أصابته تلك العلّة add. a   11 העלה: העלות **זק**   15 אויר (= هواء): هو a   16 העלה: العضة a   21 באותו מאמר (= في تلك المقالة ELO): في مقالة الترياق إلى قيصر a   22 הם אלו: أربعة وهي a   24 העפיץ: העפוץ **זמקר** העפוס **ל**

כמו החמוץ אך שהוא מושך ומחמם ומתיך ושורף. והמר פותח ומנקה המעברים וממרק ומדקדק ומחתך הליחות העבות מבלי חום נרגש. והתפל הטעם דרכו שמעבה ומקבץ ומנגב הליחות מבלי חום מבואר ובלי קור מבואר. המתוק מרפה ומבשל ומרכך ומרפה הנקבים. הדשן מרטיב ומרכך. בחמשי בסמים.

[58] הסמים העוקצים קצתם כחם חם כמו החריף והמר וקצתם קרים כחמוץ כי העוקץ כולל לשלשת אלו הטעמים. והסמים כלם ברב הענינים בלתי משתוים בהמזגם אבל הסם האחד מורכב מחלקים מתחלפים ולכן תמצא לו בעת שתטעם ממנו טעמים מתחלפים. ברביעי בסמים.

[59] כל מה שיתבאר מריחו או מטעמו או משניהם יחד שהוא חריף עוקץ הנה הוא חם ויש בו כח מחתך מדקדק. וכן כל טוב ריח או יהיה כשתטעמהו יתדמה לך שיש בו בשמיות הנה הוא פחות חם מהדברים אשר יעקצו. וכל מה שיהיה בטעמו בורקיות או מליחות הנה ברב מה שזהו ענינו יש בו כח מדקדק והוא מרכך הבטן. ויש בדברים המרים גם כן כח מדקדק איננו למטה מן הכח אשר יש בדברים הבורקיים והמלוחים. במאמר בהנהגה המדקדקת.

[60] כל הדברים המרים הם עם חומם יבשים. אמנם בדברים החמים החריפים הנה ימצא בקצתם פעמים רבות לחות רבה מתערבת בהם עם חומם. ולכן אנחנו אוכלים דברים רבים שזה תארם. בחמישי בסמים.

[61] סמים ממרקים מבלי עקיצה הם כמו החסו הלקוח מן הפולים ומי כשך שעורים וזרע פשתן קלוי ודבש תאנים מבושל עד שיתקרש. ואמנם תירוש ענבים קרוש הנה כחו שמתיר וזן והוא מהרחוק שבדברים מעקיצה ויותר ממרק מזה שרף האלה ולבונה ודבש מוסר קצפו. ויותר חזק מזה במירוק קמח כרסינה ושרש לילי ושרש אופופונק. בשביעי במיאמיר.

[62] הדברים המשקיטים הכאיבים באמת בין שיהיה סיבת הכאב ליחה או רוח קרים או חמים באיזו עצם שתהיה הליחה הם הסמים שחומם כחום הגוף או חמים אלא שיהיה עמם דקות עצם עד שירפו החלקים וידקדקו ויבשלו ויריקו מה שכבר נתבשל ויצא מן הנקבים ולכן אין ראוי שיהיה בהם קביצות כלל. בחמישי בסמים.

[63] מזג הרפואה העוזרת להולדת הליחה והמוגלא היא חמה ולחה דומה למזג הגוף אשר תרצה לבשלו. והיותר מועיל שביציקות בזה הוא המים הפושרים והמים המעורבים עם שמן. ומהדברים הנשפכים על הגוף השמן השוה בחומו ומן התחבושות קמח חטים עם מים ושמן. באותו מאמר.

---

5 כי העוקץ: واللذع a   6 כלם (كلّها BELOU): om. a   9 שהוא: ס^2 הנה הוא **הזלמסק**   14 אמנם: ס^2 או ג אם **הזלמנסק** ‖ החמים: الحادّة a ‖ הנה: ס^2 ולפעמים **גהזלמנסק**   18 ודבש תאנים מבושל עד שיתקרש: والعقيد المتّخذ من التين اليابس a ‖ תירוש ענבים קרוש: عقيد العنب a   20 לילי: .i.e., O. Occ *lili*; cf. SHS1: 511–512 (Shin 27) ‖ אופופונק: אפופונקי ג אפופונאק ה אפופאנק **ל** אפופונקו **נ** אפופנק **ר**   22 חמים: في الأولى add. a   28 באותו מאמר (= في تلك المقالة ELO): خامسة الأدوية a

[64] הרופאים מפילים שם הרפואה המרכבת על מה שירכך הקושי שנתקשה מפני קרירות וכל שכן מי שיהיה באותם הגשמים לחות נעצרת כמו מה שהוא במורסא הקשה ואותם הרפואות אינם מחממות חמום חזק ואינם רבות היובש עד שיתירו מה שנתקשה ויתיכוהו מעט מעט. והם לעולם יותר חמות ממזג גוף אשר יותך הקושי ממנו כמו הארמוניאק ודלי ודבש אללבני ואצטורק וקצת המוחות והשומנים. בחמישי בסמים.

[65] הסמים המגירים השתן הגרה חזקה כולם חומם חזק כמו זרע מיני הכרפס ושומר וזרע פשטנאגש ודובצי וסאסליוס ופו ומו ואקורי ואסארון. ואמנם המפתתים החצץ אז ראוי שיהיו מעטי החום עד שיחתכו החצץ בדקותם ולא תקבצהו ותנגבהו בחוזק חומו כמו שרש אשפרג׳י ושרש הסנה וקסטראן וג׳עדה ואבן יהודית וזכוכית שרופה וחומץ אשקיטלא. בשלישי ברפואות.

[66] הסמים המועילים להוליד החלב ולהגיר השתן והנדות כלם הם חמים ומתחלפים בחוזק החום ובאיכות היובש. וזה כי הסמים המחממים חמום שוה ואינם מנגבים נגוב חזק מגירים הנדות ושני המינים האלה גם כן מגירים השתן ואותם שמחממים יותר מזה ומנגבים מגירים גם כן השתן יותר ואינם מגירים הנדות ואינם מולידים החלב. ולכן ייוחד זה המין לבדו בשם המגירים השתן. בחמישי בסמים.

[67] אמר משה: השתדלות וטרדת זכירת מה שאין צורך הכרחי לשמרו ולזכרו מחייב במיעוט הזכירה להכרחי. ולכן אכוין לשמור טבעי הסמים המורגלים להעשות הרבה בכל מקום מפורסמים שמותיהם היורדים בתוך הגוף. ואני סומך בזה כלו על ספר בן ואפד כי כבר ידע הקבלה ואמתתה מג׳אלינוס וזולתו ובקצת המחצבים אשען על אבן סיני.

[68] הסמים השוים בין חום וקור מהם יבישים בשניה שלשה: קלפת אתרוג מאסיס ועדשים. ומהם יבשים בראשונה והם כזברת הבאר אשפרג׳י שמן זית. ומהם רטובים בראשונה והם סבסתאן מנא קשיא פשטולא. והזהב שוה בין שני המתנגדים דק. הכלל עשרה.

1 הקושי: الأجسام الصلبة a 2 מי שיהיה: إن كان a ‖ כמו: כגון **זקר** 4 כמו: כגון **זמקר** ‖ הארמוניאק: הארמוניאקו **נ** ‖ ודלי: ודאלי **ג** ודילי **זקר** דילי **מ** ודיליאו **נ** 5 המוחות: המוחים **גה** 6 כמו: כגון **זמקר** 7 פשטנאגש (i.e., plural of O. Occ. or O. Cat. *pastenaga*, carrot; cf. SHS1: 345 (Nun 17)): פשטנאגה **ג** פשטינגאש **ה** פשטנאגא **זק** פשטינגא **מ** פשטינקא **נ** פשטאנאגאש **ג** ‖ ודובצי: ודווצי **גה** ודווקו **זק** ודאוקו **מ** ודבש **לנ** ודוקו **ר** ‖ וסאסליוס: וסאסאליוס **ג** וסיסלאון **ל** ושיסיליוס **מ** וסיסילאו **נ** ‖ ופו: ופואה **נ מ** om. ‖ ומו: ומיאו **גה מנ** om. 8–9 חומו ... שרופה: **מ** om. 8 כמו: כגון **זמקר** 9 אשפרג׳י: אשפרג׳ **ג** אשפרגי **זל** שפרצי **נ** אשפירג׳ **ר** ‖ הסנה: הצנה **ל נ** om. ‖ וקסטראן: (= وقصطرن ELO): a om. ‖ אשקיטלא: סקילא **מ** סקווילא **נ** אשקיטילא **ר** 10 בשלישי: خامسة a 17 אכוין: أرشد a 19 כי כבר ידע הקבלה ואמתתה: إذ قد علم مهارته وصحّة حكايته a 21 מאסיס: מאסיש **ג** **הזקר** מאצי **נ** 22 אשפרג׳י: אשפרג׳ **ג** אשפרג **ה** אשפרגי **זלק** איספרצי **נ ר** om. 23 המתנגדים: והוא **ס**[1] add.

[69] הסמים החמים בראשונה היבשים בראשונה ממה שברוב הם מורגלים הם חמש ועשרים סמים והם: אורז סרקאקולא אשטיכדוש מלילוט אשקיננט קמומילא מלישא משי טמריץ כרוב וקנביט כזברה לבלאב סוכרי סיפריש וורניש סיני פסתק פוה קאקלי הוא קריטא מרינא תורמוס אלטיאה תמרים פוליקריה אגאריק.

[70] וממה שברוב הם מורגלים להעשות מן החמים בראשונה היבישים בשניה הם שמנה והם: אפסנתין כרסינה קושקוטא אשפיק כרפס פאוניא פומטירא שאה שפרם.

[71] וממה שהוא חם בראשונה ושוה ביובש ולחות או מעט היובש מאד הם אלו עשרה סמים והם זרע פשתן חטים לאדנום מחלב מן אשטורק צנובר.

[72] הסמים החמים הרטובים בראשונה ממה שירבה עשיתם הם תשעה והם אפונים לוביא שקד לשון השור מוז מלוכיא שומשמין גוגובש שקאקל.

[73] הסמים הקרים היבשים בראשונה הנעשים ברוב הם חמשה ועשרים והם הדס אשנה אקאסיה אמליסיס הלילג׳ ברכומי ואינדיש וכאבולי קרצעינה פולים אלונים ערמון באדאורד אלמוג ורדים זערור חמאץ הוא אסיטושא והוא הסילקא המדברית חסך פרש זקן התיש מאש נבק הוא אגרינש סנה שעורה שכאעא תות תפוח ספרגל רמון חמוץ חומץ כרוב כלאף והוא אל צפצאף זמרד הוא פטדא מרקדי בלעז בדולח הנקרא פרלש כסף שאדנה הוא אבן הדם.

1 היבשים: היבש זמק ‖ חמש (= خمسة ELOU): سبعة a 2 אורז: אורזו נ ‖ אשטיכדוש: אשטוכודוס ה אשטיכידוש ז אשטוקדוס ל אסטיקדוס מ שטוקדוס נ אסיכידוש ק אשטיכאדוש ר ‖ מלילוט: מלילוטי מ מילילוטו נ ‖ אשקיננט: סקיננטי נ ‖ טמריץ: טמריצי נ 3 וקנביט: וקנבץ ג וקנאבץ ל קנבץ נ וקנביס ס ‖ סוכרי: סוקרי גה סוקרו ל צוקרו נ ‖ סיפריש: סִיפְּרֵאש ז סיפרץ ל ספרש מ ציפריס נ ‖ וורניש: ווריץ ג וורניץ ה וורנש מ ‖ פסתק: פשתק לס ‖ פוה: פאוה נ מ om. ‖ קאקלי: קקאלי ל קוקולי נ מ om. ‖ קריטא מרינא: קרטיגא מרינא ג מ om. 4 פוליקריה: פוליקריא זקר פוליקרא ל פוליקריאה הנ ‖ אגאריק: حجر يهودي ياقوت add. a (except for ELO) 6 והם: לס om. ‖ אשפיק: אספיקא נ ‖ כרפס (= كرفس EL): سرخس a ‖ פאוניא: פאוניאה גהנ פאוניה ר ‖ פומטירא: פוס טירא גהזלמקר פומו שטירא נ 7 עשרה: سبعة a 8 לאדנום (i.e., Lat. *ladanum* or O. Cat. *làdanum*; cf. SHS1: 499 (Shin 6)): לאודנן נ ‖ אשטורק (i.e., O. Occ. *estorac/estorex/estorax*; cf. SHS1: 215 (Ḥet 10)): אשטורצי נ ‖ צנובר: צינובר זמנק 11 חמשה ועשרים: שלשים ר إثنان وثلثون (خمسة وثلثون BELO a) 12 אקאסיה: אקאסיא גלר אקאשיא ה אקסיא מ אקציאה נ ‖ אמליסיס: אמליסיש גהזק אמלסיס ל אמלסיש מ אימליצי נ אמלישיש ר ‖ הלילג׳: ומירבולנש זק מירבולנ׳ מ ומיראבולאנש ר ‖ ואינדיש: ואינדי גנ ‖ וכאבולי: וקיבולי(?) ה וקיבוליש זמקר וכיבולי נ 13 פרש: פירש גה פירא נ 14 מאש: מיאש זק ‖ אגרינש (i.e., O. Occ. *agrenas*, plums): אגרנאש ה אגרנש ל גראנש מ אגדינידש ס ‖ כרוב: خروب a 15 מרקדי (i.e., O. Occ. or O. Cat. *meracde*, emerald; cf. SHS1: 416 (Pe 27)) בלעז: זמק om. ‖ פרלש: פירלאש גר פורלש ה פירלש זנק פלרש מ

[74] הסמים הקרים הרטובים בראשונה עשרה והם אגסים אשפינרגש ויאולש הנדבי נילופר גדגדניות ארמולץ סלקא מלוש ריקליציא וחומו הוא פושר יותר קר מגופותינו ולחותו גם כן שוה והיותר מועיל שבו הוא מיץ שרשו.

[75] הסמים החמים היבשים בשניה המורגלות להעשות הרבה הם אלו ארבעה ושלשים והם אורטיגש אוזימום גירופלט בטם בלסאן אגוז מוסקדה ג׳עדה ארישטולוג׳יא זרנבאד קפר אליהוד לאכה לפת מצטכי מסך ענבר ליגנא אלואן פלנג׳ה ריוברברי נסרין נרג׳ס כירי יאסמין סקולופנדריון סורנג׳אן פראסיון אלואן קרטם דבש לוז פשטנגש בורק אדור אלום מלח קיבה.

[76] הסמים החמים בשניה ויבשים בראשונה או בשניה ששה והם האגוז הנאכל זעפראן תלתן לבונה לילי תאנים יבשים.

[77] הסמים החמים הלחים בשניה ששה והם אלו: בהמן גרגיר חב אל קלקל לשון צפרים מגאת נארג׳יל.

[78] הסמים הקרים היבשים בשניה שנים עשר והם אמירבריש בלושטיאש דרגאגאן לשון השה מאמיתא סמאק אטד עפצים ענבי השועל גומא ארביקא ריבאס וזרע שילי הוא מהם שוה בין לחות ויבשות.

[79] הסמים הקרים הרטובים בשנית והוא בלטץ אבטיח קישואים מלפפונות דלעת טחלב כמהין משמש קרע חזרת אפרסקין.

1 אשפינרגש: אשפינרקש **ה** אשפנגש **מ** ספינגרא **נ** ‖ ויאולש: ויאוליש **מ** וויאולא **נ** 2 ארמולץ: ארמולש **מ** ארמוליש **נ** ‖ סלקא: סילקא **הלמנר** ‖ מלוש: מלווש **זק** מלואש **מ** מאלוואש **ר** ‖ ריקליציא: רקליציאה **גה** רקליציא **לק** ריקוליציאה **מ** ריגוליציאה **נ** ריקאליסיא **ר** ‖ יותר קר מגופותינו: أبرد منا قليلا **a** 5 אורטיגש: אורטיגאש **הר** אורטיגא **מ** אורטיקא **נ** ‖ גירופלט: גירופלטה **ג** גירופלאט **הלר** גריאופילטא **נ** גאריאופלט **ק** ‖ מוסקדה: מוסקדא **זלק** ‖ ארישטולוג׳יא: ארישטולוג׳יאה **ג** ארישטולוגיאה **הזנקר** ארישטולוגיא **ל** אריסטולוג׳י **מ** 6 קפר אליהוד: קפר אליהודי **זק** קפאר אליהוד **לנ** קאפר אליהוד **ס** ‖ לאכה ((i.e., Lat., O. Occ., or O. Cat. *lac(c)a*, gum; cf. SHS1: 122 (Alef 41)): לאכיא **זק** לאקה **נ** ‖ מצטכי: משטיצי **נ** ‖ ליגנא אלואן: לינא אלואין **ה** ליגנא אלובן **ל** ליגני אלואי **מ** עץ אלואי **נ** ‖ ריוברברי: ריברברי **גמ** ריאוברברו **נ** ‖ כירי: כיירי **לס גהמ** om. 7 סקולופנדריון: סקוליפנדריון **ג** סקולופונדריון **ה** סקולופינדריון **ז** סקולופנטרין **נ** אסקולופנדריאון **ר** ‖ אלואן: אלואין **גנ** אלואִי **מ** ‖ פשטנגש: פשטינגאש **ה** פשטנגאש **ז** פשטנאגש **ל** פשטינגש **מ** פשטינקא **נ** פשטאנאגאש **ר** 9 בראשונה או בשניה: فِي أوّل الثانية **a** 13–15 הסמים ... ויבשות: **ה** .om 13 בלושטיאש: בלושטי **מ** בלושטיאה **נ** ‖ דרגאגאן ((i.e., O. Occ. and O. Cat. *dragagan*; cf. SHS1: 479 (Resh 1)): טרנגאן **מ** דרגנטי **נ** 14 גומא ארביקא: גומא רביקא **נ** ‖ שילי: סיליו **נ** 16 בשנית: בשניה **גר** הם עשרה **ג** .add أحد عشر **a** (except for L) .add ‖ בלטץ: בליטץ **גה** בלאטץ **מנ** 17 קרע: **גהזלמנסקר** .om

[80] הסמים החמים היבשים בשלישית המורגלות להעשות הם שנים וששים והם אלו: אשאפטידה אפופונאק ארמוניאק דילי שגאפין אשקמוניא גלבנום פרשינה אניסון שיקוטא כמון קרואי שומר שבת קצח שיח שום אזוב מנטשטרי צנון רודא קפריש כרפס קקברי והוא יבש בראשונה ואמר בן ציני שהוא חם בראשונה. אמיאוש אבהל דוקו אקורי אפיתימון פוליפודי פירוזג חנטל חב אלניל תורביד כרבק גנסיאנא היופאריקון מירא לבר גרגרי באן אסארון אישוף קרדון כרכם סילידוניא סנטוריאה קרדמאנה מומיא סינמומי זרנב ונאמר שהוא פלנג׳ה אמומי שדריג׳אה קשיא ליגניאה קשט גירופלי כולנגאן דרונג׳ כבאבה מנטה נמאם קשטור והוא יבש בשניה.

[81] הסמים החמים הלחים בשלישית הם שנים: זנגביל ראסן והוא זנגביל כנעני.

[82] והסמים החמים בשלישית ורטובים בראשונה הם שנים: חב אלזלם. כלומר גרגרי זלם ונקרא פלפל אלסודאן ותפסיא והוא אלינתון.

[83] הסמים הקרים היבשים בשלישית תשעה והם שוכראן גושקיאמי יברוח כמפורא אשפודי פופל צנדל תמר הנדי דם תנין ונקרא שיאן.

---

2 אשאפטידה: אשאפטידא **גהזקר** אסא פיטידא **מנ** ‖ אפופונאק: אפופנק **ה** אופופונק **זק** אפופנאק **ל** אפופונק **מ** אפופונקו **נ** ‖ ארמוניאק: ארמוניאקו **נ** ‖ דילי: דליאום **ג** דיליאום **ה** דיליאו **נ** ‖ שגאפין: סרפינו **נ** ‖ אשקמוניא: אשקמוניאה **הר** סקמוני׳ **מ** סקמוניאה **נ** ‖ פרשינה: פרשינו **נ** om. **a** (راتينج **EG**^{1}**LO**) ‖ אניסון: אניסו **נ** ‖ שיקוטא (i.e., Lat. *cicuta* or O. Occ. *cicuda*; cf. SHS1: 504–505 (Shin 14)): שקוטא **גזקר** ציקוטא **נ** שקמא **ס** 3 מנטשטרי: מנטרשטו **נ** ‖ צנון: عنصل add. **a** ‖ רודא: רוטא **נ** مرّوية add. **a** (except for **O**) ‖ קפריש: קפאריש **ל** קאפריש **מ** קאפרי **נ** ‖ קקברי: קקאברי **גהל** קקבארי **נ** 4 אמיאוש: אמיאוס **נ** ‖ דוקו: דווקו **מ** דאוקו **נ** ‖ אפיתימון: אפתמון **ג** אפיטימון **ל** אפיטימי **מ** איפיטימו **נ** 5 תורביד: טורביטו **נ** ‖ גנסיאנא: ג׳ונסיאנה **ג** גנטיאנה **ה** גנסיאנה **זר** גינציאנה **ל** ונציאנה **נ** ‖ היופאריקון: איפיריקון **נ** 6 אישוף: איסופו **נ** ‖ קרדון: i.e., O. Occ. *cardon*, thistle; cf. SHS1: 381 (Ayin 6) ‖ כרכם: כרפס **מ** (= كرفس **L**) כרתם **סק** كركم **a** ‖ סילידוניא: פילאדוניאה **ג** סלידוניא **הזק** פילודוניא **ל** סילידוניאה **מ** צילידוניאה **נ** ‖ סנטוריאה: סינטאוריאה **ה** סינטבריא **ל** צינטאוריאה **נ** סנטווריאה **ק** om. **ז** ‖ קרדמאנה: קרדמוני **מ** קרדמומו **נ** ‖ מומיא: מומיאה **נ** ‖ סינמומי: סינאמומי **גהזקר** צינמוני **מ** צינמומו **נ** 7 פלנג׳ה: פלנגה **הקר** פלנגא **ז** פלרגה(?) **מ** פלאנגה **לנ** ‖ שדריג׳אה: שדרוג׳יה **ג** שדוריגה **ה** שדריגיאה **זמקר** שדריגיא **ל** שדאכינה **נ** ‖ קשיא ליגניאה: קשיא ליקניאה **ג** קשילינגיה **ל** קשיאליניאה **מ** קשיאה **נ** קשיא ליגניא **ק** ‖ גירופלי: גרופולי **נ** גריאופלי **ר** ‖ כולנגאן: כולנוג׳אן **ג** כולונגאן **ה** קולונגאן **לנ** כלונגאן **מ** כולנג׳אן **ר** ‖ דרונג׳: דרונגיא דרוניצי **מ** דרגונטיאה **נ** ‖ מנטה: מנטא **גמק** מינטה **ל** מינטא **נ** 8 קשטור: קשטורו **נ** 9 זנגביל: זנג׳ביל **גר** 10 אלזלם: אלסלם **זלמנסקר** ‖ זלם: סלם **גהזלמנסקר** (الشيلم **L**) الزلم **a** 11 אלסודאן: כלומ׳ פלפל בשחורים add. **גה** ‖ ותפסיא: וטפסיא **גהלמ** וטפסיאה **נ** 12 והם: והם אלו **גה** והוא **זק** והיא **ר** om. **ס** ‖ שוכראן: סוכראן **גנסר** סוקראן **ה** שוכרן **מ** **ל** om. והוא **ס** add. ‖ גושקיאמי: יושקיאמו **נ** ג׳ושקיאמי **ר** ‖ אשפודי: ספודיאו **נ** 13 צנדל: צנדיל **זלסק** סנדילי **נ** ‖ תמר הנדי: תמראנדי **ה** טמרנדי **נ** ‖ תנין: ويسمى القاطر add. **a**

[84] הסמים הקרים הרטובים בשלישית ארבעה: לגלוגות חי לעולם פטריות מטה הרועה ונקרא במצרים אלקצאב. ויש בו הרתעה למורסות החמות ומפסיק הדם.

[85] הסמים היבשים החמים ברביעית המורגלים להעשות ארבעה עשר והם פלפל ופלפל ארוך והוא פחות יבש ממנו חרדל פלטרי בלאדר כנדס לאוריאולה נשיטורט שיטרג מאהי זהרא אבפורפי והוא אל תאכות וכרתי ויש בו מינים ובצל ויש בו מינים ויש בו לחות.

[86] הפאפבר קר יבש ברביעית. כלל הסמים שראוי שתשמור ותזכור מדרגותיהם לרב הרגלם הם חמשה וששים.

[87] הסמים אשר לא ירדו בתוך הגוף והם מורגלות להעשות תמיד יש מהם שוים בין חום וקור והם ארבעה: דונג ליטרגיר אקלימיא ליציאום אלא שהאקלימיא וליציאום מנגבים בשנית והליטרגיר מנגב מעט והדונג שוה בין לחות ויובש. ויש ממנו קרים בראשונה יבשים בשניה והם אנטימוני אלחנא תותיא. ויש מהם קרים ויבשים בשניה והם סרושא ודם תנין. ואמנם העופרת הוא קר ולח בשניה. הכלל עשרה סמים.

[88] ומאותם שלא ירדו בגוף והם חמים יבשים בשלישית ששה והם זפת פרשינה ויטריאולה כפי התחלפות מיניו ולפעמים יורדים בגוף מעט והזרניך במיניו וארמוניאק ונחשת שרוף ולפעמים ירד בגוף מעט.

[89] ומהם חמים ויבשים ברביעית והם ארבעה: זנגאר גפרית קטראן ולפעמים ירדו בגוף מעט ומררות בהמה חיה. כללם שראוי שתזכור מדרגותיהם מהנעשים מחוץ הם עשרים סמים.

[90] מראה המררה הטבעית הוא כרכומי והוא הראוי להעשות במלאכת הרפואה. ואמנם הירוקה במראה היא פחות חמה כי סבת ירקותה תגבורת הלחות עליה וכשתשרף המרה השחורה תשוב שחורה במראה. בעשירי בסמים.

---

1 לעולם: העולם **ג** אלעלם **הלנ** 2 אלקצאב: אלקציאב **ס** 4 פלטרי (i.e., O. Occ. or O. Cat. *pelitre,* pellitory; cf. SHS1: 182 (He 2)): פיליטרי **ג** פילטרי **מ** פילטרו **נ** פליטרי **ר** ‖ לאוריאולה: לבריאולה **גהנ** לאוריאולא **זק** לבריאולא **ל** לאבריאולה **ר** ‖ נשיטורט: נדיטורט **גהלס** נשיטורש **זק** נשטורצו **נ** משיטורט(?) **ר** ‖ שיטרג: שיטרג׳ **ג** שטרג **ה** שיטרג׳ **ר** ماهوذانه add. **a** 4–5 מאהי זהרא: מאא זהרה **ג** מאה זהרא **ה** מיאה זהרה **ל** מאה זהרה **מר** גימיאר זהרא(?) **נ** 5 אבפורפי: בפורפי **מר** 6 הפאפבר: הפאפביר **ג** הפפאביר **ל** הפפאוורי **ל** הפפויר **מ** הפאפאביר **ר** 7 חמשה וששים: רמ״ה **ת** مائتين خمسة وستّون **a** 9 ליטרגיר: ליטרג׳יר **ג** ליטרגירי **נ** ‖ ליציאום: ליציאו **נ** ‖ וליציאום: והליציאו **נ** 10 והליטרגיר: (i.e., O. Occ. or O. Cat. *litargiri*; cf. SHS1: 306 (Mem 6)) 11 אלחנא: אלחנה **זק** ‖ סרושא: שרושא **זק** ג׳רושסא **מ** צירוסא **נ** ‖ ודם תנין (= والأخوين): والأطيان **a** 13 ויטריאולה: ויטריאולו **נ** 14 מעט: מננו **גהלס** ‖ וארמוניאק: והארמוניאקו **נ** 16 זנגאר: זיניגר **נ** זנג׳אר **ר** 17 בהמה חיה: בעל חיים **זמר** בעלי חיים **ק** om. **גהלנ** 20 השחורה: **זק** .om الصفراء **a**

[91] מררת הפר הגדול היא היותר חזקה שבכל מררות בהמה חיה ההולכים על ארבע. ואחריה מררת הדוב ואחריה מררת העז ואחריה מן הצאן ואחריה מן החזיר ולכן מררתו חלושה בכח מאד. באותו מאמר.

מררת העופות כולם עוקצות חמות ויבשות חזקות ומררת התרנגל והתרנגלת יותר חזקה ונכנסת במלאכת הרפואה. באותו מאמר.

[92] ואני כבר הרגשתי מענין השמן כי כשיגע הגוף והוא קר יסתבך בו ויסתום נקביו וכשיגע הגוף והוא חם יתיך מהם. בששי בתחבולה.

[93] קירוטי לקוח בשמן שלשה חלקים ודונג חלק אם ימורס במים קרים ומעט חומץ ויקורר בפועל הוא יקרר וירטיב האבר שתרצה לקררו וכשיתחמם על הגוף יוסר ויעשה אחר. וכן הסחיטות הקרות עם קמח קלי שעורים וחומץ אם תטבול בגד דק ותשים על האברים תקררם. בעשירי בתחבולה.

[94] עשית ההנחה החמה בדוחן הנה הוא היותר קל שבדברים והוא עם זה יבש. והאיד הנולד ממנו בלתי עוקץ ובלתי מזיק. בשנים עשר בתחבולה.

[95] התחבושת הלקוח בקמח חטים מבושל במים ושמן בשול שוה יותר מהיר להביא מוגלא מן התחבושת הלקוח בלחם. והלקוח מן הלחם המבושל אחר שישרה במים ושמן בשול רב יותר נמרץ להתיך במה שיש בלחם ממלח ושאור. והיותר נמרץ ממנו למנוע המוגלא תחבושת לקוח מקמח שעורים מבושל במים שכבר נתבשל בהם שרש אלטיאה ויושם המים והשמן עם קמח שעורים ויבושל בשול רב. בשני אגלאקן.

[96] אמר אלתמימי בספר מרשד שמשקה הראסן בדבש דבורים עשוי בבשמים ומסך ונקרא משקה המלאכים הוא מועיל לזקנים ולרטובים ומתיך לחותם המותריית ומועיל מכאבי הפרקים הקרים ומחזק האסטומ׳ והלב ומעורר התאוה ומעיר למשגל. ואמר שם שהקשיא ליגניאה מבטל ארס העקרבים והנחשים ומועיל מהם תועלת מבואר ומחזק רחמי הנשים ההרות ולשבת במימיו. ואמר שם צפורן הבושם מועיל אבקו למחנק הרחם ולכפיה שעור שקל במשקה תפוחים. וכן משקה המיבה עם מסך טובה בתכלית למחנק הרחם ודפיקת הלב.

1 בהמה חיה: בעלי חיים **גהזלמנקר** ‖ ואחריה: في القوة add. a 3 באותו מאמר (= في تلك مقالة ELO): عاشرة الأدوية a 4 חמות: حادّة a 5 באותו מאמר (= في تلك مقالة ELO): عاشرة الأدوية a 8 קירוטי: צירוטו **נ** 10 דק: دبيقي a 16 למנוע: להביא **ס^{2}ת** 17 ויושם: ולא יושם **גהזלמנסקר** 19 ומסך: ומוסק **גהנ** ומשך **ל** ומוסך **מר** 20 המלאכים: המלכים **גהלמנסר** 21–22 שהקשיא ליגניאה: שקשיא ליגניא **ג** שקשיא ליקניאה **ה** שהקשיא ליגניא **ל** שהקשיא ליניאה **מ** שהקסיאה ליניאה **נ** 23 ההרות: حملا a ‖ אבקו (ذرورا L): بخورا a وسقيا add. a 24 הלב: נשלם המאמר אחד ועשרים ופרקיו צ״ד **ז** add. נשלם המאמר אחד ועשרים ומניין פרקיו צ״ד **מ** add. תם המאמר **נק** add. נשלם המאמר אחד ועשרים ופרקיו צ״ו **ר** add.

אמר אבו בכר הצורף: ראוי שנוסיף בחק גאלינוס לסם אחרי דברו מה שמשנה גופותינו זה המאמר בתכונה יקנה בה ובזה יהיה המאמר מיוחד בסם בלתי מתרבה ובלתי חסר כי אם העברנו במאמרו מה שישנה הגוף יכנס בזה המאמר החרב והאבן והאש. ואם נוסיף בו מה שיש לו כח שיקנה דבר שישנה הגוף יכנס בו הפחם והמכוים כי הם בכח בעלי תכונות משנות בהם הגוף. ובמאמרו גם כן: הרפואה הנפרדת הוא מין מן העצם שדרכו שיקנה מן הגוף כח שישנהו בו. והמורכב הוא כל מה שמתחלק במציאותו אל מינים מן העצמים כל אחד משניהם ינהג מנהג אחד אם כן הנפרדת אמנם ר״ל הנפרדת בחומר והמורכבת מורכבת בחומר והנפרדת בחומר לפעמים תהיה מורכבת הכחות כמו אגאריק וויטריאולה.

המאמר שנים ועשרים כולל פרקים תלויים בסגולות

[1] אנחנו מוצאים רפואות פועלות בכחם ונמצא רפואות פועלות בכלל עצמם כמו שאני אזכיר עתה. במאמר בתריאק.

[2] ראשי העכברים ישרפו ויולשו בדבש ויוטח בהם לחולי השועל ויצמיח השער. וכן זבל העכבר אם ישחק בחומץ יועיל מחולי השועל. וכן מועיל ממנו עור האפעה אם ישחק בדבש. באותו מאמר.

[3] מוח הגמל כשינוגב וישתה בחומץ מועיל מהכפיאה וכן יעשה מוח בן ערס. באותו מאמר.

[4] מוח העטלף עם דבש מועיל מן המים היורדים בעין. וכן יעשה מח אלעטיא.

[5] מררת אלצבעה אלערגה כשיעורב בדבש ויכחל בה מועיל מן המים היורדים בעין. הנץ כשיבושל בשמן לילי מועיל לחולשת הראות. באותו מאמר.

[6] מוח הכבשה אם ימשח בו חנכי הנערים יקל צמיחת השינים בלי כאב.

1–8 אמר ... וויטריאולה: אמר אבו בכר הצורף: ראוי שנוסיף בחקירת גליאינוס אחר רבנו וכו׳ **נ** قال أبو بكر بن الصايغ: ينبغي أن يزاد في رسم جالينوس للدواء أثر قوله ما (من O) غيّر أبداننا هذا القول بحيث يكتسبها فيه وعند ذلك يكون القول خاصّيا بالدواء غير فاضل ولا مقصّر فإنّه إن اجتزينا (اختبرنا E) بقول ما غيّر البدن دخل في هذا القول السيف والنار والحجر وإن زدنا فيه ما له قوة على أن يكتسب شيئا يغيّر به أبداننا دخل فيه الفحم والمكاوي لأنّها بالقوة ذوات هيئات تغيّر بها البدن. وقال أيضا: الدواء المفرد هو النوع من الجوهر الذي من شأنه أن يكتسب من البدن هيأة يغيّره بها والمركّب هو كلّ ما ينقسم في وجوده إلى نوعين من الجواهر كل واحد منهما دواء يجّري مجرى الدواء فالمفرد إنّما يعني به المفرد المادّة والمركّب إنّما يعني به المركب المادّة والمفرد المادّة قد يكون مركّب القوى كالغاريقون والزاج om. a ELO 2 יקנה: **ס**[2] יקרה **גהלסר נ** om. ‖ בה: בו **ס**[2]**ש** ‖ מתרבה: יתרבו **זמקלס** יותר בו **ר** فاضل ELO 3 והאש: **ס**[2] 5 שיקנה: בו **מ** add. ‖ הגוף: בו **גהזלסקר** add. 6 כח: هيأة ELO 14 באותו מאמר (= في تلك مقالة ELO): في مقالته في الدرياق إلى قيصر a 15 מהכפיאה: מהנכפה **גהזלמנסק** 16–212.2 מן ... חוטי (22.19): **ז** om. 16 אלעטיא: אלעטאיא **גהר** אלעאטאיא **ס** אלעטיה الشاة a 18 לילי: ליליאו **נ**

[7] קרן האיל אם ישרף וישחק ביין מועיל מכאב השינים וחולשתם. עקב הבקר אם ישרף וישחק ביין מועיל מכאב השינים. באותו מאמר.

[8] שפוי קרן השור אם ישתה במים יעצור רעיפת דם נחירים וכן יעשה העצמות שבפחד הירך. באותו מאמר.

[9] אלארביאן מריק התולעים הדלועיים וכן עקב הבקר אם ישרף וישתה בדבש יריק גרגרי הדלעת מן הבטן. באותו מאמר.

[10] זבל העכבר מפתת חצץ המקוה וכן העקרב אם יאכל עם לחם מפתת החצץ וכן יעשו התולעים הנקראים כראטין. באותו מאמר.

[11] אלכראטין אם ישחקו וישתה אותם בעל הירקון ינקה גופו מיד.

[12] הטרטוגא אם תרתיחנה בשמן ויטיף אותו השמן באוזן ישקיט כאבה מיד.

[13] עקב בקר אם ישרף וישתה בסכנג׳בין יכמיש הטחול הגדול ומעורר תאות המשגל. באותו מאמר.

[14] שומן אווז אם ימס בשמן ורדים מועיל מן המורסות הנלהבות. באותו מאמר.

[15] עור סוס הים שרוף מועיל מן המורסות הקשות. הסרטאן הנהרי אם ישחק ויושם על המורסא הקשה יתיכהו. באותו מאמר.

[16] חלב בקר מועיל משחיני המעיים והקשטור מועיל מרפיון האברים תועלת מבוארת. באותו מאמר.

[17] אבן מרקשיתא כשתלובן באש ויוזה עליה החומץ ותושם על האבר שיש בו מורסא קשה על האיד העולה ממנה תראה מהתכתה דבר מופלא כאילו הוא מפעולות הכשפים. בשני אגלאקן.

[18] שורש פאוניא אם יקשר בדבר ויתלה על צואר הנער הנכפה יבריאהו וכבר נסו זה ובחנוהו.

---

2 השינים: وضعفها add. a   3 העצמות: העצם **גהמ**   6 הדלעת: הדלועים **גהר**   10 הטרטוגא: i.e., O. Occ. or O. Cat. *tartuga*, tortoise; cf. SHS1: 359 (Samekh 9)   17 מאמר: شحم التمساح يوضع على موضع عضّته فيبرأ من ساعته. وكذلك ابن عرس إذا أخذت تلك الدابّة ودلك بها موضع عضّتها برئ من ساعته وإذا أخذت الأفعى ودقّت ووضعت على موضع نهشتها سكّنت الألم قليلا. في تلك المقالة add. a   21 פאוניא: פיאויונה **ג** פיאוניאה **ה** פיאוניא **מר**   22 ובחנוהו: وقد نجد نظير ذلك add. a

[19] והחלתית מועיל מן הלהאה הנפוחה על הפנים האלה וכן הקצח הקלוי אם יקשר בעגולת בגד והוא חם וישאף ריחו בעל הזכאם הוא קטרא וכן חוטי הארגמן היוצא מן הים אם יצבע ושנחנק בו האפעה וילקח מאותם החוטים ויכרך וילפף על צואר אדם שיש בו מורסת החטים או זולתם מן המורסות הקורות בצואר תראה מזה הפליאה מתועלתו. בששי בסמים.

[20] זבל הכלב הנזון בעצמות והוא שתראה אותו לבן המראה יבש ונקי מבאשה וסרחון שינוגב וישחק וישוקה לבעלי מחנקים עם שאר הסמים המועילים לזה. וינתן לבעל דישנטריא בחלב מבושל באבנים או בברזל ותרפא בו גם כן השחינים הנושנים כשיעורב בקצת הסמים המועילים ויעורב גם כן ברפואות המתיכות המורסות. בעשירי בסמים.

[21] יונהג הנער והאכילהו שלשה ימים בלחם תנור ותורמוס וישתה יין מעט המזג וישמר מקבסא. ויוקח הזבל שלו ביום השלישי וינוגב וישחק ויולש בדבש ויושם על הגרון שעולה בו מורסא שנטה בה למות הנה הוא יתרפא. בששי בתחבולה.

[22] זבל הזאב הנזון בעצמות והוא הזבל הלבן אם ישקה ממנו למי שיש בו כאב הקולנג׳ ישקוט. ולפעמים יבריא מן הקולנג׳ קודם התחדשו ולא יתחדש למי שהורגל בו או שיהיה יותר קל שלא הורגל בו. וגם יתלה על צואר מי שיש בו קולנג׳ ויועיל תועלת מבוארת. בששי בסמים.

[23] זבל העזים עם קמח שעורים מולש בחומץ מתיך המורסות הקשות ומורסות הצואר וקשי הטחול ולא תרפא בזה הנערים הרכים והנשים והסריסים.

[24] גללי בקר ירטה בו על בעלי השקוי ויועיל להם תועלת מבוארת. ואם יותך בחומץ יתיך המורסות הקשות. בעשירי ברפואות.

[25] זבל הצאן מיובש ויולש בחומץ וירטה על היבלת והבשר הנוסף והשחינים המתחדשים משריפת אש והנמלה שיורגש בה כשריצת הנמלים. באותו מאמר.

[26] זבל היונים יודק וינופה וירטה בו האברים הנושנים אשר תרצה לחממם. וכן הכאבים הקרים הנושנים כמו הנקרס ופלוח הראש וכאב הראש וכאב הגב והבטן והכליות והפרקים. באותו מאמר.

2–1 בעגולת בגד: في خرقة سلسة BLU في خرقة ملسة O في خرقة مهلهلة a 3 החטים: النغانغ a 4 המורסות: جميع الأورام a 6 מחנקים: وأورام الحلق add. a || שאר: أحد a || דישנטריא: דישנטריאה הקר אשנטריאה(!) מ 8 בעשירי: בעשרה זלסר י׳ ק 11 הוא: זק om. || בששי: عاشرة a 16 הצואר (= الرقبة): الركبة a 18 מבוארת: عظيمة a || יותך: عجن a 20 וירטה על: فيبرئ a 21 באותו מאמר (= في تلك مقالة ELO): عاشرة الأدوية a 24 באותו מאמר (= في تلك مقالة ELO): عاشرة الأدوية a

[27] אני יודע אנשים בזמננו זה שהיו משקים עצמות האדם שרופים מבלי שידעו בהם כדי שלא יחרדו מהם והיו האנשים האלה מבריאים בעצמות האלה השרופים עם רב שהיה בהם הכפיה ומאותם שהיה בהם כאב הפרקים. באחד עשר בסמים.

[28] זבל התרנגלת ישחק וישקה בחומץ למי שחנקוהו פטריות ואז יקיא ליחות עבות דבקות ויבריא. בעשרה בסמים.

[29] הסרטנים הנהריים ישרפו חיים בקדרת נחשת אדום ויוקח מאפרם חלק ומן גנסיאנא חצי חלק ומן אלכנדר עשרה חלקים ויזורה על המים מהכלל המחובר הזה שעור כף גדולה וישוקה זה למי שנשכו כלב שוטה ויועילהו תועלת גדולה מופלאת. ולכן אפר אלו הסרטנים לבדו יועילם מאד ולא יועילם אפר הסרטנים הימיים.

[30] ריאת השועל אם תנוגב ותשתה יבריא מן הגניחה. באחרית הסמים.

[31] מרק העוף הנקרא קנאבר הם קופאדש אם יתמיד לשתותו ויאכל גרמיו יבריא מן הקולנג׳.

[32] אלכראטין והם התולעים הארוכים הנמצאים בארץ כשתחפור או תחרוש אם ישחקו ויונחו על העצבים הנחתכים יועילם מיד תועלת נפלאת. ואם ישתה גם כן עם תירוש ענבים יגיר השתן. באותו מאמר.

[33] יש בחומץ ביחוד דבר מיוחד בו בלתי הדומים לו וזה שהוא נתחבר בו עם חתוכו שהוא מתיך מונע ההתכה למה שיורד. וזה בסבת שקצת טבעו חם וזה בו דבר מועט אך רוב טבעו הוא קר ודק. בראשון במיאמיר.

[34] טחול החמור הבר או טחול סוס הבר ינוגב ויודק וישתו ממנו בעלי הטחול ששה דרכ׳ ביין מזוג חמשה אוקי׳. בשביעי במיאמיר.

[35] זכר אבו מרון בן זהר סגולות רבות שנסה אותם והיה מהמנסים. והגיד לי אביו פליאות מהשתדלותו וחריצותו בנסיון ולכן ראיתי שאזכרם בשמו ואיחסם אליו ואע״פ שזולתו זכר קצתם אך הוא אימת נסיונם. ואותם הסגולות כלם זכרם בספר התיסיר ובספר המזונות אשר חבר לקצת מלכי האנדלוס. וזכר אבו אל עלא אביו קצתם במזכרת שלו והם אלו.

1 זה: **זק** om. 2 והיו האנשים האלה מבריאים: והיה האיש הזה מבריא **גהזלקר** 6 גנסיאנא: גנסיאנה **גהר** גינסיאנה **ל** גינסיאנא **מ** 7 עשרה חלקים: عشر جزء a ‖ מהכלל המחובר הזה: מכלל מחובר זה **גהזלמקר** 8 שנשכו: שעקצו **גהזקר** ‖ כלב שוטה: الكلب a ‖ ולכן: وكذلك a 11 קופאדש: קופדש **ג** קופאדיש **ה** קפדש **מ** קופאדאש **ר** ‖ גרמיו: גרמו **זמקר** 12 הקולנג׳: آخر الأدوية add. a 17 ההתכה למה שיורד: لتحلّل ما يتحلّل ELO لتجلّب ما يتجلّب U ما يتجلّب a 20 בשביעי (= سابعة BELO): تاسعة a 21 אבו: אבון **זק** ‖ אביו: ولده a 22 מהשתדלותו: من تحريره a 23 נסיונם: זכרונם **זק**

[36] שתית תשעה גרגרים מן הפטדה הוא זמרד שחוקה ומנופה בגמיעת מים בריקות נפש מפסיק פגע הארסים. ואם יתלה הזמרד בצואר יחזק האסטו׳ ויועיל מן הכפיה ואם יאחזנו בפה יחזק השנים והאסטו׳ והחתימה בו יחזק פי האסטו׳ ומבטל הקיא ומעיר בעל העלוף. וחוק הזמרד הוא כתריאק שלא תחבר בינו ובין המאכל ויהיה בין שניהם תשעה שעות.

[37] העיון אל עיני חמור הבר מתמיד בריאות הראות ומועיל מירידת המים. אמר: נתאמת זה באמת אין ספק בו.

[38] אכילת ראשי הארנבת כל מה שאפשר לאכלם יועיל מהרעש. ומצאתי בנסיון גם כן שהוא מועיל מן תרדמת האברים והפאלג׳ ורוב בשר הארנבת מפתת החצץ.

[39] מצאתי בנסיון ששתית המים שיבושל בו המצטכי הוא בטחון מעלות הכבד והאסטו׳. ואם ישתה המים שיבושל בו האבטיח בטחון מן החצץ. ואם יכחל בזהב מחזק הראות ואם יבושל בו או שיושם הזהב בבשול מחזק הגוף בכלל. ואם יחובשו העינים בפרח ורדים לחים בטחון מן הרמד בעין.

[40] הכחילה במשקה וורדים סוכרי מחזק הראות ויבריא התמדת זה מההתרחבות. נתאמת זה בניסיון ואיני סר מעשותו לחזק הראות. ומצאתי שג׳ריאופלי שחוק מנופה על מוקדם הראש כל לילה בזמן הסתו בטחון מהנזלים ומאסיש מועיל גם כן בכל המותרים. ואמנם מיני פודנג׳ הוא למטה מן הג׳ירופאלי בתועלת. וכן קלפת האתרוג למטה מן המאסיש.

[41] התמדת המשיחה חוליות הגב בשמן שקד פושר הוא בטחון מן הכפיפה המתחדשת בזקנה. ונתאמת בניסיון שאכילת הלפת מבושל מחדד הראות.

[42] אכילת ראשי הצפרים וכל שכן הזכרים שבהם וכן אכילת הלפת בבשר או לבדו וכן פשטנגאש וכן אכילת אפרוחי יונים המדדים וכן שתית מי הזרעונים כל אחד מאלו נפרדים עוזר למשגל בנשים וכל שכן אם נתחברו במאכל אחד.

[43] הזכרים שביוני שובך מבריא מן הרפיון ותרדמת האברים והשתוק והרעש. והרחת ריח נשימת היונים שנתך מגרמיהם באויר בטחון מאותם העלות כלם. והרחיצה למטה במים הפושרים הערבים בטחון מן הטחורים.

2 פגע (= آفة L): إسهال a 8 והפאלג׳: והפלג׳ **ג** והפלאג **הזק** והפלג **מ** ‖ ורוב: وأكل a 11 ואם: והנה אם **זמקר** 13 הכחילה: הכוחל **גה** 14 שג׳ריאופלי: שג׳ירופלי **גר** שגירופלי **הלמ** שגריאופלי **זק** שגריאופלו **נ** 15 ומאסיש: ומאסיס **לק** ומאשיס **מ** ומאצי **נ** ‖ המותרים (= الفضول): الفصول a ‖ פודנג׳: פודנג **המנ** 16 הג׳ירופאלי (i.e., O. Occ. or O. Cat. *girofle*, clove; cf. SHS1: 129 (Bet 1)): הגירופלי **גהזל** הגריאופילי הגרופלי **מ** הגרופולי **נ** הג׳ירופלי **ר** ‖ המאסיש: המאסיס **זל** המאציס **מנ** 17 המשיחה: משיחת **גהלנ** 20 פשטנגאש: פשטנגש **ג** פשטנגא **ז** פשטנאגש **ל** פשטינגא **מ** פשטנאגא **ק** om. **הנ** ‖ המדדים: النواهض a 22 הזכרים: הזכר **גה** أكل ذكران a ‖ הרפיון (= الاسترخاء ELOU): الفالج والاسترخاء a 23 והרחיצה: והנקיון **זמקר**

[44] לבישת עורות הארנבת מחזק הגופים מהזקנים והבחורים ולבישת כתנות עור הטלאים מחזק גופות הנערים. וקרבת החתולים ועורותיהם מוריש הצמוק והשדפון.

[45] אכילת הצנון או הכרוב מסיר צרידות הקול. אכילת הספרגל צלוי אחר מאכל מזרז ומשמח. קלפת האתרוג מחזקת הלב וגרגריו מועילים מן הארסים. וקלפת לימון מועיל מן הארסים וכן עלי האילן שלו.

[46] אכילת המורייס השרוי העשוי מחטים ושעורים וחומץ מחתך סבות תולדת התולעים בבטן. ואכילת האפרסק על היזקו מועיל מאיד אסטומכתו. וכן הקרצעינה פועלת קרוב ממפעלו. והרחת האפרסקים ושתית סחיטת עליהו ממית התולעים.

[47] שמן חרדל יוטף באוזן החרש ויחזיר השמע. והטבילה בשמן פושר מועיל מכאיבי הגוף כלם.

[48] קלפה פנימית מן קורקבן עוף הנק׳ אלחבארי אם תנוגב יש לה סגולה להועיל מירידת המים בעין אם תעורב בכחולים. וקלפת קורקבן היענה יש לה סגולה אם תוקח מועיל לבעלי האסטו׳ החלושה ולפתת החצץ.

[49] אפרוחי הנץ ועוף הנק׳ אלצקור הם עריבים בטעם מרחיבים הנפש ויש להם סגולה להועיל ממלאנכוניא וזולתה מהמפסידים השכל.

[50] שמן הקפוד אם ימשח בו האמה יעורר קושי גדול וחזק ויקנה תענוג נוסף בעת המשגל. וזכרות הקפוד כשינוגב וישחק וישתה יעורר קושי חזק. וכן יעשה זכרות האיל בסגולה שבהם.

[51] הגוגובש יש להם סגולה להועיל מחליי הריאה והושט והחזה והמקוה וכשהוא רטוב נוטה לחום מעט.

[52] חמוץ האתרוג מסיר הצמא והוא חזק השקיעה לאדומה מחזק הנפש. ויש למיראבולנש סגולה להועיל לאסטו׳. ושתית חצי זוז מן הבלשמי יקומם כל הארסים.

[53] ואבן הנק׳ אלעקיק אם ישחק ויחוככו בו השנים ילבנם וימנע אכולם.

2 ועורותיהם: om. a 216.11–3 אכילת ... מכאבי (22.58): om. ז 4 קלפת: وأكل قشر a
15 ממלאנכוניא: ממלאנקוניה **ג** ממלאכוניא **ל** ממילנקוניאה **מ** ממלנכוניא **ר נ** .om والمراقية add. a
19 הגוגובש: הג׳וג׳ובש **גר** גונגוביש **נ** הגונגובש **ס** ‖ והחזה: **גהלנס** .om 21 למיראבולנש: למירבולנש **גה** למירבולניש **מ** למירבולני **נ** 22 זוז: דרכמון **לנ** ‖ הבלשמי: הבלשמו **גמנקר**

[54] יש לפולים סגולה להפסיד השכל. ויש לחלב סגולה להזיק האסטו׳ ולאלואן להזיק לטבעת והקוליקינטידה להזיק לכבד. ולאגרינש להוליד הכנים. ולתאנים סגולה להחליש הכבד.

[55] יש לשקדים סגולה לשמור חיצוני המוח ושומרים על האברים לחותם שמירה מעולה ואינם מחדשים לחות זרה. ויש לסוכרי רושט סגולה לחזק הריאה.

[56] ליגנא אלואן יש לו סגולה להועיל לאסטו׳ ולחזקה ומסיר באשת הפה. והחרשף מבשם ריח רווחי הגוף. הרחת הנרגס מסיר כפיית הנערים ויעשה הרחתו מה שזכרו גאלי׳ בפאוניא. כלו דברי בן זהר.

[57] מדבר אל תמימי בסגולות הרפואות אמר: מי השליקא אשר לזרעונים השחורים עם דבש דבורים אם ישתה שלשה ימים רצופים יבריא מן הנקרס החזק. והפאפבר מונע הנזלים בין שתהיה הליחה חמה או קרה. והלגלוגות מחתך תאות הטיט.

[58] אמר יש לשמן קנבוס תועלת להועיל מכאבי האזן הקרים ומבריא חליה הנושנים ומתיך סתימתה. ובשר הבקר אם יבושל בחומץ יהיה לו סגולה להועיל מן הירקון ודוחה המרה האדומה ומבטל השלשול האדומיי.

[59] בשר הקפוד אם ינוגב וישתה ממנו בסכנג׳בין יועיל לכאבי הכליות ולצרעת הגדמית ולשקוי הבשריי. ואם יזונו הנערים בבשרם יועילם מן הכפיה ומן השתן במטה.

[60] ואמר אלודע או קלפת דלינס אם ישרף וישתה ממנו משקל שני זוזים באחד מן המשקים הקובצים יועיל משחיני המעים ודישנטריא ויש לו פעולה חזקה להחזיר הטבעת אם יזורה עליה ויחזירהו.

[61] אם תשלק הביצה בחומץ ותוציא החלמון ממנה ותתובל בעפצים וסומק ומעט מלח יועיל מן השלשול המופלג הנקרא דיאריא ומשחיני המעים. ואם ישחק זרע גרגיר ויושם בביצה נמרשת עם מעט מלח אשטינקוש ויגמע יוסיף בזרע ויחזק הקושי מאד.

1 האסטו׳: الدماغ a ‖ ולאלואן: ולאלואין גהמ ולאלואי נ 2 והקוליקינטידה: והקלוקנטידה ג והקולוקונטידה לר והקולוקי׳ מ ולקולוקוינטידא נ והקולוקינטידה ק ‖ ולאגרינש: ולאגריק גה ולאגרנש למ ‖ ולתאנים (= وللتين BELOU): وللغبيراء a 3 חיצוני: om. ס جوهر a ‖ המוח: جوهر الدماغ a 4 לסוכרי רושט: לצוקרו רוסטו נ 5 ליגנא אלואן: ליגג׳א אלובין ג ליגנא אלואין ה ליגנא אלואו ל ליגנו אלואי מ עץ אלואי נ ליגנא אלואי ק ‖ והחרשף: והקרדון מ 6 ריח רווחי הגוף: ריח הגוף ג ריח הפה ה ריח אצילי השחי מ ריח ריחי הגוף נר رياح أرواح البدن a ‖ הנרגס: הכרכום מ ‖ כפיית: בכפיית ל כאב גמסקר ‖ בפאוניא: בפאוינא ג בפיאוניא הר בפיאוניאה מ בפאוניאה נ 8 השליקא: השלקא גה הסלקא ל הסלק מ הסילקה נ השליקה קר 9 והפאפבר: והפפביר ג והפפאבר לק והפפויר מ והפפאווארו נ והפאפביר ר 11 קנבוס: קנבוץ גה קנבס ל 15 הכפיה: הנכפה זק 17 ודישנטריא: ודישנטריאה גלק ודישינטיריאה זנ ודישנטיריאה מ 19 מלח: وأكل ذلك add. G[1] 20 דיאריא: דיאריאה גמ 21 נמרשת (= نمرشت BS): نيمبرشت a ‖ אשטינקוש: אנטישקוש ס

[62] ואמר: אם ילקח חלק מן קמח שרש לוף מנוגב ושלשה חלקים מקמח חורי וילתת הכל בשמן שומשמין ויולש בשאור ומלח ויאפה וינוגב הלחם הזה וישחק וישאף מן האבק שלו כל בקר עשרה דרכ׳ במשקה הדבש המתובל יבטל הטחורים בשלשה ימים ותועלת זה ברוחות הפנימיים והחיצונים נראית ומבוארת.

[63] ואמר אם ילקח שרף הזתים ואלואן סיקטרי ויולש זה במי עלי אפרסקים וילקח ממנו פתילות יבריא מן הנאצורים הנושנים וביחוד אשר סביב הטבעת.

[64] ואמר: סחיטת עלי עץ תפוחים חמוצים דוחה הזק הארסים הממיתים ועקיצת הרמשים. ואם ילקח אבק עלי עץ תפוחים חמוצים יבשים וישתה בשלשה אוקי׳ מסחיטת התפוח החמוץ ימלט מעקיצת האפעה ויבריא ממנה.

[65] ואמר פרח עץ אגרינש מעורר הנשים לבקש המשגל עד שיקרה להם מה שיקרה לחתולים וישמחו וישישו אפילו בהרחת הפרח הזה.

[66] יש לגלנגר סגולה להועיל מן הטחורים הפנימיים וכל שכן אם ישתה עם דאדי. וכן מועיל האשנה מן דפיקת הלב השחוריית ושתשבנה הנשים בבשולו. ויש לסיפרי סגולה לפתת החצץ ולהתיכו ולפתתו ולהגיר השתן.

[67] ארמודקטיל מתיך מורסות הנקרס רטיה בסגולה שיש בו. ויש לו סגולה גם כן מופלאת להועיל מן הטחורים הפנימיים אם יולש ממנו חצי זוז בחמאת בקר ישנה ויונח למטה במוך שתי לילות לא יצטרך לשלשה.

[68] ואמר הזהב אם יכבה בחומץ פעמים רבות וימצמץ בו השנים יסיר כל ריח נתעב בפה וייטיב ריח הפה וכן אם יאחזנו בפה.

[69] ואמר החצץ הנמצא בכליות ובמקוה ישרף ויכחל בו וימרק לובן שבעין הישן והחדש. וכן חרסי הציני הלבן המבהיק שרופים כתושים בשיש עם קצת הסמים הממרקים.

3 עשרה: מעשרה **גהזלמנקר** ‖ דרכ׳: דרהמ׳ **ג** דרמ׳ **נ** ‖ הטחורים: وأخرجها add. a 5 ואלואן סיקטרי: ואלואין סיקוטרי **גה** ואלואן סקטרי **זקר** ואלואן סיקטרין **ל** ואלואי סיקוטרי **מ** ואלואי סוקוטרינו **נ** 6 הנאצורים: הרעים **גהלס** add. 7 הרמשים: كلّها add. a 10 אגרינש: אגרינס **ה** אגרנש **מר** 11 וישמחו וישישו: ويصحن ويفرحن a 12 לגלנגר: לגלנגאר **גהזק** לגלנגא **נ** לגאלנגאר **ר** 13 לסיפרי: לסיפריס **ל** לציפרי **מ** ‖ לפתח: في إذابة a 15 ארמודקטיל: ארמודטילי **מנ** ‖ מופלאת (= عجيبة add. BELOU): נפלאת **גה** מנפלאות **ז** מופלאות **ק** 21 כתושים בשיש: مصوّلة a

[70] ואמר השהם הוא קרשטייל אם ישרף וישחק ויכתש בשיש וישתה ממנו שקל בחלב האתון אוקי׳ יועיל מן הרעש והרעדה והסל הוא טישי ואם ירטה במים על השד יגיר החלב וימרק הלובן שבעין כל זה בסגולה שבו.

נשלם המאמר השנים ועשרים.

המאמר שלשה ועשרים כולל פרקים יתבארו בו באור חלאים מפורסמים ויתבארו בו עניני שמות מפורסמים אצל הרופאים שנעלם כוונתם ועניינם

[1] המלוי כפי הכלים הוא שיהיה הדם נוסף כמותו ברבוי רב ואיכותו מאד כפי טבעו. והמלוי כפי הכח הוא שיהיה איכות הדם נשתנה אם לחדות ועקיצה או לליחות נאות פגות ואפילו יהיה שעורו מועט או שיהיה כח האבר המקיף חלוש ויכבד זה על הכח. נכפל המאמר הזה במקומות רבים במאמר בהקזה ובמאמרו ברבוי.

[2] שקר הוא שיהיה לעולם בעורקים דם מזוקק גמור עד שלא יתערב בו דבר מן המרה האדומה או הלבנה והכימוס המימי. ולכן תבין ממני כשאומר תוספת הכימוסים מה שתבין ממני באמרי תוספת הדם. במאמר ברבוי.

[3] הכימוס אשר קראו גאלינוס ברבוי הפג ואמר שממנו יולד השקוי הבשרי והוא אותו ששוקע בשתן דומה לגריסי פולים המבושלים הוא מין מהלבנה הנקרא במקומות רבים אל כאם כלומר הנאה מאד.

[4] הדם החלודי הוא הדם הרקיק המימי אשר יש בו כח ארסיי רע עוקץ. אמנם מה שיהיה ממימיות הדם הנה הוא חם נח. בפירושו לששי אבידימה.

[5] הכימוס הוא לחות נמצאת בגוף בעל החיים. והכילוס הוא מה שימצא בפרי כשיאכל או יסחט. בפירושו לראשון לליחות.

[6] הלחויות הנמצאות בצמח שני מינים: מה שיצא בסחיטה ומה שיזול מן הצמח. ומה שיוצא בסחיטה הוא על שני פנים אם שתסחט הפרי כמו שנעשה בענבים ורמון וחבוש ותותים

---

1 קרשטייל ((i.e., O. Occ. *cristal* or O. Occ. and O. Cat. *crestal*; cf. SHS1: 517 (Shin 40)): קרשטל **ג** קרשטליי **ה** קרשטלו **ל** קרישטל **מר** ‖ שקל (= مثقال BL): مثقالين **a**   2 טישי: טיסי **מ**   4 נשלם המאמר השנים ועשרים: **הלק** om. תם המאמר **ק** מספר פרקיו שבעה וחמשים **זמק** add. ת״ל **ג** add.   5 יתבארו בו באור: تتضمّن فروقا بين **a**   5–6 ויתבארו בו עניני שמות מפורסמים: **ס** om.   7 מאד (= جدّا): جيّدة **a**   9 המאמר הזה: هذا المعنى **a**   10 רבים: وهو أيضا **a** add.   13 באמרי: כשאומר **זק**   14 ברבוי: في مقالته في الكثرة **a**   17 הדם: החום **זלמק**   17–18 הרקיק המימי אשר יש בו כח ארסיי רע עוקץ. אמנם מה שיהיה ממימיות הדם: **ג** om.   17 אמנם: **ס**[2] אם מה **הסר** או מה **לנ** אמת **זק מ** om.   18 אבידימה: אבידימא **זק**

וכיוצא בהם ואם שתכתוש ענפי הצמח ועלהו הלחים ותעסהו וכל אחד משני המינים יקראוהו הקדמונים כילוסאת. ואמנם המין הנוזל מן הפרי או מן האילן והוא רקיק כעצם המים יקראוהו דמעה. ומה שיהיה יותר עב העצם מהדמעה כגון מה שנוזל מקצת הענפים כשישוסעו יקרא חלב. ומה שיהיה יותר עב מן החלב יקרא שרף. בשני בפירושו לספר טימאוס.

[7] החטה הנכבדת היא אותה שגובר עליה הלב והקמח. והחטה הנקלת היא הגובר עליה הסובין. בשני אגלאקן.

[8] ההפרש בין הזיעה והריח שהזיעה היא הלחות הרקיקה מן הליחות והריח הוא מה שמריח מן הגוף והוא האיד הנתך מן הליחות. בפירושו לשני בליחות.

[9] המאכל אשר ירד באסטו׳ לא יאמר בעת שיטחן וישוב חלקים קטנים שהוא כבר נתעכל ואמנם יאמר בו שנתעכל בעת שישתנה לאיכות דומה מיוחדת לגוף אשר ירד בו. במאמר במנהגים.

[10] מנהג הרופאים שתהיה כוונתם באמרם מרה או מררות במאמר מוחלט המרה שמראה שלה כרכומי או אדום ולא ישיגו עם זה השם תוספת יורה על מראה שלה. וכשירצו ליחד אחד משאר מיני המררות האחרים יצרפו עם זכרונם אותה שם מראה שלה. באחרית המזונות.

[11] אין כל מה שיפסד מן האברים שבגוף או ליחות יאמר שכבר נתעפש. ואמנם נקראהו מעופש כשיתחבר עם הפסדו באשת ריח. בחמשי בסמים.

[12] ההתנשמות הוא הכנסת האויר מן השפוי כבע וקנה הריאה. והנשימה הוא הפועל שיהיה בגוף כלו בהתפשטות העורקים הדופקים והתקבצותם. בשלישי בעלות והמקרים.

[13] מה שיתחדש באברים מרוע מזג ובזה מועט ידיעתו נעלמת מעם רב ויקראוהו בסבה הזאת חולשה. בראשון בעלות והמקרים.

[14] העלה אשר בהיותה בפרקים כלם נקראת כאב הפרקים היא בעצמה כשתהיה בפרק הירך לבדו נקרא גיד הנשה וכשתהיה בכף הרגל נקראת נקרס. והנקרס כשיתישן ויארך זמנו תתפשט העלה בפרקים כלם והם כלם כימוס רבה בפרקים במה שיקיף בו מן העצבים. ומה שנשפך ברב הענינים בכאב הפרק הכימוס הנקרא אלכאם הוא הפג. בעשרה מיאמיר.

1 ענפי הצמח ועלהו: ענפי הצמח ועליו **ה** ענפי הצמח ועליהו **גזלקר** עלי הצמח וענפיו **נ** || ותעסהו: ותעשה **זמנקר** ותעשה אותם **גהזל** ותעסם **שת**   5 הלב: اللبّ **a**   7 שהזיעה: **זק** om.   8 מן: **זק** om.   10 בו: כן **זמסקר** **גה** om.   12 מררות: מרות **זמקר**   13 אדום: אדומי **זק**   16 כשיתחבר: כשיתחברו **זק**   17 הכנסת האויר: ההכנסה **זלמק** הכנסה **נ**   19 ידיעתו: וידיעתו **זמק**   23 בפרקים: فيمدد add. **a**

[15] החלאים הנקראים ארציים הם החלאים המיוחדים ברוב אנשי אותה המדינה והם מתחדשים בהם אם בפרק מן השנה ידוע או שיהיו רבי הנפילה בהם בכל פרקי השנה וזה נמשך אחר אויר הארץ ומימיה והמזון הכולל לאנשיה. בפירושו לראשון האוירים והמימות.

[16] החלאים הנקראים המתרגשים הם חלאים כוללים מתחדשים באנשי ארץ מה בקצת השנים וזה נמשך אחר השתנות מתחדשת באויר או במים או במזונות המורגלים או בשלשתם. באותו המאמר.

[17] לפעמים ייוחס הסל הוא טישי אל מי שימק גופו ויכחש וירזה עד שימות בין שיהיה זה מנגעי הריאה או מרוע מזג. ואמנם הושם שם הסל ביחוד בנגעי הריאה כי ברוב יתחדש הסל מהם. בפירושו לראשון אבידימא.

[18] אמנם נקרא הרחם עצביי וכן הערוה והאמה בהיות כל אחד מאלו האברים דומים לעצבים למתיחה והתפשטות והתקבצות ולובן והעדר הדם לא שגרמיהם מן העצבים או מן הקשורים או מן המיתרים. בראשון בפירושו לששי אבידימא.

[19] הצמוק הפשוט הוא הקורה מתגבורת יובש לבדו. ולפעמים יחשב שיקרה מהעצר האדם ממזון אם שיהיה זה בכוון או שיהיה זה מהעדר מציאותו. וכשיתחבר עם תגבורת היובש חום יהיה הצמוק הקורה בקדחות התלויות בגרם האברים והמזג הזה בלי ספק שיהיה מגיע בלב ואז יהיה הצמוק האמתי. במאמר בצמוק.

[20] הצמוק הנקרא השורף הוא ההוה מהקדחות השורפות. והצמוק הנקרא בעל העלוף יהיה אחר שיקרה לבעליו העלוף וההתהפכות באותו עת מחוזק הפגע וישאר בו שארית מקדחות שנתקררו לא כפי הראוי שהושקה בעליהם המים הקרים מתחלת החולי. ומה שיקראהו גאלינוס מוקד הקדחת הוא האבר אשר יחמם תחלה חמום בלתי חומר עד שיהיה מחמומו קדחת דקה. במאמר בצמוק.

[21] כשתעין מה שזכרו גאלינוס במאמר ברעדה והרפרוף והרתת והכויצה יתבאר לך ששם הרעדה והרעש שתי שמות נרדפים. אך כבר נתפשט המנהג ברפואה שכל האנשים שירקאו הרעדה מה שסבתו נמשכת אחר חולשת הכח כמו שיקרה למי שנשא משא כבד או שיתהלך על מקום גבוה או למי שיפחד ויברח או למי שהחלישו אורך החולי. ויקראו הרעש למה שהיה סבת חמרו פגעים נמשכים בעצבים כפי התחלפות סבותיו.

---

2 שיהיו: ס^{2} שם זלנסק 8 מנגעי: عن قرحة a ‖ מזג: أو غيره add. a ‖ בנגעי: لقرحة a 9 בפירושו: في الثانية من شرحه a 14 בכוון: ובקוצד (بقصد a) גהק add. ס add. and del. נ om. ‖ שיהיה זה: שנהיה זק שנהיה זה מ ‖ היובש: غلبة البرد كان ذبولا مركّبا وهو العارض للشيوخ أو لمن وقع في علّة تشبه الشيخوخة. وان اقترن مع غلبة اليبس غلبة add. a 18 וההתהפכות (= والتقلّب a): والتفلّت emendation editor 19 לא כפי הראוי: ס^{2} כפי הראוי גהזמסקר יותר מן הראוי לנ ‖ כפי הראוי: على ما لا ينبغي a 23 שכל: ס^{2} כל גזמסק שכל האנשים بل الناس كلّهم a 25 ויברח: om. a ‖ למה: למי מס 26 סבת חמרו: ס^{2} סבת מכה גה סבתו חומר זק חמרה מ סבת מרה ס סבת חמרה ר سبب مادّته ELOU سبب رعدته a

[22] הפעולות הרצוניות בטול זה והפסקו בכללם יקרא רפיון וחסרונם יקרא כדר כלומר תרדמת האברים ומתיחתם המגונה נקרא תשנג כלומר כויצה. בחמשי בעלות והמקרים.

[23] אלכדר כלו׳ תרדמת האברים הוא דבר מורכב מקשי ההרגש וכובד התנועה ויהיה מקור האויר ומלחיצת הגשמים העצביים ומנגיעת בעל החיים הימיי. והאברים יקרה להם תחלה שיורדמו ואחר ישובו שלא יהיה בהם לא הרגש ולא תנועה ויאמר לזה המין מן ההיזק רפיון. ברביעי בעלות והמקרים.

[24] הגרגרת והיא קנה הריאה ואתה אם אמרת לה כלי הקול הנה הוא קנה הריאה והשפוי כבע והגרון והקרום המכסה מבפנים הגרון והשפוי כבע וקנה הריאה והוא קרום אחד מחבר בשני אלו. בשביעי מיאמיר.

[25] אמר משה: אלו המפרשים לספרי ג׳אלינוס כבר בלבלו מקצת שמות ולכן ראוי שאעיר עליהם. וזה שכתנות האברים הפנימיים שנקראו בספר תועלות האברים ספאקאת כלומר קרומות ויאמרו קרום האסטו׳ וקרום הושט הפנימי והקרום החיצון ורב השמות האלה באותו ספר עצמו. וכן קראו גם כן קרומות העין 〉או〈 כתנות באותו ספר עצמו. וקראו גם כן קצת הקרומים צפאק וקראו המכסים השלשה שבקרומות חוט השדרה צפאק. ולא יטעך זה.

[26] לחיצת הדפק במה שעבר המנהג בו מהרופאים הוא שיהיה הדפק בתחלת העונה קטן מאד מתחלף. ולחיצת החום הוא שיתלהב החום ויתחזק ולא יהיה שוה בגשם כלו אחר שיקדם לו סמור וקור קצוות ועצלה מבוארת ונטיה אל השינה.

[27] כשתניח אצבעותיך על העורק ואחר תגביה ידך ותחזירהו ובכל פעם שתניח תמצא תנועת העורק שנחסרת אז זה הענין יקרא הסרת הדפק והתחלפותו כאלו הוא העדר הפועל כלו אצל ההרגש. ואם כשתניח אצבעותיך על העורק תתבאר התנועה ואם תאריך הנחת אצבעותיך תמצא התנועה תמעט ותפשר מעט מעט עד שישקוט לגמרי אצל החוש הנה זה יקרא דפק כלה וזהו חסרון הפעלה. בעשירי בדפק.

[28] הדפק החזק הוא האמיץ והדפק החלוש הוא החשל וכשתניח ידך על העורק ותמצא הדפיקה השניה יותר קטנה מן הראשונה מעט וכן השלישית יותר קטנה מן השניה באותו השעור וכן הרביעית ולא יסור כן זהו הנקרא זנב העכבר. ולפעמים יעמוד ויתעכב על מה שיכלה מן הקוטן הדפיקות וזה יקרא זנב העכבר המתעכב. ואם יהיה שהדפיקות לא יסורו מלהקטין עד שיבטל לגמרי אז יאמר לו דפק כלה. ולפעמים ישוב ממה שיכלה אליו מן הקוטן ויגדל מעט אחר מעט עד שישוב לגודל מה אם שוה לדפקו הראשון או בלתי שוה וזהו הנקרא זנב העכבר החוזר. בראשון בדפק.

1 זה: ذلك الفعل a ‖ הנה הוא: فافهم عني أنّي إنّما أعني a 4 הימיי: המימיים **ס** 7 ואתה אם אמרת לה: وإذا أنا قلت لك a ‖ הנה הוא: فافهم عني أنّي إنّما أعني a 9 בשני אלו: ثخين a 13 העין: צפאקאת כלו׳ קרומות **ל** .add ‖ באותו ספר עצמו: באותו מאמר **זק** 21 ותפשר: ותתפשר **זקר** ותתפשט **גהלנ** ותתפש **מ**

[29] הדפק אשר ימצא אמצע העורק בו גס ואחר יתדקדקו שני קצותיו הוא הנקרא הנוטה והכפוף. בראשון בדפק.

[30] הקדחות הדבקות התמדיות הם שני שמות נרדפים וכן הנקרא סינוכוס היא דבקה וכן השורפת תמידית. ואמנם מיוחדת בשם שורפת לחוזק חומה. בשני בבחראן.

[31] כאשר זכר ג׳אלינוס ובאר איך שיתרכבו שתי קדחות משני מינים ר״ל לבניית ואדומיית וזולתם ואמר אם יתרכבו אחת שתי הקדחות עם האחרת או ימזגו בהם אמר בפרשו למאמרו ר״ל בהרכבה כשיהיו שתי קדחות יתחילו עונותיהם בעתות מתחלפות ור״ל בהמזגה שיהיו העונות משתי הקדחות מתחילות בעת אחת. בשני בקדחות.

[32] יתחדשו מורסות בעצלי הצלעות וימשך אחריהם קדחת ותהיה הנשימה תכופה וקטנה. וזאת העלה דומה לבעלת הצד אשר אין רקיקה עמה. וההפרש בין שניהם שבזאת העלה אינו שועל בעליה ולא יהיה בדפק קושי ולא תהיה הקדחת חדה כקדחת בעלת הצד ורוע הנשימה יותר בה פחות מן בעלת הצד. וקצתם אם יעוסה על המקום העלול מחוץ יכאב להם. וכשתתבשל זאת המורסא אם שיותך מה שיש בה מן המוגלא או שיבלוט מחוץ לעור ויצטרך לכריתה. בחמישי בהודעה.

[33] ההנחה החמה הנקרא בערבי תכמיד נופל על כל מה שמחמם הגוף מחוץ ומיני ההנחה ארבעה: הרטוב והיבש והעוקץ וממוצע ושוה. והנה הרטוב מה שיהיה במים חמים שיתמלא מהם נאד או זולת זה. והיבש מה שיהיה בבגדים מחוממים באש או בשיח או בדוחן קלוי. והעוקץ מה שיהיה במלח מחומם במחבת או כרסנה וכיוצא בהם וכח הכרסנה יספיק בה לחתך עובי הליחות ולבשלם ולהתיכם. והשוה מה שיהיה בנגיעת גשם בעל חיים כנער או גור כלב וכיוצא בהם. והממוצע הוא שיוקח שעורה וכרסנה ותשחקם ותבשלם בחומץ חזק מזוג יותר מהראוי לשתות ותשימהו במחבת ותחמם בו האברים. וכן הסובין. בפירושו לשני בחלאים.

החפיפה השוה היא כשתמנע בעת שיחם הגוף. בעשרה בתחבולה.

[34] הארץ המזרחית היא המונחת בעליוני ההרים כי השמש זורח עליה היום כלו. ואמר גם כן שהמדינות המזרחיות הם אותם שינשב בהם רוח קדים ויהיה מזרחם נסתר ומערבם מגולה. והמדינות המערביות הם הפך זה. בפירושו לראשון לספר האוירים.

---

4 תמידית: תמיד **גזמקר** 5 שתי: שני **זמקר** 6 שתי: שני **זק** משתי **ס**² || שתי הקדחות: **מ** om. || למאמרו: במאמרו **זק** 7 שתי: שני **זק** || בעתות: בעונות **גהלנס** 8 משתי: משני **זק** 11 בעליה: أصلا add. **a** (except for **BELU**) 12 יותר בה: **זמקר** inv. 16 ארבעה: خمسة **a** || וממוצע: **ס** om. 17 נאד: أو مثانة add. **a** || בבגדים: בגדים **זנסקר** 18 במחבת: في أكياس **a** 21 במחבת: في كيس **a** 23 כשתמנע: כשמנע **זמק** כשתמרח **ל**

[35] כל שחין שאינו עובר העור והם יתרחבו נקראם נמלה וכל שחין יעבר העור ויתרחב בבשר ובעור נקרא אכול. בפירושו לששי פרקים.

[36] אלעביט הוא קפיאת דם שופע נראה לחוש. במאמר במורסות.

[37] כשהעור יהיה דק מאד ויתמיד זמן ארוך לא יתדבק במה שתחתיו מן הבשר ואולי יקראו העלה הזאת מחבוא. בשני אגלאקן.

[38] הגחלת הוא מן המורסות החדות אלא שהולד הגחלת יהיה כשיקרה לדם דומה לרתיחה עד ששורף העור ויחדש עם זה כשכרישה. ויקדם לשחין אבעבוע דומה לאבעבוע המתחדש משריפת אש וישיג זה קדחת חדה גוברת על האדם סכנה ממהרת. במאמר במורסות.

[39] ובקדחות אמר: השחינים אשר יאמר להם הגחלת יולדו מן דם חזק החום נוטה לשחורה.

[39א] כשישפכו הליחות מפיות העורקים אל המקומות הרקים מן הבשר או מן העצלים וישוקה האבר באותם הליחות כמו שישוקה הספוג מלחויות יקרא זה מורסא. וכשתאכל המוגלא חלקי הבשר וזולתו ויהיה שם עומק יתקבץ בו המוגלא אז יקרא יציאה. וכשיהיו אותם הליחות אשר ביציאות בתוך קרום יקיפם דומה למסך אז יקרא דבילה. וכשתהיה הליחה בעור לבדו נקרא דמאיל. וכשיהיה בעומק הגוף יהיה יותר רע ואז דומה ליציאה ויובדל בינו ובין היציאה בקושי לבד. במאמר במורסות.

[40] אמר ג׳אלינוס בראשון בפירושו לששי אבידימה ששם היציאה אצל אבוקרט מורה על כל מורסא. וכן גם כן ג׳אלינוס במקומות רבים מפיל השם על המורסות החמות ובמעט מדבריו מפיל אותו על מורסא. אמנם יתחלפו הבתורים הם צמחים מהיציאות ברב הליחה המתחדשת להם לבד ויהיה הטבע מכוון בבתור גם כן לנקות פנימי הגוף. ואם יהיה הליחה המולידה הבתור היא מעטת החום מחדשת חכוך לבד. ואם תהיה יותר חזקת החום תחדש עקיצה. ואם תהיה הליחה חזקת העובי או חזקת הקור יתחדש בתור רחבים הם צמחים. בשני לפירושו לששי אבידמיא.

[41] אם יהיה מי שיזול אל האבר מותר מעורב מדם ומרה אדומה שניהם יותר חמים מן השעור הראוי או שיהיה מה שיזול אליו דם אלא שהוא דם רותח דק בעצמו יאמר אז לעלה המתחדשת ממנו חמרה. סיקרוס הוא מורסא קשה ההוה מן ליחה עבה דבקה שוקעת באותם האברים אשר תתחדש. והוא שני מינים: מה שיהיה ממנו שאין לו חוש כלל ולא תרפא לעולם ומה שיהיה לו מהחוש מעט ויקשה בריאותו והמקומות אשר יגדל בהם המורסא מאד ויעצר בו

---

8 גוברת (= تغلب): تجلب a 9 ובקדחות: وفي المقالة الأولى من الحمّيات a 14 דמאיל: **ס**^{2} דמל **ס** وكان أسخن add. a 17 מפיל: מפילים **זמסקר** 19 בבתור: לבתור **זקר** ננער(!) **מ** 22 אבידמיא: אבידימא **זק** 24 שהוא דם רותח: והוא דם חם רותח **ס** 26 תתחדש: فيها add. a 26–27 ולא תרפא לעולם ומה שיהיה לו מהחוש מעט: **ס**^{1} **גהזלמנסק** .om ولا يبرؤ له وما كان حسّه قليلا a

הדם ויעדר ההתנשמות עד שישוב לגדר מי שימות הנה אלו המורסות כל עוד שהם מוליכות למות קודם שימותו יקראום הרופאים טאעין. ורפואתם היא שתריק מן הדם אשר כבר נשקע באותו אבר שתשרטהו או שתכריתהו במקומות עד שיצא מן הדם יותר שאפשר להוציאה. בשני אגלאקן.

[42] כשתקרר המורסא הידועה כחמרה ותתקשה ותשוב קשה להתיך יקרא חומרה קשה. וכן אם יעורב עם המורסא הרפה יקרא חמרה רפה. בשנים עשר בתחבולה.

[43] רצוננו לומר באמרנו מורסא קשה כל מורסא שיתחבר בה קושי והעדר כאב ואין ראוי שיהיה נעדר החוש עם העדר הכאב כי מה שיהיה כן אין לו רפואה כלל. באחרית התחבולה.

[44] כל שחין יקשה הבראתו וחתימתו מפני לחויות יורדות אליו אם רבים ואם חמים מבלי שיגמר רוע מזג האבר אשר בו השחין הנה אנחנו נקראהו קשה ההבראה. וכשיקבע רוע המזג מהאבר אשר בו השחין ויגמר בו העלה עד שישוב מרוע מזג בענין שיפסיד מה שיגיע אליו ואע״פ שיהיה טוב הנה אני אקראהו שחין מגונה. ומה שיהיה מן השחין המגונה רע וחזק ואמיץ מאד נקראהו השחין אלכירוניה. הראשון והרביעי מן קטאגאנס.

[45] מורסות סקירוס שני מינים אחד מהם יולד מלחה עבה והשני יולד מדם ושמריו וכולל אותם שניהם שהם שתי מורסות גדולות קשות בלתי מכאיבות וייוחד השני שהוא שחור ורך. במאמר במורסות.

[46] הסרטאן הוא שני מינים והיא מורסא נולדת ממרה שחורה וכשתשתפך המרה השחורה אל הבשר ותהיה עוקצת אוכלת כל הבשר הנלוה אליו וישחינהו אז יקרא סרטאן המשתחן. וכשיהיה שוה יחדש סרטאן בלתי משתחן. במאמר במורסות.

[47] כל המורסות הסרטניות אמנם יהיה הולדם ממותר שחוריי. וכשיטה אותו המותר לשפל הגשם וידחהו הכח הדוחה אשר בעורקים מפיותיהם אשר בטבעת ובערוה נקראת אותה ההרקה בואסיר הוא טחורים ויזול מהם דם. ולפעמים תדחה אל הרגלים ולפעמים תדחה אל העור מן הגוף כלו ומזה יולד הצרעת. בשני אגלאקן.

[48] לפעמים יתקבץ בגוף מהפסד גדול עם השחין ליחה רעה או מררות שחוריות או זנגאריות יתרחב ויתפשט במה שהוא סביבותיו מן האברים עד שיתאכל האבר הבריא הנלוה אל האבר העלול. והעלה הזאת יאמר לה איכול. במאמר במורסות.

2 טאעין: טואעין גה טאעון זקר שאעין ל מ .om غانغرانا a 8 באחרית: בסוף ק 12 אקראהו: خاصّة add. a 13 אלכירוניה: אלכירוניה אלכיסנא(?) ג אלקירוניה ה אלפירוניא למ אלפורוניאה נ الجبرونية G الخبرونية EL الغبرونية B الغيرونية OU الغنغرانية emendation editor 14 מורסות: ס[2] מורסא זלמסקר מורסת גהנ ‖ סקירוס: סיקירוס ג הסקרירוסי נ סקורוס ס 15 ורך: ס[2] הרך זלמס اللون a 22 הרגלים: فتحدث الدوالي add. a 24 עם (= مع BELOU): في a 25 יתרחב ויתפשט במה: يسعى ويلابس ما a

[49] האכול הוא שחין אוכל מעומקו. ואל מאשרה הוא שחין אוכל חצונו. והזופא הרטוב כלומ׳ אישוף לח הוא זוהמת הצמר.

[50] השקוי הבשריי נקרא גם כן השקוי הלבניי הלבן ונקרא אלחבאן ואלגבאן. ונקרא גם כן השקוי הנאדי ממנו קבוץ המים. בחמישי בהודעה. ואמר בפרושו לרביעי בפרקים שהשקוי התופיי הוא אשר יקראהו אבקרט השקוי היבש.

[51] התפיחה מתחדשת בהתקבץ הלבנה הדקה והעלה הנקראת נאנא גראנה היא התחלת המות מן האברים הקשים זולתי העצמות. וכשיפסד העצם גם כן נקראת העלה סקאקולס. במאמר במורסות.

[52] ההפרש בין הנפיחה והמורסא הרפה שהנפיחה כשתעסה בידך עליה לא תשפל ואם תכה בידך ישמע לה קול כקול התוף. והמורסא הרפה כשתעסה בידך תשפל ותשקע. באחרית התחבולה.

[53] חולי השועל וחולי הנחש הם עלה אחת ואמנם נתחלפו שמותיהם למקום התבנית כי המקום שיוסר השער בחולי הנחש יהיה על משל הנחש בעת הלוכו. בראשון מיאמיר.

[54] יתחדש בעור הראש עלה ממין המורסא יהיה בה נקבים קטנים דקים מלאים לחות דקה דבקה נקרא סעפה והוא הנתק. ויתחדש בעור הראש עלה דומה בזה לפי הראות והנקבים יותר גדולים ויותר רחבים מן נקבי הסעפה והם מלאים לחות דומה לדבש היערה וזאת העלה יאמר לה היעריית. בראשון במיאמיר.

[55] הסעפה היא שחין קטן יהיה בעור הראש יזול ממנו חלודה לא כמו מים ולא כמו דבש עב כגון מה שיזול מן היעריית. ודומה שיהיה הולדה מלבנה מלוחה בורקיית. במאמר במורסות.

[56] הבשר הרך אשר בחולבים ובאורבות ידים ורגלים כשיתחדש בהם מורסות חמות ויתקשו אותם הגדדים ויתחזקו תקרא אותה העלה החזירים. באותו מאמר.

[57] קשי האשכים נקרא קילה אללחם כלומר הגרת הבשר בכיס כמו שנקרא הלחות המתקבצת בכיס אשר סביב האשכים קילה אלמא כלומר הגרת המים. ואמנם קילה המעי

2 כלומ׳ אישוף לח הוא זוהמת הצמר: هو الصوف الدهن لا الصوف الوسخ a ‖ אישוף: אזוב מ אישופו נ ‖ הצמר: في شرحه لثالثة الأخلاط add. a   3 אלחבאן ואלגבאן: חבן וגבן גה אלחבן ל אלחבן ואלגבן ר الحبن a   4–5 ואמר ... היבש: גהזמקס om.   6 נאנא גראנה: גראנה גהזמ נאנא גרנה ל נאנא גאראנא ק נאנה גראנה ר راناغرايا L غانا غانا B غاناغرانا U ناناغرانا O غنغرانا a   7 סקאקולס (= سقاقولس GOSU): سفاقولس a   9 בידך: בידיך גהבכףז   10 תשפל: لطى a   13 משל: شكل add. a   14 דקה: om. ס   15 בזה: לזה זקר   19 היעריית: השחינים היערים לנ   20 ובאורבות ידים ורגלים: والإبطين a   21 הגדדים: הגדרים ק הגידים גלס الغدد a

וקילה החלב כלומר הגרתם והעלה המורכבת משניהם הם שמות נרדפים מהרופאים החדשים שיקראו כל המורסות המתחדשות באשכים וסביבותיו קילה. באותו מאמר.

[58] כשיגבר בראש מררות יתחדש מזה התעורה וערבוב שכל. וכשיגבר בו ליחות עבות לבניות יתחדש מזה עם תרדמה הבהלה והבהלה הוא ערבוב שכל מועט. בשני בפירושו לשני אפידמיא.

[58א] ואמר בראשון מפרושו לשלישי שההזיה הוא ערבוב שכל מועט. לא יאמר בחולה תרדמה עד שיקשה להעירו. ואמנם אם יארך שנתו ולא יקשה להעירו כשיונע הנה זה שינה ארוכה לא תרדמה ושניהם הוא מקור המות. בפירושו לשני בפרקים.

[59] כשיחזק על המוח הקור ויתערב בו לחות יתחדש ממנו השרסם הקר והוא ליתרגס ונקרא בלשונם ליטרג׳יאה. וכשיתערב עם הקור יובש יתחדש ממנו הקפאון. וכשיתחמם המוח באיכות לבד או עם ליחה תחדש התעורה. בפירושו לשני בפרקים.

[60] ואמר בדפק הקטן העלה הנקראת אלנסמי הוא עלה תקרה ממורסא בלגמיית תהיה במסך המות.

[61] השתוק הוא כשלא יוכל הרוח הנפשיי לעבור אל מה שהוא למטה מן הראש אם לעלה ממין המורסא המתחדשת במוח ואם שבטני המוח ימלאו ליחות בלגמית. וכפי שיעור הסבה הפועלת לחולי הזה יהיה גדולה וחזקה. בפירושו לשני בפרקים.

[62] השטות הוא ערבוב שכל תמידי בלי קדחת והסרסם הוא ערבוב שכל תמידי עם קדחת. בשלישי לפירושו לשלישי אפידמיא.

[63] העלה השחוריית והיא מלאנכוניא והוא הערבוב השחוריי. בשלישי לפירושו לששי אפידמיא.

1 משניהם: أعني قيلة الثرب والأمعاء add. a ‖ נרדפים: נפרדים: זל مخترعة a 3 כשיגבר: כשיגברו ה ‖ מררות: לחות הנקרא מררות לנ أخلاط من جنس المرار a ‖ וכשיגבר: וכשיגברו גה ‖ עבות: باردة a 4 לבניות: حدث من ذلك السبات والنسيان. ومتى كانت الأخلاط متوسّطة بين الحالين add. a 4–227.8 מועט ... שישובו (23.66): ז .om 5 אפידמיא: אבידימא ק 12 אלנסמי: אלכסמי הלס אלנמשי נ אלכטמי ת النسيان a 16 בפרקים: القدماء كانوا يسمّون الصرع المرض الإلهي فبعضهم سمّاه كذلك لأنّهم رأوا أنّ هذه العلّة من الجنّ وبعضهم جعل علّة هذه التسمية لكون سبب هذه العلّة فأل القمر وحده. وأفلاطون يجعل علّة هذه التسمية لكون هذه العلّة تحدث في الرأس فتضرّ بالجزء الإلهي الطاهر الذي مسكنه الدماغ. في المقالة الرابعة من شرحه لطيماوس add. a 17 והסרסם: והסרסאם קר והשרסם הל والشرسام LOS والسرسام U والبرسام a 18 בשלישי לפירושו לשלישי אפידמיא: לס .om ‖ אפידמיא: אבידימא ק 19 מלאנכוניא: מלאנקוניה ג מלנכוניא ה מלינכוניא מ מלנקוניאה נ 20 אפידמיא: אבידימא ק

[64] בטול הדמיונות יאמר לו השקיעה והקפיאה ומנהגו המתנכר יקרא ערבוב ובטול המחשבה יאמר לו העדר השכל ומנהגו המתנכר יאמר לו גם כן ערבוב. בשלישי בעלות והמקרים.

[65] מן הערבוב השחורי יש מין יהיה התחלתו מן האסטו׳ ורבים מן הקדמונים יקראו זאת העלה חולי מכרס הבטן וחולי נופח ויאמר לו גם כן המראקי כלו׳ הכרסיי והנופח. בשלישי בהודעה.

[66] העלה הנקראת לרופאים אלביצה ואלכודה כלו׳ הכובע והמגבעת הוא חולי מחליי הראש והוא כאב ראש נושן קשה להסתלק ישוב בסבות קטנות עד שישובו העונות גדולות עד שבעליו לא יוכל לסבול קול דברים ולא אור מבהיק ולא תנועה. והדברים היותר נאהבים לו השכיבה בחושך לגודל הכאב. בשלישי בתועלות.

[67] ערבוב השכל המתחדש מפני פרנשין והוא מורסא חמה מתחדש במוח או בקרומותיו ואינו מתחדש בבת אחת אבל מעט מעט ולא ישקוט בעת ירידת הקדחת. ואמנם הערבוב המתחדש בקדחות שורפות והמתחדש מפני אברים אחרים הוא יתחדש פתאם וישקוט כשתעבור אותה העלה העמדתה אלא מה שיהיה מערבוב נמשך אחר מורסת הטרפשה כי הוא קרוב מהערבוב הנמשך לפראניטס לא ישקוט בעת התכלית. בחמישי בהודעה.

[68] כשירבה במוח ליחה לבניית עבה קרה אם לא נתעפשה עדיין יחדש כאב ראש מהתרדמה הנשקעת מבלי קדחת והוא הנקרא תרדמה והשקעה וקפאון. ואם תתעפש בעת מה יתחדשו אלו הדברים עם קדחת ונקראת זאת העלה ליתרגס. בשלשה עשר בתחבולה.

[69] המים המתקבצים בעין והם הקוראים הרופאים התפשטות יתקבץ בין הלחות הגלדיית והקרום הקרניי. בעשירי בתועלות.

[70] הקרום הידוע אלמלתחם והוא לובן העין אם יתחדש בו מורסא דמיית ונקראת רמד יזיק בפעלת הראות ויעיקהו ממנהגו בדרך המקרה. ואמנם כשיתחדש בו ורדינג וכשתחדש בו הצפורן הנה מה שיתחדש ממחשך הראות אחריהם וההסתר לאישון לא יהיה בדרך המקרה. ברביעי בעלות והמקרים.

[71] אם יתאכל מקום מן הקרנית ויבלוט ממנו דבר מן הכתנת הענביית הוא הנקרא אלמוסרג. והמוגלא הנולדת תחת הכתנת הקרניית הוא הנקרא אלכמנה. והעפעפים אשר יתעבו ויתקשו

1 השקיעה: השכחה **לנ** ‖ והקפיאה: והכפיאה **ק** והכפיה **לנ** 2 גם כן: **הנסקר** .om ‖ ערבוב: ערבוב שכל **לנ** 5 חולי מכרס הבטן: مرض مراقّ البطن a ‖ המראקי: המראק **גהלמנס** 11 פרנשין: פרנישין **מ** פירניסין **נ** פראנשין **ר** 13 הוא: הנה **זמקר** 15 לפראניטס: לפרנאשין **ג** לפרנשין **ה** לפירניטיקו **נ** 16 אם: ו- **מ זק** .om 18 ליתרגס: ליטרגיס **ה** ליטרגס **מ** ליתרכס **ס** ניטרגאס **ל** פירניס **נ** ליתרגיאה **ר** 22 ורדינג: الوردينج a 23 הצפורן: **ס**[1] האדומה **גהזמס** ‖ וההסתר לאישון: **ס**[2] בשביל השרפה **גהזמס** לאישון **לק נ** .om ‖ בדרך המקרה: במקרה **ז** זה במקרה **ל**

וישוב מראיהם אדום וישרו הריסים הוא העלה הנקראת סלאק כלומ׳ התפשט העפעפים. והסרת הבשר אשר בקצה העין הגדול הנקרא מאק הגדול יאמר לעלה הזאת דמעה. ברביעי מיאמיר.

[72] הנאסור שיהיה במאק שבעין הוא הנקרא אלגרב והקרום הקשה שיהיה בפנים נקרא אלנכילאת. בחמישי מיאמיר.

[73] החרשות הוא שלא ישמע האדם כלל הקול השפל וישמע הקול הגבוה בטורח. ולא יסור זה מהוסיף מעט מעט עד שישוב בעליו בארך הזמן אל החרשות השלם. בשלישי מיאמיר.

[74] המורסא המתחדשת בתוך האף כאלו הוא כזית בשר הוא אשר יאמר לו נאסור כלומר טחור ויאמר לו מרבה רגלים. בשלישי מיאמיר.

[75] שם אלקלאע נופל על שחינים מתחדשים בחיצוני הקרום השטוח בפנימי הפה יהיה עמם חום עובר. וברוב יקרה זה לנערים לרוע החלב. ולא יקרא קלאע אלא מה שימעט העפוש עמו. ואמנם אם יתחדש בקלאע כשיארך בו זמן עפוש מה הוא אשר יקראו הרופאים איכול. בששי מיאמיר.

[76] נקרא קנה הריאה חלקום והוא הגרגרת בלשוננו. ונתיחד בשם חלקום המקום שחולף אליו שני המעברים השפוי כבע והושט למטה שרש הלשון. ויש בגרון העצלים הנקראים אלנגאנג ואלנגאנג הוא שם הקבוץ ואמנם הם שני צדי הגרון. בספרו בקול.

[77] הזביחה היא מורסא תהיה בגרון והיא ארבעה מינים: אחד מהם שתהיה המורסא בתוך הגרון רוצה לומה חללו אשר יכלה אליו אצל קצה השפוי כובע ולא תתראה מאומה מן המורסא לחוץ. והשני שתהיה המורסא חוץ הגרון ולא ירגיש העלול במחנק וזאת היא היותר בטוחה שבכלם. והשלישי שתכלול המורסא חלל הגרון וחיצוניו מחוץ וזו היא הרעה שבכלם. והרביעי שלא יתראה דבר ממה שהוא מחוץ שום נפח אך ימצא העלול הרגש המחנק. ברביעי בהודעה.

[78] כל מיני הרבו הוא הגניחה הוא רבו אשר יתחדשו פתאם הוא רבו חם ודפק בעלי הרבו החם לעולם מתחלף בלתי מסודר. בשנים עשר בדפק.

9 כזית בשר: لحم زائد a   12 עובר: نارية a   15–16 שחולף אליו: الذي يفضي إليه a   17 אלנגאנג: אלנאגנאג **ה** אלנגאע **ז** אלנגאנאג **ס** אלננג׳ **ר** ‖ ואלנגאנג: **המ** .om ואלנגאנע **ז** ואלנגנאג **ל** ואלנגנג **נ** ואלנגאנאג **ס** ואלנאג׳ג׳ **ר**   18 מורסא: **זק** .om   19 קצה: קצת **גהזלנק**   24 הרבו הוא הגניחה: הגניחה הוא אלרבו **ג** הגניחה הוא רבו **המ** ‖ חם (= الحارّ): الحادّ a   25 החם (= الحارّ): الحادّ a

[79] מי שיקרה לו שיתנשם נשום תכוף כמו מי שכבר רץ מרוצה חזקה מבלי שיהיה מוקדח הנה כבר עבר מנהג הרופאים שיקראו אלו המקרים רבו. ויקראום גם כן הנשימה המיצבת בהיות בעלי העלה הזאת שיתיצב חזהו בעת ההתנשמות. ועלת זה צרות שיקרה בחזה אם מפני מורסות שיהיו שם באותם האברים או לחות דבקות נשפכות בין החזה והריאה. וזה השם נופל על זאה העלה ביחוד. בשביעי מיאמיר.

[80] אמנם שנוי המזונות באסטו׳ אל איכות אחרת לא אל אותה שהיא בטבע אז יאמר לו רוע העכול והוא הקבסא. ובטול הכח המחזיק מן האסטו׳ הוא שלא תתקבץ האסטו׳ כלל ולא תעטוף על המזונות עטיפה שתאחוז ותחזיק וזה יקרה לו בעלה הידועה בהמעדת המעים. בשלישי בעלות והמקרים.

[81] אמנם התאוה הרעה למאכל הנה מה שיהיה ממנה מופלגת יקרא תאוה כלביית ותהיה בעת שתהיה באסטו׳ ליחה רעה חמוצה עוקצת האסטו׳ או בעת שיתך הגוף כלו התכה מופלגת. ברביעי בעלות והמקרים.

[82] כמו שהקיא יקדימהו התהפכות נפש הנקרא אבולקאר כן יקדים לשעול המציצה המכריחה לשעול וכמו שלפעמים תתהפך נפש האדם להקיא ולא יקיא כן ימצא האדם מציצה תכריח לשעול ולא ישעול בהיות הסבה מעוטה. בחמישי בעלות והמקרים.

[83] האסטו׳ תעשה בדחית הדבר המזיק הפה אם אותו המותר אליו יותר נוטה. וכשיקרה כמו זאת הסבה באסטו׳ כלה תעשה לדחות משני צדדים יחד ותוציא בקיא ושלשול יחד כגון מה שיקרה בחולי הנקרא היצא הוא ליאנטריא. בששי בעלות והמקרים.

[84] לפעמים יהיה סבת הקבסא רוע סדר המאכל במה שיוקדם ויאוחר או שעורו או איכותו. בחמישי בהודעה.

[85] העלה הנקראת בולימוס הוא עלוף יקרה מהפלגת קור האסטו׳. בדפק הקטן.

[86] אמנם יקרא בעל האסטו׳ מי שאין לו מורסא באצטומכתו וכבר סרה תאותו למאכל או למי שימצא אחר אכילת המאכל כובד ולחיצה ומצוק וחפץ קיא ולא יסבלהו אלא בחוזק. וכן יקראו בעל אסטומ׳ מי שיתהפך נפשו אחר אכילה וביחוד אם יוציאהו זה בקיא. בשמיני מיאמיר.

1 כמו: כגון **זמקר** 2 ויקראום: **זקלס** om. ויקראו **מנר** ‖ המיצבת: המצבת **מת** הנצבת **ר** המיצנג(?) **נ** 4 והריאה: سابعة الميامر العلّة التي يقال لها خاصّة ضيق النفس وعسر النفس هي العلّة التي تحدث عن رطوبات غليظة لزجة تلحج في أقسام قصبة الرئة add. a (except for L) 13 המציצה: المضض a 14 מציצה: مضضا a 16 המזיק: אל **מס²רשת** add. ‖ הפה אם אותו המותר אליו יותר נוטה: الفم الذي ذلك الفضل أميل إليه a (= הפה אשר אותו המותר אליו יותר נוטה) ‖ אם: **ס²** אל **גזהלמסקר** add. الذي a 17 משני צדדים יחד: الفمين جميعا a 24 יוציאהו (= أخرجه BLU): أحوجه a

[87] יש מעלות האסטו׳ הנקראת בערבי אלקלאב כלומר תעוב אכל והיא הסרת התאוה מבלי מורסא או חפץ קיא או התהפכות נפש באסטנסות או קיא. והעלה אשר יאמר לה בולימוס והוא עקיצה מתחדשת בפי האסטו׳ עד שיתעלף בעליה. ורפואות העלות האלה כולם כוללות רפואות קובצות ויעורב ברבים מהם רפואות שיחממו וינגבו. באותו מאמר.

[88] העלה אשר יקראוה הרופאים עלת הכבד ויקראו מי שימצאהו זה מכבוד כלומר בעל עלת הכבד היא עלת רוע מזג מבלי מורסא. וידוע שרוע המזג פעם יהיה בעצם עצמיות הכבד המיוחד בו ופעם יהיה בעורקים הדופקים ובלתי דופקים אשר יקיף עליהם הכבד ופעם יהיה רוע מזג בליחות אשר יקיפו עליה אותם העורקים. באותו מאמר.

[89] הרופאים מנהגם לאמר מוטחלים מאותם שימצאם קושי בטחולם והתאבנות מבלי מורסא. והעלה הנקראת באמת דישנטריא היא שחיני המעים והשחין הזה אם שיהיה פשוט מבלי עפוש או שהיה עמו עפוש. והוא אותו שמנהג הרופאים לקראתו שחין מתרחב והוא האיכול. והאישוף הרטוב הוא זוהמת הצמר. בתשיעי מיאמיר.

[90] המעדת המעים הוא שהמאכל יוצא במהרה מבלי שישתנה והשלשול הנקרא דרב הוא רכות הטבע ויציאות תכופות. בשני בפירושו לראשון אפידמיא.

[91] השחין אשר במעי הישר הוא הנקרא זחיר והוא הנקרא טנשמו ויתחדש לבעליו חפזה חזקה ותאוה לקום ולא יצא ממנו מאומה והוא יהיה בתחלת הענין בלגמיי ונעיי. וכשיארך הזמן יצא מהם דבר מן הגרידות. בששי בהודעה.

[92] כשיהיו המותרים המזיקים לטבע רטובים ידחה הכח הדוחה בהתנועעות החזקה המרעידה שתהיה ברתת או בשעול וילכו אל כל המקומות שדרכם לקבלם. והנה קצתם ילכו אל הבטן העליון והוא האצטומ׳ ויגיע בהם וקצתם ילכו אל הבטן השפל והם המעים ויגיעו בהם וקצתם ילכו לחוץ אל העור. בשני בעלות והמקרים.

[93] כשיתחדש במעים הדקים מורסא קשה או סתימה גדולה מפרש עד שיקיא האדם פרשו הנה זאת העלה תקרא אילאוש וימעט מי שישלם וימלט ממנה. וכשהמעים יהיו עלולים והאסטו׳ ולא יוכלו לאחוז מה שיש בגרמם ואפילו זמן מועט ולא תהיה העלה עוקצת הנה אותה העלה נקראת המעדת המעים ותקרא גם כן עלות הבטן ויקרא בעליו מובטן. בששי בהודעה.

---

1 אלקלאב: انقلاب a   2 באסטנסות: באסנסות **זק**   3 והוא: اللحس add. a (except for **LO**)
4 באותו מאמר: ثامنة الميامر a   8 באותו מאמר: ثامنة الميامر a   9 מנהגם לאמר: يذهبون في قول a   10 דישנטריא: דישנטריאה **גזהמק** דיסינטריאה **נ**   14 ויציאות תכופות: وخروجه متواترا a   15 טנשמו: טנשמון **המק** טינזמון **נ** || חפזה: وخزا a   16 ממנו: **זק** .om || מאומה: إلا الشيء اليسير a || ונעיי: ودكيا a   20 הבטן העליון והוא האצטומ׳ ויגיע בהם וקצתם ילכו אל הבטן: **גהזלמנסקר** .om البطن الأعلى وهي المعدة ويحصل فيها وبعضها يصير إلى البطن a   21 לחוץ אל העור: إلى خارج الجلد a || בשני: خامسة a   23 וכשהמעים: كلّها add. a

[94] הנקרא באמת התרת השתן ורבים יקראוהו דיאביטס ורבים אחרים יקראוה הצמא החזק ובעל העלה הזאת יצמא צמא גדול חזק וישתה שתיה רבה וישתין מה שישתה מהרה ומדרגת העלה הזאת בכליות והמקוה כגון המעדת המעים מן האסטו׳ והמעים.

[95] האסטו׳ כשתקבל הזק במה שיגיעה מעקיצה מן המאכל אשר לא יתעכל תדחה אותו היא והמעים עד שיצא כל. זה המקרה נקרא כלפא. במאמר בידיעת האדם במומי עצמו.

[96] צואר הרחם וענק הרחם הם שני שמות נרדפים בערבי באבר אחד בעצמו. וקצה הצואר ההוא הנלוה אל הרחם נקרא פי הרחם והוא אותו אשר יסגר בתכלית הסגירה בעת ההריון. וקצהו הנלוה לערוה שבו יכנס האמה נקרא פי צואר הרחם. בפירושו לחמישי בפרקים.

[97] הרחים המתילד ברחמי הנשים הוא בשר שתלד האשה שאין לו צורה. באחרית התחבולה.

הרפואות היורדות בגוף מבפנים יקראוהו הרופאים הרפואות המקבילות לחלאים. בראשון מיאמיר.

[98] הרפואות הנקראות רבות התועלות הם הרפואות הנאותות לעלות רבות ושהם מחוברות מרפואות מתנגדות לא באיכויותיהם וכחותיהם הראשונים לבד אך בכחותיהם השניים גם כן. בחמישי קטאגאנס.

[99] הרפיון והחלחול הם שני שמות נרדפים וזה שכל רפואה מחממת חמום שאין הזק עמו ונגובו פחות מחמומו ויש בעצמיותו דקות מה כגון שיש לקמומילא ואלטיאה הנה זה מרחיב הנקבים ומחלחל העור ומרפה חלקיו ולכן נקראים סמים מרפים ומחלחלים. ואמנם הסם החם העב העצם נקרא פותח כי הוא פותח פיות העורקים מלמטה כגון השום והבצל ואילן מרים ומררת הפר. בחמישי בסמים.

[100] הסם הרוחץ והממרק הוא אותו שעוקר הזוהמא מהשטח החיצון מן הנקבים והחורים כגון הדבש וקמח תורמוס ושעורים ופולים וכרסנה ורבים מן הזרעים. והסם המנקה לנקבים ולחורים הוא כל סם בורקי ויאמר לו פותח. וההפרש בינו ובין הממרק הוא בתוספת וחסרון לבד. בחמישי בסמים.

[101] הסמים המחממים והמרטיבים עד שמפסידים מה שיפגשו הם הנקראים באמת סמים מעפשים. וכן נקראים כל הסמים החמים היבשים עבי העצם כשיעקצו מעט או שישרפו

1 הנקרא באמת: إسهال الدم هو الذي يكون من قبل قرحة الأمعاء. سادسة التعرّف. العلّة التي تسمّى a ‖ דיאביטס: דיאבטיא ג דיאביטא ה דאביטריא ל דיאביטי מנ דיאביטש ר 5 כל: كلّه a ‖ כלפא: כלפה גלמרק 18 ומחלחל העור ומרפה חלקיו: ويخلخل الجلد a 22 וכרסנה: וכרסינה גלמר וקרסינה נ ‖ הזרעים: הסמים הלנס 23 בורקי: لطيف add. a

מעט מבלי שיחדשו כאב נקראים מעפשים באמת והם שני זרניכים ומדביק הזהב ותולעת הצינובר והורג הזאב. באותו מאמר.

[102] אגוז המלך הוא האגוז הנאכל והאגוז הקטן הוא לוז הנקרא אבלאנש. ונקרא בלשון ערבי אלגלוז ואל בנדק. והדוחן יקראו הקדמונים אלשילם. והגאורס היא מין מהדוחן. במאמר בטוב הכימוס.

[103] מיבכתג הוא תירוש ענבים שנתבשל בשול רב מאד. במאמר בהנהגה הדקה.

[104] ההפרש בין השומן והחלב בלחות ויובש וזה שהשומן רטוב כגון השמן שנתעבה ונתיבש בסבת ישנו. ואמנם החלב הוא יבש הרבה ולכן כשתמיסהו ותניעהו ותעזבהו יקפא מהרה. בשלישי במזונות.

[105] החלב החמוץ הוא אותו שהוסרה חמאתו לבד וישיעזב עד שיחמיץ. והביצה רבת הבשול נקראת הקרושה ואותה שמגיעה מבשולה שתתעבה עובי שוה נקראת מרגדא והוא הנמרשת ובלשוננו מגולגלת. והמגיע מבשולה שתתחמם לבד נקראת אלמתחסא כלומר הראויה להגמע. באותו מאמר.

[106] הפחות מזון שבכל מיני היינות הוא מה שיהיה מראהו לבן ועצמו רקיק ויהיה דומה למים. ומה שיהיה מן היין כך הנה הוא נאות ונכון למה שילקח ממנו מי הדבש הנקרא אידרומל. באותו מאמר.

[107] בשמות מיני החלב כשישוכשך ויוסר ממנו חמאתו יקרא מה שישאר מביץ כלומר החלב המשוכשך ונקרא אלדוג. וכשירתח הדוג עד שיתעבה ויצורף אליו מלח נקרא אלכשך. ואם תעמידהו בשמש אחר זה עד שיתנגב ויתחזק חמיצותו נקרא אלמצל. וכשיקפא החלב בכללו אם עם קיבה או בדבר המעמיד ימים עד שיתעבה נקרא ראיב ויקרא גם כן מאסת. ואם יארך עכובו עד שיחזק חמיצותו נקרא אלחאזר. וכשיורתח המאסת עד שיתעבה ויתנגב נקרא אלבקט. מבחירות הקדחת לבן אלתלמיד.

[108] מי החלב אם יורתחו וילקט מהם אותם החלקים הדשנים אז נקראים אללור. ואמנם החלב הוא מה שיחלב בעת הלידה ואחריה בימים כל עוד שהוא עב. והחמאה אם יושם בה מלח ותורתח עד שתסור ממיותו יקרא שומן החלב. מבחירות אלחאוי.

1 מעפשים: لأنّها تذيب وتأكّل اللحم وتفعل فيه ما تفعل المعفّنة add. a   2 באותו מאמר: خامسة الأدوية a   3 אבלאנש: אבילנש ג אבלנאש ה אוולנש זק אוילנא מ אבילנא נ אויליאנאש ר   8 ותניעהו: om. a   10 שיחמיץ: שיחמוץ זק   11 הקרושה: المنعقد a || מרגדא: المترجّج a   12 הנמרשת (= النيمرشت ELO): النيمبرشت a   15 כך: זק om. || הנה הוא: فهو ⟨شبيه بماء⟩ a || אידרומל: רודהמיל ג רודאמיל ה אידרומאל ל אדרומ׳ מ אידרומיל נ   16 באותו מאמר: ثالثة الأغذية a   20 בדבר המעמיד: بتركه a   22 אלבקט: אלצקטי מ אלנקט נר الأقط a || הקדחת: الحاوي a   23 הדשנים: المنفصلة عنه بالغليان add. a   24 החלב: اللبا a   25 שומן החלב: السمن a

[109] הקדמונים יקראו שנוי העצם אל מין אחר זולת מינו עפוש כשנוי היין כשישתנה וישוב חומץ. וכמו ההפסד המתחדש לקצת העצים עד שמתפתתים או ישובו כאלו הוא אבק ואפר. אך החדשים מהרופאים והמון העם יפילו שם העפוש על השנוי המפסיד העצם בכללו עם סרחון. וזה אמנם מתחדש בעצמים שהם יותר נוטים אל הלחלוח והרטיבות. בשני לפירושו לספר טימאוס.

המאמר ארבעה ועשרים כולל על פליאות ועניינים זרים סופרו או שנכתבו בספרי הרפואה ועל ענינים רחוקים מעטי המציאות

[1] ספר כאב הנשים לאבוקרט העתיקו חנן מלשון יון ללשון ערבי ופרשו גאלינוס ונמצא תוספת בספר הזה שהעתיקו זולת חנן ופרשו זולת גאלינוס ונמצא בפירוש אותו תוספת ענינים זרים ומהם שהוא אמר שספר שלקתה חמה בסיקיליא לקות גדולה וקרה בשנה ההיא שהנשים היו יולדות ולדות משונים בצורה שהיה להם שני ראשים ושקצת הנשים קרה להן שהיה להן ווסת נדותן דרך הפה בקיא.

[2] ויש באותו התוספת גם כן שהרחם משלח דם הנדות דרך עורקים קטנים אל הטבעת ושם יפתחו והיה זה תמורת הנדות.

[3] הנה האבן במקום הזה היא גדלה גדול שאינו פחות מן הצמח וכשיהיה כן שהדבר יהיה גדל אז הוא בלי ספק נזון במזון. זהו לשון גאלינוס באחרית המאמר בשמות הרפואיים.

[4] שהוא בשר לחולה שיבואהו גבול ולא בא לו ובדק הבית ומצא אותו קר וצוה לחמם הבית באש והזיע העלול ובא לו הגבול. במאמר בבחינת הרופא.

[5] בחור אחד מצאו חבורה בגרונו ואחר זה הגיע שם מוגלא וכרתו אותו ונפסד העצם שם ועקרו העצם הנפסד ונראה לבו מתחת העצם ההוא ונתגלה ונתרפא רפואה שלמה כי לא עלה עד גובה החזה.

[6] ראיתי דבר מופלא והוא שבחור אחד נקב לו אחד משני בטני המוח ונמלט ברצון השם. ואלו היו שני בטני מוחו נקובים בעת אחת לא היה חי כהרף עין. בשמיני בתועלות האברים.

---

5 טימאוס: נשלם המאמר ופרקיו כ״ג **זר** add. נשלם המאמר ופרקיו מ״ג **ל** add. נשלם המאמר והכ״ג בעזרת שדי **מ** add. נשלם המאמר הכ״ג **נ** add. תם המאמר **ק** add.   7 המציאות: ואני אכתוב מה⟨ם⟩ מקצתם ואניח קצתם שאינם לתועלת אצלי והזמן קצר **נ** add.   8–16 ספר ... הרפואיים (24.3): **נ** om.   8 כאב הנשים: גיד הנשה **זמק**   10 שספר: **זלס** om. حكى فرفوريوس a   16 הרפואיים: הרופאים **גהלס**   17 שהוא בשר: وعد a   19 בגרונו (= بقصبته): בגופו **ז** بقصه a   20–21 כי לא עלה עד גובה החזה: إذ ولم ينثقب الصدر a   23 בטני מוחו: المقدّمان كلاهما add. a

[7] הסבה אשר הכריחני להקיז העורקים הדופקים הוא שאני צויתי בחלומי פעמים להקיז עורק דופק אשר בין גודל ואמה מן היד הימנית. ועזבתי הדם נוזל עד שפסק מעצמו כי כן צוותי בחלומי. והיה מה שנזל פחות מליטרא ושקט ממני מיד כאב ישן שהיה מוצא אותי במקום אשר יחובר בו הכבד בטרפשות. והייתי בחור כשמצאני הכאב הזה. במאמר בהקזה.

[8] ואמנם מה שיצא בשתן מן הגשמים הדומים לקווצות שער ולפעמים בקצת העתים יארך האחד מהם יותר מזרת ומתחדש מליחה עבה דביקה שתתחמם ותתנגב בעורקים כפי הענין שיקרה וישלם בשוקים בקצת הארצות הזרות כפי שיאמרו ויקראוהו העורק המדיני אשר עצמיותו ממין עצם העצב ויצירתו דומה כיצירת הנחשים שיולדו בבטן ובמראיהם. בששי בהודעה.

[9] ואמנם יש הנה מינים אחרים מהנקיון יוצאים מכלל אלו לא יחשב שיודעו אלא בפליאה כגון מה שראינו מורסא שהיתה בריאה ונתנקתה בשתן ומורסא שהיתה בחזה שנתנקתה בדם עבה ביציאה. באותו המאמר.

[10] אדם אחד היה נושא כבד של חזיר מעיר לעיר והוצרך להפנות והניח הכבד על עשב ואחר שב ומצא הכבד שזל הדמיות והחלודה שלו על העשב והאיש ההוא חזר ולקח מאותו העשב והיה משקה האנשים וכל שותה אותו היה מתשלשל עד שהיה מת. והמית עם רב. ותפש אותו המלך וענה אותו בנגישה חזקה עד שיספר מי הודיעו העשב ההוא. והגיד שהוא לא ידע אותו וזולתו לא למד אותו לו אבל סיפר לו המעשה כאשר היה מכבד החזיר וספר שהוא עשב רב המציאות צומח בכל מקום. וצוה המלך לעצום עיניו כדי שלא ילמד שום אדם והוציאו להריגה. במאמר ברפואות המנקות.

[11] המורסות הנקראות יציאות כשיכרתו ימצא בהם מינים שונים שלפעמים ימצא בהם דברים דומים לרפש ולשתן ולצואה ולדבש ולניע ולאבן ולצפרנים ולבשר. ולפעמים ימצא בהם בעל חיים דומה לבעל חיים המתילד מן העפוש. במאמר במורסות.

[12] לפעמים ירד מותר מן הראש אל הריאה ויורד מן הריאה אל האשכים בסבת שתוף הטבע אשר בין כלי החזה לכלי הלידה. בראשון בפירושו לשני אפידמיא.

[13] שפיכת דם חוץ מן העורקים תחת העור ישוב ממנו המקום כמראה הבאדנגאן.

8 שיקרה וישלם: تمّ **ELO** يتولّد a ‖ הארצות הזרות: بلاد التهامة a 11 ואמנם: אמר **גהלסר** 13 עבה: עב **זמקר** om. a ‖ ביציאה: בציאה **זק** 15 חזר ולקח: فصار ... يأخذ a 17 בנגישה: عذابا a 18 אותו: من أحد add. a ‖ וזולתו לא למד אותו לו: וזולתו לא למדהו לו **גה** וזולתו לא למדו אותו לו **זל** וזולתו לא למד אותו **מ** וזולתו לא למדו אותו **ת** ولا علّمها لغيره a 22 ולצואה: וליציאה **רמ** om. والغبيط a ‖ ולניע: ולרעי **גהלס** 25 אפידמיא: אבידימא **זק** 26 שפיכת דם: قال في المقالة الرابعة من شرحه لثانية أبيديميا: انصباب الدم a

[14] ועלי בן רצואן העיר במקום הזה ואמר שזה יורה שג׳אלינוס ידע הבאדנגאן והיה נכר וידוע אצלו והוא איך לא זכרו בזולתי המקום הזה.

[15] אמר משה: העקר הנכון אצלי שג׳אלינוס לא ידעו ולכן לא זכרו ואולי זכר מראה מורה על מראה שהוא בין השחור והאדום והמעתיק והמתרגם דבריו כנה אותו בשם באדנגאן.

[16] לפעמים יקובל תועלת בהקזה בפליאה לבעלי הרעש ובעלי השקוי וכיוצא בהם ואע״פ שברוב הענינים יזיקם. ואמנם מועיל ביחוד למי שמתחיל בו העלה מהעצר דם שהיה נוזל מפיות העורקים אשר בטבעת או העצר הנדות ומי שיתקבץ בגופו דם רב בסבה מן הסבות ומגיע מרבויו שלא יובטח עם ההקזה שלא יכבה החום הטבעי. ברביעי בפירושו לשני אפידמיא.

[17] לפעמים יהיו גופים בתכלית הקצה מן הרזון ויש בהם דם רב וגופים אחרים שמנים ועבים ובהם דם מועט. וספר ג׳אלינוס שאשה אחת נעצר דם נדותה שמנה חדשים והיתה בתכלית הרזון וראיתי עורקיה בולטים והיו נדעכים והקזתיה והוצאתי לה ביום הראשון ליטרא וחצי דם שחור כגון הזפת הנוזל והוצאתי ביום השני ליטרא ובשלישי שלש אוקיות ונתרפאת ושב גופה לענינו בזמן מועט. בשלישי בפירושו לששי אפידמיא.

[18] תבדוק הזכר בעת שמגיע לפרקו ואם האשך הימני יגדל יוליד זכרים ואם השמאלי יוליד נקבות. וכן הענין בשדי הבתולה בעת הבגרות. ברביעי בפירושו לששי אפידמיא.

[19] החכוך והשעול והפוקות והעטוש וכיוצא בהם לפעמים ישקטו כשיתאפק האדם ויסבלם וביחוד כשהיו חלושים מועטים. בראשון בפירושו לליחות.

[20] מי שיראה מי שיהיה בו רמד והוא בלתי מורגל לראות זה הנה עיניו ימלאו לחות תחלה וכשיאריך לעיין יקרה לו גם כן הרמד. וכן לפעמים יראה האדם חברו שישתין או יצא או יפהוק או יגהוק ויכריחהו זה שיפעל אותו הפועל בעצמו. במאמר בתנועות הנהוגות.

[21] פעמים רבות שישנו קצת אנשים בעת שישב ויהיה מהלך והוא ישן ומהלך. והייתי שומע זה ולא הייתי מאמין עד שהוכרחתי שהלכתי ישן קרוב משׁשית מיל ואני הייתי רואה חלום ולא הקיצותי עד שנגפתי רגלי באבן. בשני בספר תנועות העצלים.

1–2 והיה נכר וידוע: וידוע הוא **זק** 2 והוא איך לא זכרו: وما ذكره a 3 העקר הנכון: الأقوى a 3–4 מורה על מראה: om. a 4 והמעתיק והמתרגם דבריו: והמתקים(!) והמתרגם **זק** והמתרגם **מ** المترجم a 5 לפעמים ... בפליאה: قد ... في الندرة a 8 מרבויו: ברבויו **גס** 9 אפידמיא: אבידימא **זק** 12 וראיתי: ورأى a ‖ בולטים והיו נדעכים: בולטים והיה נדעכים **זק** בולטים והיו עבים **גש** בולטים והיו נתעבים **מ** בולטים והיו נדענים **ר** دارّة وفيها كمودة a ‖ והקזתיה והוצאתי: ففصدها وأخرج a 13 שלש: ثمانية a 14 אפידמיא: אבידימא **זק** 16 הבתולה: الجارية **ELOU** المرأة a ‖ אפידמיא: אבידימא **זק** 17 כשיתאפק: متى احتملها a 21 הנהוגות: المعتاصة a 24 שנגפתי: שנגפתו **מ**

[22] אמר שאדם אחד היה שלשה עשר יום ברומי והיה חושב שהוא במדינת אתיניא והיה חושב שהוא עתה בא מדרך רחוקה והיה רוצה להכנס למרחץ ולא היה מתנכר מעניניו כלם לא במאמריו ולא בפעולותיו מאומה אלא מה שהיה תלוי בדמיון באו מדרך רחוק מאתיניא. ויהי כאשר עברו שלשה עשר יום קרה לו רעיפה חזקה וזיעה פתאומית ונתרפא. ולא היה זוכר אחר שנתרפא מאומה ממה שהיה בו. בשני בספר תנועות העצלים.

[23] עבד אחד כעס ושם עצמו בקרקע ועצר נשימתו זמן ארוך ואחר נתגעש ומת. אמר שנתעכב האדם אלם שנה אחת ויותר משנה ברצונו. באותו מאמר.

[24] אשה הרה בקצת חדשים מהריונה ראתה דם תחלה ואחר זה חלודה רקיקה מוסרחת. וכשנמשך הזמן הפילה. ואחר זה היה יוצא מן השיליא בכל יום דבר כי השליא נתעפשה בפנים. וכשנחתך שארית השיליא חשבו המילדות וכל מי שהיה שם מן הרופאים זולתי שהאשה נטהרה ונתנקתה נקיון שלם. ומששתי אני דפקה ונתבאר לי שהיה ברחם שארית היה ראוי לצאת. והודעתי האשה ובעלה בזה ושהיא צריכה להרקת דבר שכבר נשאר ברחם. ויהי ביום י״ו מהיום אשר הפילה נפל ממנה עובר שכבר נתעפש. במאמר בבחינת הרופא.

[25] היתה אשה אחת שחלתה חלי שהזיק באסטומכתה עד שנתבטלה תאותה למאכל ונטתה למות מחוזק חולשתה ומיעוט התעוררותה למאכל. והתעסקו בה במלאכת הרפואה ולא הצליח וצויתים לקחת לה משקה האפסנתין ומיד ששתתה אותו נתחזקה אצטומכתה ונתאותה למאכל מיד בשעתו. במאמר בתריאק לקיסר.

[26] היה נער שמצאו מורסא והיתה נכונה להכרת ופחד מן הכריתה. ולקח מן התריאק ועשה ממנו כתחבשת והניח עליו ונקב העור יותר מהרה מנקב הברזל והוציא מה שהיה נעצר שם מן המוגלא. באותו המאמר.

1 היה שלשה עשר יום: ذهب عقله ثلثة عشر يوما a ‖ ברומי והיה חושב שהוא במדינת אתיניא: שהיה חושב שהוא במדינת אטיניאה והיה ברומי **מ** שהיה חושב שהוא במדינת אתיניא והיה ברומי **זקר** وكان يظنّ أنّه في مدينة أثينيا وكان في مدينة رومية a   2 רחוקה: om. a   11 בפנים: **גהזלמנסקר** om.   14 ויהי: **ס**[2] והיה **ס**   17 התעוררותה: رزءها a ‖ בה: مشاهير add. a   18 הצליח: הצליחו **ת** ‖ לקחת: שישקו **ס**[2]   19 בשעתו: בשעתה **זק**   21 כתחבשת: תחבשת **ססת**   22 המאמר: ذكر ملكة مصر التي قتلت نفسها بأن أرسلت على ثديها أفعى فماتت لحينها لمّا غلب عليها ملك آخر وأخذ البلاد منها وهم بأخذها. قال جالينوس: وقد شاهدت بالإسكندرية هذه الأفعى وسرعة قتلها. وذلك أنّ القاضي هناك إذا حكم على إنسان شريف بالقتل يجيئون بهذه الأفعى ثمّ ينهشون بها في صدره فيموت من ساعته. في مقالته في الدرياق إلى قيصر. بلغني عن بعض القدماء أنّه أحبّ أن يولد له غلام جميل فصوّر في حائط صورة الغلام من أحسن ما يصوّر وعندما واقع زوجته أمرها أن تطيل النظر إلى تلك الصورة ولا تصرف نظرها عنها لحظة فجاء ولدها بحسن تلك الصورة ولم يشبه الأب. في تلك المقالة add. a (except for EL)

האפעה אם יאכל הלחם יפסיד מעברי ניביו ושניו עד שהם יתעו ולא יזיקו דבר. ויפלא מי שיראה זה ולא ידע ערמת הצדים אותם ותחבולותיהם. באותו מאמר.

[27] פעם אחת קרה דֶבֶר מגבול ארץ כוש עד ארץ יון והערים אבוקרט ומלט אנשי מדינתו שצוה אותם שיבעירו סביבות המדינה האש והיו בוחרים מן העצים ודברים אחרים מפרחי הצמחים ועליהו ומן האילנות הטובים הריח. וצוה אותם שישימו על אותם הגחלים בשמים רבים ועשונים טובים הריח וכאשר עשו זה נמלטו מן המות אשר נטו אליה. באותו המאמר.

[28] ומי לא יפלא מפעולת הטבע ומה שיפעל בבעלי חיים מן הדוב הנקבה. כי היא תלד בעל חיים כחתכה שלא יתבאר דבר מאבריו ואין לו צורת בעל חיים. וכשתלד תלקוק הולד בלשונה עד שיתבארו אבריו מאותו בעל החיים כולם. באותו המאמר.

[29] אם תחתך מבעל חיים נקבה ביצים שלה לא תתאוה ולא תקבל זכר להתענג ויבטל ממנה הכח הנקבותיי כי נקבות החזירים יסרסו אותם בארץ אתיניא ואצל אומות אחרות ואז ישמן גופן ויהיה בשרן יותר ערב שיאכל מבשר נקבות החזיר. וכשירצה האדם שיסרס הנקבה יכריחהו הענין שישוסע שני הכסלים ובזאת הסבה היה סירוס הנקבה יותר גדול הסכנה. בראשון בספר הזרע.

[30] הנקבה משליכה הזרע מבלי שיקרב אליה אדם בעת הקרי שימצאה בלילה בשינה כמו שיקרה זה לאיש ובעת שירבה להשתמש כפי מה שספרנו מענין אותה האשה האלמנה. בשני בספר הזרע. וזאת האשה אשר זכר היא אותה אשר זכר ענינה באחרית ההודעה.

[31] אמר במזונות כי במה שקדם מן הזמן בדורות הראשונים היו חיים באלונים לבדם כי הם זנים הגוף כמו רבים מהגרגרים והזרעים אשר ילקח מהם לחם.

[32] אני יודע אדם שהרבה לאכול מן הפטריות שלא נגמר בשולם והרגיש מהם לחיצה וכובד בפי אצטומכתו עד שהציק נשימתו עליו ומצאו עלוף וזיעה קרה ונחלץ מן המות אחר השתדלות רבה כי הרגיל לקחת דברים מחתכים הלחות העבות כגון הסכנג׳בין בבשול שרשים מדקדקים. בשני במזונות.

2–1 האפעה ... מאמר: **גהלנ** om. 1 יפסיד (= يفسد EGLSU): يسدّ a ‖ ניביו ושניו: ככיו ושניו **זסק** כביו ושניו **מ** בפיו ושניו **ר** أسنانها a ‖ יתעו: تنهش a ‖ יזיקו: יזק **זק** יזיק **מ** 3 מגבול: **ס** corr. מגדר **זלמנסקר** 6–5 וצוה אותם שישימו על אותם הגחלים בשמים רבים ועשונים טובים הריח: **גה** om. 6 ועשונים: وأدهانا a 9 כחתכה: כחתיכה **מנר** كالبضعة a 11 להתענג: على النزو a 17 ובעת שירבה להשתמש: وعند ما يكثر اجتماعه a 20 בדורות הראשונים: a om. 24 כי הרגיל לקחת: بأن استعمل a

[33] אני יודע נער שמתה מניקתו הראשונה והניקה אותו אחרת רעת הלחות ונתמלא כל גופו שחינים רבים והיתה זאת המנקת השניה זנה בעת האביב בירקות מדבריות בסבת רעב שמצא אנשי מדינתה. ונתמלא גופה גם כן שחינים כגון השחינים שנתמלא בהם הנער. בשלישי במזונות.

[34] אמנם שם הבורא יתעלה למעים שני עורות ושניהם בשוה כדי שיהיה נוסף בהם הכח הדוחה ושיורחקו מלקבל הפגעים. וכבר ראינו פעמים רבות עם רב מאותם שנתעפש חלק גדול ממעיהם עד שקצתם סר העור הפנימי משני העורות ממעיו כלם ונמלטו וחיו. ואלו לא היה למעי עור אחר טוב אלא אותו שנתעפש ונפסד לא היה אפשר להם לחיות. ברביעי בתועלות.

[35] כבר ראיתי ענין מופלא שאינו מן המנהג שיהיה כמוהו וזה שבחור מצאו הכאה בקצה ברזל חד נכח האישון ונזלה הלחות והמימיות מן הנקב ונקטנה אישון עינו ונכמשה הכתנת הקרניית בכללה. וכאשר התעסקו ברפואתו ראה יפה כי אותה הלחות אשר נזלה פתאם בבת אחת נתקבצה מעט מעט. וזה ענין שימעט הקרותו. ברביעי בעלות והמקרים.

[36] אדם אחד נשכו עקרב והיה מספר שהיה חושב שישליכו עליו קרח וברד והיה גופו כלו קר והיה מזיע זיעה קרה ונמלט כי נתרפא כאשר רפאו אותו בדברים המועילים לעקיצת עקרב. בשלישי בהודעה.

[37] אמר: יש עתה עלות ראיתי אותם בפליאה והם שאדם אחד שעל פתאם ופלט ליחה דומה למרה רקיקה ולא סר מלפלוט כל יום מאותה הליחה תמיד ובאחרית הענין פלט מוגלא ואחר חדשים פלט דם מועט וחזר הגוף אחר זה נמק ואחר חלש כחו ומת. ברביעי בהודעה.

ראיתי אנשים שעלו וישליכו מן הריאה חלקים שנתעפשו וכבר ראיתי אנשים אחרים שעלו זמן ארוך ויפליטו דבר מועט ואחר פלטו דבר דומה לאבן ברד הקטון ולא היה נפרק ממנו מה שהיה משליך מאבני הברד עד שכלה זמן חיותו. בד׳ בהודעה.

[38] מצאתי בקצת העתים אדם מפורסם במלאכת הרפואה ומששתי עורקיו ומצאתי בו כל מין ממיני ההתחלפות מבלי קדחת ולא יורגש בנשימתו דבר כלל. ואמרתי לו: אני רואה ההתחלפות יהיה מלחיצה וצרות יהיה בעורקים הדופקים אשר בריאה אם בסבת סתימה מליחות עבות דבקות או מהולד המורסא הנקראת יציאה שלא נתבשלה ואמר לי אם כן

2 מדבריות: الدنيّة a 5 שם הבורא יתעלה: جعل a ‖ בהם: **זמק** .om ‖ הכח: **לנס** .om כחם **זמקר** 6 ושיורחקו: ושיהיו רחוקים **גה** 7 העורות: שלו **זמקר** .add 8 למעי: להם **גה** אלא **גהזלמנק** .add אלא **ס** .add. and del ‖ טוב: a .om 10 הלחות והמימיות: الرطوبة المائية a 13 שישליכו: כאלו ישליכו **זמקר** 14 ונמלט: بعد كدّ a .add 19–21 ראיתי ... בהודעה: **ס¹ גהזלמסקר** .om رأيت إنسانا يسعل أجزاء من الرئة قد عفنت. ورأيت أيضا إنسانا يسعل دهرا طويلا ويقذف شيئا يسيرا ثمّ أنّه قذف شيئا شبيها بحجر برد صغير ولم ينقطع عنه ما كان يرميه من حجارة البرد حتى انقضت مدّة عمره. في تلك المقالة a 25 המורסא הנקראת יציאה: המורסות הנקראות יציאות **גה**

היה ראוי שהיה בו ההתיצבות הבא מן הגניחה ואמרתי לו שההתיצבות יהיה בעת התקבצות הליחה העבה הדבקה בחלקי קנה הריאה לא בעת התקבצותה בעורקים הדופקים. באותו מאמר.

[39] התרת השתן והוא דיאביטס הנקרא הצמא החזק היא עלה שימעט מציאותה אלא בפליאה הנה אני עדין לא ראיתיה אלא פעמים.

[40] אמר משה: לא באה לידי מעולם ולא הגיד לי עליה זקן מזקנים בארצנו. ואמנם במצרים הנה ראיתי בתוך עשרים שנה קרוב לעשרים אנשים ושלש נשים. וזה הכריחני שאומר שהכרח מיעוט התחדשות העלה הזאת בארץ הקרה ורוב התחדשותה בארץ החמה כי סבתה תגבורת חום מתפשט על הכליות. בששי בהודעה.

[41] כבר ראיתי פעמים רבות תנועת העורקים ששקטה ונחה ואחר שב החולה ונתחזק וחיה ונמלט וכל שכן מי שיהיה שניו שני הזקנה. ארבעה עשר בדפק.

[42] כבר ראיתי אני אדם אחד בעת נדודי שהיה לו כלי מלא דבש והיה עומד לפני שני בני אדם שני תבשילין בחנות יכינם להם למכור. והושיט להם שילקקו ממנו לנסות אם היה טוב ועשו כן ולקחו ממה שהטעימם ואמר שלא ימכור במחיר ההוא ונפטר מהם. ומתו שני האנשים אחר פרדו מהם בזמן מועט. ולכן ולכיוצא בזה אין ראוי לאדם שיהיה מזומן לקחת כל מה שיזדמן. בעשירי ברפואות.

[43] בשר החזיר דומה לבשר האדם והנה ראינו רבים מבעלי החנויות כשהיה קרקוס בא לעיר שהיו מוכרין בשר האדם אחר שהיו מבשלים אותו מעורב עם בשר החזיר. והגידוני רבים מאנשי האמת שהם אכלו בקצת הפונדקים ולא היו מסתפקים מהיותו בשר החזיר עד שמצאו אצבעות האדם. וכאשר ידע המלך שהם ישחטו האנשים ויבשלו בשרם המיתם. באותו מאמר.

[44] אמר משה: מכלל ספרי הרפואה הנמצאים אצלנו מאמר כתוב עליו מאמר ג׳אלינוס לאסור לקבור המת קודם ארבע ועשרים שעות שהעתיק פטריק החכם. והמאמר הזה לא יסופק ענינו אלא למי שאין לו בקיאות בדברי גאלינוס. ומה שנראה לי שהוא לאדם

---

5 עדין: **זק** om. ‖ פעמים: هذا نصّ كلام جالينوس (except for L) add. a   6–9 אמר ... בהודעה: om. **המ**   6 מעולם: هذه العلّة a في بلاد الغرب (except for EL) add. a ‖ מזקנים בארצנו (من شيوخي في بلادنا EL): من شيوخي a ‖ ואמנם במצרים (= أمّا في مصر EL): أمّا هنا في مدينة مصر a   7 ראיתי: من أصحاب هذه العلّة add. a   7–8 שהכרח מיעוט התחדשות העלה הזאת (= قلّة حدوث هذه العلّة EL): إنّ هذه العلّة قلّ أن تحدث a   9 מתפשט: מתפשטת **זלקר** ‖ הכליות: הכל **זק**   13 שני תבשילין (= طبيخين): طبيبين a ‖ יכינם: يعرضه a ‖ והושיט: وأذن a   14 ולקחו ממה שהטעימם: وأخذا في مماكسته a   15 אין ראוי לאדם שיהיה מזומן לקחת כל מה שיזדמן: لا ينبغي لأحد أن يطمئنّ لكلّ من اتّفق a   17 החנויות: الخانات a   17–18 כשהיה קרקוס בא לעיר: **ג**¹ כשהיה כרכוס בא לעיר **גלס** כשהיה סרכוס בא לעיר **ר** التي تمرّ بهم السابلة a   19 שמצאו: في الطعام (except for EL) add. a   21 הרפואה: הנבואה **זק**

רופא מכוון גם כן יוני שהיה שמו ג׳אלינוס והיה אחר החכם הגדול ג׳אלינוס המפורסמים ספריו. וכאשר נפל המאמר הזה ליד פטריק המעתיק העתיקו ללשון הערבי וחשב שהיה לג׳אלינוס המפורסם בהיות פטריק המעתיק קצר יד ממרדגת חנין במה שהעתיק. ובכלל הוא מכלל המחברים ברפואה ולכן ראיתי שאזכור פרקים מפוזרים ממה שהוא במאמר ההוא.

[45] אמר באותו מאמר שיקרה לאדם שיעמד ששה ימים או שבעה שלא יבין ולא יאכל ולא ישתה ויהיו עורקיו יבשים ונשימתו תתנועע. ואחר זכר בזה מינים זרים מרפואות המשותקים.

[46] ואמר במאמר ההוא: לפעמים תרבה המרה השחורה בלב ותעבה הדם ומשלחת רוחות בעורקים עד שיסור החיים. ויקרה לזה שיסורו ממנו אותות החיים כלם אלא שהשער שעל אצבעותיו יסתמר ויעמד ובזה יקובל מופת שהוא חי לא בדבר אחר.

[47] ואמר בו: לפעמים יתחדש מן המלוי שיבטל הדפק מן הגוף כלו ולא יתנועע הלב ויהיה האיש כמת. אך עורקיו הגדולים יהיו בולטים מלאים יפה התאר חם המשוש. וכשתראה זה אז איזה עורק שתראהו בולט ומקופל יהיה או בלתי מקופל אז תמהר לשסעו שסוע ארוך ותעזוב הדם יזול כי הרוח עובר בעורקים ויחיה האיש בשעתו מיד.

[48] ואמר בו: לפעמים יתחדש מנפילה ממקום גבוה או מפני זעקה חזקה או אורך שקיעה במים שיתעלף האדם שמנה וארבעים שעות וישוב לדמיון המת שיעלה כגון אבק וירקות ויתרקרקו צפרניו. ואחר זכר שם אות שהיה חי ורפא אותו כפי סברתו.

[49] ואמר בו שיש שקבר מת שמת מבלי קדחת ובלי עלה דבקה בו אחר שנים ושבעים שעות אחר מיתתו וכבר המיתו כי אפשר שטמנו חי. ואחר נתן שם אות היותו חי ורפואת החי מהם.

[50] ואמר בה שמי שיעדר מאכול לחם בהעדרו זמן ארוך ואחר אכלו פתאם בבת אחת או שיעדר המשגל ואחר שמש או שעמד במסגר חשוך זמן ואחר יצא לאור השמש פתאם כי יקרה לו ענין דמיון המות וימות באמת. ואחר זכר האותות והרפואה.

[51] ואמר בו: לפעמים יתחדש מפני לקיחת הארסים וסמי המות או עקיצת הרמשים או הרטיה בדברים המרדימים החוש דמיון המות. וכן ההתמדה באכילת המזונות והמשקים המרטיבים והשינה באחריתם על השמאל וישקע בשינה ויחשב בו שהוא מת. ואחר זכר שם האותות והרפואה.

---

3 חנין: חנן **למסר** 4 מפוזרים: مستغربة a 6 שיעמד (= أنّه يمكث EL): إغماء يمكث a 7–241.21 עורקיו ... אלצקאלבה (24.56): ס illegible 7 זרים: רבים זק מ om. 10 לא בדבר אחר: لا غير a 12 בולטים: دارّة a 13 בולט: دارّة a 17 ורפא אותו: وعلاجه a 19 שטמנו: أن دفنه a 22 במסגר: في سرداب a 25 החוש: حالة add. a ‖ ההתמדה: الإسراف a

[52] כאשר זכר גאלינוס סכלות רופאי זמנו והיותו בלתי משיב אליהם ולא ילמדם דבר בעת שהיה מתחבר בהם אצל החולים בהיותם מספרים ומדברים בסברות בלתי אמתיות ואמר שם וזהו לשונו: וזה שלמוד מוסרי משה ומשיח יותר נקל ומהיר מלמוד אלו הרופאים והפילוסופים המשתדלים בלמודים. בשלישי בדפק הגדול.

[53] אמר משה: כבר נתבאר לך ביאור אין ספק בו שהאומה הנוצרית כבר נראתה ונתפשטה קודם זמן גאלינוס אך שלא נכללה להתפשט בארץ יון בזמן גאלינוס.

[54] החבורה השוקעת נופלת ביותרות הכבד אפשר להתרפאת. וכן אם נטלה אחת מיותרות הכבד לפעמים יתרפא. ולפעמים נראה צואר המקוה שמתרפא מן החתך המתחדש בו להוצאת החצץ מפני שצואר המקוה הוא בשריי. וכל אלו הענינים אמנם יזדמנו בפליאה. וגם אמרו רבים שהחבורה הנופלת באצטומכה אפשר להתרפא. והנה ראיתי אדם אחד שמצאו במוחו חבורה גדולה שוקעת ונתרפא אלא שזהו מן הענינים המתחדשים בפליאה. בפירושו לששי בפרקים.

[55] אמר גליאנוס במאמר הראשון מספר בסברת אבוקרט ואפלטון: הופקדתי בקצת העתים אדם שעמד לפני בעת הנתוח שהיו אוחזים לבו במלקחים שהיה הלב נמלט ונמעד מהאצבעות כשהיו אוחזים בו ולא היה נעדר בעל החיים בעת לחיצת הלב מאומה מהרגשו ולא מתנועותיו הרצוניות אבל היה צועק ומהלך ומתנשם ולא נפקד ממנו מאומה כי אם תנועת דפיקת העורקים.

והכריחנו הענין פעם בעת שרצינו למלט העצמות השבורים מקדרת המוח שנכניס תחת גלגלת העצמות על דרך השמירה הכלי הנקרא שומר קרום המוח. כי אם אנחנו נוסיף לכבוש ולאחוז במוח אותו הכלי ביתרון מועט ונתבטל הרגש האדם מיד ונתבטלו כל תנועותיו הרצוניות.

[56] אמר במאמר השלישי ממנו שאצל העם הנקרא אלצקאלבה ואלאעאגם והברבריים יש כעס יותר חזק מן התבונה ואצלנו אצל רבים מן היון נמצא הענין כן בנערים ובעם שאין לו מוסר ולא הנהגה.

[57] אמר ג׳ליאנוס באחרית המאמר הששי מסברת אבוקרט ואפלטון שהיו אנשים בדורים היו מפילים העונש ומורידים אותו מאברי הגוף באבר אשר היה פועל האדם הרע ההוא. כי המתאבק היו שורטים רגליו ומכים אותו עליהם וכן היו עושים בידי הגנב. וכן מי

2 בהיותם מספרים ומדברים בסברות: لكونهم قد كبروا وربوا على أراء a 3 מוסרי: أدبةِ (= أدباءِ) a 4 המשתדלים בלמודים: المغترّين بالأهواء a 7 נטלה: انبترت a 13 הופקדתי (= أمِرْتُ): أمَرْتُ a 14 שהיו אוחזים: أن يضبط a 15 בעל החיים: החיים **זמלנסקר** 18 מקדרת: מקערת **זק** ‖ גלגלת: גלגל (= فلك) **זלמנקר** تلك a 19 לכבוש ולאחוז: في غمزنا وضغطنا a 21 ואלאעאגם (= والأعاجم ELOP): والأعجام a 22–23 שאין לו מוסר ולא הנהגה: لا دربة لهم ولا أدب a 25 הרע ההוא: ذلك الفعل الرديء a 26 המתאבק: فالآبق a

שיתראה ממנו הזוללות והרעבתן היו שורטים אסטומכתו ובטנו ומכים אותו עליו. וכן היו עושים בלשון מי שהיה הוזה מדבר בתעתועים ומרבה לדבר. ולכן אמר המשורר הנה פלני שהכלים חשוקתו אשת פלני והגיע ממנה הנבלה אכלו אלחדיאן כבדו שהוא מבוע התאוה והתחלתה.

[58] אמר במאמר הרביעי בפירושו לספר טמיאוס: כבר ראיתי עם רב שהגוף מהם חזק הטבע והנפש חלושה מעוטת התנועה בטלה ושנתחדשו להם חלאים ממיני השגגה והשתוק והרפיון וחליים ממיני הכפיאה. ויקרה לנשים אשר הן כן מחנק הרחם ויקרה אחר המחנק הפלאג מהרה. ואמנם אותם שנפשם חזקה בטבע וגופם חלוש הנה לא ראיתי מהם אלא מעט. האחד מהם ארסטרידס שהיה מאנשי מוסיא. והאיש הזה היה מן המשובחים שבאנשי הדיבר וקרה לו זה בסבת שהוא כלה זמנו כלו בהרים קולו בדבור שנמק גופו כלו.

[59] אמר ג׳אלינוס במאמר השלישי מן הסמים שהעתיק פטריק שהאבפרבי אם יקח האדם ממנו מזער מעט מעט לא יזיקנו. וידענו זה מן אשה אחת זקנה שהיתה בארץ אינטליא וזכרוה הקדמונים גם כן כולם שהיא היתה לוקחת האבפורבי ולא היה מזיק לה מאומה. וזה שהיא לקחה ממנו בפעם הראשון מעט מזער וכאשר התמידה זה והוסיפה להרבות ממנו לא הזיק לה מאומה. וכאשר התמידה לאכלו והרגילה בו שב אליה לטבע.

[60] ואמר במאמר החמישי שזה הספר העתיק בטריק: אין דבר מן הדברים יותר נאות לעורר הבשול למאכל מי שיקרב אליו גוף אדם אחר וידביקהו בבטנו. ויש אנשים שיכונו לנערים קטנים ויניחו אותם על בטנם בלילה וימצאו בזה תועלת גדולה כי החום יותר נאות וחם ומשובח לחום מחום ההוה מפני היין. ויש אנשים כי כשירצו לישן יקחו כלב קטן ויניחוהו על בטנם וימצאו בזה מנוחה גדולה.

המאמר חמשה ועשרים כולל פרקים תלויים בקצת הספקות המתחדשות לי בדברי ג׳אלינוס

[1] אמר משה: אלו הספקות לא אכוין בה כונת הראזי כמו שיתבאר למעיין שראזי לא יספק אבל התחיל להשיב עליו ולהקשות עליו בענינים שאין להם מבוא במלאכת הרפואה כלל.

---

2 מי שהיה הוזה מדבר בתעתועים ומרבה לדבר: من كثر هذيانه وفضوله في الكلام a ‖ בתעתועים: תעתועים **זמקר** 3 שהכלים חשוקתו: שהכלימה חשוקתו **גזמ** שהכלי חשוקתו **ל** שהכלים שוקתו **ר** שהכלים חשוקת **ת** الذي فضح عشيقته a ‖ והגיע ממנה הנבלה: ونال منها الفحشاء a ‖ אלחדיאן: الحديان a 6 ושנתחדשו: ונתחדשו **זמקר** ‖ השגגה: السهر a 9 ארסטרידס: أرسطيدس a 10 שהוא כלה זמנו כלו בהרים קולו בדבור: أنّه كان مغرى دهره كلّه بالمفاوضة والكلام a 11 הסמים: المفردة add. a ‖ שהאבפרבי: שהאפורבי **גמ** שהאבפורבי **הק** שהאבפרפי **ז** שהוא פורביר **ל** שאיאופורביאו **נ** 12 אינטליא (= انطليا L): اطيلية a 13 האבפורבי: האפורבי **מ** האופרביאון **נ** 14 ממנו: מאומה **זק** 15 מאומה: **זק** .om 16 החמישי (= الخامسة ELP): التاسعة a ‖ שזה: من هذا a 16–17 לעורר הבשול למאכל: لإنضاج البطن للطعام a 17 מי שיקרב: من أن يقرب a ‖ בבטנו: .om a 19 היין: الكماد a 20 גדולה: נשלם המאמר ארבעה ועשרים **גמנ** .add נשלם המאמר ארבעה ועשרים ויבא אחריו המאמר חמישה ועשרים **ל** .add

ועד הדברים התלוים במלאכת הרפואה יספק בהם בהורות עליהם ויבאר שזה אינ‍נו אות מופתיי כאלו הוא יבאר חסרונו במלאכת ההגיון. וגם שהוא יחלוק עמו הרבה ויתחייב לו במה שיתחייב מחדש אותם המלות במוחלט מבלי חקירת הענין אשר ידבר בו במקום ההוא. וכבר כונו גם כן בן זהר ובן רצואן בענין אותם הספקות ואני לא אקרב לדבר מן הכונה הזאת ולא אומר גם כן מאומה במה שחשב שהוא ספק ולא במה שחשב שהוא ענין הספק כי זה כלו אצלי אבוד זמן בלי תועלת גם אבודו בזריות כי כל התעצמות הוא המשך אחר השרירות וכל המשך אחר השרירות הוא רע אמתי. ואמנם אזכיר אני הספקות הנופלות לי בדבריו במה שהוא תלוי במלאכת הרפואה שהוא נכח המלאכה הזאת והוא אשר יתפאר בו בה ואין ראוי שתמשך אחר מאמריו אלא ברפואה לא בזולתה. ואלו הספקות הנופלות לי לא ימנע הענין בסבתו מאחד משלשה פנים: אם שיהיה זה מטעות נופלת לאותו שהעתיק הספר ללשון הערב או יהיה זה משגגה נפלה לג׳אלינוס כי לא ימנע מזה אחד כי אם הנביאים אם שתהיה הסבה בזה רוע הבנתי. ועל כל פנים הנה התועלת כבר הגיעה במה שאורידהו מן הכל בין שני המאמרים המפילים הספק ויתבאר גם כן מקום הספק וישוב זה הענין הכנה למעין שיתבאר לו האמת אשר יכוון עליו ולא יתבלבלו לו מורגשיו ולא יהיה נבוך בעת ירידת הספק עליו מזה.

[2] בחמישי בתועלות האברים אמר: מתחלק בכבד כלו עצב אחד חלוש מאד כי לא יהיה בו צורך לרוב חוש. זהו לשונו שם. וכן באר באותו מאמר שהטחול והמררה והכליות יש להם חוש מועט. ובששי בספר הזה אמר בלשון הזה: אמנם העצב אין אנחנו מוצאים ממנו דבר מתחלק ושיצמח בגרם הלב כמו שלא נמצא זה בכבד ובכליות ובטחול. אך מגיע מן העצב אל הצפאק המקיף הלב עצב דק. ובמה שיגדל גופו מן בעל חיים לפעמים יתחבר מן העצב דבר בלב חבור מתראה לחוש. זהו לשונו. ואם יהיה העצב הרקיק אשר זכר שהוא מתחלק בכבד וכן בטחול וכן במררה רוצה בזה אותו העצב המתחלק בקרום כל אחד מאלו האברים וכבר היה ראוי שיהיה מתבאר זה מדברו כמו שיתבאר בלב.

[3] בשני בכחות הטבעיות אמר שהלבנה החמוצה אינה מקבלת דבר מן הבשול בכבד ואמר בחמישי בהודעה שרוע מזג הכבד הקר ישים הליחה העולה אליו לבניית נאה הנקרא אל כאם מבושלת חצי בשולה. ואם כן יהיה לפי דברו שהנאה הנקר׳ אלכאם יותר מבושלת מהלבנה החמוצה כי הנאה כבר קבלה קצת הבשול מן הכבד והחמוצה אמנם קבלה קצת הבשול באסטו׳ לבד ויעויין.

3 מחדש: مجرّد a 5 ענין: حلّ a 6 בזריות: בזריזות **גלר** הזריזות **ה** בזריזותו **נ** בזרויות **ק** ואכזריות **ת** ר״ל בסברות זרות וענינים זרים **ס**² في الشرور a ‖ התעצמות: تعصّب a ‖ השרירות: هوى a 8 נכח (= أمام): إمام a ‖ יתפאר בו בה: **ס**² התבאר בו בה **גה** יתפאר הוא בה **ז** יתבאר בו **לנ** יתפאר בו **ס** יתבאר בה **ק** יתבאר בו בה **ר** يقتدى به فيها a 11 הנביאים: أرباب العلو a 12 שאורידהו מן הכל: שנטריד השכל **גהס²שת** שנורידהו מן הכל **ל** أورده من الجمع a ‖ הכל (= الجميع): الجمع a 13 הכנה: عرضة a 16 כי: הוא **זמקר** .add 19 ושיצמח (= وينبت): وينبثّ a 24 בלב: ומאילו הספיקות הנשארים ושכתב איני כותב כאן כי אם שנים או שלש כי אין לי בהם חפץ **נ** .add 28 אמנם: כבר **זמק**

[4] בתשיעי בדפק הגדול אמר שהסבות המשנות לדפק שלשה והם הצורך והכלי והכח. והוא אמר בשני מהנהגת הבריאות שסבות ההשתנות ארבעה וזכר בשלשה אשר זכר בדפק הגדול ונוספת התכת הרוח הנפשיי בכמות. ואפשר שימנה זה בכלל הצורך.

[5] הליחה המעופשת המולידה הקדחת ההוה בתוך העורקים ראיתי דבר ג׳אלינוס בו מבולבל ונבוך כפי עיוני. וזה שבספר מיני הקדחות נראה מדבריו פעם שאותה הליחה הולכת בכל הגוף ופעם נראה מדבריו שאותה הליחה נאסרת במקום אחד. וכן יתבאר מדברו בעלות והמקרים שהיא נעצרת במקום אחד וזהו האמת. ולולא זה לא יתחייב שימצאו שתי קדחות דבקות תמידיות או שלש וצריך עיון.

[6] בספר המזג אמר שמשוה חום הנערים וחום הבחורים. ובראשון בהנהגת הבריאות אומר שהליחות והחום מתחסרים מעת הולד בעל החיים עד אחרית הימים. וצריך עיון.

[7] בשביעי בתחבולה אמר שההשתנות אל החום והקור יותר נקל להתרפאת ויותר מהיר להבריא. ואמנם ההשתנות אל הלחות והיובש הם יותר קשים להתרפאת ויותר מאוחר להבריא. זהו לשונו שם. ואחר זה אמר במאמר ההוא בעצמו בעת שידבר באסטו׳: ואמנם רוע המזג הלח הנה הוא יותר נקל להתרפאת ומהיר להבריא משאר מיני רוע המזג. והענין בו כן אם יהיה לבדו וגם כי יהיה מורכב עם חום או קור. זהו גם כן לשונו. ואם יתנצל מן הסתירה הזאת שיאמר הדבור הראשון כולל והאחר מיוחד באסטו׳ הנה כן נראה. אך אם יהיה הענין כן אז המאמר הראשון איננו כולל וזהו מקום הספק ולכן תעיין בזה.

[8] אמר בשביעי במיאמיר שהדק שבחלבון ביצה רוחץ וממרק הלחויות מן העין ויטיח בדבקות ויחליק מה שיתחדש בעין מהנחירות. זהו לשונו. ואחר זה באותו המאמר בעצמו אמר וחלבון ביצה הוא נעדר המירוק לגמרי. ותעיין.

[9] בספר המזונות שבח חלב אלאבל על חלב האתון. ובחמישי מהנהגת הבריאות שבח חלב האתון והקדימו על כל החלבים כלם בשבח.

[10] במאמרו בליחה הטובה והמגונה שבח בשר החזיר על כל מזון משובח ואחריו בשר הגדי ואחריו בשר העגל ואחריו בשר הטלאים.

[11] כבר באר ג׳אלינוס במקומות רבים מהליחות בהשפכם ובעת הוספת המורסות החמות גם כן ובעת העמדת תכליתם תמשוך הליחה להפך הצד. ואמנם כשתשלם ההעמדה

---

1 המשנות: ס[2] הנמצאות **גהזלמסקר** 2 שססבות ההשתנות: **גהלס** om. ‖ בשלשה: בשלישי **גהזלמסקר** 3 הצורך: فيتأمّل add. a 12 ויותר מאוחר: وأنكد a 17 המאמר הראשון איננו כולל: אין המאמר הראשון כולל **זמק** 21–22 בספר ... בשבח: aphorism 25.10 in Hebrew MSS 23–24 במאמרו ... הטלאים: aphorism 25.9 in Hebrew MSS 25 מהליחות: أنّ الموادّ a ‖ בהשפכם: في أوّل انصبابها a

ונקבעה הליחה ונשקעה באבר ונבלעה בו או שנתאבנה אז תמשוך הליחה מהאבר עצמו המלא אם אפשר או מן האבר היותר קרוב אליו. וזה עקר שכפל זכרונו בדברי ג׳אלינוס ואבוקרט. והוא אמת ועליו נבנתה הרפואה כלה והצלחתו נראית בניסיון. ומפני זה השרש הגדול המועיל מצוה אותנו ג׳אלינוס בהקזת הספאליקא בחלאי העין החזקים ובמחנקים וכיוצא בהם. וכשיארך העלה ויתאבנו המורסות או שנסתבכו באבר ונתקיימו צוה אותנו אז להקיז בחלאי העין הקצה הנקרא מאק הגדול או עורק המצח או העורקים אשר אחורי האזנים. ונקיז במורסות הגרון והלהאה העורק אשר תחת הלשון. וזה כלו אמת ומבואר ולשמירת המשיכה להפך הצד. אמר בפירושו לשביעי בפרקים בעלות אשר על הכבד ראוי שתקיז שני הרגלים. ונכפל העקר הזה ממנו פעמים רבות. אך הוא אמר במאמר בהקזה: מי שיהיה עלתו כאב ראש או סבובו או ערבובו אז ראוי שיוקז מן הרגל. אמר משה: זה הפך מה שנודע עקרו מדבריו והפך מה שיגזרהו ההקש. ואיני יודע לזה פירוש בשום פנים ואולי יש לפעלה הזאת תנאים נשמטו בעת ההעתקה ונשכחו.

[12] זכר בראשון בפירושו לראשון אפידמיא שהקדחת השורפת לא תולד משריפת האדומה באיזו אבר שיזדמן ואמנם תהיה בעת שיהיה עפוש המררות האדומות באסטו׳ וביחוד בפיה או בקערירות הכבד. ואחר אמר בראשון בפירושו למאמר הזה שהקדחת השורפת מתחדשת כשתתעפש המרה האדומה בעורקים וביחוד בעורקים הנלוים אל הכבד והאסטו׳ והריאה. וצריך עיון.

[13] במאמר בחוקן אמר: והמזונות הרעים כגון הכרוב וכיוצא בהם מן הירקות הקרות היבשות ובמאמר השביעי מן הסמים הנפרדים אמר שהוא איננו נראה החדות והחריפות ויש בטעמו מרירות. ואמר שכחו מבריא השחינים אשר כבר נתקשו. וכל מה שזכר מפעלו יורה שיש בו חום איננו חזק וכן שם אותו בן ואפד וזולתו חם בראשון.

[14] ואמר ג׳אלינוס בבאור במאמר בטוב הכימוס ורעתו אמר: ולא תמצא כרוב יקרר ולא תמצא גם כן בבצל והכרתי מין יקרר. ונראה לי בענין הספק הזה שהלחות שיש בו חם ועצם גרמו כשיפרד ממנו אותו הלחות הוא קר. אך היה ראוי לו לבאר זה כמו שבאר הענין הזה בזולתו. ובראשון בקדחות אמר: המאכלים החמים כגון הבצל והכרתי והשום והחרף והכרוב והבאדרוג׳.

---

1 ונבלעה בו: وقدم a   2 שכפל: editor emendation MSS שנפל تكرّر a   3 אמת: ومقيّس add. a ‖ נבנתה הרפואה: عمل الطبّ a   4 הספאליקא: הספליקא ג הספאקליקא ל הסיפלי׳ מ הציפליקא נ   9 הכבד: ينبغي أن تفصد اليدين ومتى كانت تحت الكبد add. a   10 כאב ראש (= الصداع): الصرع a   11 שיוקז: خاصّة add. a   13 ונשכחו: om. a   14 אפידמיא: אבידימא זק   16 בראשון בפירושו למאמר הזה: في المقالة الثانية من شرحه لهذه المقالة الأولى a   23 בבאור (= ببيان BELP): om. a   24 בבצל: والثوم add. a ‖ בענין (= في حال): في حلّ a ‖ בו: هي التي فيها add. a

[15] כשיעלה ליחה חמה לעליוני הגוף יתחדשו שחינים בראש מעצמם וראוי אז שתריק מהמקום היותר קרוב בקיא לא בהקזה. אמר משה: זכר ג׳אלינוס זה הענין בששי בפירושו לשני אפידמיא והנה אני מסופק בזה תכלית הספק כי זה בחלוף המפורסם בעקרי הרפואה.

[16] אמר ברביעי בעלות והמקרים דבר זה הוא לשונו: כל התנגדות הגיע לחוש מן החושים איזו חוש שיהיה אמנם תגיעהו מפני פגע מתחדש בעצבים אשר מהם יהיה בעת בריאותו.

[17] אמר משה: איני משער אם המים היורדים בעין ושחיני הקרנית השוקעים כשיהיו מקבילים לאישון ונתדבקו אם מזיקים בחוש הראות או לא יזיקו ואיזו פגע יגיע לעצב אשר בו יהיה חוש הראות שיתחדשו בו אלו החלאים וכיוצא בהם. וכבר הודיענו ג׳אלינוס בתחלת המאמר הזה שהחוש יראה אם מפני הכלי הראשון אשר בו יהיה הפועל או מפני הכח אשר יבא לאותו הכלי הראשון או מפני האברים אשר נבראו לתועלות אותו הכלי הראשון. וזה אמתי כלו. ואלו תתהפך הגזרה הזאת והמשפט הזה ויאמר שעצב כל חוש איזו חוש שיהיה כשיגיעהו פגע יגיע לאותו חוש הזק אז תהיה הגזרה צודקת כפי שידענוהו. ותעיין זה.

[18] בפירושו למאמר השני מן ספר האוירים והמימות אמר: אין ראוי שיכוה אבר בגוף לבד הידים והרגלים וכף הירך. ובשביעי לפירושו לששי אפידמיא אמר שבעל שחיני הריאה ראוי שתמהר לכות החזה שלהם. זהו לשונו. והנה הכחיש מה שכבר קדם וצריך עיון.

[19] בשני בהודעה אמר דבור זהו לשונו: ואמנם הדפיקה אינה נמשכת אחר המורסות כלם כפי מה שספרנו אבל אמנם תמשך אחר אותם שיהיה בהם עורקים דופקים מרגישים כשיהיה האבר בעצמו מרגיש ותהיה המורסא הנקראת פלגמוני בעלת שעור נחשב בגודל. כי אז כשיתקבצו בה אילו הענינים ירגיש העלול בכאב הדפיקה ואע״פ שלא יהיה באבר העלול עורק דופק מרגיש. זהו לשונו.

[20] אמר משה: כשתעיין הדבור הזה יתבאר לך ערבובו כי הוא זכר ארבעה תנאים והוא שתהיה המורסא חמה ושתהיה גדולת השעור ושתהיה באבר מרגיש ושיהיה באבר ההוא עורקים דופקים מרגישים. ואמר כי בהתקבצות אלו הענינים ירגיש העלול בדפיקה. ואחר אמר ואפילו לא יהיה באבר העלול עורק דופק מרגיש. והנה חסר אחרית דברו התנאי ההכרחי המיוחד בדפיקה והוא מציאות העורק הדופק המרגיש. והיותר קרוב אצלי כי בעת שהועתק הספר מלשון אל לשון חסר דברו ונפסדה הכונה. ושהכונה היתה מדבר ג׳ליאנוס שהתקבצות אלו הארבעה תנאים באבר בעל המורסא יחייב הרגש הדפיקה ואע״פ שלא יהיה אותו העורק הדופק המרגיש במורסא עצמה אבל קרוב ממנה. וצריך עיון.

---

3 אפידמיא: אבידימא **זק** 4 דבר: דבור **זק מ** .om || התנגדות (= مضادة): مضرّة a 6 איני: אני **מק** يا ليت a 8 שיתחדשו בו אלו החלאים: في هذه الأمراض a 9 יראה (= تبصر): تتضرّ a 14 אפידמיא: אבידימא **זק** 21 ערבובו: اختلاله a 24 חסר: שכח **זק** حذف a 25 כי בעת: שבעת **זמקר** 26 חסר: سقطت a

[21] כבר עיין זולתנו ורבים מהרופאים דבר ג׳אלינוס בסבות הכאב ומצאנו במקומות רבים שמשים סבתו סבה אחת והוא פירוק חבור לבד. ואמר בהכאבת הכאב החם שזהו בהפרידו החבור ובהכאבת הכאב הקר שהוא בקבוץ ועבוי והתקבצות החלקים קצתם בקצת. ובלי ספק כי כשיתקבצו חלקים אחרים אז ישוב הכל פירוק חבור. ועל זה השרש בנה דברו ברביעי בעלות ובמקרים ובמקומות רבים. באר במאמר ברוע המזג המתחלף שרוע המזג המתחלף סבה מסבות הכאב. וזה אמת ואם כן יהיה סבות כל כאב אחת משתי סבות: אם רוע מזג מתחלף או פירוק חבור ועל זה בנה דברו. ואין ספק שכן היתה סברתו הראשונה ואחר נתבאר לו שהענין כמו שזכר באחרונה שיש לכאב שתי סבות.

[22] במאמר בהנהגת הנער מנער שהיה נכפה והיה מוותר לו בהיותו נער לקחת קצת הירקות המורגלות וקצת הפירות בהיותו נער קטן ולא היה יכול להזהר באזהרת החכם. וזכר כלל הירקות אשר התיר לו ואמר בלשון הזה: וראוי שיהיה מה שיקח מזה גם כן בשעור מצומצם ובזה מן הכרתי והכרפס ההררי והגניי. זהו תואר דברו. וכאשר הוסיף לדבר והתחיל בזכרון הדברים שימנע מהם מניעה כללית אמר מאמר זהו לשונו: וממה שהוא דומה לזה שזכרתי כל הדברים אשר יעלו אל הראש בחומם וחדותם וימלאוהו אידים כגון היין והחרדל והכרפס והשום והבצל. זהו לשונו. אני מסופק בהיותו מתיר מיני הכרפס ואחר מנעו ממנו במוחלט. ואני מסופק עוד בהתירו הכרתי ומנעו הבצל והשום ושלשתם ממלאים המוח אידים בשוה כמו שהוא השוה ביניהם במזונות.

[23] אמר משה: אין כל מה שנתאמת מציאותו נודעו סבותיו ומכלל אותם הדברים הקדחות ההוות מעפוש הלחות. וזה שג׳אלינוס כאשר כון לתת הסבה היותם לפעמים קצתם פוסקות ומסתלקות היות המפסקת אינה שוקדת על סדרה האחד והקף אחד וקצת המפסיקות אינם שוקדות על סדרם התחיל לתת סבה בכל אחד מאלו הדברים הנראים המציאות. ואמר מה שאמר בזה בספר הקדחות וזכר בקושי נתינת הסבות בסדר ההקפים ובאר גם כן העתקו מסברה אל סברה אחרת ואחר שנסמך על סברתו האחרונה והאריך במופת וחשב שהוא כבר סלק הספקות. וממה שזכר הוא בראשונה מה יאמר בזה. וכאשר עיינתי דברו עיון טוב ראיתי בדבר ערבוב ורב ספקות עלי ולא יתבאר לי הכונה בזה בשום פנים. והנה אוריד עליך ספורים מלשונו ואחר זה אבאר לך מה שנסתפק לי. אמר בראשון בקדחות דבור זהו לשונו אמר:

3–4 והתקבצות החלקים קצתם בקצת: om. a   4 חלקים: من العضو فقد تفرّقت أجزاء add. a   5 באר: ثمّ بيّن a   6 שרוע המזג המתחלף: זמק om.   10 מנער: om. a   13 ובזה: وكذلك a   21 היותם: ס om.   בהיות קצתם לפעמים(?) תמידיות ס[1] في كون a   21–22 לפעמים קצתם פוסקות ומסתלקות: לפעמים פוסקות ומסתלקות גה ולפעמים קצתם פוסקות ומסתלקות זלמקר بعضها يقلع وبعضها لا يقلع a   26 בראשונה (= أوّلي): أَوْلى a   28 ספורים מלשונו: ספורים מדבורו זק نصوص كلامه a

ואמנם הליחות המתעפשות בקרבים ובעורקים הגדולים ומפני שאותם הליחות נוזלות תמיד ויעפשו בעפושם מה שפוגשים. ושלמות המאמר אחורי הקף הרביעית הנה זהו לשונו הראשון כפי סברתו הראשונה. ואחר אמר בראשון במאמר השני בשניהם זהו לשונו שהקדחות הנפסקות והם אותם שיסתלקו הסתלקות נרגשת אמנם יהיה כשתהיה הליחה המולידה הקדחת מתנועעת שוקעת בגוף כלו. ואמנם הקדחות התמידיות אמנם יהיו כשתהיה הליחה המולידה לקדחת נעצרת בתוך העורקים. זהו לשונו מדברו השני. ושהוא אמר במאמר הזה והוא המאמר אשר שב בו מסברתו הראשונה דבור זה הוא לשונו אמר: הנה אתה אם חקרת הענין תמצא שהתחדשות העונות בקצת הקדחות על הקפים יותר מופלא מזה.

והנה המשל ושלמות המאמר הזה ראוי שנכוין להזכיר הענין בשניהם יחד. זהו לשונו בדברו השלישי.

250.4–1 ובעורקים ... ובכלל הנה זה (25.26): מ om. 3–2 ושלמות ... הראשונה: فإنّ عفونتها والحرارة المتولّدة عنها تتّصل ويحدث منها شيء بعد شيء في مدّة أطول. وبالجملة فإنّ الذي يعرض من هذا في البدن سببه ممّا يعرض من خارج بجميع الأجسام التي تسخن سخونة خارجة عن طبعها من أيّ سبب كان ذلك. فإنّ الشيء الذي يسخن إن كان ممّا لا يعفن مثل الحجر والخشبة أو غيرهما ممّا أشبههما فإنّه يبقى على حرارته مدّة ما إلى أن يبرد قليلا. وإن كان ممّا يمكن أن يعفن فإنّ حرارته تسعى دائمًا من الجزء الذي يسخن أوّلا إلى الذي يتّصل به مثل الذي رأيت مرّة في بعض القرى قد عرض في زبل دوابّ وحمام كان مجموعا في موضع فسخن جزء منه من شمس حارّة أصابته سخونة قوية حتّى جعل يرتفع منه بخار حارّ كثير جدّا جدّا بمنزلة الدخان يلذع تلذيعا قويا ويؤذي من دنى منه في عينيه ومنخريه. وكان أيضا قد بلغ من سخونة ذلك الزبل عند اللمس أنّه كان من أدخل فيه كفّه أو قدمه ولبث فيه أفضل لبث احرقه. إلا أنّ هذا العارض لم يكن يبقى دائمًا لكنّه كان من غدّ ذلك اليوم يبرد جميع ما كان من ذلك الزبل قد بلغت فيه الحرارة والغليان الأمس غاية منتهاها. ثمّ كان الجزء الذي يتّصل بذلك الجزء الأوّل التي كانت الحرارة لم تزال تتأدى إليه قليلا قليلا في وقت ما كان ذلك الجزء الأوّل في منتهى غليانه إذا بدأت حرارة ذلك الجزء الأوّل تنقص أخذ هذا الجزء الثاني أيضا في السخونة والغليان. ثمّ أنه بعد قليل يبلغ منتهاه من الحرارة فالجزء الأوّل قد ⟨...⟩. ثمّ أنّ حرارة ذلك الجزء الثاني أيضا كانت تبتدئ في الانحطاط فالجزء الذي يتّصل به يتزيّد قليلا قليلا حرارة. ثمّ لا يلبث ذلك الجزء الثالث أن يشعل ويبلغ منتهاه من الحرارة ويبرد الجزء الثاني منه. وكان هذا الدوريكون في قريب من يوم وليلة حتّى يكون مثالا خاصّة في الحمّى النائبة في كلّ يوم. ولو كان هذا الدور كان في يومين وليلتين لكان سيكون مثالا لحمّى الغبّ. ولو كان في ثلاثة أيّام لكان مثالا للربع ولو كان في أربعة أيّام كان مثالا للخمس إن كانت حمّى ينوب في الخامس. فإنّي أنا ما رأيت إلى هذه الغاية هذا الدور رؤية حقيقة ولا دور غيره من وراء دور الربع فهذا نصّه الأوّل على رأيه الأوّل a 3 בראשון במאמר השני בשניהם: في أوّل المقالة الثانية a 5 שוקעת: جاريا a 11–10 והנה המשל ושלמות המאמר הזה ראוי שנכוין להזכיר הענין בשניהם יחד. זהו לשונו בדברו השלישי: فإنّ المثال الذي وصفناه في ما تقدّم من الزبل الذي يعفن شيء بعد شيء لا يكاد يمكن أن يكون في بدن الحيّ لأنّ الأخلاط التي تعفن لا تلبث أن تخلط بالأخلاط التي لم تعفن إذ كانت الأخلاط تجري من كلّ موضع من البدن كلّ موضع منه. فإذا كان الأمر كذلك فليس يمكن أن تكون العفونة في عضو من الأعضاء دون غيره وفي وقت من الأوقات دون غيره إلا أن يكون ورم في عضو من الأعضاء قد ربط الخلط الذي قد عفن وحصره فيه. فإذ كان الكلام قد آل إلى ضدّ ما كان نحا نحوه وبيّن أنّ وجود السبب في الحمّيات التي تنوب على أدوار أصعب من وجود السبب في الحمّيات المطبقة فقد ينبغي أن نروم نخبر عن الحال فيها جميعا. هذا نصّ كلامه الثالث a

ואחר אמר במאמר הזה אחר השענו על הסברה הזאת השנית בנתינת סבות ההקפים כי האבר דוחה מותריו מעת לעת ידוע ויתעפש אותו המותר הנדחה. ונתינת הסבות באורך העונה וקצרה כפי זאת הסברא האחרונה. ואמר אחר זה דבור זהו לשונו: ולא יכבד גם כן על זה ההקש שתדע הסבה אשר בעבורה נהיו קצת העונות מהקדחות יסתלקו ויפרדו וקצתם לא יסתלקו וזה כי כשתהיה זאת העונה הראשונה מהקוצר שתכלה עמה קודם שתתחיל העונה השנית בלי ספק תהיה הליחה רצה ומתנועעת בגוף כלו יהיה אותו עת אשר בין זמן כלות העונה הראשונה ובין התחלת העונה השנית עת הסתלקות ונקיון מן הקדחת. וכשתקדם העונה השנית אז תתחדש קודם שתכלה העונה הראשונה כלות אמתי לא ישאר ביניהם עת כלל שיתנקה הגוף בו מן הקדחת. זהו דברו הרביעי.

[24] אמר משה: המובן מדברו הראשון הוא הליחה המתעפשת מעט מעט שתהיה בתוך העורקים. וזמן הפשירה הוא המנוחה הוא הזמן אשר בין עפוש חלק מאותו דבר ובין עפוש השכן אליו כמו שתראה בדמיון זה באשפה ואז הקדחת תעשה עונות והליחה מתעפשת בתוך העורקים כמו שאמר. ומובן דברו השני הוא שלא יהיה הסתלקות מורגשת אלא כשתהיה הליחה המעופשת חוץ מן העורקים במקום אחר. ומובן דברו השלישי אשר סמך עליו שהאבר דוחה מותריו לחוץ ממנו ומתעפש שם עד שיעבר לחוץ ממנו מה שיעבר ויכמש מה שיכמש והוא עונת הקדחת ואחר מסתלקת ואחר נדחה לאותו אבר מותר אחר. ומובן דברו הרביעי שהקדחת הדבקה היא מפני השגת עונה לעונה. ותעיין זה.

[25] אשר אומר אני בפרק הזה אינו ספק אצל גאלינוס אבל ענין שראוי לבעלי העיון שיחקרוהו ושיראו לאיזו תכלית יכלה המשך התאוה ואיך נתעוורו הרואות בו. וזה שזה החכם גליאנוס היה אדם מאמת הרבה והיה מעמיד המופתים וחבר ספר במופת והיה מסתפק בדברי אריסטו׳ בענינים טבעיים או אלהיים באשר לא הביא עליהם אריסטו׳ מופת כגון המופתים הלמודיים. ועם היותו במדרגה הזאת מבקשת ההוראה על כל דבר כאשר מצא תועלת האשכים ונתבאר לו והוא אמת והעלים עיניו אריסטו׳ מאותה התועלת ולא ידעה שמח בעצמו ויגל לבבו והאריך לדבר ובזה ארסטו׳ בזוי החלוש. והתחיל להגדיל האשכים ולהעלות שעורם ומעלתם עד ששם אותם יותר נכבדים מן הלב בהקש שהקישו. וזהו לשונו בראשון בספר הזרע.

[26] אמר בלב שהוא התחלה ושרש וסבה לטוב החיים. וכפי יתרון החיים הטובים על החיים המוחלטים כן שעור יתרון האשכים על הלב בבעלי החיים. זהו לשונו מדבר החכם הזה המאמת וזהו הקשו וסברתו.

3 יכבד: عليك (except for BEGLP) add. a 5 מהקוצר: מהשעור זק 6 הליחה: גהזלקר om. ‖ כלו: זק om. 14 במקום אחר: ويكون متحرّكا جاريا في البدن كلّه a ‖ אחר: وهذا أعجب كيف يكون خارج العروق في موضع واحد بلا شكّ ويكون جاريا متحرّكا في البدن كلّه (except for B) add. a 15 עד שיעבר לחוץ ממנו מה שיעבר (= حتّى ينفذ منها ما ينفذ): حتّى ينفد منها ما ينفد a 16 ואחר: حتّى a 19 נתעוורו: נתעוררו גהל ‖ הרואות: البصائر a 20 והיה מעמיד: ويؤثر a 23 אמת: ולא הבין add. גיזילקי 24 החלוש: إذا وجد فريسته (except for EL) add. a 27 ושרש: للحياة فقط وأما الأنثيين فهما أصل add. a

ועתה בחנו זאת טובי העיון והראות כי אלו היה בעל חיים שיחותך לבבו וישאר חי חיים טובים ר״ל באשכיו שישמש ויתראה בו כח הזכרות ושלא יחסרוהו מפעולות החיים מאומה? וכשיחותכו אשכיו נשאר חי כפי מה שנראה הסריסים אז היו האשכים יותר נכבדים מן הלב? ובכלל הנה זה הדבור הוא מן החסרון בגדר שאין ראוי שיסתר.

[27] אמר בחמישי בעלות והמקרים דבור זהו לשונו: והחליים אשר יקרו בכפיאה אנחנו נראה שהם יהיו אם לסבת רב מה שיתקבץ בבטני המוח מן הליחה הלבנית ולכן הם מתחדשים פתאם וכלים פתאם. זהו דבר שאי אפשר כלל שיהיה מקרירות הגופים. זהו לשונו שם.

[28] ואמר בשלישי בהודעה שמיני הכפיה שלשה: אחד מהם שתהיה העלה בעצם המוח והשני שתהיה מפי האצטו׳ והשלישי שתהיה העלה עולה מאבר מן האברים עד שתגיע אל המוח. ואמר בזה המין השלישי דבור זה לשונו: והדבר אשר יעלה דבר דומה לרוח קר זה לא ימנע מהיות אם שיהיה האיכות עולה בהכנסה מאבר אל אבר ואם שיהיה עם הסגולה דבר מן הרוח על משל מה שהוא עליו הארס. זה לשונו. ומקום הספק מבואר: איך תהיה הכפייה ברוע מזג לבדו מגיע אל המוח בלי חומר כלל והוא כבר הכחיש זה ואמר שזה אי אפשר כלל. וצריך עיון.

[29] אמר במקומות רבים שהזכרים יותר חמים ויבשים מהנקבות ועל זה הוא בנוי הענין בשרשי המלאכה כלה. ונתן מופת לשאלה הזאת והאריך בבאורה במאמר השני מספר הזרע. ואמר בפירושו לספר אבוקראט בכאבי הנשים שמהירות גדול הנשים יורה שיש בהם חום נוסף שהשיגו לחות גופותיהם ויאמת זה מה שיזול מגופותיהם כל חודש מהנדות כי בעת הרבות הדם ירבה החום. זה לשונו.

ואם יהיה רוצה שאברי האשה השרשיים יותר קרים ויותר רטובים מן אברי האיש והדם בנשים יותר הנה זה גם כן מסופק כי עורקי האיש יותר רחבים. וגם כי אותה הגזרה הראשונה כליית בהקש נקבת כל מין בזכר. ועוד איך יהיה רוב מותרי הנשים מורה על רוב הדם. והנראה לי שזה הדבור מצאו לזולתו ממי שקדמו אם לאבוקראט או לאחד ממפרשי ספריו והעתיק אז זה הפירוש. וחשב אותו שהוא אמתי אם בהיותו אז שלא עמד על דברי אריסטו׳ בזה או שלא ראה אותם ולא זכרם בעת שפירש הספר הזה.

ותשמע דבר גליאנוס ולשונו בענין הזה במאמר שמנה עשר מספר בעלי החיים אמר: החום הנמצא בנקבות חלוש ולפעמים יחשבו קצת האנשים מה שינגד זה ר״ל שהדם בנקבה יותר רב שאינו בזכר ובשביל הסבה הזאת יחשבו שהנקבה יותר חזקת החום מן הזכר וזה מפני

---

2 באשכיו שישמש (= بأنثييه يجامع BELP): أنّه يجامع a   11 דבר: om. a   12 בהכנסה: بالبذرقة a || הסגולה: الكيفية a   24 אז: وجد (except for B) add. a   25 עמד על: נגמר על **גהר**   25–26 שלא ראה אותם: أو رآه a   29 ובשביל הסבה הזאת יחשבו שהנקבה יותר חזקת החום מן הזכר: **זמק** om.

השתלחות דם הנדות. והדם הוא החם ואותו שיש בו דם יותר רב הנה הוא יותר חזק החום ויחשבו שזה המקרה אמנם יהיה מפני הפלגת תוספת הדם והחום ויחשבו שהדם בכללו אפשר שיהיה בזאת הצורה ויספיק להם בזה שיהיה רטוב ויהיה לו מראה הדם ולא ידעו שהדם הנקי הטוב הכימוס בו מועט וזה שאין דם הנדות בכללו נקי זהו לשונו מאריסטו׳ שם והוא אמת ועל זה הולך דבר גאלינוס בכל חבוריו.

[30] כאשר זכר החלב בכל מקום זכרו ואמר שיש בו שלשה עצמים: היותר גובר על החלב מן אללקח והאתון הלחות המימית והחלק הגבניי והחלק הדשן. ואמר במאמר בטוב הכימוס דבור זה לשונו: היותר גובר על החלב מן אללקח והאתון הלחות המימית ועל חלב הצאן הגבניות ועל חלב בקר הדשנות. וכן באר במזונות שהחלק הדשן והוא ששומן והחמאיות בחלב הבקר יותר גובר. ואמר במאמר בהנהגה המדקדקת דבור זה לשונו: ומה שגבר עליו מהחלבים החלב הגבניי תגבורת חזקה כגון חלב בקר ואמר בדבור הראשון ששומן החלב יותר גובר בו ואמר בדבור האחרון שהגבניות יותר גובר בו. ותעיין.

[31] כאשר זכר מימיות הגבנה במאמר העשירי מספר הסמים הנפרדים אמר בו דבור זה לשונו אמר: ואמנם כח מי זה החלב שהוסר חמאתו וגבניותו הנה הוא מנקה רוחץ שירחוץ הקרבים ומבער מהם המותרים המעופשים אם ישתה אותו או יחוקן בו. ויעשה זה בלי עקיצה גם יש לו בהשקט העקיצה פעלה טובה. זה לשונו שם. ואמר בו במאמר השלישי מהמזונות דבור זה לשונו אמר: ולא תפלא כשיהיה החלב אחר שיכלה מה שיש בו מן המים אשר הם בו סגולה שיוצק עליו מראש מים אחרים. וזה שהרופאים לא יעזבו בפעלם זה מלחות החלב אבל אמנם יברחו מחדותו אשר בו יתיר הבטן. זה לשונו. ומקום הספק מבואר כי בדברו הראשון שוללו מעקיצות בכלל אבל גם משקיט העקיצה ובדבור האחרון אמר שיש במי החלב חדות בו משלשל.

[32] אמר בראשון בכחות הטבעיות דבור זה לשונו אמר: הנה כל הכחות המשנים החלקים מכחות הטבע הנה הם המחדשים לעצם שני עורות האצטו׳ ושני עורות המעים ושני עורות הרחם על מה שהוא עליו. ואמר גם כן במאמר הזה דבור זה לשונו אמר במקוה שהוא גרם מקובץ החלקים וסתום נמרץ הקבוץ והסתימה קשה מורכבת משני עורות חזקים. זה לשונו. ואמר בשלישי מזה הספר דבור זה לשונו: ראוי מזה שיהיה הכלי שיהיה לו עור אחד כגון המקוה והמררה והרחם והעורקים בלתי דופקים שיהיה להם שני המינים יחד מן הליפים כלומר הפתילים ר״ל שימתח בארך וימתח ברוחב. מקום הספק בזכרו שהרחם והמקוה הם בעלי עור אחד והוא האמת וכן באר בתועלות האברים וקדם זכרונם שם בתחלת הכחות שכל אחד משניהם בעל שני עורות וזהו לפי דעתי מטעות המעתיקים או מטעות המגיהים. ואם יאמר אומר שהעור האחד הוא המיוחד

---

7 אללקח: اللقاح a 254.6–9 הדשן ... נגובה מן הדם (25.40): מ om. 11 בקר: فموضع الشكّ كون لبن البقر add. a (except for EL) 16 יחוקן: יחזק זק 19 יעזבו (= يتركوا L): يهربوا a 28 שיהיה: وإن كانت a 32 המגיהים (الناسخ EL): النسخ a

במקוה כמו שכבר זכר זה גאלינוס והעור העליון הוא מן הקרום המכסה כל אבר הנה זה גם כן מסופק כי כל בעל שני עורות יש עליו קרום ולא יאמר שהוא בעל שלש עורות וצ״ע.

[33] בראשון בעלות ובמקרים יגונו רבים שיקראו הקדחת פעם חולי ופעם יקראוה מקרה כשתהיה נמשכת אחר מורסא. ואמר שזה הוא טעות ואמנם הוא התחלת החולי. ולפעמים ימשכו חליים אחר חליים אחרים כמו שנמשכת הקדחת אחר המורסא. ואמר בראשון אגלאקן דבור זה לשונו: ואמנם הקדחות המתחדשות מן המורסות כאלו הם מקרים נמשכים לאותם האברים אשר יתחדשו בהם המורסות. ותעיין איך סותרות הנחותיו בקריאת השמות.

[34] בשני במזונות אמר בקלפת האתרוג דבור זה לשונו אמר: ואמנם אם יעשה על דרך הרפואה הוא מועיל בעכול כמו שמועילים בזה דברים אחרים רבים ממה שיש לו איכות חדה חריפה. ואמר בשביעי בסמים הנפרדים דבור זה לשונו: ואמנם קלפת האתרוג איננה קרה אך היא שוה ואמנם למטה מן השווי מעט מזער. מקום הספק היותו מספר אותה שם במשל הדברים החריפים החדים ובכאן מונה אותה עם השוים.

[35] אמר באחרית המזונות בדברו בדבש באשר זכר המרה אשר מראה שלה כרכומי ואותה שמראה שלה אדום וזכר שיש לאדומה מינים אחרים זולתי שני אלו אמר דבור זה לשונו אמר: ואלו המינים האחרים כלם נראה אותם לעין שמורקות מן הגוף לבד המרה הכרתיית כי היא לא תצא אלא במקום קשה וחזק ואמ׳ אח״כ כי היא פעמים רבות תצא בקיא ובשלשול מבלי חולי. זהו הלשון המוגה מן הספרים הקדמונים. מקום הספק איך התנה בכרתיית שהיא לא תצא אלא במקום קשה וחזק ואחר זכר שהכרתיית תצא בלי חולי. ואם נתרץ שכונתו באמרו שבחולי הקשה החזק לא תמצא הכרתיית ולכן לא תראה ולא תמצא יהיה זה גם כן יותר חזק הספקות בנתינה סבת זה ובכלל הוא מקום עיון.

[36] אמר בששה עשר בתועלות דבר זה לשונו אמר: לא יושם בעור עצב יבואהו נפרד לו מיוחד אבל אמנם יבואהו מן האברים הפנימיים שיש לו חלקים מחלקי העצבים אשר יבואוהו יהיו קושרים העור במה שהוא בפנים ממנו מן האברים ועומד להם מקום כלי שמחזיקם

5–6 ואמר ... המורסא: **ק** .om 5 התחלת: أبدا a 7–8 המתחדשות מן המורסות כאלו הם מקרים נמשכים לאותם האברים אשר יתחדשו בהם המורסות (= التي تحدث من الأورام وكأنّما أعراض تابعة لتلك الأعضاء التي تحدث فيها الأورام EL): التي تهيج عن عفونة الأخلاط فإنّها تعرف بهذا الاسم أعني اسم الحمّيات وليست هي بأعراض لأمراض آخر لكنّها هي أنفسها أمراض. هذا نصه a 8 הנחותיו: أوضاعه a 12 ואמנם: وإمّا a ‖ במשל (= مثل ELOP): مع a 16–17 לבד ... ובשלשול: לבד מן המרה הכרתיית כי (**ל** .om) היא (**זר** .om) פעמים רבות (**ק** .om) תצא בקיא ו(ב)שלשול **גהלקרש** 17 במקום קשה וחזק: عند ما يكون مرض صعب شديد a ‖ היא: وأمّا المرّة الحمراء والمرّة الصفراء والمرّة الكرّاثية a 18 המוגה: المحدّد a 19 במקום (= في موضع ELP): في مرض a 20 לא תראה ולא תמצא: لا تبرز ولا ترى a 22 בתועלות: האברים **זקר** .add ‖ דבר: דבור **זלקר** 24 מן האברים: **זקר** .om ‖ שמחזיקם: يحسّ بها a

זהו לשונו שם. ואמר באחרית ספר ההודעה דבר זהו לשונו אמר: והרופאים לא ידעו כלל שהעצבים אשר יצמחו ויתפזרו בעור לפנימיותו ומגיע אליו החוש יש להם שרשים מיוחדים בהם והעצבים המניעים עצלי היד יש להם שרשים אחרים זולתי אותם. זה לשונו גם כן. ומקום הספק מבואר מאד והוא היותו אומר במוחלט בתועלות האברים שעצבי העור אמנם הם מן העצבים אשר יבאו לעצלים שהם בפנימי העור. ובכאן בהודעה אמר שהעצב יבא אל העור מן היד הוא זולתי העצבים אשר יבאו לעצלים המניעים הידים. אי שמים כל זה הוא דבר מיוחד ליד מבין שאר האברים ואיך לא יזכיר זה.

[37] אמר משה: האמת אצלי הוא מה שזכרו בתועלות האברים יהיה האבר המסותר מן העור יבטל חושו ולא תבטל תנועתו אין עלת זה היות העצב הנבלע בעצלי אותו אבר המקנה התנועה אבל כי הוא העצב ההוא בעצמו כמו שזכר בתועלות. אך שחל הפגע בקצוות אותו העצב הדק הנבלע בעור ולכן יבטל חוש העור ולא יגיע הפגע לשרש העצב הנבלע אותו השרש בעצלים ולכן לא תבטל התנועה וזה עובר על השרשים אשר הודיענו גאלינוס והוא שבטול הענף אינו מזיק בשרש ובבטול השרש יתחייב ממנו בטול הענף.

[38] בראשון בעלות והמקרים אמר דבור זה לשונו אמר: אלו הליחות יתערבו קצתם בקצתם ולא יחשב שתמצא אחת מזוקקת גמורה שלא יתערב בה זולתה אלא בפליאה. בשני בעלות והמקרים אמר דבור זהו לשונו אמר: כל אחת מן הליחות פעמים רבות ישפכו אל האברים מזוקקות גמורות שלא יתערב בהם דבר ולפעמים ישפכו מעורבות קצתם בקצתם. זהו לשונו כאן. ומקום הספק מבואר הוא היותו משים במאמר הראשון מציאות אחת מן הליחות מזוקקת גמורה בפליאה. ואחר אמר בשני ששפיכתה מזוקקת גמורה הוא ההתחלה ולפעמים תמצא מעורבת. ואשר נמצא תמיד מה שאמר בראשון. ותעיין.

[39] במאמר במרה השחורה אמר דבר זה לשונו אמר: פעמים רבות מה שתצא בקיא ושלשול כימוסים שחורים ויורה יציאתם על טוב פעמים רבות. אמנם המרה השחורה כשתצא בקיא או בשלשול מורה על מות כי הולדה בגוף הוא אות מות. זהו לשונו שם. ובאר במקום ההוא תכלית הביאור שהראות זאת הליחה הוא אות מות. והנה סכלי הרופאים יחשבו שיציאת זאת הליחה הרעה יהיה ענין מועיל ואין הענין כן. ואמר גאלינוס בפירושו לרביעי בפרקים דבור זהו לשונו אמר: ולכן נהיתה המרה השחורה וכל ליחה שהיא ברוע על משל ענינה כשתתראה באחרית החולי אחר הראות אותות הבשול מורה שהרקתה היא משובחת. זהו לשונו גם כן שם. מקום הספק מבואר והוא התנותו בדבור הזה האחרון שהראות המרה השחורה אחר הבשול מופת טוב ואמרו במוחלט הגזרה הכליית במרה השחורה בדבור הראשון שהיא כשתצא מורה על

---

1 דבר: דבור **זלקר** 2 לפנימיותו: الكف كلّها EL اليد كلّها a 4 במוחלט: האברים **זק** add. 6–5 שהם ... לעצלים: **ל** om. 5 בהודעה: في ثالث التعرّف a 6 אי שמים כל זה הוא דבר: ويا ليت شعري هل هذا شيء a 8 יהיה: وكون a 9 הנבלע: المبثوثة a ‖ המקנה: המקרה **זלק** המקוה **הרת** الذي يفيده a 10 כי: גם **זקר** 11 הנבלע: المبثوثة a ‖ הנבלע: المبثوث a 16 הליחות: هذه الأخلاط a 20 ההתחלה (= الابتداء L): الأكثري a 22 דבר: דבור **זלקר** 23–22 מה ... רבות: **ק** om. 25 הליחה: הליחות **זק** 30 ואמרו במוחלט הגזרה: وإطلاقه القضية a

מות. והנראה לי שדבורו אשר זכר במאמר במרה השחורה הוא האמת וזה הדבור אשר זכר בפרוש הפרקים אמנם יתאמת בשאר הליחות השחורות לא במרה השחורה. וראוי שיעוין זה מאד.

[40] אמר בשני במזג דבור זהו לשונו אמר: ואמנם הליחה היותר נאותית לטבע והיותר טובה שבהם הוא הדם. ואמנם המרה השחורה הנה היא כשמרים ודרדי לדם ולכן היא יותר קרה ויותר עבה מן הדם. ואמנם המרה האדומה הנה היא יותר חמה הרבה ויותר נגובה מן הדם. ואמנם הלבנה הנה היא יותר קרה ויותר רטובה מכל מה שיש בגוף בעל החיים. והאמת בידיעת זה גם כן הוא חוש המשוש. זהו לשונו. ואמר בשני בעלות והמקרים דבור זהו לשונו אמר: הדבר הנשפך על כל פנים יהיה במראהו אם רטוב ונוזל בלי ספק אלא שאין ראוי שיהיה בלי ספק רטוב בכחו. וגם זכרו כח הלחויות קדמוני הרופאים והפילוסופים ובארנו אנחנו גם כן ענין זה הכח בספרים אשר ספרתי בהם ענין הסמים ובספרים אחרים. ולא יצטרך אליו מזה בספר הזה אשר אני זוכרו בכאן והוא שהמרה האדומה כחה חם ויבש והמרה השחורה קרה ויבשה והדם חם ורטוב והלבנה קרה ורטובה. זהו לשונו גם כן. ומקום הספק היותו מבאר ⟨ב⟩רוע המזג שהאדומה היא חמה ויבשה בסבת החוש ובכאן אמר שהיא בכח. וכן שאר הליחות הארבעה יתבאר בדברו במזג שהם יתוארו באותם האיכויות בפועל. ובכאן אמר שיתוארו בזה בכח. וצ״ע.

[41] אמר גאלינוס בפירושו לספר טבע האדם דבור זהו לשונו אמר: כבר בארתי בספר המזג שהאביב שוה ואבוקרט אמר שם שהוא חם ולח. והענין כפי מה שיאמר בו אבוקרט. ואמר בפירושו לספר המימות והארצות לאבוקרט במאמר הראשון שהאביב חם ולח בבחינת עצמו ושוה בהקשו לגוף האדם.

[42] אמר משה: זהו האמת. ואמנם מה שקדם משני מאמריו יחד ולא יגדרהו כמו שגדר זה הדבור הראשון.

[43] במאמר השביעי מתחבולת הרפואה כאשר זכר בו ענין האיש אשר נגבו הרופאים אצטומכתו עד שנצטמק אמר בו דבור זהו לשונו אמר: ושהם באחריתו כאשר ראו שאצטומכתו לא תעכל מאכל כלל הביאוהו לשתות סחיטת הסומאק והניחו על אצטומכתו מחוץ כל הרפואות אשר זכרנו כבר ושמו אותו בגדר מי שכבר בלה וכלה לחות גופו עד שהגיע כאלו היה מת. וכאשר הופקדתי לרפאת האיש הזה שמתי מגמתי להרטיבו בכל צד. זהו לשונו.

וכאשר התחיל בהנהגת האיש הזה אמר גם כן דבור זהו לשונו: כמו מה שרפאנו אנחנו האיש אשר היו הרופאים כבר יבשוהו שהוא היה מדרך החום והקור שלם לא היה גובר עליו ולא

4 הליחה: הליחות **זקר** ‖ היותר נאותית לטבע והיותר טובה: היותר נאותות והיותר טובות **ר**
7 והאמת: والسبار a 10 וגם: وقد a ‖ הלחויות: التي حالها هذا الحال add. a 11 ולא: والذي a
13 מּבאר: בין **גהזלקר** 14 בסבת: بسبار a 16 בזה: كذلك a 19 לספר: الأهوية add. a 26 ושמו: فصيّروه a

היה גם אחד מהם לא בכלל גופו ולא באצטומכ׳ אלא שהוא היה מן היובש וכחש הגוף ובלותו בתכלית. זה גם כן לשונו באיש הזה. ומקום הספק מבואר מאד. איך יהיה איש אחד שכבר נתנגב בתכלית עד ששב כמת כמו שזכר ויהיה שוה בין החום והקור? אבל יתקרר גופו בהכרח כי חומר החום הטבעי כבר כלה.

וכבר אמר במאמר הזה בספורו באיש הזה בעצמו זהו לשונו אמר: אי אפשר שישאר היובש באחדותו נפרד ויהיה החום והקור משתוים שלא יגרע מהם דבר כי האברים אם לא יזונו יתקררו בעת יותר מהר. זהו לשונו גם כן שם והוא האמת. וכאשר זכר במה שקדם לו ממאמרו באיש הזה שהוא היה בין חום וקור שלם לקח שיושג בלשון הזה: ולכן אנחנו כפי מה שאמרנו מתחלת הענין רפאנו יבשו לבד נפרד ונתעכב זמן נכון מבלי שהיה נמשך אחריו קור בעל שעור נחשב בו. זהו אחרית דברו שם בלשונו.

וגם נוסף הספק אי שמים כשהיה היובש עד ששב כמת לא נתבאר בו הקור ומה הוא היובש אשר ימשך אחריו הקור בהכרח הלא תראה אותו אחר שישוב דומם. ואפלא מזה באמרו בו שהוא הגיע בתכלית הרזון והכחש להעדר המזון והוא האומר בכאן שהאברים כשלא יזונו יתקררו בעת יותר מהיר. ובכלל הנה זה הדבור האחרון הוא היותר אמתי אין ספק בו.

[44] בספר הדפק הקטן אמר דבר זהו לשונו: כשיהיה הפגע קטן ישים הדפק מתחלף מסודר וכשיהיה הפגע גדול ישים הדפק חלוף בלתי מסודר. זהו לשונו שם. ואמר בארבעה עשר בדפק הגדול דבור זהו לשונו: הדפק מתחלף חלוף בלתי מסודר יורה שהסבה מההתחלפות נעתקת בלתי קימת. ולפעמים תעתק העלה אל אבר נקלה וימלט החולה או תעתק אל אבר נכבד וימות החולה ולא יקובל הוראה עתה מחלוף הסדר על דבר אמתי. זהו לשונו שם. ומקום הספק מבואר וברור כי בדבור הראשון גזר שחלוף הסדר מורה על גודל הפגע ובדבור האחרון אמר שהוא אינו מורה לא טוב ולא רע. והנה יתורץ הספק הזה שיאמר שחלוף הסדר מורה שהפגע הנמצא עתה גדול לא יודע נטיתו האמתית לאיזה דבר יפנה. ויעויין גם כן.

[45] במאמרו בעתות החולי התחיל לבאר שכל חולי יתחיל ממנו יש לו ארבע עתים: התחלה ותוספת והעמדה וירידה ושקצת החלאים לקוצר זמן ההתחלה בהם יחשב בהם שאין להם התחלה והנה בלי ספק יש להם התחלה אלא שהיא קצרה מאד. ואמר דבור זהו לשונו אמר: נמצא החולה אשר יהיה בתכלית הצרה והוא השתוק התחלתו ועליתו הם בזמן קצר וכן הכפיאה. זהו לשונו. והוא דבור אמתי אין ספק בו.

---

6 באחדותו: على حدته a   8 בין (= بين BELP): من a ‖ לקח: לקד **גהזקר** לקור **ל** om. **מ** ‖ שיושג: أنّ يستدرك a   9 רפאנו: ههنا add. a (except for EL)   11 אי שמים: يا ليت شعري a   12 דומם: ميّتا رميما a ذميما ELOP   14 יתקררו: **גהזלק** om.   15 דבר: דבור **זמקר**   15–16 מסודר וכשיהיה הפגע גדול ישים הדפק חלוף: **גהזלמקר** om.   19 לשונו שם: לשון דברו **זמק** לשון דבורו **ר**   20–21 על ... שחלוף הסדר מורה: **ל** om.   22 נטיתו (= ميلها): נתיבתו **ק** נטיות **ל** مآلها a   23 יתחיל (= يبدأ): يبرأ a   25 אלא שהיא קצרה מאד: וקצרה מאד **גזלמקר** קצרה מאד **ה**   26 החולה (= المريض): المرض a

ואמר בספר הבחראן כשהתחיל לבאר שמטבע החליים יקובל מופת על אורך עתות החלאים וקצרם אמר דבור זהו לשונו: ועל זה המשל אפשר לך שתקבל הוראה בשאר החליים על עתותיהם כי הקדחת השורפת ובעלת הצד ובעלת הריאה עת התחלתם קצר. ואמנם הכפיאה וכאב גיד הנשה וכאב הפרקים וכאב הכליות הנה עת התחלתם ארוך. זהו לשונו שם.

ומקום הספק שם שמשים עת התחלת הכפיאה ארוך איזה דבר רוצה במאמר הזה? אם ירצה בו התחלת העונה מהכפיאה הנה אי אפשר שיהיה זמן יותר קצר ממנו והוא בלתי מוחש כמו שמבואר בדבורו הראשון באותו המאמר. ואם ירצה בו התחלת הסבה המולידה הכפיאה מהו הענין הרמוז בגדרת עתות החולי. והיותר קרוב אצלי שזאת הכפיאה האמור בבחארן הוא טעות הנוסח משרש.

[46] ברביעי מספר הסמים הנפרדים אמר דבור זהו לשונו: ודמיון הברזל והאבן המלובנים באש וכיוצא בהם מהסמים הממיתים במה שמחדשים מן האיכול בעת שתוציאם אל אותו החום כגון הקלקטאר ווטריאולה ירוקה ואדומה וכסף חי כי כל מה שזהו ענינו מן הסמים שיש בהם מירוק וכחם כח שורף לאצטו׳ ומה שנלוה אליה מן הבטן. זהו לשונו שם.

ואמר בתשיעי בספר בדברו בענין כסף חי אמר: אין לפי דעתי בו נסיון ולא בחינה האם ימית אם ישתה ולא מה אשר יפעל אם יונח חוץ לגוף. זהו גם כן לשונו בכסף חי. אי שמים אותו המשפט אשר גזר על הכסף החי ברביעית שהוא ממית בשריפה כמיני הוטאירולה במי שיסמוך בו.

[47] אמר בשמנה עשר בתחבולה דבור זהו לשונו: והיותר טוב כפי מה שאמרתי שיוקז העורק לא בקדחות הדבקות לבד אך בכל הקדחות המתחדשות מעפוש הליחות.

[48] אמר משה: הנה יסתפק האדם בשבחו ההקזה בכל הקדחות העפושיות והנה הזהיר במאמר ההקזה ובמקומות אחרים מההקזה בקדחות הלבניות האמתיות כי הליחות הם נאות ופגות. וכן מזהיר מהקיז בקדחת הרביעית האמתית עד שתראה אותות רבוי הדם. ונראה לי בענין הספק הזה שהוא רוצה במאמרו כל הקדחות המתחדשות מעפוש הליחות שיהיה הדבר המעופש ליחות רבות לא ליחה אחת גמורה. ויהיה הענין שכל קדחת מתחדשת מעפוש הדם ואע״פ שיתערבו בה ליחות אחרות מועילה ההקזה. ואמנם עפוש הלבנה לבדה או השחורה אז לא יוקז. ואמנם היה מתחייב לו הסתירה אם אמר בלשון הזה: ואך בכל הקדחות המתחדשות מעפוש איזו ליחה מעופשת שתהיה מאחת הליחות.

[49] אמר גאלינוס בששי בסמים הנפרדים בדברו מצמח האורטיגא כאשר זכר תועלות זרעו ועליהו אמר דבור זהו לשונו: ויש בו כח נופח בסבתו הם מעוררים תאות המשגל וביחוד

---

2 הוראה בשאר: זק .om 8 בגדרת: בגזרת ל 12–13 שיש בהם מירוק: التي هي غليظة a 13 כח: حارّة a .add 14 לפי דעתי: عندي a 15 אי שמים: فيا ليتّ شعري a 16 במי: למי זמקר 17 בשמנה עשר: في المقالة الحادية عشر a 22 בענין (= في حال): في حلّ a 24 ואע״פ שיתערבו בה ליחות אחרות: وإن كان البلغم هو الأكثر في ذلك الدم العفن أو السوداء a

כשישתה הזרע מן הצמח הזה עם תירוש ענבים קרוש. זהו לשונו. וכאשר הואיל בספור פעולות הצמח הזה אמר דבור זהו לשונו: ואמנם הנפח כאשר אמרנו שהוא מוליד אמנם יולד ממנו בעת שיגמר עכולו באצטו׳ וזהו שהוא איננו נופח בפועל אבל נופח בכח. זהו לשונו.

[50] אמר משה: לא אוכל לדעת בשום פנים מה אמר בענין הזה ואי זה דבר רצה בו לומר כי נתערבבה ההבנה והבחינה למעתיק. ומקום הספק אמרו נופח בכח לא נופח בפועל וזה שכל נופח אמנם הוא נופח בכח לא בפועל לא זה הצמח ולא זולתו ממה שנופח. ואיך יצוייר בשכל שיהיה סם נופח בפועל והוא כבר באר לנו במה שקדם מזה הספר שכל תואר שיתואר בו סם ואפילו נאמר חם או קר אמנם זהו בכח כי משוש הסם אינו לא חם ולא קר ואמנם חום גופותינו מוציא מה שיש בו מן הכח אל הפועל ויעויין.

[51] באר גאלינוס בששי בפירושו לספר טימאוס שהכבד לבדו הוא אותו שמשנה המזון דם ושגרם העורקים המקיפים הדם לא ישנוהו לדמיות. אמר בלשון הזה: נמצא בכל אחד מן האברים שבגוף שנזון מן הדם שמשנה מזונו ומדמה אותו בגרמו עד שהוא אם יהיה נעדר הדם לגמרי כגון העצמות והשחוסים והעצבים והקשורים והמתרים והקרומים משנים הדם לטבעם. ואיך אפשר עתה שיוליד גשם העורק דם והוא לבן ממין הקרומים וגם שהוא אמנם נזון שמשנה המזון ומהפכו לטבעו? הנה זה המאמר יספיק בו שהכבד הוא אותו שמשנה הדם. עד כאן לשונו.

[52] זכר גאלינוס בשלישי בהודעה בדברו בעניני פלוח הראש הנקרא מקרניאה אמר שאם יהיה סבתו רוח ירגיש בעליו מתיחה ואם יהיה מרבוי הליחות אז ירגיש עמו בכובד. ואמר במאמר ההקזה דבור זה לשונו אמר: המופת המיוחד במין מהמלוי שיהיה בסבת הכח הוא הכובד. ואמנם המין שיהיה כפי הכלים הוא המתיחה.

מקום הספק היותו אומר שיחוש כובד עם כאב פלוח הראש שהוא מורה על רוב הליחות ובזה הדבור האחרון אמר שהמתיחה מורה על מלוי כפי הכלים וזה המלוי הוא ההוה מרוב הליחות בלי ספק. והנראה לי בזה שזאת ההוראה הנזכרת במאמר בהקזה על שני מיני המלוי הוא שאם ירגיש האדם באותו הכובד שהמתיחה היא פחותה מהכאב בין שיהיה באבר אחד בין שיהיה בגוף כלו. ואמנם האבר אשר יורגש בו הכאב חזק כגון פלוח הראש הנה אם ירגיש עם זה הכאב עם כובד הנה הוא מופת על רוב הליחות לא על רעתם לבד כי המלוי הוא כפי הכח לבד אמנם סבתו רוע הליחות וזה הוא מה שמחליש כח האבר עד שיכבד כובד איננו רב. ויש לאומר שיאמר שזה אינו בראש מיוחד. וממה שמחזק זה דבר גאלינוס בשני במאימר דבור זה לשונו: ואמנם רב הליחות בראש מחדש כובד לא כאב הראש אלא

1 קרוש: om. a ‖ הואיל: أمعن a 3 שיגמר עכולו: שיאמר **גהל** שיגמר **זמקר** 6 ההבנה והבחינה: العبارة a 6–8 וזה ... בפועל: **ק** om. 8 מזה הספר: من مقالات هذا الكتاب a 9 ואפילו (= لو LP): مثل a ‖ כי (= לאן GS): לא a 17 עד כאן לשונו: **זק** om. 20 בסבת: بحسب a ‖ הוא: **גהזלמלר** om. 25 שהמתיחה: والتمدّد a ‖ פחותה: دون a 29 שזה אינו: إنّ هذا a 30 דבור: דברו **זקר**

אם יתחדש מהם סתימה. זה לשונו. ויקשה מאד נתינת הסבות ויהיה רב הלחות לבד הוא המלוי כפי הכלים מחדש כובד בראש ומחדש בכל אבר זולתו או בכל הגוף מתיחה לא כובד. ויעויין.

[53] בחמישי בתחבולה אמר בעת שהתחיל לספר איך ירפא מרקיקת הדם מריאתו אמר דבור זהו לשונו: תצוה העלול שלא יתנשם נשימה גדולה ושישקוד לנוח ולשקוט תמיד ותקיז לו מיד עורק מן המאבץ שלו. זה לשונו שם. ואמר בפירושו לראשון בספר הליחות דבור זה לשונו: אין ראוי למי שירוק דם משפוי כבעו או מריאתו או מחזהו או מקנה ריאתו שיהיה ממנו קול ולא נשימה גדולה. ואמנם תנועת הידים אין רע לו ויותר נכון בזה תנועת הרגלים שוה עד שלא יחדש תכיפה בדפק. זה לשונו גם כן. ומקום הספק בהיותו מצוה העלול בדבור הראשון לנוח ולשקוט ובדבור השני אמר לצוותו התנועה השוה מן הרגלים. ותעיין.

[54] כאשר זכר זרע שילי בשמיני בסמים הנפרדים אמר בו דבור זה לשונו: היותר מועיל שהוא בצמח הזה הוא זרעו והוא קר במדרגה השנית וממוצע בין לחות ויובש ושוה. זה לשונו שם. ואמנם בשני באגלאקן בדברו על הנמלה המתאכלת אמר דבור לשונו שם: והשמר מעשות בעלה הזאת החזרת ומטה הרועה ועדשי המים או נילופר או זרע שילי או לגלוגות או חי לעולם או זולת זה ממה שדומה להם שדרכו קירוד והרטבה. זהו לשונו במקום הזה. ומקום הספק הוא היותו מספר בדבור האחרון הזה השילי קר ולח ומנה אותו עם חזרת ולגלוגות ועדשי המים ונילופר ואמר שזה כלם דרכם לקרר ולהרטיב והוא אמר בדבור הראשון שהוא שוה בין יובש ורטיבות. וצריך עיון.

[55] אמר בשלשה עשר בתחבולה בעת דברו ברפואת מורסות הכבד והטחול וההקש בין רפואת שניהם זהו לשונו: וזה שאלו שני האברים שניהם יצטרכו לרפואות דומות קצתם לקצת במיניהם אלא שהם מתחלפות בהתחלפות התוספת והחסרון שהטחול יצטרך לרפואות יותר חזקות בשעור יתרון עובי מזונו על מזון הכבד. זה לשונו שם. ואמר ברביעי בתועלות דבור זה לשונו: ותבין ממני כלל אומר לך במזון אלו שלשת האברים והם שהכבד נזון בדם אדום ועב והטחול נזון בדם דק שחור והריאה נזונת בדם שכבר נתבשל בתכלית הבשול והוא מזהיר האודם דק קרוב מטבע הרוח. זה לשונו גם כן.

מקום הספק שהוא אמר בתחבולת הרפואה שמזון הטחול יותר עב ממזון הכבד ובאר בתועלות האברים שמזון הטחול יותר דק ממזון הכבד. ומה שבאר לנו בתועלות האברים הוא האמת ושם מקיש בין מזון הכבד והטחול והריאה. ואמר שמזון הכבד עב כפי עצמיותו ומזון הריאה דק ומזון הטחול אמצעי בין שניהם שהוא יותר דק ממזון הכבד ויותר עב ממזון הריאה. ואחר מקיש בין מראות דם שלשת האברים אחר שהקיש בין דקות אותו הדם כמו

2–1 זה לשונו ... מתיחה: **גהזמקר** .om 1 ויקשה: זה יקשה **ל** 6 המאבץ שלו: مأبضه a 7 למי: **זק** .om ‖ שירוק: שירקוק **זלקר** ‖ שיהיה: או יהיה **זלק** לא יהיה **ר** 8 שוה: حركة اعتدال a 10 אמר לצוותו: أباح a 13 מעשות: **זק** .om 19 ברפואת: ברפואות **זלקמר** 20 רפואת: ברפואות **ר** ‖ זהו לשונו: שבורו בלשונו **זלמקר** 25 הרוח: הרפואה **גהזלמקר**

שזכרנו ואמר שהדם שנזונת ממנו הריאה אדום מזהיר והדם שנזון ממנו הטחול שחור והדם שנזון ממנו הכבד אמצעי בין שניהם פחות אדום מדם הריאה ופחות שחור מדם הטחול.

ונראה לי שזה כלו לא שכחו גאלינוס ולא נעלם ממנו. ואמנם הוותר מאד בדבורו זה אשר בתחבולה ולקח המזון על החיוב היותר כולל ר״ל מה שדרכו שיהיה ממנו המזון כמו שאמר בלחם וסלקא שהם מזון. ואין ספק שהדבר אשר יזון בו הטחול קודם שישנהו ויזון ממנו במה שיזון הוא יותר עב ממה שימשכהו גרם הכבד לזון בו. והענין הזה הוא שרמז בדברו בתחבולה. ותעיין זה.

[56] אמר בשני בדפק הגדול דבור ז״ל אמר שלשון היונים הוא הערב שבלשונות והיותר כולל שבהם לבעלי ההגיון כלם ויותר צח ויותר דומה להשתעשע. כי אתה אם תבין במלות מבטא לשון שאר האומות האחרות תדע ידיעה אמיתית שקצתם דומה לצעקת החזירים וקצתם דומה לקול הצפרדעים וקצתם דומה לקול העוף השראקראק. ואחר כל זה תמצאם מגונים במוצאם בתנועות הלשון והשפתים והפה כלו. וזה שקצתם יוציאו הקול ברוב מבפנים מתוך הגרון כגון מי שינחר בנחירו הנקרא רבמלגאר בלע׳ וקצתם יעקמו פיהם וישרקו וקצתם ינערו ויצעקו בקולם כלם וקצתם לא יתראה קולו כלל ולא יתבאר ממנו מאומה. ויש מהם שיפתח פיו פתיחה רבה ויוציא לשונו ויש מהם שלא יניע לשונו כלל ותראה לשונו בטלה כבדת התנועה כאלו היא כפותה וקשורה.

[57] אמר משה: הנה נסתפק ראזי וזולתו על גאלינוס בדבור הזה וענין הספק היותו משים לשון יון מיוחד באדם והיותו מגנה כל לשון זולתו מן הלשונות. וידוע שכל לשון מוסכם ושכל לשון אצל מי שלא ידענו ולא נתגדל בו יגנה אותו ויכבד עליו ויהיה עלג בו. זהו כונת כל מי שיספק במאמר הזה. ולי נראה שמה שאמרו גאלינוס במאמר הזה הוא מאמר אמתי. וזה שהתחלפות מוצא האותיות והתחלפות כלי הדבור נמשך להתחלפות האקלימים ר״ל התחלפות מזגי אנשיהם והתחלפות תכונת אבריהם ושעוריהם הפנימיים והחצוניים.

[58] וכבר זכר לך אבו נצר אלפראבי בספר האותיות כי כמו שאנשי האקלימים הממוצעים הם יותר שלמים בשכל ויותר נאים בצורה בכלל ר״ל יותר מסודרי התבנית והתכונה וקויהם ויותר יפים כפי יחס האברים ויותר שוי המזג מאנשי אותם האקלימים המתרחקים בפאתי צפון וימין כן מוצא אותיות אנשי האקלימים הממוצעים ותנועת כלי הדבור מהם בעת הדבור יותר

3 הוותר: emendation editor תוותר **הזלמק** היותו **ג** היותר **רת ש** .om تسامح a ‖ מאד: **גהלש** .om
4 החיוב: الوجه a 9 דומה: ומיוחד באנושיות **מקית** .add ‖ להשתעשע: بالإنس a ‖ אם: **זק** .om ‖ תבין: تفطّنت a ‖ מבטא: a .om 11 השראקראק: الشقرّاق a 12 ברוב: **זלק** .om
13 רבמלגאר: רבמלג׳אר **ג** רבמולגאר **ז** רבמאלגר **ל** רבמיליגאר **מ** רבו מלאגר(?) **נ** רבמלאגר **ק** רב מאגלגאר **ר** רב מליגאר **ש** ‖ ינערו: ينعر a 15 יניע: يخرج a 16 כפותה וקשורה: مثقل مربوط a
19 ויהיה עלג בו: معجمة a 23 לך: ذلك a ‖ כמו: أنّ add. a ‖ שאנשי: אנשי **הזלמקרת** 24 התבנית והתכונה וקויהם: شكلا وتخطيطا a ‖ וקויהם: **ה** .om וקויצתם **ל** וקוצותם **נ** 260.1–26 מהם ... ותנועת כלי הדבור: **מנ** .om

שוה וקרובה להגיון האדם ממוצאי אותיות אותם ותנועת כלי הדבור יותר מאנשי האקלימים המתרחקים בקצוות ולשונותם כמו שזכר גאלינוס. ולא רצה לומר גאלינוס לשון היונים בלבד אבל הוא וכיוצא בו והוא לשון יוני ועברי וארמי ופרסי אלו הם לשונות האקילימים הממוצעים הטבעיים להם כפי התחלפות מקומותיהם המתקרבים.

ואמנם לשון עברי וערבי הנה נתאמת לכל מי שידע הלשונות שהם כלשון אחד בלי ספק והארמי קרוב מהם קצת הקורבה והיוני קרוב מהארמי. ומוצאי אלו הלשונות הארבעה אחד אלא אותיות מעטות ואולי הם שלש אותיות או ארבע. ואמנם הפרסי הנה הוא יותר רחוק מאלו ובמוצאי אותיותיהם גם כן יש התחלפות יותר. ולא יטעה אותך היות אנשי אקלים אמצע היום ידברו בלשון רע מאד שהם מועתקים למקום ההוא ממקומות רחוקים כמו שתמצא איש ערבי או עברי בפאתי צפון וימין והוא ידבר שם בלשונו אשר נתגדל בו בארצו.

[59] אמר משה: מן הידוע שמאמר הפילוסופים כי יש לנפש בריאות וחולי כמו שיש לגוף בריאות וחולי. ואותם חוליי הנפש ובריאותה אשר ירמזון אותם הם בסברות ומדות בלי ספק. ולכן אני קורא הסברא בלתי אמתית והמדות הרעות כפי רוב התחלפות מיניהם החליים הנפשיים. ומכלל החליים הנפשיים חולי כולל שיחשב שלא ימלט ממנו כי אם אחד בזמנים מתרחקים ומתחלף החולי ההוא באנשים בתוספת וחסרון כשאר החלאים הגופיים והנפשיים. וזה החולי אשר אני רומז פה הוא כשידמה כל איש מהאנשים עצמו יותר שלם שאינו והיותו רוצה ומתאוה שיקיף כל מה שיעלה על לבבו שלמות מבלי עמל ויגיעה.

ומפני החולי הכולל הזה תמצא אישים מן האנשים בעלי חריפות ותבונה שכבר ידעו אחת מן החכמות הפילוסופיות או העיוניות או חכמה מן החכמות המונחות ויהיו בקיאים בחכמה ההיא וידבר אותו האיש באותה החכמה אשר השיג ובחכמות אחרות לא ידע בהם כלל או יהיה חסר בה וישים דברו באותם החכמות כדברו באותה החכמה שהוא בקי בה. וכל שכן כשיהיה האיש שנזדמן לו מזל מהמזלות הנחשבים ושנראה בתור האדם המעלה והשררה ושיהיה מבעלי המסורת שיאמר ויקובלו מאמריו בקבלה ושלא יקשה אדם במאמרו ולא יטעון ויחלוק עליו. כי כל עוד שנקבע בו המזל הנחשב הזה יחזק קביעות אותו החולי ויגמר בו וישוב אותו האיש הולך עם הזמן ואומר מה שירצה שיאמר כפי דמיונו או כפי ענינו או כפי השאלות אשר ירדו עליו. וישיב במה שיעלה על לבבו כי לא ירצה שיאמר שיש שם דבר שלא ידענו. וכבר הגיע מקביעות החולי הזה בקצת האנשים שמסתפק בשעור הזה גם כן יטעון ויבאר שאותם החכמות אשר לא יכשרו אצלו הם בלתי מועילות ואין צורך בהם ושאין שם חכמה שראוי שיכלה האדם זמנו בה אלא אותה החכמה אשר ישרה בעיניו לא זולתה בין שתהיה

1 אותם: om. גהלנ | أولائك a 3 אלו הם: إذ هذه هي a ‖ לשונות: أهل add. a 4 הטבעיים: הטבעי זק 8 אנשי: om. זק 12 בסברות: בסברא זלנק בסברה מר ‖ ומדות: وهذه خصيصة بالإنسان add. a (except for LP) 14 הנפשיים (= النفسانية EL): الإنسانية a 17 שיקיף: أن يجوز a 19 או: om. a (except for ELP) 23 המסורת: الصدور a 24 ויגמר בו: واستعضل a 25 הולך: يهذي a 29 בה: om. זמק

אותה החכמה פילוסופית או מונחת וירבו להרע ולהקשות על החכמות אשר לא יכשרו לו. ובכלל הנה זה החולי יש לו רוחב גדול מאד ובעת שתבין ותעיין דבור האיש בעין המשפט והצדק יתבאר לך שעור חליו זה והאם זה האיש קרוב מן הבריאות או קרוב מן המות.

וזה גאלינוס הרופא השיגו מזה החולי מה שהשיג רבים אשר הם ממינו בחכמה. וזה שהאיש הזה גאלינוס היה בקיא ברפואה ומומחה מאד מאד יותר מכל אשר שמענו ספורו או שראינו דברו וכן מצא בענין הנתוח מציאה גדולה ונתבאר לו ונתבאר בזמנו לזולתו גם כן מפעולות האברים ותועלותיהם ויצירתם ומעניני הדפק גם כן שלא נתבארו בזמן אריסטו׳. והוא בלי ספק ר״ל גאלינוס כבר נתחנך בלימודיות וקריאת ההגיון וקרא ספרי אריסטו׳ בטבעיות ובאלהיות אך היה חסר בכל זה. בשביל טוב דעתו וזכות שכלו אשר התעסק בו ברפואה והיותו מוצא מה שהודיעו הוא מקצת עניני הדפק והנתוח והתועלות והפעלות יותר אמתי ממה שזכרו אריסטו׳ בספריו כשיעויין בצדק והביאו זה לדבר בדברים שהוא היה חסר בהם מאד ויטה לטעות בהם.

וישיב על דברי אריסטו׳ כמו שידעת בהגיון וידבר באלהיות ובטבעיות כדברו במה שיסברהו סברא לעצמו ובדבורו בסברת אבוקרט ואפלטון וספר שהואיל בהם להשיב על אריסטו׳ וכן חבר ספר בתנועה והזמן ובאפשר ובמניע ומביא בכל זה מה שהוא ידוע אצל בעלי הענין הזה והגיע בו זה עד שחבר ספר המפורסם במופת וחשב שלא יגיע הרופא אל השלמות אלא בידיעתו ושהוא מועיל לרופא מאד. וקצר מן ההקשים והסתפק במה שצריך אליו במופת בחשבו שאותם ההקשים הם המועילים ברפואה וזולתה וחסר מה שהוא זולת זה. והיו אותם ההקשים אשר זכר אינם הקשים מהמופת כלל וחסר ההקשים המועילים מאד בהקשי הרפואה וחשב שאין צורך אליהם כלל וכשהתעסק אריסטו׳ וזולתו בהם אבד זמנו.

כל זה בארו אבונצר אלפראבי וזה שהוא חסר ההקשים האפשריים וההקשים המעורבים והסתפק בהקשים המוחלטים והם המצואיים ולא פנה אל ההקשים המופתיים הם הכרחיים לא מצואיים ושהדבר המועיל ברפואה וברוב המלאכות הם ההקשים האפשריים והמעורבים. ושמע לשון אבונצר אלפראבי בזה. אמר בפירושו להקש הגדול כאשר התחיל לפרש אותה ההצעה אשר הציע אותה לאפשר ולהקשים האפשריים. ואמר אבונצר: ואין הענין בזה כפי מה שחשבו גאלינוס הרופא כי הוא זכר בספרו אשר קראו ספר המופת שהעיון באפשר ובהקשים ההוים ממנו ספק. והראשון באנשים בעיון ההקשים האפשריים גאלינוס הרופא אבל יתחייב לו שיהיה כבר התעסק ברוב מגמתו בספרו אשר קראו ספר המופת אל ההקשים האפשריים ⟨כי⟩ הוא חשב שהוא חבר ספרו במופת לקבל תועלת בו ברפואה. וההקשים אשר ישתמשו בהם הרופאים בהוצאת חלקי מלאכת הרפואה וההקשים אשר ישתמשו בהם בידיעת החליים

1 וירבו להרע ולהקשות: وكثيرون ألّفوا ردودا a ‖ יכשרו לו: תכשר להם **זמק** תכשר **ל** תוכשרו **נ**   4–5 השיגו ... גאלינוס: **ל** om.   11 ויטה לטעות בהם: وتضارب المهرة فيها a   13 וספר שהואיל בהם להשיב על: وكتاب المني المضمّنة ما تضمّنته من الردود على a   14 ובמניע: ובמגיע **זק** الأوّل add. a ‖ הענין: emendation editor העיון MSS الشأن a   20 המעורבים: המעורבבים **זק**   22 והמעורבים: המעורבבים **זק**   23 לשון: דברי **ה**   26 ספק: מותר (فضل a) **ר** פרק **זלמנק** פרק **ר** add. (= فصل) ‖ והראשון (= وأوّل): وأولى a   28 שהוא חבר: **זק** om.

הפנימיים וסבותיהם באחד אחד מאותם שיכונו לרפאתם הנה הם כלם הקשים אפשריים ואין בדבר מהם הכרחי אלא אם יהיה הדבר הזר אשר יחשב שיהיה חוץ ממלאכת הרפואה. ולכן היה מוכיח אותו שלא יהיה הלמוד בספרו אשר קראו ספר המופת אלא בתכונות ההקשים האפשריים לבד זולתי המצואיות וגם כי הוא אמנם הסתפק בספרו על תכונות המצואיות בהיותו מסתפק מן ההקשים כפי מה שיקובל תועלת בו במופתים כי התכונות המצואיות אינם מוכנות כמו המופתים כי המופתים לא יעשו מן החומר הזה אבל נעשים מן התכונות ההכרחיות לבד. כלו דברי אבונצר.

[60] וכאשר התחיל אריסטו׳ לבאר ההקשים המעורבים מן אפשריים ומוחלטים אמר אבונצר בפרושו אותו הדבור זהו לשונו אמר: השער הזה גדול התועלות מאד יותר גדול התועלת מן האפשר הגמור מפני שהמלאכות המעשיות כלם משתמשות בזה הענין וכל שכן בהוצאות הענינים הפרטיים העתידים האם יהיו אם לא יהיו ברפואה ובעבודת האדמה ובהנהגת המדינות ובדבור והעצות ובכל מה שישתמש האדם בו ממה שיצטרך בו להקדמת הידיעה. ואמנם כתב החכם אבוקרט בהקדמת הידיעה וכיוצא בו מהספרים הנה כלו יותר אל אלו ההקשים. כלו דברי אבונצר.

[61] ותעיין ותפלא מספור זה האיש גאלינוס כי הוא מתפאר בשבח ההגיון בכל ספריו וזכר שפגע אנשי זמנו מן הרופאים וסבת חסרונם אמנם הוא מיעוט ידיעתם בהגיון ושסבת בקיאותו הוא היותו מומחה בהגיון ומכריח תמיד שמראה שצורך הרופא הוא אל ההגיון. וכאשר חבר אותו הספר לא די שלא זכר ולא חבר אחד ממיני ההקשים האפשריים והמעורבים אשר הם לבד המועילים ברפואה אלא הטריד המתעסק בהם ואמר שהוא לא יצטרך אליהם כלל. ולא יסתפק אחד שגאלינוס קרא ספרי אריסטו׳ בהגיון והבין אותו יותר מהבנת זולתו ממי שהוא למטה ממנו. אך מפני זה החולי הכולל אשר אנחנו מדברים בו נדמה לו שהבנת מלאכת ההגיון ושאר המלאכות העיוניות כהבנת מלאכת הרפואה ושבקיאותו באותם החכמות כלם כבקיאותו ברפואה ויקשה לכל מה שיקשה בו.

ולא עמד אצל הגדר הזה אבל גם מחוזק התענגו במה שנראה לו מקצת תועלות האברים נתפאר בנבואה ואמר שבא אליו מלאך מאת השם והודיעו כך וצוהו כך. ומי יתן שיעמד על זה והיה מחשב עצמו בכלל הנביאים ולא יקשה ויתפוש עליהם. אך לא עשה כן אבל הגיע בו סכלותו לתכלית בשעור עצמו שהקיש בין עצמו ובין משה רב׳ ע״ה ויחס לעצמו השלמות וייחס הסכלות למשה ע״ה. חלילה לשם ממאמרי הסכלים.

---

2 הזר: הזה **זמק** 3 היה מוכיח אותו: يلزمه a ‖ הלמוד: يتكلّم a 4 המצואיות: המציאות **זמנקר** המציאותי **ל** ‖ המצואיות: המציאות **זמקר** 6 כמו: نحو a 8 המעורבים: המעורבבים **זק** 10 הענין: الباب a 12 והעצות (= والمشاورات EL): والمشهورات a 13 ואמנם (= وأمّا EL): وما في a ‖ כתב: كتّاب a 16 שפגע אנשי: שאנשי **זק** 17 ומכריח: ומכריע **ל** ويروم a 18 חבר אחד: صنفا واحدا a ‖ והמעורבים: והמעורבבים **זמק** 19 הטריד: عنّف a 20 ספרי: ספר **זק** 23 מה: מי **זמק** 24 התענגו: התענוג **ל** 25 נתפאר: נתבאר **זק** 26 ולא יקשה ויתפוש: ולא יתפוש **ל** 28 חלילה לשם: تعالى الله a

ולכן יישר בעיני שאשמיעך דברו בלשונו והנה מספר הכפירה איננו כופר ואשיב עליו לא תשובה כמי שהקשה לדבר הגדול הזה כי אין משה רבינו ע״ה אצלו כמו שהוא אצלנו אנחנו כת מאמיני התורה אבל אבאר בתשובתי זאת שהסכלות אשר יחס לנביאנו משה ע״ה לא יתחייב לו ושגאלינוס הוא הסכל באמת. ואשים דברי בין שניהם כאלו אני מדבר בין שני אנשים חכמים אחד מהם יותר שלם מן האחר לא כמי שמכריע בין נביא גדול ובין אדם רופא כי כן הוא הדין.

[62] ואומר: הנה גאלינוס כאשר התחיל לבאר באחד עשר בתועלות האברים תועלת היות שער הגבות לא יארך וישתלשל כשער הראש ותועלת היות שער העפעפים נצב ואינו מתארך אמר דבור זה לשונו: אם תאמר שהבורא צוה זה השער שלא יארך אבל ישאר על שעור אחד בכל העתים ושהשער קבל הצווי הזה ונשאר כך לא מרה מה שצווה בו אם בהיותו נענה ומפחד מלמרות דבר השם ואם לחסד והיותו מתבייש מהשם אשר צוהו בצווי הזה ואם שהשער הזה עצמו ידע שזה יותר נאה ויפה בפעלו. אמנם משה הנה זה ראיתו בדברים הטבעיים והסברא הזאת אצלי יותר משובחת ונכונה שימנע בו מסברת אפיקורוס אלא שהיותר טוב הנטיה משניהם יחד והשמירה כי השם הוא התחלת כל נברא מהנבראים כמו שאמר משה ותוספת ההתחלה אשר מפני החומר אשר ממנו היה.

כי בוראינו שם העפעפים ושער הגבות יצטרכו שישארו על שעור אחד מאורך כי זה הוא יותר נאות ויותר נכון. וכאשר ידע שהשער הזה היה ראוי שיושם על זה שם תחת העפעפים גרם קשה דומה לשחוס ימתח באורך העפעפים והוצע תחת העפעפים עור קשה דבק בשחוס הגבות וזה כי לא היה מספיק בהשארות זה השער על שיעור אחד בשירצה הבורא שיהיה כן שאלו רצה שישים האבן בפתע אדם מבלי שישנה האבן השנוי הנאות לזה לא יהיה זה באפשר.

וההפרש בין אמונת משה ע״ה ואמונתינו ואמונת אפלטון ושאר היונים בזה: משה ע״ה חשב שמספיק שירצה השם שיקשוט החומר ויכינהו שיקושט ויוכן מיד. וזה שהוא יחשב שהדברים כלם הם אפשריים אצל השם ואם הוא ירצה שיברא מן האפר סוס או שור בפתע יעשה כן. ואמנם אנחנו לא ידענו זה אך אנחנו אומרים שיש מן הדברים בעצמם בלתי אפשריים ואלו הדברים אינו רוצה השם שיהיו ואמנם ירצה שיהיו הדברים האפשריים ומן האפשריים לא יבחר כי אם הטוב שבהם והיותר נאות ומשובח שבהם. ולכן בהיות היותר נאות ונכון לעפעפים ושער הגבות שישארו על שעורם בארך ועל מספרם אשר הם עליו תמיד לעולם אין אנחנו אומרים בשער הזה שהשם אמנם רצה שיהיה על מה שהוא עליו ונהיה בשעתו כפי מה שרצה

2 שהקשה: تعرّض a 6 הדין: في معرض النظر add. a 9 אחד: لا يطول أكثر منه add. a 10 אם בהיותו נענה ומפחד: إمّا للفزع والخوف a 11 לחסד: للمجاملة a ‖ ואם שהשער: ואמנם השער **גהזלמנק** 12 ראיתו: ראיתי **זמלקר** 13 שימנע בו: بأن يتمسّك به a 14 משה: عليه السلام add. a (except for BELP) 15 היה: כל ברואיו **ל** خلق a 16 כי בוראינו: אמנם **ל** 17 שם: **ל** om. 18 והוצע: وفرش a 24 יעשה כן: خلق a 26 השם: أصلا add. a ‖ ואמנם ירצה שיהיו: **גהזלמנק** om.

השם. וזה שאלו רצה השם אלף פעמים שיהיה זה השער על זה לא יהיה זה לעולם אחר שישים צמיחתו מעור רטוב אלא אם לא יטע שרשי השער בגרם קשה אז היה עם מה שישתנה הרבה ממה שהוא עליו לא ישאר גם כן עומד נצב.

ובהיות זה כן אנחנו נאמר שהשם שם שני הענינים האלו אחד מהם בחירת מציאות הענינים והיותר נאות שבהם למה שיפעל והשני בחירת החומר הנאות. ומזה כי בהיות היותר נאות והיותר נכון שיהיה שער העפעפים עומד ונצב ושיורגש השארו על ענין אחד בשעור ארכו ובמספרו הושם מטע השער ונעיצותו בגרם קשה ואלו נטעו בגרם רפה היה יותר סכל מן משה ויותר סכל משר צבא אויל שיניח חומות מדינתו על ארץ רכה מוטבעת במים וכן השארות שער הגבות והשארותו על ענין אחד אמנם בא מפני בחירתו לחומר. כלו דברי גאלינוס.

[63] אמר משה: כשיעיין בדבור הזה אדם מתפלסף יודע בעמודי התנאים המפורסמים בזמננו יתבאר לו ערבוב זה האיש. ושהדבור הזה לא יבא על מלאת כפי סברת מאמיני התורה ולא על סברת הפילוסופים כי עמודי שתי הסברות אצל גאלינוס בלתי מכוונים ובלתי מדוקדקים. ואמנם ידבר בדברים יסכל)ו(שרשיהם כמו שנבאר עתה. וזה שהוא יחס למשה ע״ה בדבור הזה אשר זכרו בעל ארבע הסברות. אמנם הסברא האחת מן הארבעה הוא סברת משה ע״ה ואמנם השלשה הסברות הנשארות אינם מסברת משה ואמנם גאלינוס במיעוט דקדוקו וכונו בכל מה שידבר בו זולתי הרפואה חשב שהסברא הרביעית אשר זכרה סברא אחת. ואומר גם כן שזאת הסברא האחת אשר היא סברת משה ע״ה כמו שזכר גאלינוס הוא ענף קים לשרש תורתנו ועמודה ותורת אברהם ע״ה ולא יתבלבלו מאמריו ולא נהרסו אבל ישלחו פארותיה שרשיה. ושזה הדבור אשר זכרו גאלינוס בכאן מעצמו בדאו ואמר שזהו אמונתו אינה מסכימה לשרש דעתו וסברתו אבל זה אשר אמר הוא מסכים לסברת זולתו ונתערבבו מאמריו ואינם מסכימים ענפיו עם שרשיו.

[64] ועתה אתחיל בבאור אותם הסברות הארבעה אשר יחסם למשה ע״ה בדבור הזה. אחת מהן והוא הראשונה אמרו שהשם צוה שער הגבות שלא יארך ושמע ממנו ואמר שזה סברת משה והשם אינו מצוה ומזהיר למשה אלא לבעלי השכל. והסברא השנית אמרו שמשה יחשב שהדברים כלם אפשרים אצל הבורא וזה גם כן אינו סברת משה אבל סברתו היא שלא יתואר

1 אלף: ألف add. a 2 אם: אלו גיזמקר גלנ om. 4 מציאות (= وجود): أجود a 6 ושיורגש: وأن يدوم a 7 ונעיצותו: ومركزه add. a 8 מדינתו: أو حصنه add. a 10 התנאים: الشرائع a 11 לא יבא על מלאת כפי: لا ينتظم كلّه على a 12 מכוונים: محصّلة a 14 בעל: om. a 15 דקדוקו וכונו: تحصيله وتحريره a 16 בכל: לכל **זלמנקר** ‖ שהסברא הרביעית: أنّ الآراء الأربعة a ‖ אחת: אחרת **זמק** 17 קים: تابع a 18 ותורת: جدّه add. a ‖ נהרסו: تناقضت a ‖ ישלחו (= بعثت): تبعث a 18–19 פארותיה שרשיה (= فروعها أصولها **ELOP**): פארות שרשיה **גהמ** 19 ושזה (= وأنّ هذا): وإنّ هذا a ‖ בדאו: om. a 20 וסברתו: ואמונתו **ל** 22 ע״ה: **גהזלמנק** om. 22–23 אחת מהן והוא הראשונה: אחת מהן הראשונה **ה** אחת מהן והוא הראשון **לנר** אחת מהם והוא הראשון **זק** אחת מהם והיא הראשונה **מ** 24 משה: ע״ה **גה** add. في الأشياء الطبيعية. وإنّ هذا ليس رأي موسى add. a (except for **BELP**) ‖ למשה: عند موسى a

השם ביכלת על הנמנעות. אמנם גאלינוס בזיופו לא יתעורר למקום התחלפות והחלוק וזהו שיש שם דברים אמר משה שהם ממין האפשר וזולתו יאמר שהוא ממין הנמנע. והחלוק הזה באותם הדברים הם ענף דבק לחלוק נופל בשרשים. וגאלינוס לא הבין לדבר מזה ולא ידעו אך נבוך לבד.

והסברא השלישית הוא אמרו שמשה יחשב שהשם אלו רצה שיברא מן האפר סוס או שור בפתע יברא. זהו אמת שהוא סברת משה והוא ענף דבק לשרש משרשיו כמו שנבאר.

והסברא הרביעית אמרו שמשה ע״ה יחשב שהשם לא יבחר החומר הנאות לכל מה שירצה מציאותו על תאר מה כמו מה שזכר שבחר גשם שחוסי תחת העפעפיים. ומשה ע״ה לא יחלק זה והלא באר משה ע״ה שהשם לא יפעל דבר בטל ולא כאשר יזדמן אבל כל מה שברא טוב מאד בראו וביושר ובקשט ובכוון כמו שבארתי במה שדברתי בו בשרשי האמונה.

ויודע מזה הכלל בהכרח שהעין אמנם נקבה ממנה הכתנת הענביית לראות ושהעצמות נתקשו כדי שתתקיים ההעמדה עליהם וכן כל מה שהוא בגופות בעלי החיים אבל כל מה שברא השם בחכמה עשה אותו. והיה גאלינוס מבין זאת האחת מסברת משה והוא היות הדבר בפתע על זולת המנהג הטבעי כהתהפך המטה לנחש והעפר כנים. ולכן אפשר כפי דעתו שישוב האפר סוס או שור בפתע והוא סברת משה ע״ה. וזה כלו ענפים דבקים לשרש סברתו של משה ע״ה והוא שהעולם נתחדש ושהוא חדש העולם אחר העדר גמור והמציא השמים וכל מה שיש בהם והמציא החומר הראשון למטה מן השמים והוה מהם עפר ומים ואש ואויר והטביע זה הגלגל על אלו ההקפים המתחלפים כמו שרצה וטבע אלו היסודות וכל מה שנתרכב מהם על אלו הטבעים אשר נראה אותם כי הוא נותן להם הצורות אשר בהם נתהוה להם טבעים. זהו שרש סברת משה ע״ה. וכשנהיה החומר הראשון אצלו הומצא אחר ההעדר והוטבע על מה שהוטבע ואפשר שיעדרם השם הממציאם אחר שהמציאם. וכן אפשר שישנה טבעם וטבע כל דבר יתרכב מהם וישים להם טבע זולתי זה המונח בהם כמו שהמציאם בבת אחת.

ולכן כל מה שהוא בטבע ההויה וההפסד הנה השתנותו ממה שהוא עליו אצל משה ע״ה הוא משער האפשר אשר יתואר לו ביכלת עליו ונתלה בו הרצון. שאם ירצה הבורא יתעלה זכרו ישאיר זה העולם על מה שהוא עליו לדור דורים ולעולמי עולמים יעמידהו. ואם ירצה שיעדיר

---

1 יתעורר: יבין **ל** 3 הבין: يأبه a 4 נבוך: يخبط a 5 האפר: העפר **ל** 7–8 ע״ה ... ומשה: **זק** om.
8 מציאותו: והיותו **ל** 9 והלא: ومما a ‖ בטל: שיבטל **זמקר** 11 נתקשו: وجفّفت add. a 12 אבל:
كلّ ما في الوجود كما قال الأنبياء أتباع موسى عليه السلام إنّ add. a 15 ע״ה: وهذا صحيح (except add. a
for BELP) ‖ סברתו של משה: يعتقده موسى a 16 נתחדש: لأنّ معنى حدوث العالم هو أنّ الله تعالى
هو القديم الأزلي وحده لا غيره معه add. a 16–17 והמציא השמים וכל מה שיש בהם: והמציא כל מה
שיש תחת השמים וכל מה שיש בהם **ג** והמציא כל מה שיש תחת השמים וכל שיש בהם **ה** והמציא
תחת השמים וכל מה שיש בהם **זלק** והמציא תחת השמים כל מה שיש בהם **נ** המציא תחתם השמים
וכל מה שיש בהם **ר** 20 סברת: דעת **זקר** add. مذهب a ‖ משה: عليه السلم add. a ‖ ע״ה: **זק** om.
21 אחר שהמציאם: **זק** om. 22 המונח: المستقرّة a دفعة add. a 24 יתואר: יתראה **ל** ‖ לו: الله a
25 יעמידהו: أبقاه a

הכל ולא ישאר זולתו ית׳ יפעל והוא היכול על זה. ואם ירצה שישאיר על טבעו בכל חלקיו וישנה הויה מחלקי ההוה מהמנהג הטבעי יפעל. והנסים כלם הם מזה המין. ולכן יהיה ראית הנסים אחת אצל מי שיראה אותם מופת גוזר וחרוץ על חדוש העולם. ר״ל אמרי נסים או נס בכאן מה שיהיה היותו על זולת טבע ההוה המורגל תמיד והוא שני מינים: אם שיהיה הדבר אשר דרכו שיתהוה על מדרגות מיוחדות ובענינים מיוחדים תמיד על זולתי אותם הענינים המורגלים שיתהפך בפתע כהתהפכות המטה נחש והעפר כנים והמים דם והאויר אש והיד הנכבדת הקדושה לבנה כשלג והיה כל זה בפתע פתאם. ואם שיחדש מה שאין בטבעו זה המציאות המונח שיתהוה בו כגון זה המתחדש כלל כמו המן אשר היה בענין מן הקושי שהיה נטחן והיה נעשה ממנו לחם וכשהשמש חם עליו ונמס והיה נוזל ושאר ספורי התורה במן מהניסים. כל זה וכיוצא בהם הם משער האפשר כי העולם היה מציאותו כפי מה שהומצא באפשרות. ואמנם כפי סברת מי שיאמר בקדמות העולם הנה כל אלו האפשריים לפי דעתנו הם לפי דעתו מהנמנעות. וזה שבעל סברת הקדמות יאמר שהעולם בכללו השם הוא עשאו כלומר עלת מציאותו והעולם הזה כפי מה שהוא עליו דבק אל מציאות הבורא כדבוק העלול לעלה אשר לא יפרד ממנה כלל ר״ל כדבקות היום בזריחת השמש או כדבקות הצל בעומד וכיוצא בזה.

[65] והנה בעל הסברא הזאת אומר כי התנועה בלתי הווה ובלתי נפסדת ולכן השמים לפי סברתו הם קדומים והחומר הראשון בלתי הווה ובלתי נפסד לא סרו ולא יסורו לעולם כן על הטבע הזה. וכל מה שיהיה הפך זה הטבע ההוה הנפסד הנה הוא נמנע לפי דעתו ולכן איננו מן האפשר אצלו שיתהוה מה שאין בטבע זה החומר שיתהוה ולא ישתנה ענינו מעניני המציאות העליוני והשפלי ממה שהוא עליו.

ומבואר הוא אצל מי שיבין מה שיתחייב מן הסברא שהאומר בקדמות העולם על זה הענין אין לשם רצון מתחדש ולא חפץ חדש ואין במציאות אפשר נתלה בו יכלתו ורצונו עד שהוא על דרך משל שלא יוכל להביא לנו מטר יום מה או ימנעהו יום מה כפי רצונו כי ירידת המטר בזה הטבע המונח נמשך אחר הכנת האידים הממציאים אותו או המונעים אותו. וכל זה נמשך אחר הכנת החומר אשר אין פעלה לשם בו ר״ל כי כל מה שיהיה מכבידו לחומר לא יוכל להקל אותו ומה שימנע בהויתו לא יוכל להמציאו כי החומר לא נתהוה אבל כן הוא מציאותו הדבק אליו לדור דורים ולעולמי עולמים. הנה כבר נתבאר לך מה שיתחייב מן הסברא למי שיחשב קדמות העולם ומה שיתחייב למי שיאמין חדוש העולם.

---

1 היכול: היכלת **ל** ‖ ואם ירצה שישאיר על טבעו: .om **ל** ‖ שישאיר: أن يبقيه a 4 מה שיהיה היותו: ما بان فيه كونه a 6 שיתהפך: بل ينقلب a 7 כשלג: .om a 8 המונח: المستقرّ a ‖ בו: .om **ל** ‖ כגון: .om **זק** 14 בזריחת השמש או כדבקות: .om **ל** ‖ או: כלומר **זק** 18–19 איננו מן האפשר (= ليس من الممكن LP): فليس ممكن a 19 אצלו: أن يتكوّن دفعة ما ليس في طبيعته أن يتكوّن دفعة .add a ‖ ענינו (= حاله): حالة a 21 ומבואר: ובאר **זמנקלר** ‖ הענין: النحو a 22 חפץ חדש: اختيار a 23 להביא: שיביא **ג** שיבא **זלמקר** שיבוא **נ** 24 האידים: والهواء .add a 25 כל מה שיהיה מכבידו לחומר: كلّ ما يعتاص في المادّة a

[66] וזה גאלינוס המזויף בלתי מדקדק וסכל הרבה מה שדבר בו חוץ ממלאכת הרפואה יאמר ויבאר פעמים רבות שהוא שם בספק בעמוד הזה חדוש העולם ולא ידע האם הוא קדום או מחודש. אי שמים איך נסתפק בשרש הזה והשליך מאמרו כלו בכאן בדברו בשער העפעפים והגבות על שרש קדמות העולם. ולכן יאמר שכל מה שהוא כבד לחומר הוא בלתי אפשר ולא יתואר לשם ביכלת עליו ואפילו ירצה זה אלף אלף פעמים ואמר שאין הרצון מספיק אלא כשיסכים החומר.

[67] ואמר שהשם הוא התחלת יצירת כל יצור כמו שאמר משה ותוספת ההתחלה אשר מפני החומר אשר ממנו נברא. זהו לשון גאלינוס הנה הוא אם יאמין קדמות החומר כקדמות השם ושהם התחלות לבריאת כל מה שברא. וזהו המאמר בקדמות העולם אשר יאמין גאלינוס שהענין בזה מסופק בו. ולכן היה מתחייב לו שיהיה מסופק גם כן האם היות הסוס מן האפר פתאם אפשר כמו שאמר משה ע"ה או נמנע כמו שאמר מי שיגזור הגזרה בקדמות העולם. והנה היותו מסופק בשורש וגוזר הגזרה בענף זה מופת אמתי על סכלותו בדבקות זה הענף וזה השרש.

וכן אמרו שיש מן הדברים בעצמם בלתי אפשריים אצל השם הוא המאמר בקדמות החומר. והיותר מופלא שבענינים אמרו כאשר ידע השם ששער הגבות היותר נכון לו שלא יארך ואמרו אמנם רוצה השם שיהיו הדברים האפשריים ושהאפשריים לא יבחר מהם אלא היותר טוב שבהם. אי שמים זאת החכמה והרצון והבחירה אשר יתואר לשם לפי דעתו והיות במציאות ענינים אפשריים אצל השם על איזה משני אדני העמודים בנה מאמרו זה וגזר המשפט בו כפי סברת הקדמות או כפי סברת החדוש.

[68] וכבר בארתי לך כפי סברת אמונת קדמות העולם לא ישאר לשם לא רצון ולא בחירה ולא שלמות בנמצאות אפשר שיהיה אפשר לו או יבחרהו או יחדשהו. אמנם יתבאר מה שאמר הוא באלו המאמרים כפי סברת חדוש העולם והיות החומר מחודש. ולכן תעיין איך יערב בדבריו דברים יתחייבו במאמר בחדוש העולם עם דברים יתחייבו ממאמר בקדמות העולם ויחשב הכל סברא אחת ודעת אחת ואם העולם קדום או מחודש זהו מסופק אצלו. וכל מה שאמר בזה הדבור המבולבל הוא מבואר וברור אצלו והוא האמונה המיוחדת וגזר הגזרה בו ולכן הוא מופת מבואר על סכלותו בשרשי מה שדבר בו וענפיו ומיעוט עיונו במה שמדבר בו. וזה היה כונתנו בפרק הזה לא דבר אחר. ולא קרבתי לדבר בפרקים האלו לא להשיב על מי שאמר בקדמות העולם ולא לספק ולא להוציא דבה עליו כי כבר קדמתי באלו הכוונות מאמרים רבים בחבורים התוריים.

1 המזויף: المخرّف a   3 אי שמים: فيا ليت شعري a   4 שכל מה שהוא כבד לחומר: كلّ ما هو معتاص في المادّة a   8 אם (= إذا): إذاً a   10 האפר: העפר **זק**   12 אמתי (= واضح L): om. a   17 אי שמים: يا ليت شعري a ‖ לשם: בשם **זמקר**   21 שלמות: تمّ a ‖ אפשר שיהיה אפשר לו: יהיה אפשר לו **גה**   22 יתבאר: يصحّ a   26 ולכן הוא מופת: فهذا دليل a

[69] אמר משה: כבר קדם לי הדבור בפרק אשר קודם זה בחליים האנושיים ובכונתי בפרק הזה לעוררך בהערה מועילה לך מאד בסברתך ובאמונתך. והיא שכל אדם יספר לך בדברים ראה אותם והשיג אותם בחוש ואם יהיה אותו האיש אצלך בחזקת תכלית האמת והיושר וטוב המדות והמנהג אז תשגיח מה שיספרך בו. וכשירצה במה שזכר לחזק סברא שהוא סובר או דעת שהוא מאמין בו אז תחשב ותבין במה שזכר שהוא ראה אותו ולא יתבלבלו רעיוניך באותם הספורים אבל תחקור ותבחון אותה הסברא ואותו הדעת כפי מה שיגזרהו העיון מבלי שתשגיח למה שזכר שנראה לעין בין שיהיה אותו המספר אחד או רבים מבעלי הסברא ההיא כי הקנאה והתאוה מביא האדם לדברים מגונים וביחוד בעת המריבה.

[70] אמנם הקדמתי לך זאת ההקדמה שאעורר אותך עליו מענין גאלינוס זה החכם המעולה. כבר ידעת סברתו באברים הראשיים שהם שלשה: הלב והמוח והכבד ושאלו השלשה הם התחלות לא יקנה אחד מהם כחו המיוחד בו מאבר אחר בשום פנים. וסברת אריסטו׳ וסיעתו כמו שידעת הוא שהאבר הראשיי אחד והוא הלב ושהלב משלח כח אל כל אבר מן האברים באותו הכח יפעל האבר פעלו המיוחד בו ולכן הלב לפי סברת אריסטו׳ משלח כח אל המוח באותו הכח פועל המוח פעלו והוא יתן החוש והתנועה לשאר האברים. וכן כח המדמה והמחשב והזוכר הנמצאים במוח באותה ההתחלה אשר יקנה אותה המוח מן הלב ימצאו בו אלו הכחות יפעלו פעלם. וזהו האמת אצל העיון כי המוח אמנם יפעל פעולותיו וכן כל אבר יפעל פעלותיו והם החיים השלמים המיוחדים בו.

[71] וכבר דבר בזה זולתנו מה שמספיק. וגאלינוס יחשב שזה כח החוש והתנועה וכן הזכרון והמחשב והדמיון התחלתם הראשונה במוח ואין ללב בזה שתוף כלל ר״ל שאינו מגיע ממנו כח למוח אשר יחוש או ינוע. וכבר ידעת מחלקתו התמידית בכל הסברות בכל ספריו שנתעסק בה בהשתדלות לאמת סברתו וזה שהוא ספר בספרו בסברת אבוק׳ ואפלטון מה שספר ואתה תשמע מה שאמר שם.

אמר שאפשר שיגולה הלב ויעוסה או ישוסע או שינטל בכללו מבלי שינקב אחד משני חללי החזה. וכבר עבר המנהג ברוב המאמתים שיפעלו זה בהם ונראה בעל חיים ולבו כבר נטל והונח במקום תלית הקרבים והבעל חיים היה מתנשם וצועק צעקה חזקה ובורח עד שיהיה גובר בו מחנק הדם והיה מת. ז״ל.

[72] ועתה אנשי העיון הפלאו איך נוכל להאמין בספור הזה בהאמיננו במה שזכר בחמישי בהודעה והוא האמת והוא אמרו שם כי אין ספק כי על כל פנים יגיע ללב פגע בעת הגעת המות

2 לעוררך בהערה מועילה: نصيحتك بنصيحة نافعة a 4 וטוב: מטוב **זלמנקר** ‖ המדות והמנהג: النطق والخلق a 5 תחשב ותבין: فاتّهمه a 8 המריבה: المخاصمة والمنازعة a 11–13 וסיעתו ... משלח: ק[1] 14 יתן (= يعطي EL): إعطاء a 16 יפעלו: وتفعل a 17 בו: والقلب هو الذي يبعث له قوة الحياة الخصيصة به add. a 20 אשר יחוש: بها يحسّ a ‖ בכל הסברות: على هذا الرأي a 20–21 שנתעסק בה בהשתדלות לאמת: فوصل به الاجتهاد في تصحيح a 22 מה שאמר שם: **זק** .om 24 המאמתים: המאמינים נ الضحايا a 25 תלית הקרבים: القرابين a 26 מחנק הדם: انبثاق الدم a

והמות אמנם נמשך אחר הפלגת רוע מזג הלב והנה מה שיהיה מרוע מזג הלב גדול השעור ומיוחד באברים המתדמים החלקים הנה לא ימשך אחריו מות כלל. ומה שיהיה ממנו מיוחד באברים המורכבים אז המות ימשך אחריו פתאם. ז״ל שם. רוצה מאתנו גאלינוס שנאמינהו בשני המאמרים יחד והוא שהלב כשירע מזגו מאד מצד שהוא אבר מורכב וזה שתשתפך בו ליחה משנה מזגו או מעלה מורסא בו וימות בעל החיים פתאם. והמאמר האחר הוא שהלב יעוסה או ישוסע או ינטל והושלך במקום אחר ובעל החיים חי ויצעק וירוץ וינשם עד שימיתהו רוב יציאת הדם כמו שזכר בזה המאמר האחר. ואולי נאמר לו גם כן כי מיתתו אמנם נמשכה אחר שפע יציאת הדם אולי אנחנו אלו אחזנו בידינו קצוות אותם העורקים אשר היה יוצא מהם הדם זמן ארוך היה עומד בעל החיים חי ואין לו לב. וזה פליאה.

ותחקור מה שיחייבהו לאדם בהחזיקו בסברתו. וממה שראוי שתתעורר עליו שאלו נתאמת מה שזכרו היה לו טענה גוזרת לבטל בה סברת אריסטו׳ בשהתחלת החוש והתנועה מן הלב כי כשיבטל השרש הנותן כח מה וישאר אותו הכח זמן מה ויעבר אחר זה להפסק הממתיח אותו כמו המעין שנכזבו מימיו פתאם וישארו המים אשר כבר נזלו ממנו במעברים ירוו וירטיבו מה שסביבותיהם עד שיכלו לעבור המים ההם.

כי אתה תראה קצת המתים שישאר גופם חם שעה כחום החיים בהיות שכבר נתחמם לבו כי אותו החום הוא אותו החום אשר קנה אותו מן הלב וכשיעדר מן הלב חומו הוא יעבר ויתך כי לא ימצא מה שיוליכהו וימתיחהו. וכן יתנועע קצת בעל החיים אבריו אחר שיחתכו ⟨ראשו⟩ באותו הכח המגיע בעצבים עד שיעבר ויכלה. כן נאמר שההתחלה אשר שלח אותה הלב אל המוח נשארת בו זמן מועט אחר סור הלב עד שיכלה אותו הכח. הנה לא דקדקנו בזה הספור אלא על הדבה הרחוקה מלקבל לא זולתה.

ואמנם איך תוציא הלב שלא ינקב אחד משני חללי החזה הוא שתשסע מקום הנחירה באחרית הצואר ותערים דרך שם להוציא הלב מכיסו ותניח כיס הלב כמו שהוא מחובר בחזה ובגב. וזהו בתכלית הקושי מאד לעשותו אחר מיתת בעלי החיים ואמנם בעת חיותו אז הוא ענין בתכלית הרחוק. ואמנם חייבו לזה החזיקו בסברתו לא דבר אחר. והשם יודע ועד ידע האמת יתברך שמו.

---

2 כלל: عاجلا a 4 והוא: أحدهما هو a ‖ כשירע: כשיארע זקר ‖ מורכב: גהזלמנק .om 8 שפע: اجحاف a 11 היה לו: لما كان له a (= לא היה לו) ‖ מן: זק .om 12 ויעבר (= وتنفذ): وتنفد a ‖ הממתיח: המוליך זק 13 שנכזבו: تضم EL تطمّ a ‖ במעברים: במעברם זמקר (= في مجراه EL) 14 עד שיכלו לעבור: حتّى ينفد a 15 נתחמם (= سخن): سكن a 16 וכשיעדר מן הלב חומו הוא יעבר: قبل سكونه وهي تنفد a ‖ הוא: זק .om 17 שיוליכהו וימתיחהו: يمدّها a 18 עד שיעבר ויכלה: حتّى تنفد a 19 דקדקנו: حصلنا a 20 הדבה: الشناعة a 21 מקום הנחירה: المنحر a 22 ותערים: ويتلطّف a 23 מאד לעשותו: emendation editor לעשותו מאד MSS 24 יודע ועד ידע האמת: יודע ועד יודע האמת ג יודע ועוד יודע האמת מ יודע ועד האמת ר היודע ועד ידע האמת ש 25 שמו: ויתעלה זכרו add. ג ברוך הנותן לעיף כח ולאין אונים עצמה ירבה ב׳ד׳ת׳ לש׳ב׳ח׳ add. ל לעד אמן add. נ

Appendix 1

	Arabic text	גהלנס	זמק(ר)
1.6	العصب الجزئية	העצבים הפרטיים	העצבים החלקיים
1.41	في وزن حركة العروق الضوارب	נמשך לתנועת העורקים הדופקים	במשקל תנועת העורקים הדופקים
1.42 *et passim*	بمنزلة	כמו	כגון
1.53	لمكان	לתועלת	למקום
2.3	والشريانات	ובשריינים	ובשריגים (**זמק**)
2.23	بهده الحال	בענין הזה	בזמן הזה (**זמק**)
3.52	الطبقة القرنية	הכתונת הקרנית	העור הקרניי
ibid.	الطبقة الشبكية	הכתונת השבכיית	העור השבבי
ibid.	الطبقة العنبية	הכתונת הענבית	העור הענביי
3.73 *et passim*	في الندرة	בפלא	בפליאה
6.37	الحيطان	הכותלים	הקיר (**זמק**)
6.45	اختلاط العقل	בלבול השכל	בלבול הדעת (**זמק**)
7.26	والهرم	ומהחולשה	ומהתשות (**זקר**)
7.43	ينهزم الحارّ الغريزي	יחלש החום הטבעי	יחשל החום הטבעי
7.45	من ساعته	מיד	לאלתר
7.57	من استطلاق البول	מהתרת הבטן	מהתכת הבטן (**זמק**)

 | DOI:10.1163/9789004428171_005

(*cont.*)

	Arabic text	גהלנס	זמק(ר)
8.46	احتمال	לסבול	שאת (זקר)
12.17	وتفقد	ותעיין	ותבדוק (ז[1]מק)
12.44	الاستفراغ	להריק	להקיז (זמק)
13.30	كم	מרוב הרבה	מרוב כמה

Appendix 2

	ס^{1}ס^{2}רשת	גהזלמנסק(ר)	Zeraḥyah	Arabic text
1.3	הראש (**שת**)[1]	המוח	הראש	الرأس
1.6	בכאב (**שת**)	om.	בכאב	في الألم
1.7	העגולים (**ת**)	המתוחים	העגולים	المدوّرة
1.8	מכל עצמי הגוף (**ת**)	om.	מן כל העצמות	من جميع العظام
1.17	תכונת הגופים (**שת**)	הגופים	תכונות הגופות	هيئات الأبدان
ibid.	יותר חם (**ש**)	חם	יותר חם	أسخن
1.18	גבנונית (**שת**)	תנועת	תנועת	حدبة
ibid.	לשמירה (**שת**)	om.	מוחזק	موقاة
1.19	הדם והרוח (**שת**)	om.	הדם ורוח	الدم والروح
1.20	מחזירים (**ש**)	יורדים	ישובו אל	تردّ
ibid.	והיותר קל (**שת**)	והיותר נסתר	והיותר נקל	وأخفّه
1.21	זוג כמו (**ש**)	om.	זוג כמו	زوج مثل
1.22	מיוחדים (**שת**)	עבים	ייחדהו	تخصّه
ibid.	שיתפשטו (**שת**)	שיתדבק	לפשוט	أن تبسط
1.27	אמנם (**שת**)	אם	אבל	أمّا
1.28	ומתיחת (**שת**)	ותמשך	ויתיתר	وتوتّر
1.31	העצם (**ס^{2}שת**)	גודל	העצם	العظم
ibid.	המתדבק (**שת**)	ההתלחמות	הדבק	الملتحم
1.34	ולא התיר (**שת**)	ובשביל	ולא התיר	ولا حلّ

1 The siglum/sigla between brackets refer(s) to the MS(S) in which the correct term features in each particular case.

 | DOI:10.1163/9789004428171_006

(*cont.*)

Arabic text	Zeraḥyah	גהזלמנסק(ר)	ס¹ס²רשת	
لخيال ما كإنعاظ الإنسان عند تخيّله شخص ما وقد تكون تابعة	אחר הדמיון	om.	למדמה לבד כמי שמקשה בראותו אשה נאה ולפעמים יהיו נמשכות (**שת**)	1.35
إذا برؤوا	כשהם נרפאים	כשיגמרו אותם	כאשר ירפאו (**שת**)	1.39
أثبت	יתקיים	לקיים	תתקיים (**ס²שת**)	1.40
في حال النوم وكذلك العضل المطوّق بمخرج الفضول	בזמן השינה. וכן המושקולי המונח על מקום שיהיה בו פה שממנו יצאו המותרות	om.	בעת השינה וכן העצל המונח בהוצאת המותרים (**ס¹ש**)	ibid.
في ثانية تشريح الأحياء	בשני מניתוח החיים	om.	בב׳ בנתוח החיים (**שת**)	1.49
بعينها	בעצמו	om.	בעצמו (**שת**)	1.51
المعدة والأمعاء تغتذي بشيئين: أحدهما الغذاء الذي يمرّ بهما وينهضم فيهما والآخر ما تجذبه من الكبد. رابعة المنافع	האסטומכא והמעים יהיו מתפרנסים בשני דברים: האחד מהם המזון אשר ילך בהם ויתעכל בהם והאחר מה שימשכו מן הכבד. ברביעי מהתועלת	om.	האסטו׳ והמעיים יזונו בב׳ דברים הא׳ מהם המזון שיעבור בהם ויתבשל בהם והב׳ מה שימשכוהו מן הכבד. בד׳ בתועלות (**ס²שת**)	1.56
om.	אשר בגידים אשר הכינו הטבע לעשות ממנו דם בלתי מה שיובן ממאמרי בלתי מבושל בליחה הלבנה	om.	אשר בעורקים אשר הכינה הטבע להוות דם תהיה ⟩ה⟨בלתי מה שיובן מאמרי בלתי מב⟨ו⟩של בלבנה (**ש**)	2.8
من يحمّ	שיש לו קדחת	שירגיש	שיוקדח (**שת**) שיקדח (**ס²**)	2.17
في بول	בשתן	וישתין	בשתן (**ס²שת**)	ibid.
يطفو في فمها	יצוף בפיה	תשקע בפיה	תצוף בפיה (**ת**)	2.20
سوء مزاج	מזג	מזג	רוע מזג (**ס²שת**)	3.27
باردة	קרים	רבים	קרים (**שת**)	3.81
أصحابها	האדם	om.	בעליה (**שת**)	3.89

(cont.)

	ס^{1}ס^{2}רשת	גהזלמנסק(ר)	Zeraḥyah	Arabic text
3.90	והראש (**שת**)	om.	והרחם	والرأس
3.95	או מפני מורסות לא יתכו או (**ס^{2}שת**)	om.	מפני מורסות שאינם ניתרות	من قبل أورام لن تنحلّ
5.8	שמרים רבים (**שת**)	בכלות חליים (**גהס**) **זלמקר** om.	שקיעה מרובה	رسوبا كثيرا
6.1	הוא גם כן שתוק חזק (**שת**)	הוא גם כן חזק	הוא כמו כן שיתוק חזק	فهي أيضا سكتة قوية
6.21	זיעת המצח (**ה^{2}ס^{2}שת**)	עורק המצח	גיד המצח	عَرَق الجبهة
6.71	המעים (**שת**)	הריאה	המעים	الأمعاء
6.75	צד (**ש**)	om.	ענין	حال
7.9	זה הענין אשר יהיה סבה לעלוף (**ס^{1}שת**)	om.	אותו העניין אשר תהיה סבה לעילוף	ذلك الأمر الذي يكون سببا للغشي
ibid.	ואם יגבר מלקומם (**ס^{1}שת**)	om.	וינוצח מלנגד אותו	وإن غلب عن مقاومته
7.29	כמו שהליחה הלבנית (**ס^{2}שת**)	הליחה השחורית (**גהזלמנס**) הליחה הלבניית (**ר**)	כמו שליחת הליחה הלבנה	كما أنّ خلط البلغم
8.23	ומה שדומה להם (**שת**) והדומים להם (**ס**)	והבחורים מהם	ודומיהן	وأشباههم
9.10	שכאשר יתרפא (**ס^{2}שת**)	אשר יתרפא (**גהלס**) שכשיתרפה (**זמק**) שכשיתרפא (**ר**)	שיתרפה	اذا استرخى
9.52	יבריאהו (**רשת**)	יתחילהו	ירפאנו	يبرئه
9.80	נניעהו (**רשת**)	נגיעהו	נעוררה	حرّكاه
10.52	נחקון (**ס^{2}רשת**)	נאמת	נעשה הקרישטירי	نحقن
10.57	התחממו (**ס^{2}שת**)	השקטו	חימומו	سخونته
11.7,8	הנעלם (**ס^{2}שת**)	האיכות	הנעלם	الخفية

(*cont.*)

	ס1ס2רשת	גהזלמנסק(ר)	Zeraḥyah	Arabic text
11.21	קשים (**ס2שת**)	חלושים	קשים וחזקים	صعبة
15.3	שיכוה (**שת**)	שיהיה	שיהיה	أن يكوى
15.59	סופר מאדם (**רשת**)	ספר אדם	אמרו כי אדם	حكي عن رجل
15.60	שיקשה זה (**ס2ת**)	שיסתפקו בזה	om.	أن يشقّ ذلك
16.5	בשפל הגב (**ס2רש**)	באל קטון	על עצם העגבות	القطن
16.11	כשיהיה (**ס2רשת**)	מה שיהיה	בהיות	متى كان
ibid.	כבר נתכווץ ממנה (**ס2רשת**)	אז נתכוון בו (**גל**) אז מתכוון (**נ**) אז נתכווץ בו (**זמסק**) אז נתכווץ (**ה**)	אשר נתלחץ	التي قد تقلّص منها
16.17	והאריך (**שת**)	ואריכות	והאריך	وطوّل
16.21	אם יהיו קשוריו עם עצמות השדרה חלושים בטבע (**רשת**)	אם תהיה הנחתה עם גודל קושי חולשת הטבע	בהיות קשרי הרחם שעם עצם הגב חלושים בטבע	إذا كانت رباطاته مع عظم الصلب ضعيفة بالطبع
16.22	ההגרה הנדותית (**ס2ת**)	הצריכה (**גהל**) הבריכה (**זמק**)	הניקיון	التنقية
16.23	אז יוזן במה שיש לו שעור (**ס1רשת**)	אז ימשוך כל מה שיוכל	יתפרנס באותה שעה בדבר בעל שיעור	يغتذي حينئذ بما له قدر
16.24	הרעים (**שת1**)	om.	הרעות	الرديئة
ibid.	נתעללה (**ס2שת**)	ישתוה	יהיה מבוטל	اعتلّ
16.31	בעת (**ס1רת**)	ענין	בזמן	في حالة
16.36	לא ימשוך הדם (**ת**)	לא ימשוך	אינו מושך הדם	لا يجذب الدم
16.36	יתרון קבוץ החלקים (**ס2רשת**)	מותר (**גלמסק**) מותר יתרון קבוץ חלקים (**ה**) מותר והוא קשה (**ז**) קשים (**נ**)	הרבה אוסף	فضل اكتناز

(*cont.*)

	ס^{1}ס^{2}רשת	גהזלמנסק(ר)	Zeraḥyah	Arabic text
17.1	יכוון (**רש**)	עני (**זמק**) עור (**גהלנ**)	זריז להשגיח	عنى
17.7	ואחריו השינה (**ס^{2}רת**)	om.	השינה	النوم
17.11	המרחץ (**ק^{1}ס^{1}רשת**)	עכול המאכל (**גהלנ**) המאכל (**זמס**)	המרחץ	الاستحمام
18.12	ההתנשמות (**ס^{2}שת**)	הנפש	הנשימה	النفس
19.34	העונג (**ה^{2}ס^{2}ת**)	om.	היא תערב	تستلذّ
ibid.	אז די לך ממנו שיהיה חמומו שוה במרחץ (**ת**)	om.	ויחמם חימום מיושר במרחץ	وحسبك منه أن يسخن سخونة معتدلة في الحمّام
ibid.	שיתעכב (**ס^{2}רת**)	להכניס	להצמיח	لينبتّ
ibid.	הלחות (**ת**)	הדם	הלחות	الرطوبة
19.37	בקדחות (**ס^{2}רת**)	במים החמים הם קבדאש (**ג**) במים החמים הם קבדאנש (**הלנס**) במי החמות הם קוודאנש (**זק**)	בקדחות	في الحمّيات
20.24	היין אשר ימזג בכמותו מים יחמם הגוף כלו ויתנועע אל כל האברים תנועה מהירה ויתקן לחות הגוף ויטיבם בהשואת מזגיהם ותריק הרע מהם. בפרושו לו׳ בפרקים. (**ס^{2}ת**)	om.	היין אשר ימוזג בכמוהו מים יחמם הגוף כולו ויתנועע אל כל האברים תנועה מהירה ויתקן ליחות הגוף וייטיבם בשיתיישר מזגם ויריקם. בפירושו לז׳ מהפרקים	الخمر التي تمزج بمثلها ماء تسخن البدن كلّه وتحرّك إلى جميع الأعضاء حركة سريعة وتصلح أخلاط البدن وتجوّدها بأن تعدّل مزاجها وتستفرغ الرديء منها. في شرحه لسابعة الفصول.
21.7	כי זולתו (**ס^{2}ת**)	om.	יעזור לו	لأنّ غيره

(*cont.*)

	ס^{1}ס^{2}רשת	גהזולמנסק(ר)	Zeraḥyah	Arabic text
21.14	המשקה (**ס^{2}ר**)	היין	המשקה	الشراب
ibid.	הצורך (**ס^{2}ר**)	הענין	בהצטרכם	الحاجة
21.32	הוא מעט (**ס^{2}ר**)	זה יהיה	שיהיה היותר טוב שברפואה	فيسير
21.60	אמנם (**ס^{2}רת**)	אם	אבל	أمّا
ibid.	הנה (**ס^{2}רת**)	ולפעמים	om.	فقد
21.79	קרע (**ת**)	om.	קוגורצי	قرع
21.82	גרגרי זלם (**ת**)	גרגרי סלם	⟨…⟩	حبّ الزلم
21.95	ויושם (**ש**) om. **ת**	ולא יושם	ואחרי כן יושם	ثمّ يلقى
22.3	מהכפיאה (**רת**)	מהנכפה	מן האלצרע	من الصرع
23.4	אמנם (**ס^{2}שת**)	אם מה (**הסר**) או מה (**לנ**) אמת (**זק**)	אבל	أمّا
23.20	לא כפי הראוי (**ס^{2}שת**)	כפי הראוי (**גהזומסקר**) יותר מן הראוי (**לנ**)	על מה שאין ראוי	على ما لا ينبغي
23.41	ולא תרפא לעולם ומה שיהיה לו מהחוש מעט (**ס^{1}רשת**)	om.	אין בו רפואה ומה שיהיה ממנו במעט הרגש	ولا برؤ له وما كان حسّه قليلا
23.70	וההסתר לאישון (**ס^{2}רשת**)	בשביל השרפה (**גהזומס**) לאישון (**לק**) om. **נ**	בהסתירם לבת העין	بسترهما للحدقة
23.92	העליון והוא האצטומ׳ ויגיע בהם וקצתם ילכו אל הבטן (**שת**)	om.	העליון והוא האסטומכא וקצתם יבואו אל הבטן השפל	الأعلى وهي المعدة ويحصل فيها وبعضها يصير إلى البطن
24.24	בפנים (**ת**)	om.	בפנים	داخلا

(*cont.*)

	ס^{1}ס^{2}רשת	גהזלמנסק(ר)	Zeraḥyah	Arabic text
24.26	ניביו ושניו (**ת**)	כביו ושניו (**זסק**) כביו ושניו (**מ**) בפיו ושניו (**ר**) om. **גהלנ**	שיניה	أسنانها
24.34	ואלו לא היה למעי עור אחר (**ס^{1}רת**)	ואלו לא היה למעי אלא עור אחר	ואילו לא היה למעים קרום אחר	ولو لم يكن للمعاء صفاق آخر
24.37	ראיתי אנשים שעלו וישליכו מן הריאה חלקים שנתעפשו וכבר ראיתי אנשים אחרים שעלו זמן ארוך ויפליטו דבר מועט ואחר פלטו דבר דומה לאבן ברד הקטון ולא היה נפרק ממנו מה שהיה משליך מאבני הברד עד שכלה זמן חיותו. בד' בהודעה (**סית**)	om.	ראיתי אדם אחד שהיה לו שעול והשליך מפיו חלקי הריאה נסתרים. וראיתי כמו כן אדם שהיה לו השעול זמן מרובה והיה משליך דבר מועט ואחר מכן השליך דבר דומה לאבן הברד קטון ולא היה נפסק ממנו מהיותו משליך מאבן הברד עד סוף ימיו. בד' מההכרות.	رأيت إنسانا يسعل أجزاء من الرئة قد عفنت. ورأيت أيضا إنسانا يسعل دهرا طويلا ويقذف شيئا يسيرا ثمّ أنّه قذف شيئا شبيها بحجر برد صغير ولم ينقطع عنه ما كان يرميه من حجارة البرد حتّى انقضت مدّة عمره. في تلك المقالة
25.4	המשנות (**ס^{2}**)	הנמצאות	המשנות	المغيّرة
25.4	בשלשה (**שת**)	בשלישי	השלשה	الثلاثة
25.40	מבאר (**שת**)	בין	מבאר	بيّنَ
25.43	לקח (**ת**)	לקד	לקח	أخذ
25.44	מסודר וכשיהיה הפגע גדול ישים הדפק חלוף (**ת**)	om.	ומסודר ובהיות החולי גדול יהיה הדפק משתנה	منتظما ومتى كانت الآفة عظيمة جعلت النبض مختلفا
25.45	אלא שהיא קצרה מאד (**ת**)	וקצרה מאד	אבל הוא קצר מאד	وإنّما هو قصير جدّا
25.49	בעת שיגמר עכולו (**ש**)	בעת שיאמר (**גהל**) בעת שיגמר (**זמקר**)	מזמן התעכלה	عندما ينهضم

(*cont.*)

Arabic text	Zeraḥyah	גהזלמנסק(ר)	ס¹ס²רשת	
فيصعب	ויהיה קשה	זה יקשה (ל) **גהזמקר** om.	ויקשה (**שת**)	25.52
الروح	הרוח	הרפואה	הרוח (**ש**)	25.55
وإمّا أنّ الشعر	או שהשיער	ואמנם השער	ואם שהשער (**ת**)	25.62
وإنّما يشاء أن تكون	אבל ירצה שיהיו	om.	ואמנם ירצה שיהיו (**ת**)	ibid.
عليه السلام	ע״ה	om.	ע״ה (**שת**)	25.64
وأوجد هذه السماء	והמציא אילו השמים	והמציא כל מה שיש תחת השמים (**גה**) והמציא תחת השמים (**זלנק**) המציא תחתם השמים (**ר**)	והמציא השמים	ibid.
عضو مركّب	אבר מורכב	אבר	אבר מורכב	25.72

Bibliography

Aristotle, *De anima: Translated into Hebrew by Zeraḥyah ben Isaac ben She'altiel Hen*, ed. by G. Bos, Leiden 1993.

Bernheimer, C., *Catalogo dei manoscritti orientali della Biblioteca Estense*, Rome 1960.

Bos, G., "Medical Terminology in the Hebrew Tradition: Nathan ben Eliezer ha-Me'ati, Glossary to the Hebrew Translation of Ibn Sīnā's *K. al-Qānūn fī al-ṭibb*," *Revue des études juives* 172, nos. 3–4 (2013): 305–321.

Bos, G., *Novel Medical and General Hebrew Terminology from the 13th Century*, vol. 2, Oxford 2013 (*Journal of Semitic Studies*, suppl. 30).

Bos, G., *Novel Medical and General Hebrew Terminology*, vol. 3: *Hippocrates'* Aphorisms *in the Hebrew Tradition*, Oxford 2016 (*Journal of Semitic Studies*, suppl. 37).

Bos, G., and R. Fontaine, "Medico-philosophical Controversies in Nathan b. Jo'el Falaquera's *Sefer Ṣori ha-Guf*," *Jewish Quarterly Review* 90 (1999): 27–60.

Carmoly, E., *Histoire des médecins juifs anciens et modernes*, Brussels 1844.

Cassuto, U., "Nuovi manoscritti ebraici della R. Biblioteca Nazionale di Firenze," *Giornale della Società Asiatica Italiana* 22 (1909): 273–283.

Ferre, L., "Avicena Hebraico: La Traduccíon del *Canon de Medicina*—The Hebrew Version of Avicenna's *Canon*," *MEAH* 52 (2003): 163–182.

Ibn al-Jazzār, *On Forgetfulness and its Treatment*, ed. by G. Bos, London 1995 (*The Sir Henry Wellcome Asian Series*).

Leibowitz, J., "The Preface by Nathan ha-Meati to His Hebrew Translation (1279) of Ibn-Sina's *Canon* (MS Ambrosiana, Cod. hebr. 101)," *Korot* 7, nos. 1–2 (1976): 1–7.

Maimonides, *On Asthma*, vol. 2, ed. by G. Bos. and M.R. McVaugh, Provo/UT 2008.

Maimonides, *On Hemorrhoids*, ed. by G. Bos and M.R. McVaugh, Provo/UT 2012.

Maimonides, *Medical Aphorisms: Treatises 1–25*, 5 vols., ed. and trans. by G. Bos, Provo/UT 2004–2017.

Maimonides, *Medical Aphorisms: Hebrew Translation by Zeraḥyah ben Isaac ben She'altiel Ḥen*, ed. by G. Bos, Leiden 2020.

Maimonides, *Pirqei Mosheh [barefu'ah]*, ed. by S. Muntner, Jerusalem 1959 (*Rabbeinu Mosheh Ben Maimon: Ketavim Refu'iyyim*, vol. 2).

Maimonides, *On Poisons and the Protection against Lethal Drugs*, ed. by G. Bos and M.R. McVaugh, Provo/UT 2009.

Maimonides, *On the Regimen of Health*, ed. by G. Bos and M.R. McVaugh, Leiden 2019.

Modona, L., "Catalogo dei codici ebraici della Biblioteca della R. Università di Bologna," in: *Cataloghi dei codici Orientali di alcune Biblioteche d'Italia*, 350–359, Florence 1878.

Modona, L., "Deux inventaires d'anciens livres hébreux conservés dans un manuscrit de la Bibliothèque de l'Université Royale de Bologne," *REJ* 20 (1890): 117–135.

Neubauer, A., *Catalogue of the Hebrew Manuscripts in the Bodleian Library*, 1886; repr. with a *Supplement of Addenda and Corrigenda*, comp. by M. Beit-Arié and ed. by R.A. May, Oxford 1994.

Pormann, P.E., "The Physician and the Other: Images of the Charlatan in Medieval Islam," *Bulletin of the History of Medicine* 79 (2005): 189–227.

Rabin, H., "Toledot Targum ha-Qanun le-'Ivrit," *Melilah* 3–4 (1950): 132–147.

Richler, B., *Hebrew Manuscripts in the Bibliotheca Palatina in Parma: Catalogue*, Palaeographical and Codicological Descriptions by M. Beit-Arié, Jerusalem 2001.

Richler, B., *Hebrew Manuscripts in the Vatican Library: Catalogue*, comp. by the Institute of Microfilmed Hebrew Manuscripts, Palaeographical and Codicological Descriptions by M. Beit-Arié in collab. with N. Pasternak, Vatican City 2008.

Richler, B., "Manuscripts of Avicenna's *Kanon* in Hebrew Translation, a Revised and Up-to-date List," *Korot* 8, nos. 1–2 (1981): 145–168.

Richler, B., "Manuscripts of Moses Ben Maimon's *Pirke Moshe* in Hebrew Translation," *Korot* 9, nos. 3–4 (1986): 345–356.

Steinschneider, M., *Catalogus Codicum Hebraeorum Bibliothecae Academiae Lugduno-Batavae*, Leiden 1858.

Steinschneider, M., *Catalogus Librorum Hebraeorum in Bibliotheca Bodleiana*, Berlin 1860.

Steinschneider, M., *Die hebräischen Handschriften der K. Hof- und Staatsbibliothek in München*, 2nd rev. enl. ed., Munich 1895.

Steinschneider, M., *Die hebräischen Übersetzungen des Mittelalters und die Juden als Dolmetscher*, 1893; repr. Graz 1956.

Steinschneider, M., *Verzeichniss der hebräischen Handschriften in Berlin*, 2 vols., 1878–1897; repr. in 1 vol., Hildesheim 1980.

Steinschneider, M., "Wissenschaft und Charlatanerie bei den Arabern," *Virchows Archiv* 36 (1866): 570–586; 37 (1866): 560–565.

Ullmann, M., *Die Medizin im Islam*, Leiden 1970 (*Handbuch der Orientalistik*, vol. 1, suppl. 6.1).

Vogelstein, H., and P. Rieger, *Geschichte der Juden in Rom*, 2 vols., Berlin 1895.

Zotenberg, H., ed., *Catalogues des manuscrits hébreux et samaritains de la Bibliothèque Impériale*, Paris 1866.

Zunz, L., "Analekten," *Wissenschaftliche Zeitschrift für jüdische Theologie* 4, no. 2 (1839) pp. 188–205.

Zunz, L., *Gesammelte Schriften*, vol. 3, Berlin 1876.